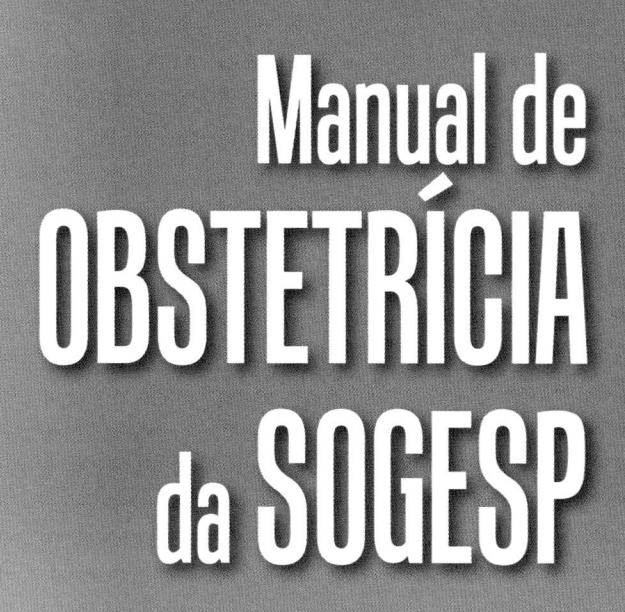

Manual de
OBSTETRÍCIA
da SOGESP

Manual de OBSTETRÍCIA da SOGESP

Rossana Pulcineli Vieira Francisco
Rosiane Mattar
Silvana Maria Quintana

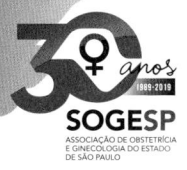

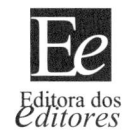

Editora dos Editores

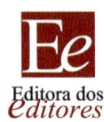

Manual de Obstetrícia da SOGESP

Colaboradoras: Cristiane Muniz Leal
                 Danielle Ramos Bastiglia
                 Fernanda de O. Tanaka

Produção editorial: Triall Editorial Ltda.

Revisão: Carla Turetta Moraes

Diagramação: Triall Editorial Ltda.

Capa: Triall Editorial Ltda.

© 2020 Editora dos Editores

Todos os direitos reservados. Nenhuma parte deste livro poderá ser reproduzida, sejam quais forem os meios empregados, sem a permissão, por escrito, das editoras. Aos infratores aplicam-se as sanções previstas nos artigos 102, 104, 106 e 107 da Lei nº 9.610, de 19 de fevereiro de 1998.

ISBN: 978-65-86098-02-0

Editora dos Editores

São Paulo: Rua Marquês de Itu,408 - sala 104 – Centro.

             (11) 2538-3117

Rio de Janeiro: Rua Visconde de Pirajá, 547 - sala 1121 – Ipanema.

             www.editoradoseditores.com.br

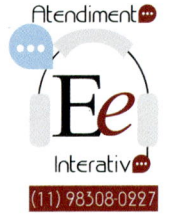

Impresso no Brasil
Printed in Brazil
1ª impressão – 2020

Dados Internacionais de Catalogação na Publicação (CIP)
(Câmara Brasileira do Livro, SP, Brasil)

Manual de Obstetrícia da SOGESP / editado por Rossana Pulcineli Vieira Francisco, Rosiane Mattar, Silvana Maria Quintana. -- São Paulo : Editora dos Editores, 2020.
      532 p. : il., color.

Vários autores
Bibliografia
ISBN 978-65-86098-02-0

1. Obstetrícia - Manuais, guias, etc. 2. Medicina fetal I. Francisco, Rossana Pulcineli Vieira II. Mattar, Rosiane III. Quintana, Silvana Maria

Índices para catálogo sistemático:

1. Obstetrícia

Sobre as Editoras

Rossana Pulcineli Vieira Francisco

- Mestrado e Doutorado em Medicina Obstetrícia e Ginecologia pela Universidade de São Paulo (USP). Professora-Associada, Livre-docente da Disciplina de Obstetrícia da Faculdade de Medicina da Universidade de São Paulo (FMUSP). Presidente da Associação de Obstetrícia e Ginecologia do Estado de São Paulo (SOGESP).

Rosiane Mattar

- Professora Titular do Departamento de Obstetrícia da Escola Paulista de Medicina da Universidade Federal de São Paulo (EPM/Unifesp). Livre-Docente pelo Departamento de Obstetrícia da EPM/Unifesp. Presidente da Comissão Nacional Especializada (CNE) de Gestação de Alto Risco da Federação Brasileira das Sociedades de Ginecologia e Obstetrícia (FEBRASGO). Coordenadora Científica da Associação de Obstetrícia e Ginecologia do Estado de São Paulo (SOGESP).

Silvana Maria Quintana

- Professora-Associada do Departamento de Ginecologia e Obstetrícia da Faculdade de Medicina de Ribeirão Preto da Universidade de São Paulo (FMRPUSP). Vice-Presidente da Comissão Nacional Especializada de Trato Genital Inferior da Federação Brasileira das Sociedades de Ginecologia e Obstetrícia (FEBRASGO). Associate Professor of Gynecology and Obstetrics – Ribeirão Preto Medical School, University of São Paulo, Brazil.

Sobre os Colaboradores

Adilson Ferraz Paschoa

Doutor pela Universidade Estadual de Campinas (Unicamp). Cirurgião Vascular, Membro da Sociedade Internacional de Trombose e Hemostasia (ISTH). Cirurgião Vascular da Beneficiência Portuguesa de São Paulo (BPSP).

Adolfo W. Liao

Livre-docente em Obstetrícia pela Universidade de São Paulo (USP). Especialista em Medicina Fetal pela Federação Brasileira da Sociedade de Ginecologia e Obstetrícia (FEBRASGO). Coordenador de Obstetrícia na Maternidade Municipal da Vila Santa Catarina, Sociedade Beneficente Israelita Albert Einstein, São Paulo.

Adriana Gomes Luz

Professora Doutora Assistente da Divisão de Obstetrícia do Departamento de Tocoginecologia da Faculdade de Medicina da Universidade Estadual de Campinas (Unicamp).

Alan R. Hatanaka

Especialista em Medicina Fetal pela Federação Brasileira da Sociedade de Ginecologia e Obstetrícia (FEBRASGO). Mestre em Ciências pelo Departamento de Obstetrícia da Escola Paulista de Medicina da Universidade Federal de São Paulo (EPM/Unifesp). Doutor em Ciências pelo Departamento de Obstetrícia da EPM/Unifesp. Professor Afiliado do Departamento de Obstetrícia da EPM/Unifesp.

Alessandra Cristina Marcolin

Professora-Associada do Departamento de Ginecologia e Obstetrícia da Faculdade de Medicina de Ribeirão Preto da Universidade de São Paulo (FMRP-USP). Coordenadora do Setor de Medicina Fetal do Departamento de Ginecologia e Obstetrícia da FMRP-USP. Doutorado no Kings College Hospital, Londres, Inglaterra, sob orientação do Professor Kypros Nicolaides.

Alfredo Bauer

Assistente Mestre da Clínica Obstétrica da Faculdades de Ciências Médicas e da Saúde da Pontifícia Universidade Católica de São Paulo (FCMS-PUC-SP).

Ana Carolina Rabachini Caetano

Doutoranda do Programa de Pós-graduação de Obstetrícia da Escola Paulista de Medicina da Universidade Federal de São Paulo (EPM/Unifesp).

Ana Cristina Perez Zamarian

Possui Graduação em Medicina pela Universidade Federal de São Paulo (Unifesp). Residência Médica em Obstetrícia e Ginecologia pela Unifesp. Especialização em Medicina Fetal pela Universidade Federal de São Paulo (USP). Título de Ginecologia e Obstetrícia (TEGO). Título de Ultrassonografia em Ginecologia e Obstetrícia pela Federação Brasileira da Sociedade de Ginecologia e Obstetrícia/ Associação Médica Brasileira (FEBRASGO/AMB). Certificado de atuação em Medicina Fetal pela FEBRASGO. Título de Mestre em Ciências pela Unifesp. Doutorado em Andamento Unifesp. Mestre em Ciências pela Unifesp. Especialista em Medicina Fetal pela Unifesp com Título de Especialista pela FEBRASGO.

Ana Maria Kondo Igai

Doutor em Obstetrícia e Ginecologia pela Faculdade de Medicina da Universidade de São Paulo (FMUSP). Médica Assistente da Clínica Obstétrica do Hospital das Clínicas da Faculdade de Medicina da Universidade de São Paulo (HC-FMUSP).

André Luiz Malavasi Longo de Oliveira

Diretor de Ginecologia do Hospital Pérola Byington. Presidente da Comissão Nacional Especializada em Trombose na Mulher da Federação Brasileira da Sociedade de Ginecologia e Obstetrícia (FEBRASGO).

Annie Caroline Magalhães Santos

Médica Docente do Departamento de Ginecologia e Obsterícia da Universidade Federal do Mato Grosso do Sul (UFMT). Especialização em Gestão de Auto Risco pelo Hospital das Clínicas da Faculdade de Medicina da Universidade de São Paulo (HC-FMUSP).

Antonio Fernandes Moron

Professor Titular do Departamento de Obstetrícia da Escola Paulista de Medicina da Universidade Federal de São Paulo (Unifesp). Coordenador do Departamento de Medicina Fetal do Hospital e Maternidade Santa Joana. Diretor Clínico do Centro Paulista de Medicina Fetal. Livre-Docente em Saúde Materno-Infantil da Faculdade de Saúde Pública da Universidade de São Paulo (USP). Pós-Doutorado em Medicina Fetal pela University of Wisconsin Medical School.

Antonio Henrique Soares Telini

Graduação em Medicina pela Faculdade de Ciências Médicas da Universidade Estadual de Campinas (FCM/Unicamp). Pós-graduação *Lato Sensu* – Residência Médica em Obstetrícia e Ginecologia pela Universidade Estadual de Campinas (Unicamp)/Comissão Nacional de Residência Médica (CN-RM/MEC). Professor do Corpo Docente do Curso de Medicina no Centro Universitário das Faculdades Associadas de Ensino (UNIFAE).

Barbara Giannico

Residente do Setor de Medicina Fetal da Santa Casa de Misericórdia de São Paulo (SCMSP).

Camila Luiza Meira Pucci

Obstetra e Ginecologista pelo Hospital de Clínicas da Universidade Federal do Paraná (UFPR). Especialista em Medicina Fetal pelo Hospital das Clínicas da Faculdade de Medicina da Universidade de São Paulo (HC-FMUSP). Pós-graduanda pelo Departamento de Obstetrícia e Ginecologia do HC-FMUSP.

Carolina Leite Drummond

Titulo de Especialista em Medicina Fetal pela Fundação de Medicina Fetal da Federação Brasileira da Sociedade de Ginecologia e Obstetrícia FMF/FEBRASGO. Mestre pela Faculdade de Medicina da Santa Casa de Misericórdia de São Paulo (FMSCSP). Médica e Preceptora do Setor de Medicina Fetal do Hospital Israelita Albert Einstein (HIAE) e DOGI da Santa Casa de Misericórdia de São Paulo (SCMSP).

Conrado Sávio Ragazini

Médico Assistente do Departamento de Ginecologia e Obstetrícia do Hospital das Clínicas da Faculdade de Medicina de Ribeirão Preto da Universidade de São Paulo (HCFMRP-USP).

Cristiane de Freitas Paganoti

Médica Assistente da Clínica Obstétrica do Hospital das Clínica da Faculdade de Medicina da Universidade de São Paulo (HCFMUSP).

Danielle Rodrigues Domingues

Médica Assistente da Clínica Obstétrica do Hospital das Clínicas da Faculdade de Medicina da USP (HCFMUSP).

David Baptista da Silva Pares

Chefe do Departamento de Obstetrícia da Escola Paulista de Medicina da Universidade Federal de São Paulo (EPM/Unifesp). Chefe do Setor de Rastreamento do Primeiro Trimestre da Gravidez da EPM/Unifesp

Eduardo de Souza

Professor-Associado, Livre-Docente do Departamento de Obstetrícia da Escola Paulista de Medicina da Universidade Federal de São Paulo (EPM/Unifesp).

Eduardo Felix Martins Santana

Mestre e Doutor pela Escola Paulista de Medicina da Universidade Federal de São Paulo (EPM/Unifesp). Professor da Pós-graduação do Hospital Israelita Albert Einstein (HIAE).

Edward Araujo Júnior

Professor Adjunto da Disciplina de Medicina Fetal do Departamento de Obstetrícia da Escola Paulista de Medicina da Universidade Federal de São Paulo (EPM/Unifesp).

Egle Couto

Graduação, Residência em Obstetrícia e Ginecologia, Mestrado e Doutorado pela Universidade Estadual de Campinas (Unicamp). Professora de Obstetrícia da Pontifícia Universidade Católica de Campinas (PUC-Camp).

Elaine Christine Dantas Moisés

Professora Doutora do Departamento de Ginecologia e Obstetrícia da Faculdade Medicina de Ribeirão Preto da Universidade de São Paulo (FMRP-USP). Coordenadora do Ambulatório de Endocrinologia Obstétrica (AENDOB) do Hospital das Clínicas da Faculdade de Medicina de Ribeirão Preto da Universidade de São Paulo (HCFMRP-USP). Membro da Comissão Nacional Especializada de Hiperglicemia em Gestação da Federação Brasileira das Associações de Ginecologia e Obstetricia (FEBRASGO).

Elizabeth Kazuko Watanabe

Mestrado em Obstetrícia pela Universidade Federal de São Paulo (Unifesp). Professora Assistente, Mestre da Disciplina de Obstetrícia da Faculdade de Ciências Médicas e da Saúde da Pontifícia Universidade Católica de São Paulo (PUC-SP). Título de Especialista em Ginecologia e Obstetrícia pela Federação Brasileira das Associações de Ginecologia e Obstetricia (FEBRASGO). Título de Especialista em Ultrassonografia Geral.

Érica Rades

Doutora e Mestre pelo Hospital das Clínicas da Faculdade de Medicinada Universidade de São Paulo (HCFMUSP).

Évelyn Traina

Professora Adjunta do Departamento de Obstetrícia da Escola Paulista de Me-dicina da Universidade Federal de São Paulo (EPM/Unifesp). Docente Responsável pelo Pré-natal de Infecções e Gravidez do Hospital São Paulo (HSP).

Fabrício da Silva Costa

Professor Doutor do Departamento de Ginecologia e Obstetrícia da Faculdade de Medicina de Ribeirão Preto da Universidade de São Paulo (FMRP-USP).

Fernanda Sawaguchi Faig Leite

Residência Médica em Ginecologia e Obstetrícia pela Universidade de Taubaté (Unitau). Aperfeiçoanda em Medicina Fetal pelo Hospital Israelita Albert Einstein (HIAE).

Flávia Figueiredo Natel

Graduação em Medicina pela Universidade José do Rosário Vellano (Unifenas-BH). Residência Médica em Ginecologia e Obstetrícia no Hospital Municipal Maternidade Escola Dr. Mário de Moraes Altenfelder Silva – Vila Nova Ca-choeirinha. Complementação Especializada em Medicina Fetal na Santa Casa de Misericórdia de São Paulo (SCMSP).

Francisco Lázaro Pereira de Sousa

Mestre e Doutor em Ciências pela Escola Paulista de Medicina da Universidade Federal de São Paulo (EPM/Unifesp), com estadia de pesquisa na Universidade Friedrich-Schiller de Jena/Alemanha, na área de Imunologia da Reprodução. Professor do Departamento de Tocoginecologia do Centro Universitário Lusíada (Unilus).

Gabriela Duarte Bordini

Graduação em Medicina, Residência Médica em Ginecologia e Obstetrícia e Complementação Especializada em Medicina Fetal na Instituição da Santa Casa de Misericórdia de São Paulo (SMSP).

Geraldo Duarte

Professor Titular do Departamento de Ginecologia e Obstetrícia da Faculdade de Medicina de Ribeirão Preto da Universidade de São Paulo (HCFMRP-USP).

Giselle Tedesco

Médica Segundo Assistente do Departamento de Obstetrícia e Ginecologia da Santa Casa de Misericórdia de São Paulo (SCMSP). Professora Instrutora da Faculdade de Medicina da Santa Casa de São Paulo (FMSCMSP).

Gregório Lorenzo Acácio

Mestre e Doutor em Tocoginecologia pela Universidade Estadual de Campinas (Unicamp). Especialista em Ginecologia e Obstetrícia pela Federação Brasileira das Associações de Ginecologia e Obstetricia/Associação Médica Brasileira (FEBRASGO/AMB), Área de Atuação em Medicina Fetal e Ultrassonografia em Ginecologia e Obstetrícia pela FEBRASGO/AMB. Professor Doutor da Universidade de Taubaté (Unitau).

Guilherme Antonio Rago Lobo

Doutor pelo Departamento de Obstetrícia da Escola Paulista de Medicina da Universidade Federal de São Paulo (EPM/Unifesp).

Henri Augusto Korkes

Mestre e Doutor pelo Departamento de Obstetrícia da Escola Paulista de Medicina da Universidade Federal de São Paulo (EPM/Unifesp). Doutorado Sanduíche pelo Departamento de Medicina da Harvard Medical School. Professor da Disciplina de Obstetrícia da Faculdade de Ciências Médicas e da Saúde da Pontifícia Universidade Católica de São Paulo (FCM-PUC-SP). Presidente da Associação de Obstetrícia e Ginecologia do Estado de São Paulo (SOGESP), Sorocaba e Vale do Ribeira. Membro da Comissão Nacional Especializada em Hipertensão da Federação Brasileira das Associações de Ginecologia e Obstetricia (FEBRASGO) – CNE. Médico Assistente da Clínica Obstétrica da Maternidade Escola de Vila Nova Cachoeirinha.

Heron Werner

Especialista em Ginecologia e Obstetrícia pela Federação Brasileira das Associações de Ginecologia e Obstetricia/Associação Médica Brasileira (FEBRASGO/AMB). Especialista em Ultrassonografia em Ginecologia e Obstetrícia pela FEBRASGO/CBR, Mestrado em Obstetrícia pela Universidade Federal do Rio de Janeiro (UFRJ). Doutorado em Radiologia pela UFRJ. Membro da Academia Brasileira de Ultrassonografia. Médico Assistente Estrangeiro da Universidade de Paris. Professor Visitante do The Children's Hospital of Phila-delphia.

Ingrid Schwach Werneck Britto

Mestrado e Doutorado em Tocoginecologia pela Faculdade de Ciências Médi-cas da Santa Casa de Misericórdia de São Paulo (FCMSCMSP). Pós-Doutorado no Texas Childrens Hospital. Professora Assistente na FCMSCMSP.

Iracema de Mattos Paranhos Calderon

Professora Titular de Obstetrícia da Faculdade de Medicina de Botucatu (Unesp). Vice-Presidente da Comissão Nacional Especializada da Federação Brasileira das Sociedades de Ginecologia e Obstetrícia (CNE/FEBRASGO) – Hiperglicemia e Gravidez.

Isabella Sampaio de Souza

Médica Especialista em Ginecologia e Obstetrícia. Professora Colaboradora da Disciplina de Obstetrícia da Faculdade de Medicina de Jundiaí (FMJ).

Jair Luiz Fava

Mestre em Obstetrícia pelo Departamento de Obstetrícia da Escola Paulista de Medicina da Universidade Federal de São Paulo (EPM/FMUSP).

Javier Miguelez

Doutor em Medicina pelo Departamento de Obstetrícia e Ginecologia da Faculdade de Medicina da Universidade de São Paulo (FMUSP).

Joélcio Francisco Abbade

Professor-Associado do Departamento de Ginecologia e Obstetrícia da Faculdade de Medicina de Botucatu (Unesp). Mestre, Doutor e Livre-Docente em Ginecologia e Obstetrícia. Pós-Doutorado no Lunenfeld-Tanenbaum Research Institute – Mount Sinai Hospital, Toronto - Canadá.

José Carlos Peraçoli

Professor-Titular de Obstetrícia da Faculdade de Medicina de Botucatu (Unesp). Responsável pelo Serviço de Hipertensão e Gravidez do Hospital das Clínicas da Faculdade de Medicina de Botucatú (HCFMB-Unesp). Membro da Comissão Nacional Especializada (CNE) de Hipertensão na Gravidez – Federação Brasileira das Sociedades de Ginecologia e Obstetrícia (FEBRASGO).

Kaline Gomes Ferrari Marquart

Médica, Ginecologista e Obstetra, Aluna do Programa de Pós-graduação em Tocoginecologia pela Faculdade de Ciências Médicas da Universidade de Campinas (Unicamp).

Karayna Gil Fernandes

Doutorado em Tocoginecologia pela Universidade Estadual de Campinas (Unicamp). Professora Adjunta da Disciplina de Obstetrícia da Faculdade de Medicina de Jundiaí (FMJ).

Lisandra Stein Bernardes Ciampi de Andrade

Professora Doutora em Medicina Fetal/ Cirurgia Fetal, Especialização Université Paris V. Livre-docente da Faculdade de Medicina da Univerisade de São Paulo (FMUSP). Orientadora do Programa de Pós-graduação do Departamento de Obstetrícia e Ginecologia Hospital das Clínicas da Faculdade de Medicina da Universidade de São Paulo (HCFMUSP). Profesora da Faculdade de Medicina do Hospital Israelita Albert Einstein (HIAE).

Luciano Marcondes Machado Nardozza

Professor-Associado Livre Docente do Departamento de Obstetrícia da Escola Paulista de Medicina da Universidade Federal de São Paulo (EPM/Unifesp).

Luís Henrique Alves de Souza Moraes Ferreira Leão

Graduação em Medicina pela Pontifícia Universidade Católica do Estado de São Paulo (PUC/SP). Residente do Terceiro Ano de Ginecologia e Obstetrícia pela Universidade Estadual de Campinas/ Centro de Atenção Integrada à Saúde da Mulher (Unicamp/CAISM).

Luiz Alberto Ferriani

Especialista em Ginecologia e Obstetricia pela Federação Brasileira das Sociedades de Ginecologia e Obstetrícia (FEBRASGO). Diretor Clínico da Maternidade Sinhá Junqueira, Ribeirão Preto.

Maíra Rossmann Machado

Médica pela Faculdade de Ciências Médicas da Universidade Estadual de Campinas (Unicamp). Residente em Ginecologia e Obstetrícia pela Faculdade de Ciências Médicas da Unicamp.

Marcelo Luís Nomura

Médico Assistente Doutor da Área de Obstetrícia da Faculdade de Ciências Médicas da Universidade de Campinas (FCM-UNICAMP). Médico-assistente do Ambulatório de Pré-Natal de Alto Risco da Secretaria de Saúde de Campinas (SSC). Especialista em Medicina Fetal pela Federação Brasileira das Sociedades de Ginecologia e Obstetrícia (FEBRASGO).

Marcelo Santucci França

Especialista em Medicina Fetal pela Federação Brasileira das Sociedades de Ginecologia e Obstetrícia FEBRASGO/CFM. Mestre em Ciências pelo Departamento de Obstetrícia da Escola Paulista de Medicina da Universidade Federal de São Paulo (EPM/Unifesp). Pós-graduando (Doutorado) pelo Departamento de Obstetrícia da EPM/Unifesp.

Marcelo Zugaib

Professor Titular da Disciplina de Obstetrícia do Departamento de Obstetrícia e Ginecologia da Faculdade de Medicina da Universidade de São Paulo (FMUSP).

Marcos Arêas Marques

Médico da Unidade Docente Assistencial do Hospital Univesitário Pedro Ernesto da Universidade Estadual do Rio de Janeiro (UERJ) e do Serviço de Cirurgia Vascular do Hospital Universitário Gaffrée e Guinle da Uiversidade Federal do Estado do Rio de Janeiro (UNIRIO).

Marcos Masaru Okido

Docente da Universidade Federal dc São Carlos (UFSC). Médico Assistente do Hospital das Clínicas da Faculdade de Medicina de Ribeirão Preto da Universidade de São Paulo (HCFMRP-USP). Mestre e Doutor pela FMRP-USP.

Maria Rita de Souza Mesquita

Mestrado e Doutorado em Ciências pelo Departamento de Obstetrícia da Escola Paulista de Medicina da Universidade Federal de São Paulo (EMP/Unifesp). Diretora de Defesa Profissional da Associação de Obstetrícia e Ginecologia do Estado de São Paulo (SOGESP).

Marilza Vieira Cunha Rudge

Professora Emérita da Faculdade de Medicina da Universidade Estadual de São Paulo (FMUnesp-Botucatu). Professora Titular de Obstetrícia da Unesp (aposentada) da FMUnesp-Botucatu.

Melina Lichti Martins

Médica de Equipe Materno Fetal do Hospital Israelita Albert Einstein (HIAE). Médica em Aperfeiçoamento no Hospital da Santa Casa de Misericórdia de São Paulo (SCMSP).

Nelson Pedro Bressan Filho

Professor Doutor e Chefe do Departamento de Reprodução Humana e Infância da Faculdade de Ciências Médicas e da Saúde da Pontifícia Universidade Católica de São Paulo (PUC-SP).

Octávio de Oliveira Santos Filho

Professor Doutor em Obstetrícia pela Escola Paulista de Medicina da Universidade Federal de São Paulo (EPM/Unifesp). Professor Adjunto da Pontifícia Universidade Católica de Campinas (PUC-Campinas). Gestor de Ginecologia e Obstetrícia do Hospital e Maternidade Celso Pierro (HMCP)/PUC-Campinas. Membro da Comissão de Pré-natal de Alto Risco da Federação Brasileira das Sociedades de Ginecologia e Obstetrícia (FEBRASGO).

Patrícia Pereira dos Santos Melli

Médica Assistente Doutora em Tocoginecologia do Hospital das Clínicas da Faculdade de Medicina de Ribeirão Preto da Universidade de São Paulo (HCFMRP-USP). Professor Adjunto do Departamento de Obstetrícia da Escola Paulista de Medicina da Universidade Federal de São Paulo (EPM/Unifesp).

Rafael Bessa de Freitas Galvão

Médico Graduado pela Universidade Federal do Rio Grande do Norte (UFRN). Residência em Obstetrícia e Ginecologia pela Universidade Estadual de Campinas (Unicamp). Médico Preceptor do Internato em Ginecologia e Obstetrícia da Faculdade São Leopoldo Mandic, Campinas-SP. Aluno de Mestrado em Tocoginecologia pela Unicamp.

Rafael Spera

Residente do Setor de Medicina Fetal da Santa Casa de Misericórida de São Paulo (SCMSP).

Raquel Ferreira

Mestre em Medicina pela Faculdade de Ciências Médicas da Santa Casa de Misericórida de São Paulo (SCMSP). Médica do Departamento Materno-infantil do Hospital Israelita Albert Einstein (HIAE).

Renata Lopes Ribeiro

Mestre em Ciências pela Faculdade de Medicina da Universidade de São Paulo (FMUSP). Médica Assistente do Setor de Vitalidade Fetal da Clínica Obstétrica da FMUSP. Médica da Equipe de Medicina Fetal do Laboratório Fleury- SP.

Renato Teixeira Souza

Médico Ginecologista e Obstetra pela Universidade Federal do Paraná (UFPR). Obstetrícia de Alto Risco pela Universidade de São Paulo – Escola Paulista de Medicina da Universiade de São Paulo (EPM/Unifesp). Mestre e Doutor em Tocoginecologia pela Faculdade de Ciências Médicas da Universidade Estadual de Campinas (FCM/Unicamp). Professor do Programa de Pós-graduação em Tocoginecologia da FCM/Unicamp.

Ricardo de Carvalho Cavalli

Professor Titular de Obstetrícia do Departamento de Ginecologia e Obstetrícia da Faculdade de Medicina de Ribeirão Preto da Universidade de São Paulo (FMRP-USP).

Ricardo Porto Tedesco

Mestrado, Doutorato, Pós-doutorado e Livre Docência pela Universidade Estadual de Campinas (Unicamp). Professor-Associado de Obstetrícia da Faculdade de Medicina de Jundiaí (FMJ).

Rodolfo de Carvalho Pacagnella

Médico, Ginecologista e Obstetra. Mestre em Saúde Coletiva. Doutor em Tocoginecologia. Professor Livre-docente do Departamento de Tocoginecologia da Universidade Estadual de Campinas (Unicamp). Presidente do Comitê de Mortalidade Materna da Federação Brasileira das Sociedades de Ginecologia e Obstetrícia (FEBRASGO) e Membro do Safe Motherhood and Newborn Health Committee da FIGO.

Rodrigo Pauperio Soares de Camargo

Professor Adjunto de Tocoginecologia da Faculdade de Medicina de Jundiaí (FMJ).

Rogério Gomes dos Reis Guidoni

Mestre em Obstetrícia pela Escola Paulista de Medicina da Universidade Federal de São Paulo (EPM/Unifesp). Professor Coordenador da Disciplina de Obstetrícia do Centro Universitário Lusíada (Unilus), Santos/SP. Diretor Técnico da Clínica Conceptus/Unidade de Medicina Fetal do ABC.

Rubens Bermudes Musiello

Mestre em Obstetrícia pelo Departamento de Obstetrícia da Escola Paulista de Medicina da Universidade Federal de São Paulo (EPM/Unifesp).

Sandra Rejane Silva Herbst

Mestrado em Ciências Médicas pela Universidade Federal de São Paulo (Unifesp). *Fellow* em Maternal Fetal Medicine na Vanderbilt University. Médica Assistente no Departamento de Ginecologia e Obstetrícia da Santa Casa de Misericórdia de São Paulo (SCMSP).

Seizo Miyadahira

Livre-Docente em Obstetrícia pela Faculdade de Medicina da Universidade de São Paulo (FMUSP).

Sérgio Floriano de Toledo

Mestre em Ciências da Saúde pelo Centro Universitário Lusíada (Unilus), Santos/SP. Professor da Disciplina de Obstetrícia da Unilus, Santos/SP. Coordenador do Ambulatório de Endocrinopatias e Gravidez.

Silvio Martinelli

Médico Assistente da Clínica Obstétrica do Hospital das Clínicas da Faculdade de Medicina da Universidade de São Paulo (HC-FMUSP). Coordenador da Residência Médica da Clínica Obstétrica do HC-FMUSP e Professor Responsável pela Disciplina de Obstetrícia da Universidade Metropolitana de Santos (Unimes).

Soubhi Kahhale

Professor-Associado, Livre-Docente da Faculdade de Medicina da Universidade de São Paulo (FMUSP).

Stephanno Gomes P. Sarmento

Especialista em Medicina Fetal e Obstetrícia de Alta Complexidade pela Federação Brasileira das Sociedades de Ginecologia e Obstetrícia (FEBRASGO)/CFM. Coordenador do Setor de Prevenção do Parto Prematuro do Hospital Universitário da Faculdade de Medicina de Jundiaí (FMJ).

Tabata Regina Zumpano Dias

Médica Assistente do Centro de Atenção Integral à Saúde da Mulher da Universidade Estadual de Campinas (CAISM/Unicamp). Mestrado e Doutorado pelo Departamento de Tocoginecolgoia da faculdade de Ciências Méidcas da Universidade Estadual de Campinas (DTG-FCM/Unicamp).

Tatiana Emy N. K. Hamamoto

Especialista em Medicina Fetal pela Federação Brasileira das Sociedades de Ginecologia e Obstetrícia (FEBRASGO)/CFM. Mestre em Ciências pelo Departamento de Obstetrícia da Escola Paulista de Medicina da Universidade Federal de São Paulo (Unifesp).

Thaís Valéria e Silva Maciel Monteiro

Médica, Ginecologista, Obstetra e Fetóloga. Mestre em Saúde Materno-Infantil pelo Instituto de Medicina Integral Professor Fernandes Figueira (IMIP-PE). Aluna do Programa de Pós-Graduação em Tocoginecologia da Universidade Estadual de Campinas (Unicamp).

Thaísa Guedes Bortoletto

Médica, Ginecologista e Obstetra. Mestre em Tocoginecologia pela Faculdade de Ciências Médicas da Universidade Estadual de Campinas (Unicamp).

Venina Isabel Poço Viana Leme de Barros

Mestre e Doutora em Medicina pela Faculdade de Medicina da Universidade de São Paulo (FMUSP). Médica Assistente do Grupo de Trombose e Trombofilias na Gravidez do Departamento de Obstetrícia e Ginecologia do Hospital das Clínicas da Faculdade de Medicina da Universidade de São Paulo (FMUSP). Membro da Comissão Nacional Especializada de Trombose na Mulher da Federação Brasileira das Sociedades de Ginecologia e Obstetrícia (FEBRASGO). Membro do Comitê de Saúde da Mulher da Isth (International Society On Thrombosis And Haemostasis).

Vera Therezinha Medeiros Borges

Professor-Associado do Departamento de Ginecologia e Obstetrícia da Faculdade de Medicina de Botucatu (Unesp).

Prefácio

O objetivo da Associação de Obstetrícia e Ginecologia do Estado de São Paulo (SOGESP) é capacitar e atualizar médicos tocoginecologistas no exercício de suas atividades de modo a garantir que o fundamento da Obstetrícia, que é preservar a integridade da saúde materna e fetal, seja respeitado. Assim, apresentamos este *Manual de Obstetrícia*, idealizado para atualizar alguns tópicos dessa especialidade.

Os capítulos correspondem a aulas de temas do Congresso da SOGESP de 2019. O objetivo da Comissão Científica foi convidar docentes, que abordaram temas relevantes da especialidade, a transformar em texto as aulas que apresentaram no Congresso, o que culminou nos capítulos deste livro, possibilitando acesso permanente às seções científicas.

Foi bastante difícil transformar em realidade o projeto, o que custou tempo maior que o disponível para apresentar o livro durante o evento. Mas, com o esforço da diretoria e dos funcionários da SOGESP, professores convidados e da Editora dos Editores, concluímos o livro em tempo de lançá-lo em eventos das regionais da SOGESP, significando a união de nossa Associação.

Saliente-se que o conteúdo dos capítulos é relativo às aulas e, portanto, associa-se à opinião dos professores, e não obrigatoriamente da SOGESP.

ROSSANA PULCINELI VIEIRA FRANCISCO
*Professora-Associada, Livre-docente da disciplina de Obstetrícia
da Faculdade de Medicina da Universidade de São Paulo;
Presidente da SOGESP.*

ROSIANE MATTAR
*Professora Titular do Departamento de Obstetrícia da Escola Paulista de Medicina
da Universidade Federal de São Paulo;
Diretora Científica da SOGESP.*

Sumário

Seção 3

Seção 4

Seção 5

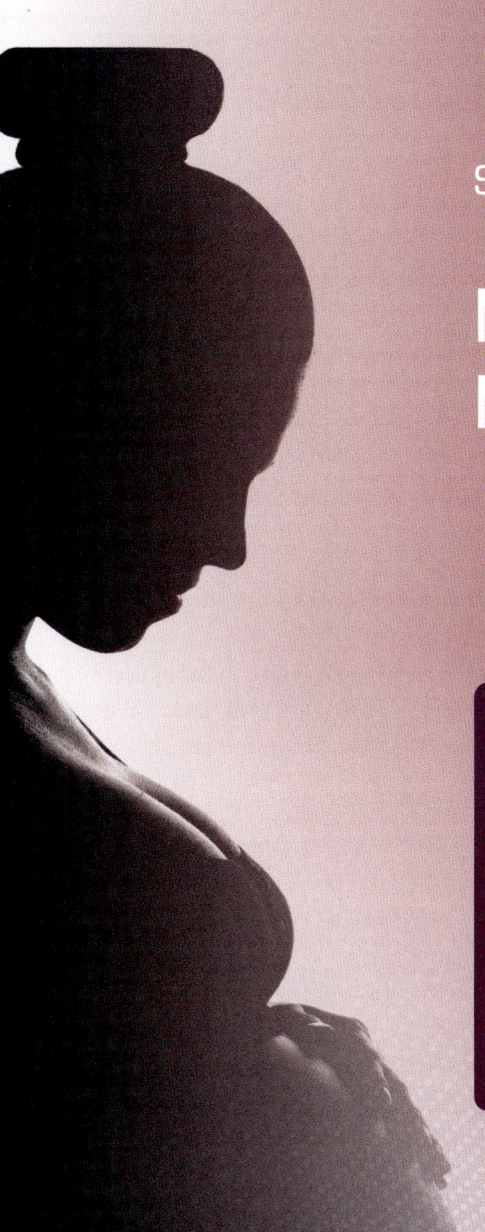

Seção **1**

MEDICINA FETAL NO DIA A DIA

MEDICINA FETAL NO DIA A DIA

▶ David Baptista da Silva Pares

Medicina fetal é um conjunto de ações preventivas, diagnósticas e terapêuticas a fim de avaliar, assistir e promover a saúde do feto, numa visão ética multiprofissional, dentro do contexto social e cultural da população.

Sem dúvida, o advento da ultrassonografia e o crescente desenvolvimento tecnológico desse método abriram uma janela para a avaliação fetal, o que fez da medicina fetal parte essencial da obstetrícia, tendo sido incorporada ao seu dia a dia.

Com essa associação, tornou-se possível a avaliação do bem-estar fetal em caso de agressões advindas de patologias maternas, bem como o diagnóstico de malformações, o rastreamento e o diagnóstico das aneuploidias e de doenças maternas (como a pré-eclâmpsia) e, ainda, o acesso à circulação do concepto para tratamento intrauterino da anemia fetal, com sucessos estrondosos.

Acreditamos que a medicina fetal é uma especialidade indispensável à prática obstétrica atual, estando o seu aprendizado diretamente ligado aos programas de residência em obstetrícia e ginecologia.

capítulo 1

Rastreamento – NIPT.
Indicação e Interpretação

▶ Ingrid Schwach Werneck Britto ▶ Melina Lichti Martins

▶ Sandra Rejane Silva Herbst

INTRODUÇÃO

O acesso a material fetal para rastreamento de cromossomopatias pela análise do sangue materno sempre despertou interesse por não interferir na saúde materno-fetal.

Em torno de 10 a 15% das gestações evoluem para aborto espontâneo, e as alterações cromossômicas são responsáveis por mais da metade desses abortamentos. Aneuploidias são as anormalidades cromossômicas mais comuns e ocorrem por alteração do número dos cromossomos. As alterações cromossômicas mais frequentes são: trissomia do cromossomo 21 (T21, síndrome de Down), trissomia do cromossomo 18 (T18, síndrome de Edward), trissomia do cromossomo 13 (T13, síndrome de Patau), monossomia do cromossomo X (X0, síndrome de Turner) e trissomia dos cromossomos sexuais (XXX, triplo X; XXY, síndrome de Klinefelter; XYY, síndrome de Jacobs).

O risco de trissomia dos cromossomos 21, 18 e 13 é maior com o aumento da idade materna, porém as anomalias dos cromossomos sexuais não apresentam essa relação com a idade materna.

O primeiro método de rastreamento do risco de cromossomopatia baseava-se exclusivamente na idade materna avançada, definida como mulheres acima de 35 anos. Na década de 1990, surgiram estudos relacionados à translucência nucal (TN) no exame morfológico de primeiro trimestre, apresentando sensibilidade de 70% a 80% para detecção dos casos de T21.

Atualmente, o rastreamento combinado de TN com outros marcadores ultrassonográficos (osso nasal, ducto venoso, fluxo na valva tricúspide) e marcadores bioquímicos do sangue materno (proteína A plasmática associada à gestação [PAPP-A, *pregnancy-associated plasma protein-A*] e hormônio β-HCG) apresenta sensibilidade de 90% para detecção da T21 e outras aneuploidias com taxa de falso positivo de 5%. Dessa forma, muitos procedimentos invasivos são realizados de forma desnecessária devido à elevada taxa de falsos positivos.

O cariótipo fetal é considerado o padrão-ouro no diagnóstico de alterações numéricas (aneuploidias) e estruturais (translocações, inversões) nos cromossomos do feto. A análise cromossômica das células fetais pode ser obtida por exame invasivo na biópsia de vilo corial (BVC) realizada entre a 11ª e 14ª semana de gestação ou, ainda, na amniocentese a partir da 16ª semana. O exame invasivo guiado por ultrassom impõe um risco de 0,5% a 1% de perda da gestação, mas, até o momento, é a única forma de obtenção do diagnóstico definitivo de aneupolidia.

O interesse no desenvolvimento de ferramentas de rastreamento pela análise do sangue materno favoreceu a existência de diferentes campos de estudo nessa área. Nas primeiras tentativas, essa análise era realizada por meio de células fetais intactas obtidas do sangue materno. Essas técnicas, porém, apresentaram custo elevado, não sendo reprodutíveis em larga escala.

Em 1997, Lo *et al.*[1] demonstraram presença de DNA fetal livre (cffDNA, *cell-free fetal DNA*) originado no cromossomo Y de feto masculino no plasma materno. Estudos subsequentes indicaram que mulheres grávidas de fetos com alguma cromossomopatia tinham uma concentração absoluta de cffDNA no plasma, relacionada ao par de cromossomos afetado, maior do que o observado nas gestações euploides, abrindo espaço para o desenvolvimento de diferentes técnicas, de modo a detectar o risco de cromossomopatias por meio do sangue materno, sem impor nenhum tipo de risco para a obtenção do resultado.

O DNA fetal representa uma porção pequena do DNA circulante no plasma materno. A fração fetal concentra de 3% a 10% do DNA total circulante. No entanto, existe um aumento linear durante a gestação; e, ainda, uma gestação não interfere na subsequente, já que a meia-vida dos fragmentos de DNA é curta, havendo total depuração duas horas após o parto.

O teste pré-natal não invasivo (NIPT, *non-invasive prenatal testing*) por meio da análise do plasma materno visa minimizar os riscos dos testes invasivos, reduzir a taxa de falsos positivos de outros testes de rastreamento e diminuir o número de procedimentos invasivos na gestação.

Atualmente, existem três técnicas aplicadas para realização do NIPT:

1. Técnica s-MPS (*shotgun massively parallel sequencing*), de sequenciamento massivamente paralelo, que sequencia fragmentos do DNA de todo o

genoma. É baseada na contagem de um grande número de fragmentos de DNA no plasma materno, identificando excesso ou déficit relativo ao cromossomo de interesse.

2. Técnica t-MPS (*target massively parallel sequencing*), que sequencia seletivamente as regiões genômicas dos cromossomos de interesse (21, 18, 13, X e Y). A grande vantagem dessa técnica em relação à anterior é o custo mais baixo do sequenciamento, além da maior eficácia, pela contagem de maior número de fragmentos de DNA nos cromossomos avaliados.

3. Técnica do polimorfismo de cadeia única (SNP, *single-nucleotide polymorphism*), que determina a contribuição quantitativa de DNA fetal e materno circulante no plasma. SNP é a variação mais frequente no genoma humano. Nesse exame, sequenciam-se cadeias de DNA livres no plasma e o DNA presente nas células brancas

do sangue materno. O cruzamento de informações entre os sequenciamentos de DNA fetal e materno permite determinar a contribuição quantitativa do DNA fetal e a probabilidade dos fetos serem euploides, aneuploides ou triploides. A técnica do polimorfismo de cadeia única (SNP) é a única que permite realizar o exame a partir da nona semana de gestação. A avaliação de risco para aneuploidias pode ser realizada em gestação única, gemelar e em casos de ovodoação.

O NIPT é considerado um teste de rastreamento para aneuploidias que pode ser realizado a partir da décima semana de gestação.[2] A Tabela 1.1 contém a taxa de sensibilidade para detecção de cromossomopatias de cada técnica descrita na literatura até o momento. A taxa de falhas descrita na obtenção do resultado é de 3% a 5%, já que o teste necessita de concentração mínima de cffDNA (4% a 5%). A concentração de cffDNA aumenta com

Tabela 1.1 Taxa de sensibilidade para detecção de T21, T18, T13, monossomia X e triploidia pelas técnicas de SNP, t-MPS e s-MPS no NIPT.

	SNP		t-MPS		s-MPS	
	Sensibilidade	FP	Sensibilidade	FP	Sensibilidade	FP
Trissomia 21	> 99%	0%	99,3%	< 0,1%	99,49%	< 0,1%
Trissomia 18	> 96%	0,1%	97,4%	< 0,1%	97,23%	
Trissomia 13	> 99%	0%	93,8%	< 0,1%	97,98%	
Monossomia X	> 92%	0,1%	94,3%		95,0%	
Triploidia	> 99%		—		—	

FP: taxa de falsos positivos.

Fonte: Pergament *et al.*, 2014;[3] Nicolaides, *et al.*, 2013;[4] Badeau *et al.*, 2017.[5]

a idade gestacional e diminui com o aumento do peso materno. Na falha de obtenção do resultado, a recoleta do exame proporciona o resultado em 60% a 70% das vezes. Exame invasivo deve ser indicado na falha de obtenção do resultado na recoleta, já que foi demonstrado risco aumentado para aneuploidias nas amostras com cffDNA persistentemente baixo.

O resultado negativo do NIPT (baixa probabilidade) representa baixo risco para as principais aneuploidias (T21, T18, T13, X0), com valor preditivo negativo (VPN) de 99%. Já o resultado positivo do NIPT (alta probabilidade) eleva o risco para as principais aneuploidias (T21, T18, T13, X0), mas necessita de confirmação por cariótipo fetal convencional (BVC ou amniocentese).

Teste falso positivo pode ocorrer (0,03% a 1%) por cffDNA proveniente de mosaicismo placentário ou, ainda, de gestação gemelar precoce com óbito de um dos fetos. E teste falso negativo pode ocorrer (1%) por erro na datação da gestação, baixa fração de cffDNA ou, ainda, erro laboratorial.

A técnica do SNP, além de avaliar as aneuploidias dos cromossomos 21, 18, 13 e sexuais, pode incluir a avaliação de microdeleções, como síndrome de DiGeorge, síndrome da deleção 1p36, síndrome de Cri-Du-Chat, síndrome de Prader-Willi, síndrome de Angelman, além dos casos de triploidia.

Diversas sociedades profissionais têm publicado consensos e boletins para orientar a aplicação do NIPT na prática clínica.

O American College of Obstetricians and Gynecologists (ACOG) preconiza que todas as mulheres, independentemente da idade, têm o direito de receber aconselhamento sobre o risco de aneuploidias, idealmente na primeira consulta de pré-natal. O método de rastreamento a ser escolhido deve ser baseado em custo, acesso aos testes e interesse da mulher pela informação antes do parto, além de avaliação do risco de acordo com a idade, história obstétrica prévia, história familiar e número de fetos.[6]

De acordo com a Federação Internacional de Ginecologia e Obstetrícia (FIGO), a primeira linha de rastreamento para T21, T18 e T13 no primeiro trimestre é o teste combinado com análise da idade materna, exame morfológico de primeiro trimestre e exame bioquímico. Com base no resultado do rastreamento combinado, recomenda-se que, nas mulheres com risco calculado maior que 1:100 (alto risco), seja realizado teste invasivo ou, ainda, NIPT nas pacientes que não desejam sofrer o risco de procedimentos invasivos. Nas mulheres com risco intermediário, entre 101 e 2.500, recomenda-se exclusivamente o NIPT. Já nas pacientes consideradas de baixo risco (menor que 1 em 2.500), não são necessários testes adicionais.[2]

A International Society of Ultrasound in Obstetrics and Gynecology (ISUOG) propõe que o NIPT não seja a primeira escolha para mulheres de baixo risco. O papel do NIPT seria uma alternativa diante do resultado de risco intermediário. Além disso, ressalta-se que a realização do NIPT no início da gestação não exclui a importância da avaliação ultrassonográfica morfológica no primeiro trimestre, de modo a descartar alterações na morfologia fetal, e da avaliação dos marcadores de cromossomopatias, como a medida da TN.[7]

A ACOG recomenda que, para mulheres com rastreamento positivo pela TN ou por marcadores bioquímicos, se realize consulta de aconselhamento, oferecendo a possibilidade de NIPT e cariótipo, sendo o NIPT uma opção razoável para pacientes que desejam evitar os riscos do procedimento invasivo (0,5% a 1%). Para pacientes cujo resultado do rastreamento convencional foi negativo, não é recomendado oferecer testes adicionais, pois a associação de métodos aumenta a chance de resultados falsos positivos.[6]

Quanto à finalidade do NIPT, as três instituições – FIGO, ISUOG e ACOG – concordam tratar-se de um teste de rastreamento, e não de diagnóstico. Assim sendo, diante de um resultado de NIPT anormal, deve-se realizar procedimento invasivo confirmatório.[2,6,7] A ISUOG ressalta que, em fetos com anomalias estruturais, a indicação de cariótipo ou *microarray* não deve ser modificada quando de resultado normal do NIPT. Além disso, em caso de resultados discordantes com NIPT alterado e ultrassonografia normal, deve-se realizar preferencialmente amniocentese para evitar o resultado falso positivo da BVC presente nos casos de mosaicismo placentário.[7]

Segundo boletim da ACOG de 2016, o NIPT ainda não está validado clinicamente para pesquisa de microdeleções e não deve ser recomendado de rotina até o momento. Também não deve ser indicado rotineiramente para gestações múltiplas em razão de evidências limitadas de sua eficácia.[2]

Apesar disso, artigo publicado em 2019 pela ISUOG observa que o desempenho do NIPT para detecção de T21 em gestação gemelar é semelhante ao do NIPT de gestação única, sendo superior ao rastreamento combinado no primeiro trimestre e ao bioquímico no segundo trimestre. O número de casos de T18 e T13 em gemelares na literatura ainda é limitado para que se avalie o desempenho do NIPT em gestações múltiplas afetadas.[8]

Dessa forma, o NIPT deve ser interpretado como teste de rastreamento, e não como exame de diagnóstico. Ele favorece o rastreamento das principais aneuploidias. Sua principal indicação é nos casos de risco intermediário ou nos de risco alto em mulheres que desejam evitar procedimentos invasivos.

PONTOS-CHAVE

Todas as mulheres têm o direito de receber aconselhamento sobre o risco de aneuploidias e exames de rastreamento no pré-natal. O NIPT permite reduzir o número de falsos positivos do teste combinado e o número de exames invasivos. O custo elevado, porém, ainda é um fator limitante. A realização do NIPT no início da gestação não exclui a importância da avaliação morfológica no primeiro trimestre para descartar alterações na morfologia fetal.

REFERÊNCIAS BIBLIOGRÁFICAS

1. Lo YM, Corbetta N, Chamberlain PF, Rai V, Sargent IL, Redman CW, Wainscoat JS. Presence of fetal DNA in maternal plasma and serum. Lancet. 1997 Aug 16;350(9076):485-7.

2. FIGO Working Group On Best Practice in Maternal-Fetal Medicine; International Federation of Gynecology and Obstetrics. Best practice in maternal-fetal medicine. Int J Gynaecol Obstet. 2015;128(1):80-2.

3. Pergament, E., Cuckle, H., Zimmermann, B., Banjevic, M., Sigurjonsson, S., Ryan,

A., ... Rabinowitz, M. (2014). Single-Nucleotide Polymorphism–Based Non-invasive Prenatal Screening in a High-Risk and Low-Risk Cohort. Obstetrics & Gynecology, 124(2, PART 1), 210–218. doi:10.1097/aog.0000000000000363

4. Nicolaides, K. H., Syngelaki, A., Gil, M., Atanasova, V., & Markova, D. (2013). Validation of targeted sequencing of single-nucleotide polymorphisms for non-invasive prenatal detection of aneuploidy of chromosomes 13, 18, 21, X, and Y. Prenatal Diagnosis, 33(6), 575–579. doi:10.1002/pd.4103

5. Badeau M, Lindsay C, Blais J, Nshimyumukiza L, Takwoingi Y, Langlois S, Légaré F, Giguère Y, Turgeon AF, Witteman W, Rousseau F. Genomics-based non-invasive prenatal testing for detection of fetal chromosomal aneuploidy in pregnant women. Cochrane Database of SystematicReviews 2017,Issue11. Art.

No.:CD011767. DOI: 10.1002/14651858. CD011767.pub2.

6. Committee on Practice Bulletins-Obstetrics; Committee on Genetics; Society for Obstetrícia Maternal-Fetal Medicine; Rose NC, Mercer BM. Practice Bulletin no 163: screening for fetal aneuploidy. Obstet Gynecol. 2016;127(5):e123-37.

7. Salomon LJ, Alfirevic Z, Audibert F, Kagan KO, Paladini D, Yeo G et al. ISUOG updated consensus statement on the impact of cfDNA aneuploidy testing on screening policies and prenatal ultrasound practice. Ultrasound Obstet Gynecol. 2017;49(6):815-6.

8. Gil MM, Galeva S, Jani J, Konstantinidou L, Akolekar R, Plana MN et al. Screening for trisomies by cfDNA testing of maternal blood in twin pregnancy: update of The Fetal Medicine Foundation results and meta-analysis. Ultrasound Obstet Gynecol. 2019;53(6):734-42.

capítulo 2

Rastreamento da Pré-Eclâmpsia no Primeiro Trimestre

▶ Guilherme Antonio Rago Lobo

INTRODUÇÃO

A pré-eclâmpsia (PE) caracteriza-se pelo desenvolvimento de hipertensão na segunda metade da gravidez, com incidência que varia de 2% a 6% das gestações, a depender da região geográfica e da população estudada.[1] A proteinúria deixou de ser elemento obrigatório para o estabelecimento do diagnóstico, ainda que se encontre presente na maior parte das pacientes acometidas.

Os distúrbios hipertensivos na gestação representam importantes contribuintes da morbimortalidade materna, tanto nos países em desenvolvimento como naqueles desenvolvidos, devendo, por essa razão, ser considerados problema de saúde pública no âmbito global. Estima-se que sejam responsáveis por cerca de 70.000 mortes maternas anualmente.[2] Parte significativa desse obituário se encontra na América Latina, onde representa a principal causa de mortalidade materna.[3] No Brasil, as síndromes hipertensivas são responsáveis por quase 1/4 das mortes maternas, conforme demonstrado por Martins.[4]

REPERCUSSÕES FETAIS

Vale destacar as graves repercussões do desenvolvimento de PE. A patologia associa-se com frequência à insuficiência placentária, a qual determina restrição do crescimento fetal (RCF), redução do líquido amniótico (oligoâmnio) e alteração dos parâmetros hemodinâmicos fetais, podendo, por fim, culminar no decesso intrauterino.

Ao comprometimento da função placentária soma-se a elevada incidência de partos prematuros registrados nas gestações complicadas pela enfermidade, de forma a agravar ainda mais as condições do recém-nascido (RN), particularmente no tocante à função respiratória. Com efeito, os distúrbios hipertensivos na gestação são a principal indicação de prematuridade eletiva nos Estados Unidos da América.[5]

FATORES DE RISCO

Tradicionalmente, são considerados os seguintes fatores de risco para PE:

- nuliparidade;
- histórico pessoal e familiar de PE;
- raça negra;
- obesidade;
- gestação múltipla;
- neoplasia trofoblástica gestacional;
- pacientes com hipertensão arterial sistêmica, diabetes *melitus* (DM), nefropatia, doenças do tecido conjuntivo e trombofilias.

Inúmeros testes foram pesquisados no sentido de prever a ocorrência dos distúrbios hipertensivos da gravidez, uma vez que os fatores de risco clínicos têm capacidade limitada em predizer o desenvolvimento da doença, sobretudo quando analisados como variáveis independentes.

FISIOPATOLOGIA

A despeito da importância histórica da enfermidade e dos profundos conhecimentos acumulados ao longo das últimas décadas, permanecem mal compreendidos inúmeros aspectos relativos à sua etiologia.

Papel de destaque é conferido à falha das ondas de invasão trofoblástica, processo fisiológico de substituição da camada muscular das arteríolas espiraladas do útero por células trofoblásticas.

Na última década, interesse crescente recaiu sobre o primeiro trimestre gestacional, impulsionado pela evolução tecnológica dos equipamentos de ultrassonografia.

A observação de que a sequência de eventos implicados na etiopatogenia da PE tem início em fases precoces da gravidez estimulou a procura por formas de rastreio da doença já no primeiro trimestre. Dessa forma, passou-se a investigar o uso precoce de Dopplerfluxometria das artérias uterinas, método relativamente fácil e reprodutível, segundo Hollis *et al.*[6] A avaliação do fluxo nas artérias uterinas pode ser convenientemente incorporada ao rastreamento das cromossomopatias, rotineiramente realizado entre 11 e 14 semanas.

TÉCNICA DE AVALIAÇÃO DAS ARTÉRIAS UTERINAS

- Posicionamento da paciente em decúbito dorsal horizontal.
- Obtenção de corte sagital do útero, de modo a identificar a transição colo-corpo, estando a bexiga preferencialmente pouco repleta.
- Identificação de ambas as artérias uterinas em seu trajeto ascendente, lateralmente ao colo uterino, com auxílio de Doppler colorido,

mantendo-se o transdutor fixo sobre o colo e inclinando-o ligeiramente para o lado esquerdo e para o lado direito, em direção às respectivas artérias uterinas.

- Insonação das artérias uterinas na altura do orifício interno do colo, com o auxílio de Doppler pulsado, com volume da amostra fixado em 2 mm, certificando-se de que o ângulo de insonação seja inferior a 50 graus.

- Obtenção de pelo menos três ondas consecutivas uniformes e cálculo do índice de pulsatilidade (IP) em cada uma das artérias uterinas.

PRESSÃO ARTERIAL MÉDIA

A pressão arterial média (PAM) no primeiro trimestre é um dado do exame físico de grande valia na identificação das pacientes de risco aumentado para PE. A pressão arterial sofre queda expressiva no final do primeiro trimestre, como resultado das modificações hemodinâmicas ocasionadas pela gravidez. A redução costuma ser menos pronunciada nas pacientes que vêm a desenvolver a doença hipertensiva, sendo esta a base fisiopatológica para a inclusão da PAM nos algoritmos de predição da PE.[7]

O grupo do King's College, em seguimento às normas emitidas pela American Heart Association,[8] preconiza que a PAM seja calculada com base na média de quatro aferições (duas em cada braço), com esfigmomanômetro automático e manguito de tamanho adequado à circunferência do braço, estando a paciente sentada, após período de pelo menos dez minutos em repouso.

Marcadores bioquímicos

O reconhecimento da existência de um desequilíbrio entre os fatores angiogênicos e antiangiogênicos, com predomínio dos últimos sobre os primeiros, estimulou a busca pelos fatores envolvidos, bem como pelo exato papel desempenhado por eles.

Nesse sentido, identificou-se, já no final do primeiro trimestre, redução significativa da concentração do fator de crescimento placentário (PlGF, *placental growth factor*) no soro das gestantes que mais tarde vieram a apresentar PE.[9] Essa proteína, membro da família dos fatores de crescimento do endotélio vascular (VEGF, *vascular endothelial growth factor*), é produzida predominantemente pelo sinciotrofoblasto e desempenha papel importante na regulação da angiogênese, por meio de sua ligação ao receptor de membrana 1 do VEGF, mais conhecido como Flt-1 (do inglês *fms-like tyrosine kinase-1*).[10]

Além do PLGF, também está envolvida no processo de invasão trofoblástica e, ainda, na modulação endócrina do desenvolvimento placentário e fetal a proteína A plasmática associada à gestação (PAPP-A, *pregnancy-associated plasma protein-A*). Trata-se de uma protease da proteína 4 ligadora do fator de crescimento insulinoide IGFBP-4 (do inglês *insulin-like growth factor binding protein-4*), que, à semelhança do PlGF, se apresenta em níveis reduzidos no primeiro trimestre, nas pacientes que subsequentemente desenvolvem PE.

Rastreamento combinado

Tendo em vista o caráter multifatorial da fisiopatologia da doença e a complexa inter-relação desses fatores, foram propostos modelos de rastreamento combinado, isto é, que agregam aos fatores clínicos maternos parâmetros biofísicos e bioquímicos. Com essa estratégia, o grupo britânico do King's College obteve resultados surpreendentes.[11-13]

Os pesquisadores desenvolveram um algoritmo que, de forma bastante simplificada, envolve o cálculo de um risco basal, modificado de acordo com a dosagem ou a mensuração de determinada variável, gerando um novo risco, denominado final ou corrigido. O algoritmo se valeu dos mesmos princípios utilizados no rastreamento das aneuploidias.[14]

Esse modelo permite a quantificação de risco individual, o que lhe dá maior objetividade e melhor compreensão da magnitude do risco. Por meio do estabelecimento de ponto de corte, ou *cut-off*, distinguem-se grupos com maior (rastreamento positivo) ou menor risco (rastreamento negativo). A sensibilidade obtida varia de acordo com o ponto de corte escolhido, o que permite ajustar o modelo aos diferentes cenários clínicos e populações estudadas.

O modelo de cálculo de risco individual aplicado à PE, proposto pela Fetal Medicine Foundation (FMF), atribui aos fatores clínicos maternos a determinação do risco basal. Para tal, são considerados: raça, índice de massa corporal (IMC), paridade, antecedente de PE, presença de doenças concomitantes, tabagismo e método de concepção. Já o risco final é obtido após inclusão da PAM, dos valores do IP das artérias uterinas e da dosagem dos marcadores séricos PlGF e PAPP-A.[12]

Vale destacar a necessidade de converter IP médio, PAM, concentração de PAPP-A e de PlGF em múltiplos da mediana (MoMs), de modo a assegurar que os valores obtidos sejam corrigidos para as variáveis que os influenciam. Por meio desse artifício, consegue-se expressar a variável de forma mais fidedigna.

Poon *et al.*,[15] do grupo do King's College, publicaram, no ano de 2009, os resultados de um estudo que conta com expressiva amostra. Mais de 8.000 gestantes foram incluídas, das quais 166 (2%) desenvolveram PE, sendo PE precoce em 37 (0,4%) delas e PE tardia em 129 (1,5%). A sensibilidade que se obteve com a combinação das características maternas ao IP médio foi de 78,4% e 46,9% para as formas precoce e tardia da doença, respectivamente (falso positivo [FP] de 10%).

O grupo da FMF publicou, no ano de 2012, trabalho encabeçado por Akolekar *et al.*,[11] o qual representa um marco no estudo do tema. A visão de PE precoce e tardia como formas dicotômicas da doença dá lugar ao conceito de patologia única capaz de determinar amplo espectro de apresentações (*spectrum disorder*), com uma só fisiopatologia.

Nesse estudo, em que 1.426 gestantes com PE foram incluídas e mais de 57.000 mulheres compuseram o grupo de controle, foram obtidos resultados preditivos expressivos ao combinar os fatores clínicos maternos com Doppler, PAM, PAPP-A e PlGF.

A sensibilidade encontrada para PE precoce (parto < 34 semanas) foi de 93,4% e 96,3%, para FP de 5% e 10%, respectivamente. A sensibilidade alcançada para

PE pré-termo (parto < 37 semanas) foi de 61,1% e 76,6%, para FP de 5% e 10%, respectivamente. E, por fim, a sensibilidade registrada para PE (parto < 42 semanas) foi de 37,8% e 53,6%, para FP de 5% e 10%, respectivamente.

Importante aspecto consiste em validar (validação externa) o algoritmo britânico em populações distintas daquela para a qual o modelo foi originalmente desenvolvido. Por essa razão, o grupo da Universidade Federal de São Paulo (UNIFESP) "importou" o algoritmo para a população brasileira, utilizando, à semelhança da FMF, as características clínicas maternas, a mensuração da PAM e a dosagem de PAPP-A e PlGF.[16]

Foram incluídas 617 gestantes, das quais 34 desenvolveram PE, sendo 7, 11 e 16 antes das 34, 37 e 42 semanas, respectivamente. Em relação às gestantes com PE e parto antes das 34 semanas completas, foi encontrada sensibilidade de 28,6% e 85,7%, para FP de 5% e 10%, respectivamente. Ao considerar as pacientes com PE e parto antes do termo (37 semanas), foi obtida sensibilidade de 27,8% e 66,7%, para FP de 5% e 10%, respectivamente.

Por fim, foi possível identificar 23,5% e 52,9% das pacientes que desenvolveram PE (qualquer idade gestacional), para FP de 5% e 10%, respectivamente. Curiosamente, o desempenho do modelo nessa população foi semelhante ao encontrado pelo grupo da FMF, estando a taxa de FP fixada em 10% (52,9% *versus* 53,6%).

Intervenções após o rastreamento positivo

A identificação precoce de subgrupo de maior risco poderia selecionar, em meio à população geral, pacientes com necessidade de acompanhamento pré-natal diferenciado, com visitas em menor intervalo de tempo e monitoração cuidadosa das condições materno-fetais, de forma a garantir melhores resultados perinatais.

Outra vantagem que se tem ao identificar as pacientes de risco aumentado para PE no final do primeiro trimestre vem a ser a instituição de profilaxia farmacológica. O uso de ácido acetilsalicílico (AAS) antes da 16ª semana gestacional reduz em cerca de 50% a ocorrência da doença, conforme demonstrado por Bujold *et al.* em revisão sistemática.[17]

Mais recentemente, foram divulgados os resultados de estudo multicêntrico, randomizado e duplo-cego, intitulado ASPRE (*Aspirin for Prevention of Preeclampsia*), os quais confirmaram a eficácia da medicação.[18]

No total, 1.776 mulheres consideradas de alto risco (risco > 1 em 100) para PE pré-termo (37 semanas) foram randomizadas nos grupos AAS (150 mg) e placebo. A incidência de PE no grupo que recebeu a medicação e no grupo placebo foi de 1,6% e 4,3%, respectivamente (redução de 62%, significativa do ponto de vista estatístico).

CONCLUSÃO

Percebe-se diante do exposto, o notável aprimoramento do rastreamento da pré-eclâmpsia no primeiro trimestre gestacional na última década. A possibilidade de identificar precocemente as mulheres de alto risco e instituir profilaxia eficaz, com fármaco acessível e poucos efeitos colaterais, abre novas portas no manejo pré-natal.

REFERÊNCIAS BIBLIOGRÁFICAS

1. Walker JJ. Pre-eclampsia. Lancet. 2000;356:1260-5.

2. Duley L. The global impact of pre--eclampsia and eclampsia. Semin Perinatol. 2009;33:130-7.

3. World Health Organization. Systematic review reveals main causes of maternal mortality and morbidity. Progress in Reproductive Health Research. 2005;71:5-7.

4. Martins AL. Maternal mortality among black women in Brazil. Cad Saude Publica. 2006;22:2473-9.

5. Iams JD, Goldenberg RL, Mercer BM, Moawad A, Thom E, Meis PJ et al. The Preterm Prediction Study: recurrence risk of spontaneous preterm birth. National Institute of Child Health and Human Development Maternal-Fetal Medicine Units Network. Am J Obstet Gynecol. 1998;178(5):1035-40.

6. Hollis B, Mavrides E, Campbell S, Tekay A, Thilaganathan B. Reproducibility and repeatability of transabdominal uterine artery Doppler velocimetry between 10 and 14 weeks of gestation. Ultrasound Obstet Gynecol. 2001;18:593-7.

7. Moutquin JM, Rainville C, Giroux L, Raynauld P, Amyot G, Bilodeau R et al. A prospective study of blood pressure in pregnancy: prediction of preeclampsia. Am J Obstet Gynecol. 1985;151:191-6.

8. Pickering TG, Hall JE, Appel LJ, Falkner BE, Graves J, Hill MN et al. Recommendations for blood pressure measurement in humans and experimental animals: part 1: blood pressure measurement in humans: a statement for professionals from the Subcommittee of Professional and Public Education of the American Heart Association Council on High Blood Pressure Research. Hypertension. 2005;45:142-61.

9. Tidwell SC, Ho HN, Chiu WH, Torry RJ, Torry DS. Low maternal serum levels of placenta growth factor as an antecedent of clinical preeclampsia. Am J Obstet Gynecol. 2001;184:1267-72.

10. Romero R, Nien JK, Espinoza J, Todem D, Fu W, Chung H et al. A longitudinal study of angiogenic (placental growth factor) and anti-angiogenic (soluble endoglin and soluble vascular endothelial growth factor receptor-1) factors in normal pregnancy and patients destined to develop preeclampsia and deliver a small for gestational age neonate. J Matern Fetal Neonatal Med. 2008; 21:9-23.

11. Akolekar R, Syngelaki A, Poon L, Wright D, Nicolaides KH. Competing risks model in early screening for preeclampsia by biophysical and biochemical markers. Fetal Diagn Ther. 2013;33:8-15.

12. Poon LC, Kametas NA, Maiz N, Akolekar R, Nicolaides KH. First-trimester prediction of hypertensive disorders in pregnancy. Hypertension. 2009;53: 812-8.

13. Wright D, Akolekar R, Syngelaki A, Poon LC, Nicolaides KH. A competing risks model in early screening for preeclampsia. Fetal Diagn Ther. 2012;32:171-8.

14. Royston P, Thompson SG. Model-based screening by risk with application to Down's syndrome. Stat Med. 1992;11: 257-68.

15. Poon LC, Staboulidou I, Maiz N, Plasencia W, Nicolaides KH. Hypertensive disorders in pregnancy: screening by uterine artery Doppler at 11-13 weeks. Ultrasound Obstet Gynecol. 2009;34:142-8.

16. Lobo GAR, Nowak PM, Panigassi AP, Lima AIF, Araujo Júnior E, Nardozza LMM et al. Validation of Fetal Medicine Foundation algorithm for pre-eclampsia

in the first trimester in an unselected Brazilian population. J Matern Fetal Neonatal Med. 2017;32:286-92.

17. Bujold E, Roberge S, Lacasse Y, Bureau M, Audibert F, Marcoux S et al. Prevention of preeclampsia and intrauterine growth restriction with aspirin started in early pregnancy: a meta-analysis. Obstet Gynecol. 2010;116:402-14.

18. Rolnik DL, Wright D, Poon LC, O'Gorman N, Syngelaki A, de Paco Matallana C et al. Aspirin versus placebo in pregnancies at high risk for preterm preeclampsia. N Engl J Med. 2017;377:613-22.

capítulo 3

Rastreamento da Translucência Nucal

▶ Flávia Figueiredo Natel
▶ Gabriela Duarte Bordini
▶ Carolina Leite Drummond

INTRODUÇÃO

Translucência nucal (TN) é definida como o acúmulo de líquido subcutâneo na região cervical posterior do feto, visualizada e mensurada na ocasião da ultrassonografia de primeiro trimestre, entre 11 e 13 semanas + 6 dias de gestação.[1]

O aumento de espessura da TN no primeiro trimestre da gestação é um achado comum em fetos com anomalias cromossômicas ou alterações estruturais. No entanto, a fisiopatologia do aumento da TN não é claramente estabelecida, sendo diversas as hipóteses propostas, como insuficiência cardíaca, distúrbio linfático, alterações de metabolismo do colágeno etc.[1]

Quanto maior a medida da TN, maior o risco de o feto ser acometido por uma anormalidade cromossômica ou estrutural e pior o prognóstico gestacional.[2]

A medida da TN, quando realizada por operadores treinados, é uma forma eficaz de rastreio de aneuploidias, e ela deve ser oferecida universalmente a todas as gestantes, sendo considerada boa prática médica, com boa relação custo/benefício, principalmente quando associada a outros marcadores no primeiro trimestre da gestação.[3] Dessa maneira, o exame morfológico de primeiro trimestre é importante no rastreamento precoce de aneuploidias e de alterações estruturais maiores no feto.[3]

Quando de TN aumentada na avaliação morfológica do primeiro trimestre, a paciente deve ser encaminhada a serviço terciário que contenha setor de medicina materno-fetal para avaliação detalhada, aconselhamento e possíveis condutas diante dos achados.[2]

RASTREAMENTO DE ANOMALIAS CROMOSSÔMICAS NO PRIMEIRO TRIMESTRE

Quanto maior a idade materna, maior o risco de o feto ser acometido por uma anomalia cromossômica, sendo a mais comum delas a trissomia (T) do cromossomo 21 (T21).[4] É importante salientar, ainda, que o risco de trissomias (21, 18 e 13) aumenta com a idade materna, já a síndrome de Turner e outras anomalias de cromossomos sexuais não apresentam correlação com a idade materna.[1]

A medida da TN encontra-se aumentada em 75% dos fetos com T21 no primeiro trimestre da gestação, sendo um marcador importante de rastreamento de aneuploidias.[2] A associação de idade materna e seus antecedentes à medida da TN é um método eficaz de rastreamento da T21 e de outras aneuploidias mais frequentes, como T18 e T13, apresentando sensibilidade em torno de 75% a 80% e taxa de falsos positivos de 5%.[2]

O método de rastreamento considerado mais efetivo é obtido pela associação de idade materna e medida da TN com idade da gestante e marcadores séricos maternos, especificamente a fração livre do β-HCG e a proteína plasmática A associada à gestação (PAPP-A, *pregnancy-associated plasma protein-A*), permitindo detectar em torno de 90% das aneuploidias mais frequentes, com uma taxa de falsos positivos de 5% (Tabela 3.1).[5]

A avaliação de marcadores menores ultrassonográficos do primeiro trimestre, como osso nasal, válvula tricúspide e Dopplervelocimetria do ducto venoso, permite ainda reduzir o número de falsos positivos do rastreamento para em torno de 2% a 3%.[6]

AVALIAÇÃO DA TRANSLUCÊNCIA NUCAL NO EXAME MORFOLÓGICO DE PRIMEIRO TRIMESTRE

A TN deve ser mensurada na ocasião da ultrassonografia morfológica do pri-

Tabela 3.1 Taxa de detecção de diferentes métodos de rastreamento para T21, considerando uma taxa de falsos positivos de 5%.

Método de rastreamento	TD (%)
IM	30
IM e TN entre 11-13^{+6}	70-80
IM, TN, β-HCG e PAPP-A entre 11-13^{+6} semanas	85-90
IM, TN e ON entre 11-13^{+6} semanas	90
IM, TN, ON, β-HCG e PAPP-A entre 11-13^{+6} semanas	95

TD: taxa de detecção; IM: idade materna; TN: translucência nucal; ON: osso nasal.

Fonte: Nicolaides; 2004.

meiro trimestre, entre 11 e 13 semanas + 6 dias de gestação, quando o comprimento cabeça-nádega (CCN) do feto for entre 45 e 84 mm.[3]

Para que a medida da TN pudesse ser usada como teste de rastreamento, foi necessária sua padronização, permitindo que sua medida fosse reprodutível.[3] A técnica para mensuração da TN segue a padronização da Fundação de Medicina Fetal (FMF, Fetal Medicine Foundation), que tem sede em Londres. A FMF fornece gratuitamente, pela internet , treinamento e certificação para a medida da TN e promove auditorias anuais para renovação da licença, que é obrigatória para a realização do cálculo de risco fetal.[7]

As regras estabelecidas pela FMF são:

- O CCN do feto deve ser entre 45 e 84 mm, pois corresponde à idade gestacional correta para o exame entre a 11ª e 13ª semanas + 6 dias de gestação.[7]

- Aparelho ultrassonográfico com alta resolução deve ser usado para permitir medidas que variem no máximo décimos de milímetros. A medida pode ser obtida por via transabdominal em 95% dos casos; nos demais, é necessário recorrer à via transvaginal.[7]

- O corte ultrassonográfico deve ser sagital (Figura 3.1), com o feto em posição neutra e perpendicular ao feixe ultrassonográfico, ou seja, a posição da cabeça em relação ao restante do corpo sem hiperflexão ou hiperextensão.[7]

- A imagem deve ser ampliada de maneira a englobar a cabeça e o tronco do feto, ocupando 75% da tela.[7]

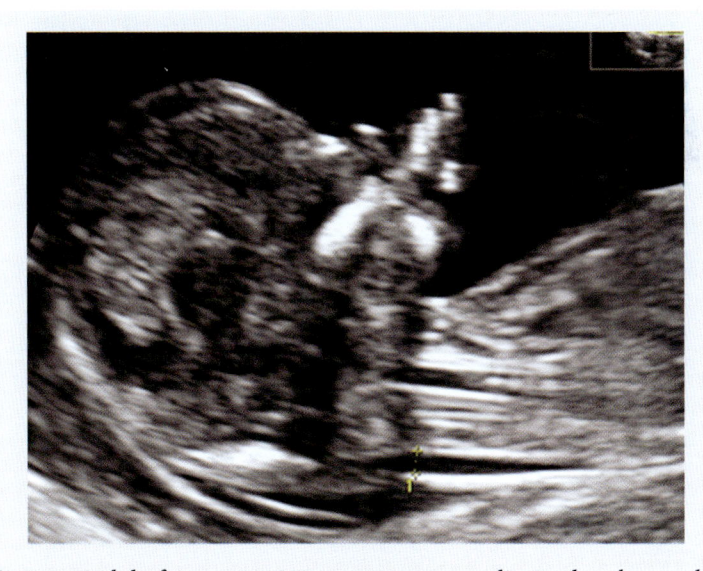

FIGURA 3.1 Corte sagital do feto em posição neutra com ampliação da cabeça e do tronco fetal. Fonte: Nicolaides; 2004.

- Sempre que possível, a membrana amniótica deve ser diferenciada da translucência; para isso, é necessária a movimentação do feto espontaneamente ou por meio de manobras extrínsecas (tosse, movimentação da paciente, compressão manual leve sobre o útero).[7]

- Na presença de alça de cordão umbilical na região cervical do feto, deve ser considerada a média da medida da TN acima e abaixo do cordão. Sua frequência gira em torno de 5% a 10% dos casos.[7]

- O ganho do aparelho deve ser reduzido ao máximo, bem como a inativação da tecla harmônica, para que a medida da TN não seja subestimada.[7]

- O posicionamento dos calibradores deve conter toda a área anecoica entre o tecido que recobre a coluna e a pele, na região cervical posterior do feto, como na Figura 3.2 (em vermelho).[7]

- Durante o exame, mais de uma medida deve ser realizada, e a maior delas deve ser utilizada.[7]

AVALIAÇÃO DO RISCO FETAL

No cálculo do risco de feto com anomalia cromossômica, considera-se basal o risco estimado pela idade materna e por seus antecedentes gestacionais, os quais, quando multiplicados por uma série de fatores, ou riscos relativos, levando-se em conta idade gestacional, TN, marcadores ultrassonográficos e bioquímicos, determinam, assim, o risco final individual para cada paciente. Quando realizado em uma única visita, o exame é também conhecido como OSCAR (*one stop clinic for assessment of risk*).[5]

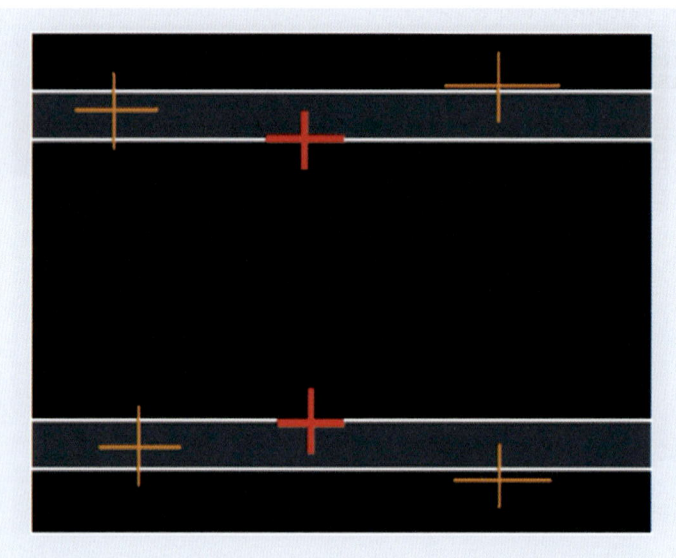

FIGURA 3.2 Posição correta dos calibradores na translucência nucal.
Fonte: Nicolaides; 2004.

É importante salientar que não se deve considerar isoladamente um ponto de corte específico para a medida da TN, pois ela se eleva normalmente com o avanço da idade gestacional e com o valor do CCN. Dessa maneira, a medida da TN deve ser integrada a um programa de cálculo de risco para que possa ser ajustada aos outros fatores avaliados.[5]

O programa é em geral disponibilizado gratuitamente pela FMF de Londres a profissionais habilitados. No programa são preenchidos campos obrigatórios referentes à gestante, ao exame ultrassonográfico e aos marcadores bioquímicos, quando disponibilizados. Ao final do preenchimento, o programa reproduz um cálculo de risco final discriminado para trissomias 21, 18 e 13.[7]

O aconselhamento sobre o risco leva em conta pontos de corte em termos de frações, os quais devem sempre ser comparados com o risco basal de cada paciente, podendo ser categorizados da seguinte forma: risco elevado (quando acima de 1:100), risco intermediário (quando entre 1:100 e 1:1.000) e risco baixo (quando abaixo de 1:1.000).[8]

O aconselhamento sobre o valor do risco deve ser individualizado diante da identificação de malformações estruturais no feto ou de medida muito elevada da TN, acima do percentil 99. O valor mediano de TN para cada tipo de aneuploidia é de aproximadamente 3,4 mm, 5,5 mm, 4,0 mm e 7,8 mm para trissomias 21, 18, 13 e síndrome de Turner, respectivamente.[9]

Aconselhamento em caso de translucência nucal aumentada: como conduzir?

Deve-se indicar estudo do cariótipo fetal para as gestantes que apresentarem risco fetal elevado (acima de 1:100) pela combinação dos marcadores de primeiro trimestre. Essa estratégia justifica-se porque o risco do procedimento invasivo restringe-se a uma pequena parcela da população rastreada, em geral 2% das gestantes, em razão da elevada chance de anomalias cromossômicas nesse grupo (Figura 3.3).[8]

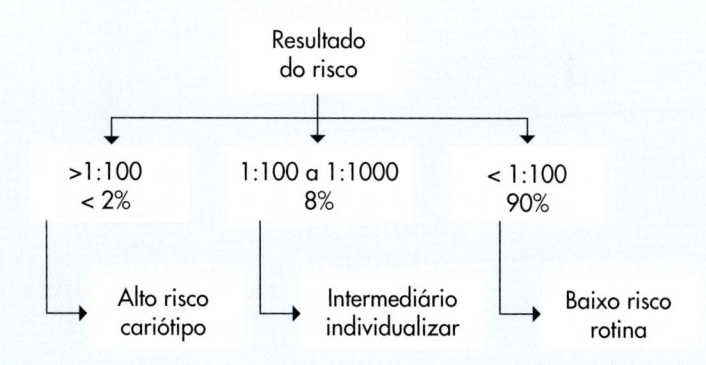

FIGURA 3.3 Fluxograma de conduta frente ao resultado do risco de anomalia cromossomica fetal.

Nos casos de risco intermediário, em que a medida da TN encontra-se entre o percentil 95 e 99 (TN elevada porém inferior à 3,5 mm), é importante que a avaliação englobe outros marcadores menores, verificando-se o risco individual da paciente, de modo que seja oferecido o teste invasivo para análise do cariótipo fetal. É essencial tranquilizar o casal quanto a uma maior chance de resultado normal do cariótipo fetal nesses casos. A chance de o recém-nascido não apresentar malformação grave é de 97% quando a TN encontra-se abaixo do percentil 95 e de 93% quando a TN encontra-se entre os percentis 95% e 99%. Para esses casos, é necessária uma avaliação ainda mais cautelosa de prega nucal e coração fetal no acompanhamento ultrassonográfico.[8] Para gestantes com risco fetal intermediário sem malformações associadas em ultrassonografia, pode-se oferecer pesquisa de anomalias cromossômicas pelo DNA livre no sangue materno, teste também conhecido pela sigla NIPT (*non-invasive prenatal test*), porém, devido ao alto custo, essa estratégia ainda não pode ser oferecida para a população em geral.[9]

Quando a TN encontra-se acima do percentil 99 (em geral, acima de 3,5 mm), deve-se oferecer análise de cariótipo fetal independente de outros marcadores, em razão de importante aumento da chance de cromossomopatias associadas. O risco de aneuploidia aumenta consideravelmente com a medida da TN , apresentando uma prevalência de 65% quando a TN se apresenta com 6,5 mm ou mais. O estudo do cariótipo fetal também deve ser indicado quando de alterações estruturais maiores identificadas no exame do primeiro trimestre.[8]

Translucência nucal aumentada com cariótipo normal: como conduzir?

O resultado de cariótipo normal relacionado com TN aumentada requer algumas considerações. Estudo de Leung *et al.* mostra que um em cada dez fetos com aumento de TN e cariótipo aparentemen-

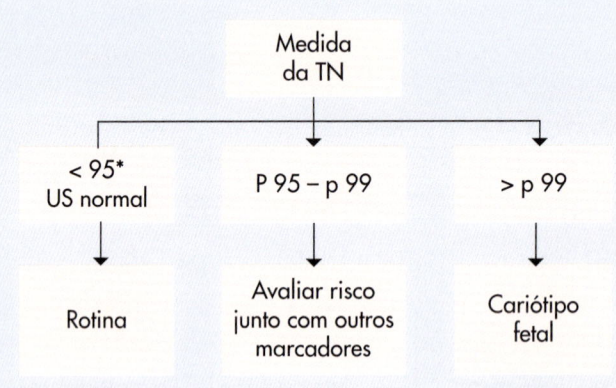

US: ultrassonografia; p: percentil.

FIGURA 3.4 Fluxograma de conduta frente ao percentual medida da translucência nucal.
* associada à uma ultrassonografia normal.

te normal apresenta alteração cromossômica submicroscópica potencialmente patológica.[10]

A análise de cariótipo fetal pode não identificar alterações cromossômicas submicroscópicas, as quais podem ser identificadas por meio de hibridização genômica comparativa baseada em microarranjos (CGH-array, *microarray-based comparative genomic hybridization*). Sua principal vantagem é a detecção simultânea de diferentes aneuploidias, deleções, duplicações, amplificações ou de um *locus* gênico específico representado no microarranjo. Revisão sistemática de Grande *et al.* mostrou que o CGH-array pode detectar 3,6% de alterações gênicas adicionais quando de cariótipo normal.[11]

Estudos recentes e sociedades internacionais defendem que fetos com TN acima do percentil 95 ou 3,5 mm devem ser submetidos a uma análise de cariótipo convencional e aconselhados sobre o CGH-array (II-2E).[12]

A medida aumentada da TN também está associada a uma chance maior de achados alterados no feto; fetos euploides com aumento da TN apresentam um risco aumentado de morte intrauterina, chegando a aproximadamente 20% para medidas de 6,5 mm ou mais. O aumento dessa medida também está relacionado com maior taxa de anormalidades fetais e defeitos cardíacos, podendo chegar a 45% para medidas de 6,5 mm ou mais e a 0,125% para medidas de 5,5 mm ou mais (Tabela 3.2).[13]

Pelo maior risco de defeitos cardíacos, deve-se atentar para a realização de ecocardiograma fetal para esses fetos entre 20 e 22 semanas.[2] A medida da TN em fetos euploides que apresentaram doença cardíaca congênita (DCC) é de aproximadamente 5,2 mm, e a incidência de DCC aumenta com a espessura da TN.[13]

Em gestações com TN de 3,5 mm ou mais na ultrassonografia de primeiro trimestre, com cariótipo normal, deve-se manter acompanhamento ultrassonográfico. Caso haja resolução completa do achado, sem nenhum outro achado anormal, é preciso comunicar aos pais

Tabela 3.2 Relação entre espessura de TN aumentada e prevalência de anomalias cromossômicas, abortamento, óbito fetal e malformações graves. A última coluna apresenta a prevalência estimada de neonatos sem malformações graves.[2]

Translucência nucal	Anomalias cromossômicas	Óbito fetal	Malformações graves	Vivo e sem malformações
Abaixo do percentil 95	0,2%	1,3%	1,6%	97%
Percentil 95 a 99	3,7%	1,3%	2,5%	93%
6,5 mm ou mais	64,5%	19%	46,2%	15%

Fonte: Nicolaides; 2004.

que a chance de eles terem uma criança com alguma anormalidade ou alteração de neurodesenvolvimento é a mesma da população geral.[12]

Durante o acompanhamento ultrassonográfico, se não houver achado de defeitos maiores, mas ocorrer persistência de TN aumentada com evolução para hidropsia fetal ao exame de 20 a 22 semanas, devem-se investigar infecções congênitas (toxoplasmose, citomegalovírus e parvovírus B19) e síndromes genéticas (como síndrome de Noonan).[12]

Síndrome de Noonan é a síndrome genética mais frequentemente associada a uma TN aumentada com cariótipo normal, tendo incidência que varia entre 6% e 18%. Devido a essa forte associação, Houweling *et al.* defendem que, em fetos com aumento da TN e cariótipo normal, deve-se oferecer aconselhamento genético e pesquisa da mutação associada à síndrome de Noonan[14]. No entanto, devido ao elevado custo, Bakker *et al.* propõem que o teste seja restrito para análise genética de fetos com aumento da TN e pelo menos um dos achados: persistência de prega nucal aumentada ou higroma cístico, hidropsia fetal, derrame pleural, anormalidades cardíacas, polidrâmnio ou características faciais específicas.[15]

É importante ressaltar que os riscos sempre devem ser expostos e discutidos com o casal antes de se prosseguir com a investigação, visto que, embora seguros, os testes invasivos oferecem riscos inerentes, e o casal pode não ter interesse em seguir com a investigação para obter um diagnóstico pré-natal. A opinião da paciente é a que deve prevalecer nessas situações.

A Figura 3.5 esquematiza a condução de um caso de aumento da TN com exame cariótipo normal.

PONTOS-CHAVE

- A idade materna, quando associada a uma TN aumentada, tem taxa de detecção de 70% a 80% para trissomia do cromossomo 21.

- Deve-se oferecer rastreamento pré-natal por meio de TN, por profissionais treinados, para aneuploidias, malformações e síndromes genéticas.

- Paciente com TN aumentada na avaliação morfológica do primeiro trimestre deve ser encaminhada a serviço terciário com setor de medicina materno-fetal.

- O aumento da TN na ultrassonografia de primeiro trimestre está associado a maior risco de anomalias cromossômicas, malformações fetais e síndromes genéticas.

- A prevalência de malformações fetais e o mau desfecho da gravidez aumentam com a espessura da TN. No entanto, a chance de se ter um bebê sem malformações estruturais graves, para TN entre os percentis 95% e 99%, é de mais de 90%.

- Em TN acima do percentil 99, oferecer cariótipo fetal independente de outros marcadores, em razão do importante aumento das chances de cromossomopatias.

- Quando da persistência de edema nucal no exame ultrassonográfico

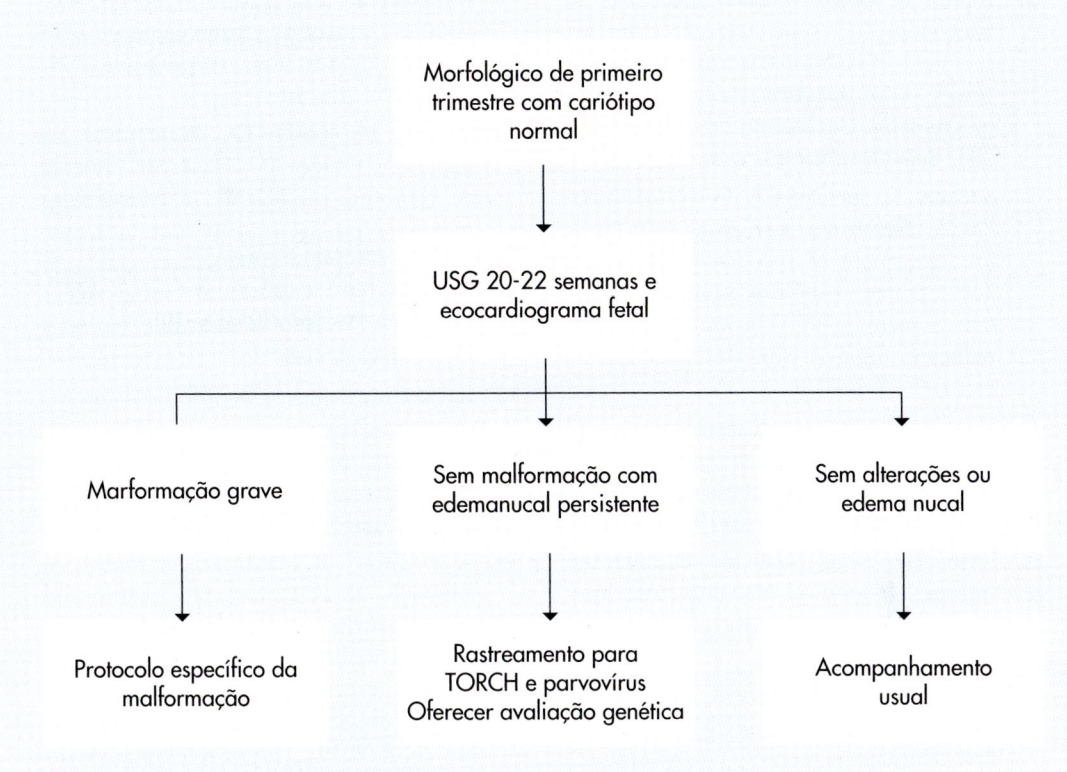

US: ultrassonografia; TORCH: toxoplasmose, rubéola, citomegalovírus e vírus herpes simples.

FIGURA 3.5 Proposta de seguimento de gestação com a medida da translucência nucal aumentada e cariótipo normal.

de 20 a 22 semanas com cariótipo normal, investigar TORCH (toxoplasmose, rubéola, citomegalovírus e vírus herpes simples) e parvovírus e oferecer avaliação genética.

REFERÊNCIAS BIBLIOGRÁFICAS

1. Nicolaides KH, Azar G, Byrne D, Mansur C, Marks K. Fetal nuchal translucency: ultrasound screening for chromosomal defects in first trimester of pregnancy. BMJ.1992;304(6831):867-9.

2. Snijders RJ, Noble P, Sebire N, Souka A, Nicolaides KH. UK multicentre Project on assessment of risk of trisomy 21 by maternal age and fetal nuchal-translucency thickness at 10-14 weeks of gestation. Fetal Medicine Foundation First Trimester Screening Group. Lancet. 1998 Aug 1;352(9125):343-6.

3. Pandya PP, Altman DG, Brizot ML, Pettersen H, Nicolaides KH. Repeatability of measurement of fetal nuchal translucency thickness. Ultrasound Obstet Gynecol. 1995 May;5(5):334-7.

4. Bindra R, Heath V, Liao A, Spencer K, Nicolaides KH. One-stop clinic for assessment of risk for trisomy 21 at 11-14 weeks: a prospective study of 15 030 pregnancies. Ultrasound Obstet Gynecol. 2002 Sep;20(3):219-25.

5. Spencer K, Spencer CE, Power M, Moakes A, Nicolaides KH. One stop clinic for assessment of risk for fetal anomalies: a report of the first year of prospective screening for chromosomal anomalies in the first trimester. BJOG. 2000 Oct;107(10):1271-5.

6. Nicolaides KH. Nuchal translucency and other first-trimester sonographic markers of chromosomal abnormalities. Am J Obstet Gynecol. 2004 Jul;191(1):45-67.

7. FMF. The Fetal Medicine Foundation. [online]. Disponível em: https://fetalmedicine.org/education/the-11-13-weeks-scan

8. Nicolaides KH, Spencer K, Avgidou K, Faiola S, Falcon O. Multicenter study of first-trimester screening for trisomy 21 in 75 821 pregnancies: results and estimation of the potential impact of individual risk-orientated two-stage first-trimester screening. Ultrasound Obstet Gynecol. 2005 Mar;25(3):221-6

9. Wright D, Kagan KO, Molina FS, Gazzoni A, Nicolaides KH. A mixture model of nuchal translucency thickness in screening for chromosomal defects. Ultrasound Obstet Gynecol. 2008 Apr;31(4):376-83

10. Leung TY, Vogel I, Lau TK, Chong W, Hyett JA, Petersen OB, Choy KW.Identification of submicroscopic chromosomal aberrations in fetuses with increased nuchal translucency and apparently normal karyotype. Ultrasound Obstet Gynecol. 2011 Sep;38(3):314-9. doi: 10.1002/uog.8988. Epub 2011 Aug 10.

11. Grande M, Jansen FA, Blumenfeld YJ, Fisher A, Odibo AO, Haak MC, Borrell A. Genomic microarray in fetuses with increased nuchal translucency and normal karyotype: a systematic review and meta-analysis. Ultrasound Obstet Gynecol. 2015 Dec;46(6):650-8. doi: 10.1002/uog.14880. Review.

12. Bakker M, Pajkrt E, Bilardo CM. Increased nuchal translucency with normal karyotype and anomaly scan: what next? Best Pract Res Clin Obstet Gynaecol. 2014 Apr;28(3):355-66.

13. S. A. Clur, I. B. Mathijssen, E. Pajkrt, A. Cook, R. N. Laurini, J. Ottenkamp and C. M. Bilardo. Structural heart defects associated with an increased nuchal translucency: 9 years experience in a referral centre [publicação online]; 2008 [acesso em 20/06/2019]. Disponível em www.interscience.wiley.com.

14. Houweling AC, de Mooij YM, van der Burgt I, Yntema HG, Lachmeijer AM, Go AT. Prenatal detection of Noonan syndrome by mutation analysis of the PTPN11 and the KRAS genes. Prenat Diagn. 2010 Mar;30(3):284-6.

15. Bakker M, Pajkrt E, Mathijssen IB, Bilardo CM. Targeted ultrasound examination and DNA testing for Noonan syndrome, in fetuses with increased nuchal translucency and normal karyotype. Prenat Diagn. 2011 Sep;31(9):833-40. Review.

capítulo 4

Medicina Fetal no Dia a Dia – Hidropisia Fetal: Como Conduzir

▶ Camila Luiza Meira Pucci ▶ Lisandra Stein Bernardes Ciampi de Andrade

INTRODUÇÃO

Hidropisia é a condição em que há acúmulo excessivo de líquido seroso no corpo, na forma de derrames e/ou edema,[1] e, na maior parte dos casos, é reflexo de insuficiência cardíaca fetal. Sendo assim, o diagnóstico de hidropisia fetal deve levar a uma investigação minuciosa de possíveis causas, particularmente aquelas que podem ser tratadas durante a gestação. É quadro sempre grave, algumas vezes requerendo terapêutica de urgência para melhora do desfecho fetal. A chance de melhora intrauterina e a sobrevida perinatal dependem da causa subjacente e da idade gestacional de aparecimento, entre outros fatores.[2]

DEFINIÇÃO

A hidropisia fetal pode ser detectada por meio de ultrassonografia, sendo definida quando há duas ou mais coleções anormais de líquido no feto: ascite, derrame pleural, derrame pericárdico e/ou edema de subcutâneo.[2] Outros achados ultrassonográficos frequentes são polidrâmnio e placentomegalia (maior ou igual a 4 cm no segundo trimestre e 6 cm no terceiro trimestre da gestação), mas estes não são mandatórios para o diagnóstico.[3]

É importante ressaltar que o achado de apenas uma coleção de fluido – derrame pleural isolado ou ascite isolada, por exemplo – não caracteriza a hidropisia, porém esses fetos necessitam de seguimento minucioso, de forma a avaliar possível piora do quadro no seguimento. Fetos com apenas uma coleção podem manifestar um quadro de hidropisia na evolução. No entanto, estima-se que isso não ocorra em 42% dos casos de ascite e em 14% dos casos de derrame pleural, o que torna o prognóstico destes muito mais favorável.[3-5]

Para a ocorrência de hidropisia, é necessário que haja um desbalanço entre o líquido intravascular e o extravascular,[6] o que ocorre nas situações que provocam elevação da pressão venosa central (pressão hidrostática), redução da pressão oncótica plasmática, aumento da permeabilidade capilar ou diminuição do fluxo linfático.[1,3]

Diversas condições podem levar a esses mecanismos fisiopatológicos e resultar em hidropisia, e há mais de 150 causas distintas já descritas.[3] A Figura 4.1 ilustra os principais mecanismos conhecidos.

Feto hidrópico é invariavelmente um feto em condição grave e instável, já que, por si só, a hidropisia pode levar a falência cardíaca e óbito. Além disso, a morbimortalidade também dependerá do fator causador da hidropisia, que pode acrescentar riscos e sequelas, bem como ser tratável e reversível. Enquanto a sobrevida pode chegar a 80% nos casos de hidropi-

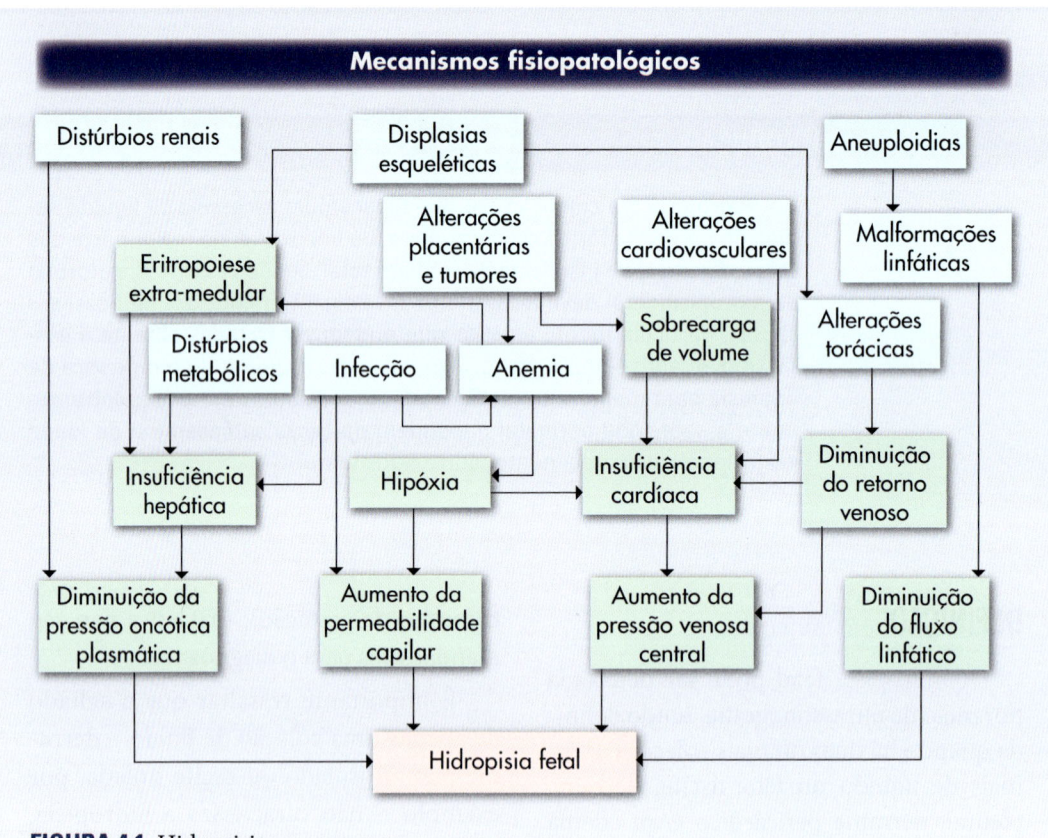

FIGURA 4.1 Hidropisia.
Fonte: Adaptada de Bellini, 2012.

sia imune (secundários à anemia fetal por aloimunização) tratados com transfusão intraútero, apenas 40% das gestações com hidropisia não imune (todas as outras causas) resultam em nativivos, dentre os quais 50% vão a óbito no período neonatal.[1] Pelo risco iminente de óbito, que pode indicar a resolução da gestação dependendo da viabilidade e vitalidade fetais, ou pela possibilidade de tratamento intrauterino dependendo da causa, a hidropisia é considerada uma urgência em medicina fetal. Daí a importância de realizar uma avaliação materno-fetal adequada e procurar estabelecer um diagnóstico etiológico.

Neste capítulo, faremos um panorama das causas de hidropisia e sintetizaremos a investigação diante desse quadro e também a conduta de acordo com a causa subjacente.

DIAGNÓSTICO

Etiologia

De acordo com a causa, a hidropisia fetal é classicamente dividida em imune e não imune. A hidropisia imune apresenta-se nas formas graves da doença hemolítica perinatal (DHPN), secundária à aloimunização materna, principalmente pelo grupo sanguíneo Rh. Corresponde a cerca de 10% a 15% dos casos de hidropisia,[1,7] e sua incidência vem caindo graças à administração profilática rotineira da imunoglobulina anti-D para gestantes com tipo sanguíneo Rh negativo. Os outros 85% a 90% dos casos são classificados como hidropisia fetal não imune (HFNI) e apresentam uma prevalência de aproximadamente 1:1.500 gestações no segundo trimestre.[1] A causa é identificada em 60% dos casos no período pré-natal e em 80% a 85% após o nascimento.[1,7] Os casos em que o diagnóstico etiológico não ocorre são considerados "idiopáticos", mas podem ser resultantes de causas raras e não pesquisadas rotineiramente. A Tabela 4.1 lista causas reconhecidas de hidropisia.

Na hidropisia imune, a gestante produz anticorpos contra antígenos da superfície das hemácias fetais,[8] os quais atravessam a placenta e provocam hemólise acentuada, resultando em anemia moderada em cerca de 20% a 30% dos casos e anemia grave com hidropisia em 20% a 25%.[1,6] Esse processo pode ocorrer com

Tabela 4.1 Causas de hidropisia fetal.

Categoria	Patologias
Aloimunização	■ Aloimunização Rh (antígenos D, C, c, E, e, Cw) ■ Aloimunização Kell ■ Aloimunização por outros antígenos menores

(Continua)

Tabela 4.1	Causas de hidropisia fetal.	(Continuação)
Categoria	**Patologias**	
Cardiovasculares	■ Cardiopatias estruturais: anomalia de Ebstein, tetralogia de Fallot com atresia pulmonar, hipoplasia do coração direito e esquerdo, fechamento precoce do canal arterial ou do forame oval ■ Cardiomiopatias: hipertrófica, dilatada ■ Arritmias: taquicardia supra-ventricular, flutter atrial, bloqueio atrioventricular total ■ Insuficiência cardíaca secundária à tireotoxicose ■ Tumores cardíacos: rabdomioma ■ Malformações vasculares: aneurisma da veia de Galeno	
Cromossômicas	■ Aneuploidias: síndrome de Turner (monossomia do X), síndrome de Down (trissomia do 21), síndrome de Edwards (trissomia do 18), síndrome de Patau (trissomia do 13) ■ Triploidia	
Anemias (não imunes)	■ Hemoglobinopatias: alfatalassemia ■ Hemorragia fetal: coagulopatias (hemofilia e trombocitopenia fetal aloimune), hemorragia feto-materna, hemorragia entre gemelares ■ Distúrbios mieloproliferativos: síndrome de Diamond-Blackfan, leucemia fetal, mielodisplasia transitória na síndrome de Down ■ Infecções	
Infecções	■ Virais: parvovírus B19, citomegalovírus, rubéola. Cocksakievirus, varicela, herpesvírus humano tipos 6 e 7, herpes simplex tipo 1, vírus sincicial respiratório, enterovírus ■ Bacterianas: sífilis, leptospirose ■ Parasitárias: toxoplasmose, doença de Chagas	
Alterações torácicas	■ Malformação adenomatóide cística: macrocística, microcística ou mista ■ Sequestro pulmonar ■ Hérnia diafragmática ■ Sequência de obstrução congênita das vias aéreas superiores (CHAOS)	
Gemelares monocoriônicos	■ Síndrome de transfusão feto-fetal (STFF) ■ Sequência anemia-policitemia (TAPS) ■ Sequência de perfusão arterial reversa (TRAP)	

(Continua)

Tabela 4.1	Causas de hidropisia fetal.	(*Continuação*)
Categoria	**Patologias**	
Tumores	■ Placentários: corioangioma ■ Fetais: teratoma sacrococcígeo, teratoma mediastinal, teratoma faríngeo, timoma, linfangioma, hemangioma e neuroblastoma ■ Esclerose tuberosa	
Alterações linfáticas	■ Higroma cístico ■ Derrame pleural primário (quilotórax) ■ Síndrome de Noonan ■ Linfangiectasia: sistêmica e pulmonar ■ Linfedema congênito: doença de Milroy e síndrome distiquíase-linfedema	
Uropatias	■ Síndrome nefrótica ■ Displasias renais ■ Obstruções do trato urinário	
Displasias esqueléticas	■ Acondroplasia ■ Acondrogênese, osteogênese imperfeita, displasia tanatofórica ■ Síndrome da polidactilia-costela curta, distrofia torácica asfixiante ■ Acinesia fetal	
Erros inatos do metabolismo	■ Mucopolissacaridoses ■ Doenças lisossomais ■ Doença de Gaucher ■ Doença de Niemann-Pick	
Síndromes raras	■ Síndrome de Barth, síndrome cardio-facio-cutânea, síndrome de Costello ■ Miopatias congênitas, distrofia muscular espinhal, síndrome de Kabuki	

Fonte: Adaptado de Bellini, 2015"

diversos antígenos de hemácias. A aloimunização Rh é aquela em que o indivíduo com tipo sanguíneo Rh-D negativo (não possui o antígeno D) é exposto ao antígeno D (oriundo de sangue Rh-D positivo), o que pode acontecer após transfusão de sangue incompatível, transplante, uso de drogas injetáveis e, principalmente, após hemorragia feto-materna. A hemorragia do produto conceptual para a mãe pode acontecer durante aborto, óbito fetal, parto, gestação ectópica ou molar, síndromes hemorrágicas na gestação, teste pré-natal invasivo ou trauma.[1,6] Assim, em até 72 horas após quaisquer desses eventos, está indicada a administração de imunoglobulina anti-D na paciente com tipo sanguíneo Rh negativo não sensibilizada, como profilaxia do processo de aloimunização. Do contrário, cerca de 17% das gestantes com sangue Rh-D negativo serão sensibilizadas após uma gestação de feto com Rh-D positivo,[6] e, frequentemente, a próxima gestação com tipagem fetal Rh-D positiva será afetada. Embora menos comuns, mais de 50 anticorpos anti-hemácias atípicos podem associar-se à ocorrência de DHPN – os mais importantes são anti-Kell, anti-c e anti-E –, para os quais não há imunoglobulina profilática. O anti-Kell, além da hemólise, reduz a produção de hemácias, tornando o quadro fetal mais precoce e mais grave.

A etiologia da hidropisia não imune varia conforme o período da gestação em que ela é identificada,[1] mas as duas causas mais frequentes, na maioria das séries, são as cardiovasculares e as cromossômicas. Estima-se que as causas cardiovasculares representem 17% a 35% dos casos, e as cromossômicas, 7% a 16%.[2] Entretanto, quando manifestada no primeiro e no segundo trimestre, as causas cromossômicas correspondem a 50 e a 34% dos casos, respectivamente.[1,6] Com menor frequência, aparecem causas hematológicas e infecciosas, anormalidades torácicas, complicações da gestação gemelar monocoriônica, anormalidades placentárias, tumores, anormalidades linfáticas, malformações do trato urinário, malformações gastrintestinais, displasias esqueléticas, erros inatos do metabolismo e síndromes raras.

As causas cardiovasculares de hidropisia compreendem malformações cardíacas estruturais (anomalia de Ebstein, tetralogia de Fallot com atresia pulmonar, hipoplasia do coração direito ou esquerdo, fechamento prematuro do canal arterial e do forame oval), cardiomiopatias (cardiomiopatia hipertrófica secundária a diabetes *mellitus* materno, por exemplo; cardiomiopatia dilatada), taquiarritmias (taquicardia supraventricular e *flutter* atrial) e bradiarritmias (bloqueio atrioventricular total, que pode ser secundário à presença de anticorpos anti-Ro e anti-La maternos ou ao isomerismo atrial esquerdo), insuficiência cardíaca de alto débito secundária a tireotoxicose fetal,[6] tumores cardíacos (rabdomioma causando obstrução ao fluxo) e malformações vasculares (aneurisma da veia de Galeno).[1,2,6]

As causas cromossômicas que mais resultam em hidropisia são a síndrome de Turner (monossomia do cromossomo X) e a síndrome de Down (trissomia do cromossomo 21), seguidas por síndrome de Edwards (trissomia do cromossomo 18), síndrome de Patau (trissomia do cromossomo 13) e triploidia (diândrica, sinônimo de mola hidatiforme parcial, ou digênica, a triploidia não molar). Aqui, a hidropisia ocorre principalmente devido à alteração do fluxo linfático que pode ocorrer nessas síndromes.[2] O aumento da espessura da translucência nucal no primeiro trimestre, muito prevalente nesses casos, também é uma manifestação dessa alteração. O achado de higroma cístico, uma massa cervical posterolateral multisseptada de conteúdo linfático, tem alta associação com hidropisia[6] e com síndromes cromossômicas, especialmente a síndrome de Turner (em 50% a 80% dos casos).[2]

A anemia fetal, como exposto, é causa de hidropisia nos fetos de gestantes com aloimunização. Ela pode, contudo, resultar de diversas outras condições: hemoglobinopatias – como a alfatalassemia, com prevalência variável entre diferentes etnias, sendo mais frequente em populações do Sudeste Asiático[2] –; hemorragia fetal, por coagulopatias como hemofilia e trombocitopenia fetal aloimune, por hemorragia fetomaterna ou por hemorragia entre gemelares;[6] distúrbios mieloproliferativos (síndrome de Diamond-Blackfan, leucemia fetal e mielodisplasia transitória em fetos com síndrome de Down);[2,6] e infecções.

Várias infecções podem causar hidropisia fetal, incluindo parvovirose (infecção pelo parvovírus B19), citomegalovirose, toxoplasmose, sífilis e rubéola.[1,2,6] Embora com associações menos claras, há relatos de Coxsackievirus, varicela, doença de Chagas, herpes-vírus humano tipos 6 e 7, herpes simplex tipo 1, vírus sincicial respiratório, enterovírus e leptospirose provocando hidropisia.[1,2] A parvovirose é a causa infecciosa mais comum.[2] Esse vírus tem predileção pelas células precursoras eritroides, causando anemia aplásica e ocasionalmente pancitopenia, como também pelo miocárdio, causando miocardiopatia com disfunção contrátil, e ambos os fatores podem resultar em hidropisia.

A compressão mediastinal que ocorre nas alterações torácicas, com prejuízo do retorno venoso e aumento da pressão venosa central, pode resultar em hidropisia. Isso se dá em 5% dos casos de malformação adenomatoide cística (MAC), em que o feto apresenta massa pulmonar disfuncional micro e/ou macrocística, de volume variável. O sequestro broncopulmonar, principal diagnóstico diferencial da MAC, consiste em uma massa de tecido broncopulmonar separada da árvore traqueobrônquica e nutrida por uma artéria sistêmica anômala, que, na minoria dos casos, pode levar a hidropisia ou derrame pleural.[9] Além deles, a hérnia diafragmática, o derrame pleural primário (quilotórax por obstrução linfática), a sequência de obstrução congênita das vias aéreas superiores (CHAOS, *congenital high airway obstruction sequence*) e as massas mediastinais podem provocar esse efeito.[1,2]

Nas gestações gemelares em que os fetos dividem a mesma placenta (monocoriônicas), ocorrem anastomoses entre os vasos arteriais e venosos pertencentes à circulação de cada feto. Quando há um desbalanço entre essas anastomoses, o fluxo sanguíneo fica diminuído para um gemelar e aumentado para outro, levando à síndrome de transfusão feto-fetal (STFF) ou à sequência anemia-policitemia (TAPS, *twin anemia-polycythemia sequence*). Na STFF, isso ocorre de forma maciça, e, enquanto um feto fica hipovolêmico e com oligoâmnio (feto doador), o outro fica hipervolêmico e com polidrâmnio (feto receptor). Ambos estão em risco de desenvolvimento de hidropisia, embora o receptor seja o mais frequentemente acometido, por sobrecarga cardíaca.[2] Na TAPS, as anastomoses são menores, a evolução é mais lenta, e o desbalanço não é o suficiente para causar alteração na volemia, mas, sim, anemia em um feto (doador) e policitemia no outro (receptor). Raramente, ela pode evoluir com hidropisia, nesse caso no feto doador, secundária à anemia. Outra complicação da monocorionicidade que pode resultar em hidropisia é a sequência de perfusão arterial reversa (TRAP, *twin reverse arterial perfusion*). Nessa patologia, há um feto normal (feto bomba) e um feto acárdico, que funciona como um território de baixa pressão para o qual o feto normal "bombeia" o sangue através de uma anastomose arterioarterial calibrosa. Isso acarreta insuficiência cardíaca de alto débito que pode evoluir com hidropisia.

De forma análoga ao que ocorre na TRAP, tumores placentários, como corioangioma, e fetais, como teratoma sacrococcígeo, teratoma mediastinal, teratoma faríngeo, linfangioma, hemangioma, timoma e neuroblastoma, também funcionam como territórios que desviam o fluxo sanguíneo e acarretam hidropisia por esse mecanismo.[2,6] A esclerose tuberosa, condição autossômica dominante caracterizada por tumores fibroangiomatosos em vários órgãos, rabdomiomas cardíacos e fibrose hepática, também pode ocasionalmente cursar com hidropisia.[2]

Além das anormalidades linfáticas presentes nas cromossomopatias, no higroma cístico e no quilotórax, outras mais raras podem causar hidropisia, como síndrome de Noonan, linfangiectasia sistêmica, linfangiectasia pulmonar e síndromes de linfedema congênito (doença de Milroy e síndrome de distiquíase-linfedema).[1,6]

Síndromes nefróticas congênitas, displasias renais e obstruções do trato urinário podem raramente provocar hidropisia.[1] Na síndrome nefrótica ocorre hipoproteinemia, que acarreta diminuição da pressão oncótica. Nas obstruções urinárias pode ocorrer também ascite por ruptura dessas vias,[2] denominada ascite urinária. Já as obstruções gastrintestinais, como volvo, atresia jejunal e má rotação intestinal, podem resultar em rotura e provocar ascite

isolada por peritonite meconial.[2]

Displasias esqueléticas, especialmente as mais graves, podem associar-se à hidropisia: acondroplasia, acondrogênese, osteogênese imperfeita, displasia tanatofórica, síndrome da polidactilia-costela curta e displasia torácica asfixiante. Supõe-se que a hidropisia ocorra tanto pelo volume torácico reduzido como pela hepatomegalia devido à proliferação aumentada de precursores medulares eritroides nesse órgão, para compensar a medula óssea de tamanho reduzido.[2]

Os erros inatos do metabolismo, apesar de raros, podem apresentar-se com ascite isolada ou hidropisia em fetos estruturalmente normais. Os mais típicos são as mucopolissacaridoses, as doenças lisossomais, a doença de Gaucher e a doença de Niemann-Pick. Em geral, apresentam um padrão de herança autossômica recessiva, com risco de recorrência.[2]

Investigação

Diante da diversidade de possíveis etiologias – e da necessidade de defini-las para detectar os casos potencialmente tratáveis, para identificar aqueles com indicação de monitoração da vitalidade fetal e/ou resolução da gestação e para fornecer aconselhamento sobre as patologias com possibilidade de recorrência em gestações subsequentes –, é importante estabelecer um algoritmo de investigação. A Figura 4.2 mostra a avaliação global recomendada para todos os casos de hidropisia.

Ao visualizar um feto hidrópico, devem-se realizar anamnese materna, pesquisa laboratorial e ultrassonografia detalhada, se possível na mesma ocasião. É importan-

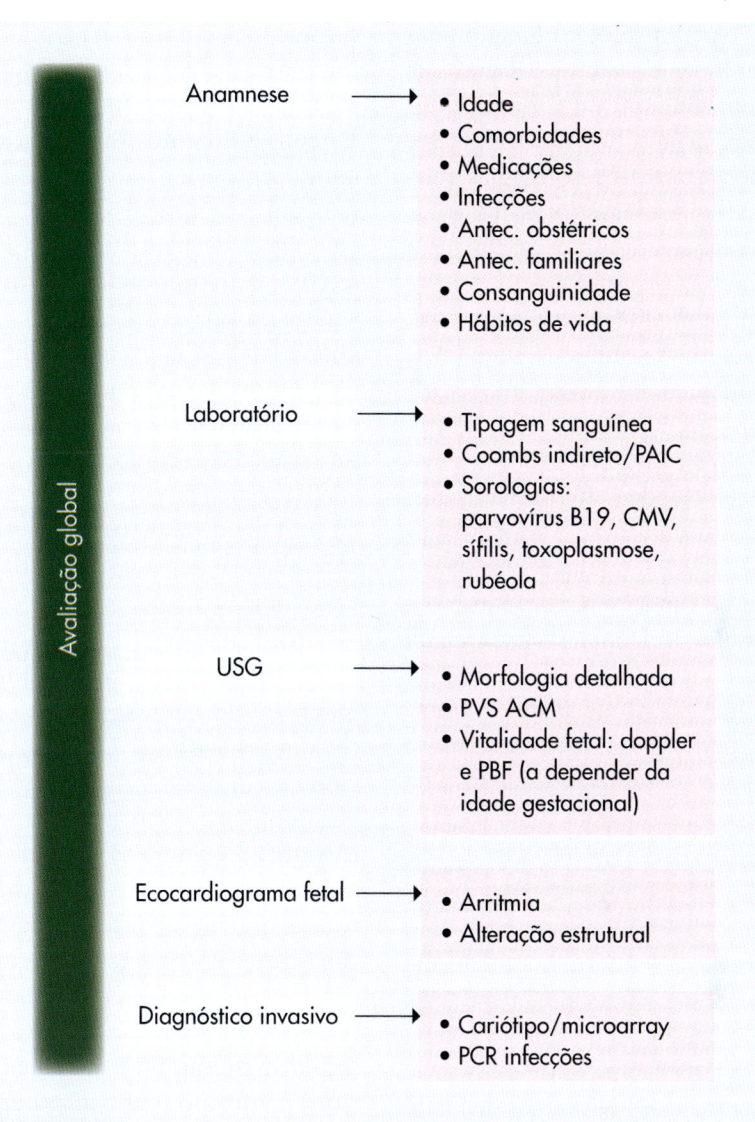

FIGURA 4.2 Hidropisia.
Fonte: Acervo do autor.

te questionar idade materna – lembrando que ocorre aumento do risco de trissomias com o avançar da idade –, comorbidades e uso de medicações contínuas; história atual ou pregressa sugestiva de quadros infecciosos; antecedentes gestacionais de abortos, óbitos fetais, malformação fetal e desfechos adversos, bem como necessidade de unidade de terapia intensiva (UTI) neonatal ou fototerapia em filho anterior; tabagismo, alcoolismo e drogadição; história familiar de malformações e condições hereditárias, e presença de consanguinidade com o parceiro. A avaliação laboratorial inclui tipagem sanguínea e Coombs indireto (ou pesquisa de anticorpos irregulares completa, se disponível); sorologias para parvovírus B19, citomegalovírus, toxoplasmose, sífilis, rubéola e outras conforme a suspeita. Na ultrassonografia, devem-se avaliar criteriosamente morfologia fetal, cordão umbilical, placenta e volume de líquido amniótico.[2] Além disso, é imprescindível realizar Dopplervelocimetria da artéria cerebral média (ACM) fetal e aferir o seu pico de velocidade sistólica (PVS) que, quando maior ou igual a 1,5 MoM (múltiplos da mediana), tem alta sensibilidade para detecção de anemia fetal moderada a grave.[1-3] A avaliação Dopplervelocimétrica de artéria umbilical, ACM e ducto venoso também é instrumento de análise da vitalidade fetal, podendo ser utilizada com a cardiotocografia e o perfil biofísico fetal na dependência da idade gestacional da avaliação.

Em razão da alta prevalência de causas cardiovasculares e cromossômicas, o ecocardiograma e a pesquisa de cariótipo fetal devem ser oferecidos a todas as pacientes.[1-3] A pesquisa de cariótipo fetal pode ser realizada por meio de biópsia de vilo corial (entre 11 e 14 semanas de idade gestacional), amniocentese (após 15 semanas) ou cordocentese (após 20 semanas).[8] Por serem técnicas invasivas, é importante esclarecer a paciente sobre os riscos de complicações inerentes ao procedimento: trabalho de parto prematuro, rotura prematura de membranas, descolamento de placenta, sangramento, infecção e perda da gestação. Esses riscos são da ordem de 0,5% a 1% na biópsia de vilo e na amniocentese, e de 2% a 5% na cordocentese, e é importante obter e documentar a ciência e o consentimento da paciente em termo de consentimento livre e esclarecido. A amniocentese e a cordocentese permitem também a realização de exame de reação em cadeia da polimerase (PCR) para infecções, e a cordocentese permite ainda a análise da tipagem sanguínea e do hemograma fetal, se houver suspeita de anemia e/ou outras doenças hematológicas.[8] Além disso, outros testes mais específicos podem ser realizados conforme a necessidade: análise genética por *microarray* e exoma na suspeita de alterações gênicas, pesquisa para alfatalassemia e painéis de erros inatos do metabolismo, por exemplo.[2]

Para descartar hidropisia imune, como exposto, serão avaliados inicialmente a tipagem sanguínea materna e o Coombs indireto. Uma vez positivo, o Coombs indireto indica a presença de algum anticorpo anti-hemácia, mas não o identifica. A pesquisa de anticorpos irregulares completa (PAIC) permite identificar o anticorpo causador da aloimunização.[8] Ambos os exames fornecem também a informação dos títulos de anticorpos. As titulações em que há risco de anemia fetal significativa variam conforme o laboratório e conforme o anticorpo em questão, em geral oscilando entre 1:8 e 1:32.[1]

Na suspeita de anemia fetal através de Dopplervelocimetria do PVS da ACM, após a exclusão de aloimunização, outros testes podem ser realizados. O *screening* de alfatalassemia fetal é realizado com avaliação do volume das hemácias dos pais, o qual, quando < 80 fL, sugere que eles sejam carreadores do traço talassêmico. O diagnóstico de alfatalassemia pode ser confirmado pela verificação de deleções ou mutações pontuais no DNA fetal e também pela detecção da hemoglobina de Bart no sangue fetal, uma cadeia carreadora de oxigênio ineficaz presente nessa condição.[2]

A presença de anemia com sinais de hemorragia fetal, como a visualização de massa heterogênea intracraniana, por exemplo, leva à suspeita de coagulopatia fetal.[6] A trombocitopenia aloimune, causa mais comum de trombocitopenia grave entre neonatos a termo,[1] ocorre devido à presença de anticorpos maternos contra o antígeno de plaquetas HPA1a, que pode ser dosado na circulação materna. Ela se dá na primeira gravidez em 80% dos casos, pode manifestar-se precocemente (abaixo de 20 semanas) e tem risco de recorrência de 80%, daí o benefício desse diagnóstico. Além disso, o uso de imunoglobulina intravenosa pode diminuir sua gravidade e o risco de hemorragia intraventricular.[6]

Quando visualizamos, na ultrassonografia ou no ecocardiograma, uma hidropisia com bradicardia, devemos solicitar pesquisa de anticorpos anti-Ro e anti-La maternos, os quais podem ser causadores de bloqueio atrioventricular total. Eletrocardiograma dos pais também é recomendado, buscando evidência de síndrome do QT longo. Já na hidropisia com taquicardia fetal, a pesquisa de função tireoidiana materna, pensando em tireotoxicose, faz-se necessária. A função tireoidiana fetal também pode ser avaliada usando-se os métodos invasivos descritos anteriormente.[6]

As coleções de líquido fetal presentes na hidropisia ou isoladamente, como o derrame pleural e a ascite, podem ser coletadas por meio de punção guiada por ultrassonografia e analisadas, quando necessário. Um fluido pleural com contagem linfocitária maior que 80% na ausência de infecção confirma o diagnóstico de quilotórax.[2] Já a ascite urinária e a peritonite meconial podem ser confirmadas pela análise do líquido ascítico.

A título de definição de conduta imediata, propomos o uso de fluxograma de investigação das principais causas tratáveis para que não se perca a oportunidade de oferecer terapêutica adequada aos fetos, quando possível. A Figura 4.3 mostra o fluxograma proposto.

Síndrome do espelho

Uma complicação rara, porém potencialmente grave, da hidropisia fetal é o acometimento materno pela síndrome do espelho. Ela recebe esse nome porque, assim como o feto, a gestante apresenta edema. É considerada, por alguns autores, uma forma grave de pré-eclâmpsia, em que, além do edema, há hipertensão arterial em 60% dos casos e proteinúria em 40%. Além disso, podem ocorrer cefaleia, distúrbios visuais, oligúria, alteração da função hepática e renal, plaquetopenia e edema pulmonar. Porém, ao contrário da pré-eclâmpsia clássica, na síndrome do espelho há hemodiluição. O quadro se resolve com a resolução da gestação, e também há relatos de casos que melhoraram após a instituição do tratamento fetal para hidropisia. A conduta de realizar o tratamento fetal e postergar o parto, diante desse diagnóstico, deve ser considerada com cautela. Na maioria das situações, pela gravidade e pelo risco de morbidade materna, o parto costuma estar indicado.[1,2]

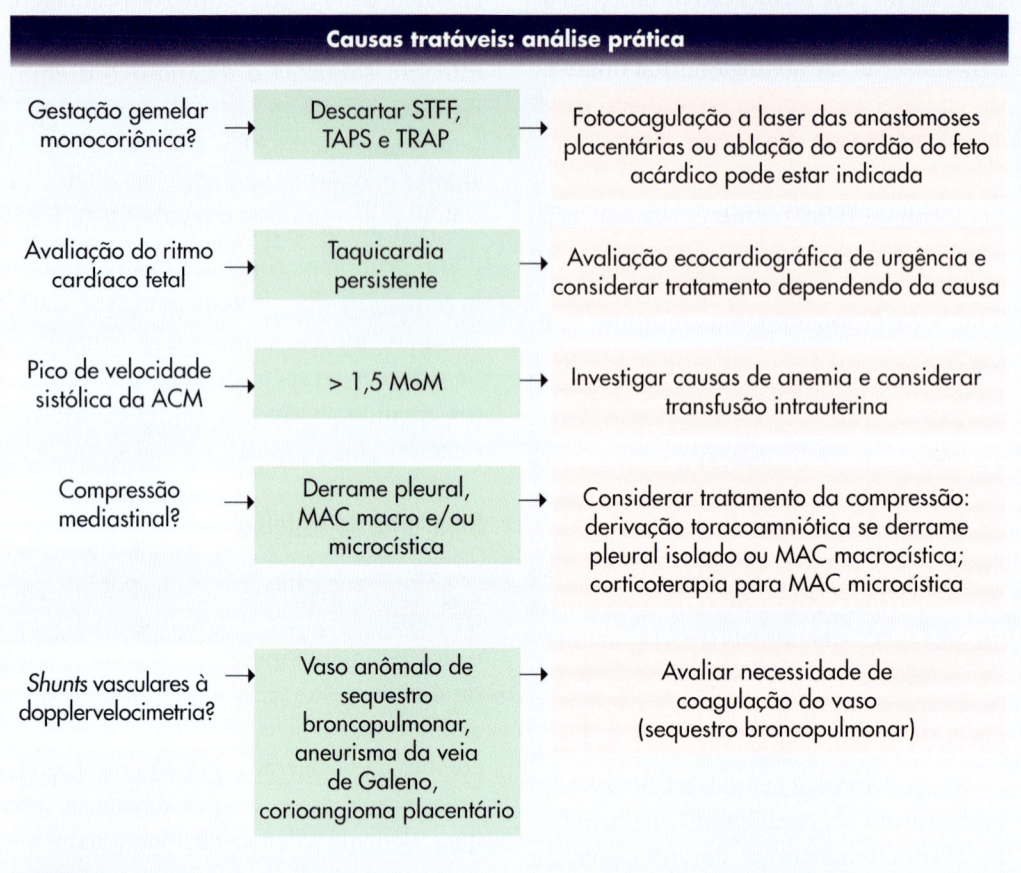

FIGURA 4.3 Hidropisia.
Fonte: Acervo do autor.

TRATAMENTO

Uma vez realizada a investigação minuciosa e, quando possível, diagnosticada a etiologia de hidropisia fetal, os casos costumam encaixar-se em três categorias: casos tratáveis, casos com prognóstico letal e casos com prognóstico indeterminado.[2]

Os casos tratáveis, de forma invasiva ou não, incluem anemia fetal, derrame pleural, MAC e sequestro broncopulmonar, complicações das gestações gemelares monocoriônicas (STFF, TAPS e TRAP) e taquiarritmias.[2,9] Sempre que um tratamento for oferecido, é importante esclarecer a paciente a respeito dos potenciais riscos e benefícios da intervenção *versus* não intervenção. No entanto, o prognóstico dos casos que apresentam indicação de tratamento, quando este não é realizado, é reservado.[2]

Nos casos de hidropisia fetal com suspeita de anemia por um PVS da ACM de 1,5 MoM ou mais, é indicada a realização de cordocentese para determinar o nível de hemoglobina fetal, confirmar a anemia e realizar transfusão intrauterina imediata de concentrado de hemácias. Realiza-se a punção guiada por ultrassonografia da veia umbilical, preferencialmente próximo da sua inserção placentária. Esse procedimento pode ser realizado entre 18 e 34 semanas de idade gestacional. Após as 34 semanas, os riscos associados ao procedimento superam os riscos do parto, portanto se opta pelo segundo. Antes de 18 semanas, o calibre reduzido da veia umbilical traz dificuldade técnica a esse acesso, e, na indicação de transfusão, esta é realizada na cavidade peritoneal do feto. Nos casos de trombocitopenia aloimune grave, é possível realizar transfusão de plaquetas por essa técnica.[8]

Os derrames pleurais volumosos e as lesões macrocísticas da malformação ademomatoide cística podem ser drenados por agulha ou submetidos a uma derivação toracoamniótica[2] com a colocação de um dreno *pig-tail*, guiados por ultrassonografia. A drenagem por agulha tem a vantagem de ser tecnicamente mais simples, porém a coleção pode refazer-se. A derivação permite que a coleção seja drenada de forma contínua, evitando a recorrência, porém há risco de deslocamento do dreno, e ele deve ser removido no momento do parto. A MAC microcística tem como primeira opção terapêutica a administração materna de corticosteroides, nas mesmas apresentações e dosagens utilizadas para maturação pulmonar. Os sequestros broncopulmonares podem apresentar benefício com a ablação a *laser* do seu vaso nutridor, guiada por ultrassonografia.[9] O tratamento para derrames

pleurais, sequestros broncopulmonares e MAC macro e microcística estão indicados nas lesões/coleções volumosas associadas à hidropisia.[2]

A STFF e a TAPS, quando ocorrem antes de 26 semanas, têm benefício no tratamento com fotocoagulação a *laser* das anastomoses placentárias, guiada por fetoscopia.[2] A indicação não é mandatória nos estágios iniciais das doenças (STFF estádio 1 de Quintero e TAPS estádios 1 e 2), situações em que pode haver estabilização ou reversão espontânea do quadro. Porém, quando associadas à hidropisia (estádio 4 de ambas), a taxa de mortalidade e/ou morbidade neurológica de um ou ambos os gemelares ultrapassa 90% sem esse tratamento. Na TRAP, a ablação do cordão do feto acárdico pode ser realizada por *laser* ou radiofrequência, guiada por ultrassonografia – a hidropisia do feto bomba consiste em indicação para o procedimento.

Nas taquiarritmias fetais causando hidropisia, recomenda-se a administração de antiarrítmicos para a gestante, a menos que haja contraindicação para o seu uso ou que a idade gestacional esteja próxima ao termo.[2] Os antiarrítmicos mais utilizados no Brasil são a digoxina e o sotalol. Ambos exigem monitoração eletrocardiográfica da paciente antes do tratamento e durante, e a digoxina também deve ser dosada no plasma materno.

Em casos definidamente letais, como a síndrome de Patau ou a displasia esquelética tanatofórica, por exemplo, a família deve receber aconselhamento sobre a patologia fetal, os riscos maternos, a condução do parto, os cuidados a serem oferecidos ao recém-nato após o parto – medidas de conforto ou suporte artificial de vida –, bem como estratégias de preparo emocional para lidar com a situação. Em situações específicas, a família pode solicitar liberação judicial para interrupção da gestação, caso deseje. Todos esses cuidados podem ser oferecidos por uma equipe multidisciplinar, que conte com profissionais capacitados em cuidados paliativos perinatais, medicina fetal, obstetrícia, neonatologia, psicologia, enfermagem e serviço social.[10]

Os casos sem terapia intrauterina disponível e, ao mesmo tempo, nos quais não se pode definir letalidade, podem ser os mais desafiadores, especialmente quando não se diagnostica a etiologia. Aconselhamento e suporte psicológico devem ser realizados no sentido de preparar a família para as diversas possibilidades de desfecho, abordando o risco de óbito fetal ou neonatal. A partir da idade gestacional de viabilidade, o monitoramento da vitalidade fetal é indicado, e, na presença de deterioração do quadro, a resolução da gestação deve ser discutida com a equipe de neonatologia, considerando-se os riscos da manutenção da gestação contra os riscos da prematuridade. Nas séries já publicadas, o parto de um bebê hidrópico com menos de 34 semanas é fator de mau prognóstico.[2] Já o desenvolvimento de hidropisia fetal após essa idade gestacional é uma indicação razoável de parto. Na ausência de deterioração do quadro, o parto entre 37 e 40 semanas deve ser considerado de acordo com a doença.

É importante salientar que, em situações de causa tratável, o tratamento intrauterino da causa pode levar a uma melhor sobrevida, mesmo em idades gestacionais mais tardias. Para isso, a gestante deve sempre ser avaliada por equipe de referência e especializada em medicina fetal de alta complexidade.

Da mesma forma, a via de parto dependerá da doença subjacente, da avaliação fetal no momento do parto e da avaliação de prognóstico.[2] Fetos que foram tratados de hidropisia podem passar por parto via vaginal em diversas situações, como aqueles com derrame pleural isolado submetidos a uma derivação toracoamniótica. Aqueles ainda hidrópicos no momento do parto devem ter avaliação minuciosa logo antes deste. Medida ultrassonográfica de circunferência abdominal maior que 400 mm indica resolução por via alta, pelo risco de distócia. Em algumas situações, pode-se propor punção aspirativa do líquido abdominal fetal, guiada por ultrassonografia, para permitir o parto vaginal. O parto deve ocorrer em centro terciário, com UTI neonatal preparada para lidar com neonatos criticamente enfermos.[2]

Após a investigação fetal e neonatal, faz-se imprescindível o aconselhamento genético dos pais. É importante que seja avaliado o risco de recorrência em futuras gestações. Estima-se que 1/3 das causas de hidropisia estejam associadas à herança genética, o que inclui anormalidades cromossômicas (translocações e deleções) ou gênicas, hemoglobinopatias, erros inatos do metabolismo, enzimopatias e algumas displasias esqueléticas.[2] Além disso, as aloimunizações eritrocitárias e plaquetárias também têm alto risco de recorrência.

CONCLUSÃO

Hidropisia fetal é uma manifestação de doença grave de diversas etiologias. A investigação deve compreender inicialmente as causas mais comuns, passando por refinamentos de acordo com as peculiaridades de cada caso. Mesmo com uma estratégia diagnóstica padronizada, a determinação da causa subjacente nem sempre é possível, mas pode ser crucial no estabelecimento de uma causa tratável e reversível, na definição do prognóstico, no acompanhamento da gestação e na indicação do parto.

PONTOS-CHAVE

- A hidropisia fetal é definida quando há duas ou mais coleções anormais de líquido: ascite, derrame pleural, derrame pericárdico e/ou edema de subcutâneo.

- É condição grave e com risco de óbito iminente, considerada urgência em medicina fetal pela possibilidade de tratamento e/ou resolução da gestação conforme o caso.

- É classificada em imune, quando resultante de doença hemolítica perinatal, e não imune, que contempla todas as outras causas.

- A investigação etiológica deve incluir anamnese materna, exames laboratoriais, ultrassonografia detalhada, ecocardiograma fetal e cariótipo/pesquisa de infecções fetais.

- A síndrome do espelho é uma complicação materna rara, que se apresenta com edema e hipertensão. Sua ocorrência costuma indicar resolução da gestação.

- Os casos tratáveis incluem anemia, derrame pleural, MAC, sequestro broncopulmonar, complicações da monocorionicidade e taquiarritmias.

- O aconselhamento (sobre a patologia fetal e os desfechos esperados) e o suporte emocional à gestante e à sua família devem acompanhar o seguimento pré-natal e podem ser oferecidos por equipe multidisciplinar qualificada em cuidados perinatais.

- A idade gestacional do parto e a via de parto dependerão da doença subjacente e da vitalidade fetal, mas, em geral, almeja-se a resolução da gestação no termo. O parto com menos de 34 semanas é fator de mau prognóstico.

- Aconselhamento genético deve ser fornecido, para que se saiba o risco de recorrência em futuras gestações.

REFERÊNCIAS BIBLIOGRÁFICAS

1. Cunningham FG, Leveno KJ, Bloom SL, Spong CY, Dashe JS, Hoffman BL et al. Obstetrícia de Williams. Traduzido por Fonseca AV, Cosendey CH, Dorvillé LFM, Toledo MGFS. 24a ed. Porto Alegre: AMGH; 2016.

2. Society for Maternal-Fetal Medicine (SMFM), Norton ME, Chauhan SP, Dashe JS. Society for Maternal-Fetal Medicine (SMFM) Clinical Guideline #7: nonimmune hydrops fetalis. Am J Obstet Gynecol. 2015;212(2):127-39.

3. Laterre M, Bernard P, Vikkula M, Sznajer Y. Improved diagnosis in nonimmune hydrops fetalis using a standardized algorithm. Prenat Diagn. 2018;38:337-43.

4. Boutall A, Urban MF, Stewart C. Diagnosis, etiology and outcome of fetal ascites in a South African hospital. Int J Gynecol Obstet. 2011;115(2):148-52.

5. Ruano R, Ramalho AS, Cardoso AK, Moise K Jr, Zugaib M. Prenatal diagnosis and natural history of fetuses presenting with pleural effusion. Prenat Diagn. 2011 May;31(5):496-9.

6. Coady AM, Bower S. Twining: anomalias fetais. 3a ed. Rio de Janeiro: Elsevier; 2016.

7. Bellini C, Donarini G, Paladini D, Calevo MG, Bellini T, Ramenghi LA et al. Etiology of non-immune hydrops fetalis: an update. Am J Med Genet A. 2015;167A:1082-8.

8. Zugaib M, Bittar RE, Francisco RPV. Protocolos assistenciais: clínica obstétrica FMUSP. 5a ed. São Paulo: Atheneu; 2015.

9. Mallmann MR, Geipel A, Bludal M, Matil K, Gottschalk I, Hoopmann M et al. Bronchopulmonary sequestration with massive pleural effusion: pleuroamniotic shunting vs intrafetal vascular laser ablation. Ultrasound Obstet Gynecol. 2014;44: 441-6.

10. Andrade LSBC. Grupo de apoio integral às gestantes e familiares de fetos com malformação: utilização de conceitos de cuidados paliativos no atendimento em medicina fetal [tese livre-docência]. São Paulo: Universidade de São Paulo, Faculdade de Medicina, Serviço de Biblioteca e Documentação; 2017.

capítulo 5

O Que Valorizar nas Alterações Ultrassonográficas da Placenta

▶ Gregório Lorenzo Acácio
▶ Heron Werner
▶ Fernanda Sawaguchi Faig Leite

INTRODUÇÃO

A avaliação placentária que se iniciou na década de 1960 é hoje parte integrante de todo o exame ultrassonográfico obstétrico. O reconhecimento dos aspectos normais e das principais alterações no desenvolvimento da estrutura placentária, possível por ultrassonografia, é importante para diminuir erros de avaliação e permitir ao clínico, nos casos alterados, realizar exames complementares (como Doppler, ultrassonografia 3D e ressonância magnética)[1] e, com base nessa avaliação, definir condutas que minimizem o risco de morbimortalidade fetal e materna. É fundamental uma avaliação metódica que inclua os seguintes dados placentários: localização, tamanho em relação à idade gestacional, implantação, inserção do cordão, morfologia e anatomia.

Em gestações gemelares, sempre se devem indicar a corionicidade e o número de âmnios. A utilidade da avaliação do grau placentário pela classificação de Grannum tem sido superestimada e será discutida ao longo do capítulo.

DESENVOLVIMENTO PLACENTÁRIO NORMAL EM ULTRASSONOGRAFIA

A placenta é um órgão materno-fetal que se forma da junção do saco corial (frondoso) com a decídua basal. O restante do saco corial em contato com a decídua capsular perde suas vilosidades e forma o córion liso. Pode ser avaliada por via transvaginal após nove semanas de gestação e por via transabdominal após a décima semana, sendo distinguida do miométrio por um fino anel hiperecogênico.[2]

A espessura da placenta em geral é equivalente (ou um pouco menor, em milímetros) à idade gestacional em semanas, não excedendo 4 cm no segundo trimestre e 6 cm no terceiro trimestre.[3] A medida é preferencialmente feita em sua porção central, perto da inserção do cordão umbilical, e deve ser perpendicular à parede uterina, excluindo-se o miométrio (Figura 5.1).

Em linhas gerais, a espessura placentária é avaliada de forma subjetiva, e a medida de sua espessura é reservada para os casos com suspeita de alteração.

A localização placentária é determinada pela maior porção do corpo placentário, podendo ser anterior, posterior, fúndica, lateral esquerda ou lateral direita. Sua rela-

ção com o orifício interno do colo deve ser avaliada obrigatoriamente entre 18 e 20 semanas. A avaliação por via transabdominal tem alta sensibilidade e valor preditivo negativo. Se, entretanto, o segmento inferior do útero não estiver completamente visível, a via transvaginal é mandatória para avaliação de sua posição.[3]

A placenta normalmente apresenta ecogenicidade em escala de cinza uniforme, com uma zona retroplacentária que pode corresponder a vasos da decídua basal.[4] Para avaliação da textura placentária por via ultrassonográfica, normatizou-se uma classificação universal baseada no grau de maturidade – classificação de Grannum *et al.*[5] Esse grau pode ser obtido com base em intensidade, quantidade e extensão das calcificações da placenta, o que se expressa por meio de um escore de 0 a 3. Reforçamos, entretanto, que origi-

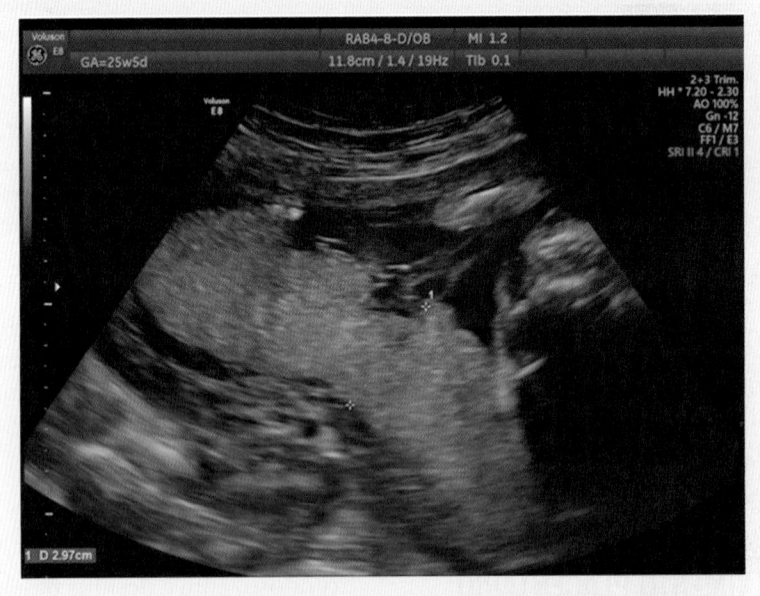

FIGURA 5.1 Ultrassonografia 2D. Técnica para medida da espessura placentária.
Fonte: Acervo do autor.

nalmente essa classificação com número pequeno de casos tinha como objetivo a correlação com maturidade pulmonar e era utilizada apenas no terceiro trimestre da gestação, sendo seu uso generalizado no Brasil para qualquer idade gestacional, sem evidência científica de sua utilidade.[5]

O grau 0 caracteriza placenta homogênea sem calcificações; o grau I exibe linhas hiperecogênicas horizontais intraplacentárias espalhadas, as quais são pequenas calcificações, porém não em sua camada basal. Já na placenta grau II, as calcificações atingem a camada basal, e no grau III as calcificações se estendem da placa basal até a placa coriônica, compartimentando a placenta e delineando os cotilédones, presentes no final do terceiro trimestre e no pós-datismo.[3,5]

Essa classificação está em desuso em inúmeros países por apresentar baixa correlação com resultado adverso. No entanto, presença de calcificações evidentes (Grannum III) antes de 32 semanas de gestação associa-se a efeitos adversos e merece continuar a ser relatada.[6]

A placenta apresenta formato discoide, com 20 a 25 cm de diâmetro, e peso de 470 g ao nascimento.[4] É composta por disco placentário, membranas extraplacentárias (córion e âmnio) e os três vasos no cordão umbilical.

Nas gestações gemelares, é fundamental a definição da corionicidade, pois o acompanhamento clínico e ultrassonográfico é mais intenso nas gestações monocoriônicas. O primeiro trimestre é o melhor período para definição de corionicidade, já que o córion entre os dois embriões é bem espesso nas dicoriônicas (Figura 5.2), enquanto nas monocoriônicas identifica-se apenas um saco corial (Figura 5.3).

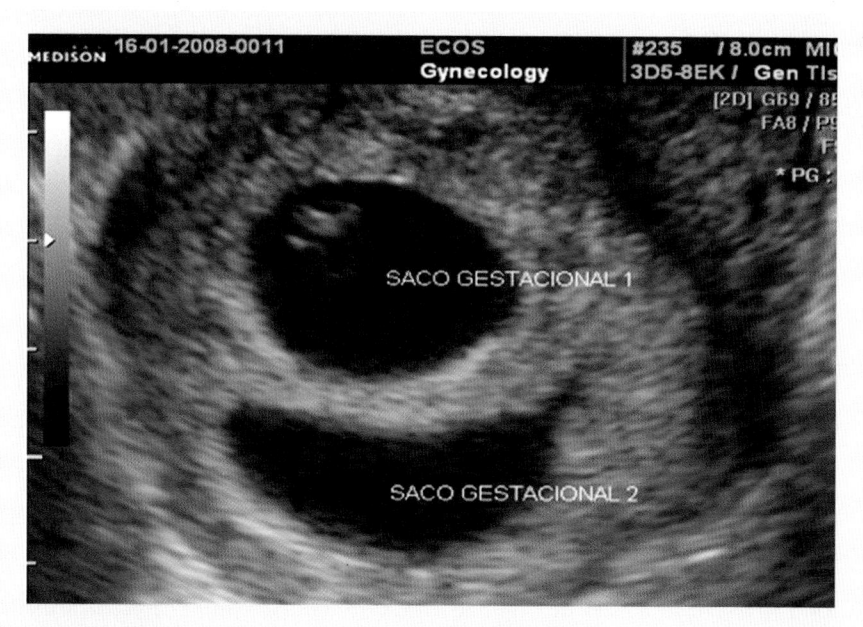

FIGURA 5.2 Ultrassonografia 2D. Gestação gemelar dicoriônica.
Fonte: Acervo do autor.

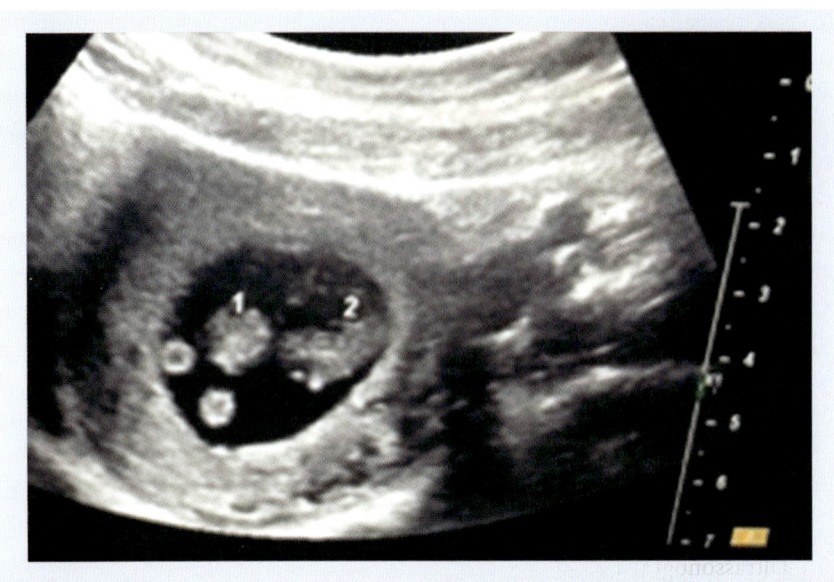

FIGURA 5.3 Ultrassonografia 2D. Gestação gemelar (1 e 2) monocoriônica.
Fonte: Acervo do autor.

No segundo trimestre, quando a massa placentária é única, utilizam-se o ângulo e a espessura das membranas mais a placa corial placentária. Quando o aspecto lembra a letra T, é provável tratar-se de gestação monocoriônica (Figura 5.4), e, quando lembra a letra grega lambda (λ), dicoriônica (Figura 5.5).

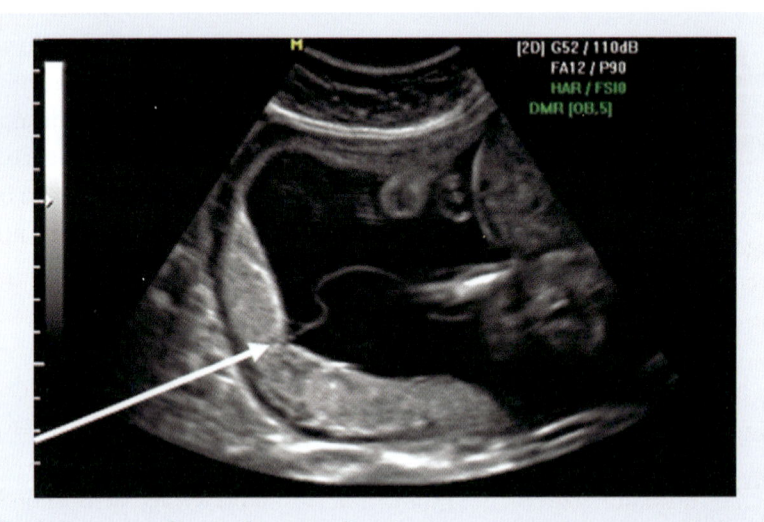

FIGURA 5.4 Ultrassonografia 2D de segundo trimestre. Gestação monocoriônica diamniótica (sinal semelhante à letra T).
Fonte: Acervo do autor.

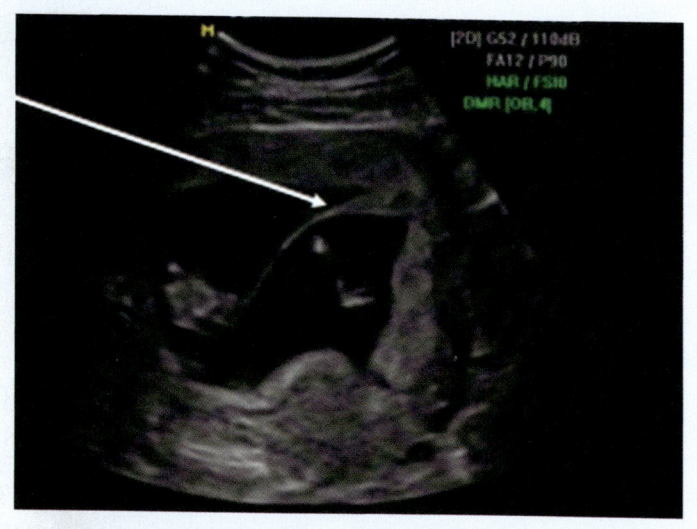

FIGURA 5.5 Ultrassonografia 2D de segundo trimestre. Gestação dicoriônica diamniótica (seta mostra sinal semelhante à letra grega lambda).
Fonte: Acervo do autor.

ALTERAÇÕES PLACENTÁRIAS EM ULTRASSONOGRAFIA E RESSONÂNCIA

De espessura

O aumento da espessura placentária geralmente está associado a infecções congênitas (causadas por citomegalovírus, toxoplasmose, sífilis, rubéola e herpes simples), diabetes gestacional e anemia fetal severa.[2] Placentomegalia com aumento de ecogenicidade e aspecto dito "em gelatina" está mais relacionada com hidropisia fetal (imune e não imune) e com infecções virais fetais e síndromes gênicas[7] (Figuras 5.6 e 5.7).

A diminuição da espessura e do volume da placenta associa-se a cromossomopatias, com destaque para trissomia dos cromossomos 13 e 18, formas graves de restrição do crescimento fetal e pré-eclâmpsia (Figuras 5.8 e 5.9).

De localização

- **Placenta prévia:** nessa circunstância, a margem inferior placentária situa-se no orifício interno do colo cervical ou próximo dele. Sua confirmação deve ser realizada por ultrassonografia transvaginal e apenas ocorre se a margem da placenta recobrir o orifício interno por mais de 2 cm, no segundo trimestre (Figura 5.10).

É uma importante causa de sangramento vaginal na segunda metade da gestação, sem dor associada. Tem incidência de 1:200-250 gestações,[8] com prevalência em mulheres asiáticas e afro-americanas. Seus fatores de risco são: cesárea anterior, cirurgias prévias, aumento da idade materna, tratamentos para infertilidade e curetagens.[4] A res-

75

sonância magnética (Figura 5.11) pode adicionar informações em casos de placenta posterior, na qual o feto pode ocultar a margem inferior placentária, de difícil avaliação ultrassonográfica em virtude da insinuação fetal.

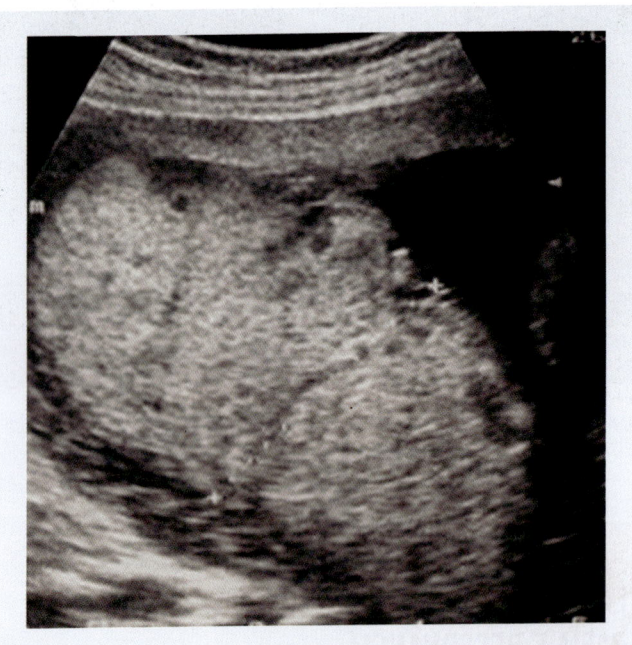

FIGURA 5.6 Placenta com espessura aumentada. Feto com toxoplasmose.
Fonte: Acervo do autor.

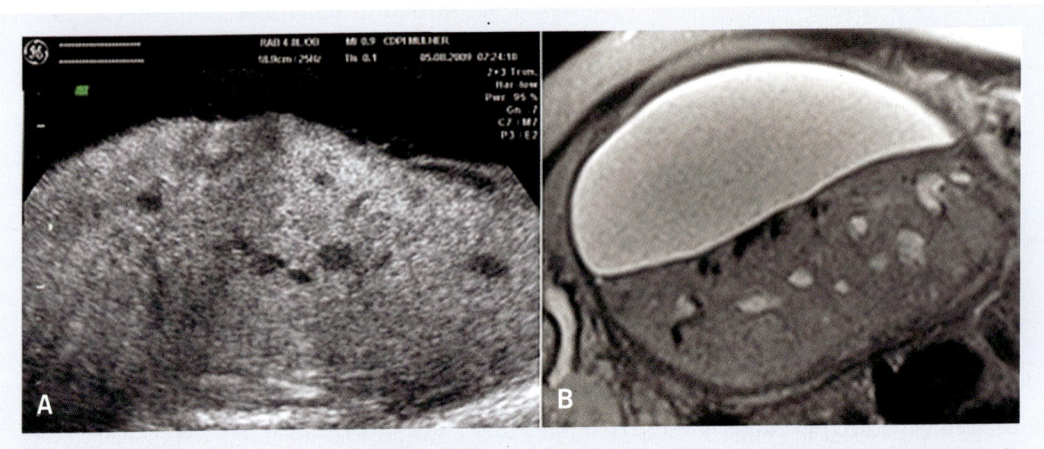

FIGURA 5.7 (A) Placenta aumentada de volume, mesenquimatosa. (B) Feto com síndrome de Beckwith-Wiedemann.
Fonte: Acervo do autor.

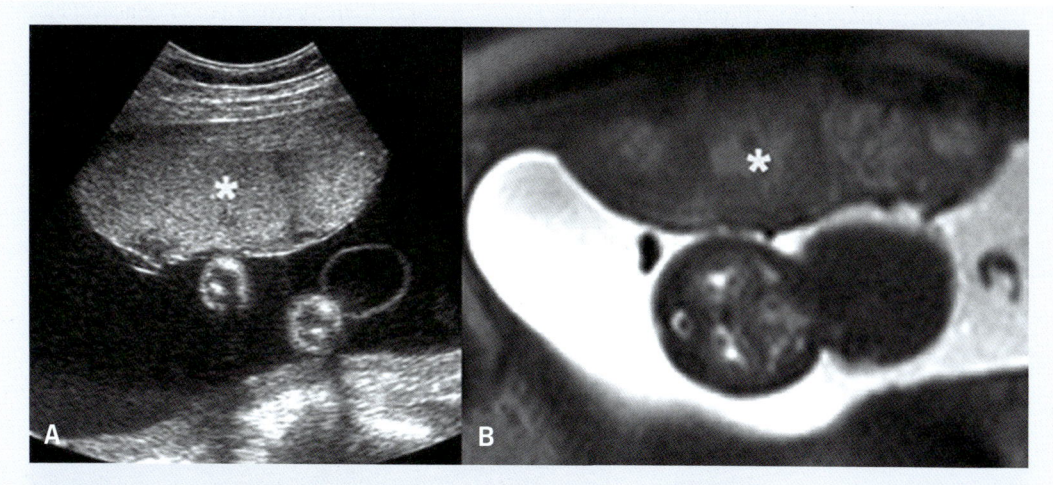

FIGURA 5.8 Restrição do crescimento fetal. Asterisco indica placenta com volume reduzido. (**A**) Ultrassonografia 2D. (**B**) Ressonância magnética.
Fonte: Acervo do autor.

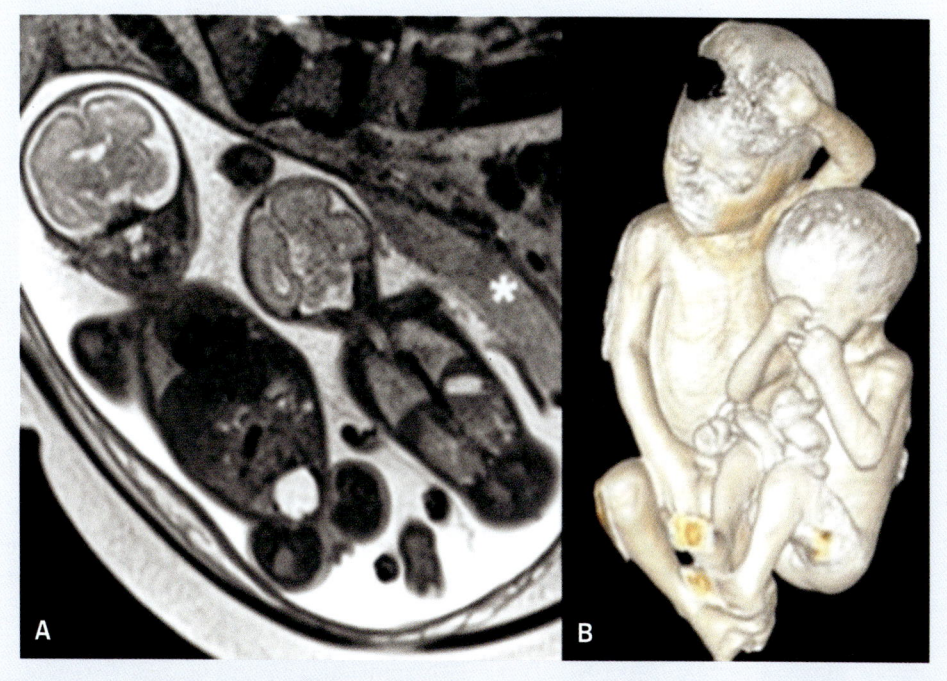

FIGURA 5.9 Gestação gemelar dicoriônica com restrição do crescimento de um dos fetos. (**A**) Ressonância fetal; asterisco indica volume reduzido de uma placenta. (**B**) Reconstrução 3D mostra a diferença de tamanho entre os fetos.
Fonte: Acervo do autor.

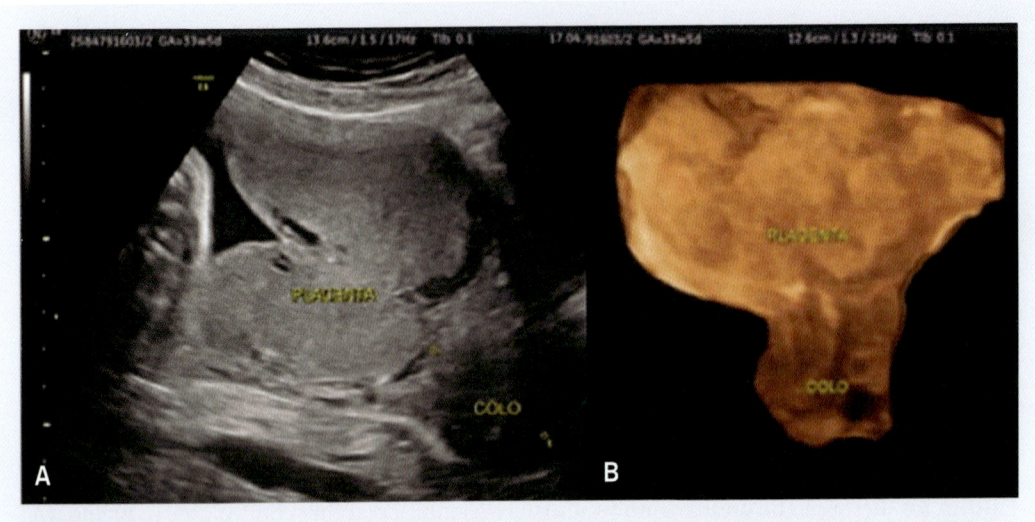

FIGURA 5.10 Placenta prévia. **(A)** Ultrassonografia 2D. **(B)** Reconstrução em ultrassonografia 3D.
Fonte: Acervo do autor.

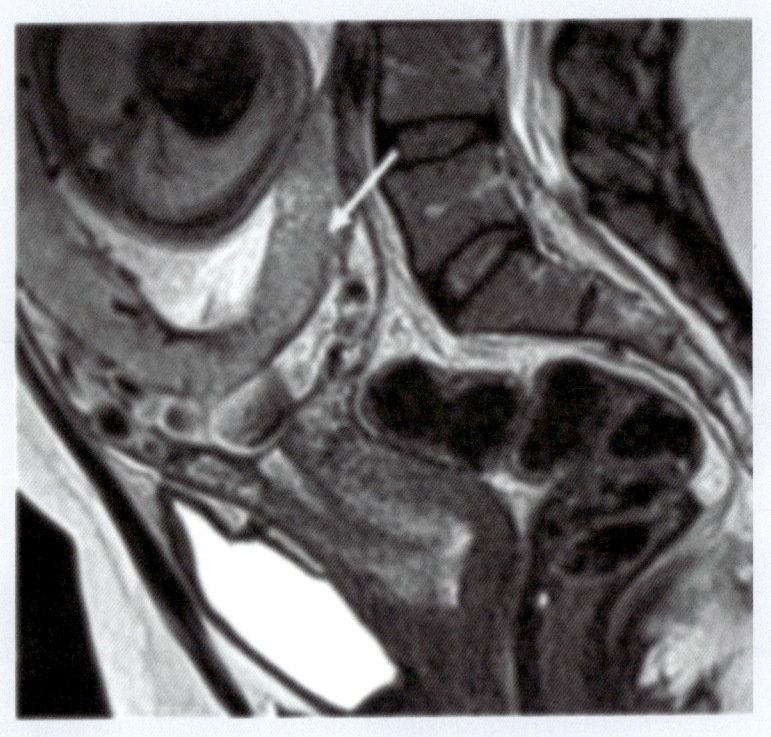

FIGURA 5.11 Ressonância magnética fetal. Seta indica placenta prévia.
Fonte: Acervo do autor.

- **Vasa prévia:** é uma rara condição também ligada à anormalidade da localização placentária. Classifica-se em dois tipos:

  - **Tipo I:** casos de inserção velamentosa do cordão, com os vasos fetais separando-se antes de atingirem a placa corial e seguindo pelas membranas placentárias, cruzando o orifício interno do colo cervical desprotegidos de tecido placentário ou da geleia de Wharton.[8]

  - **Tipo II:** ocorre em placenta sucenturiada (também chamada de bilobada; explicada mais adiante), quando o vaso entre a placenta principal e o lobo acessório cruza o orifício interno do colo (Figura 5.12).

A vasa prévia deve ser suspeitada em mulheres que apresentam inserção do cordão no terço inferior do útero, associada ou não a fatores de risco como placenta baixa, gestação resultante de fertilização *in vitro*, gestação múltipla ou, principalmente, lobo acessório.[4] As complicações associadas a essa doença são graves para os fetos, com possibilidade de exsanguinação e morte fetal quando algum desses vasos se rompe, mais frequentemente no momento da amniorrexe. A ultrassonografia com Doppler confirma seu diagnóstico ao identificar o vaso que cruza o orifício interno do colo e apresentar a frequência cardíaca do feto (Figura 5.13).

Esse diagnóstico é fundamental, pois a taxa de sobrevida do recém-nascido é de 97,6% quando realizado no pré-natal e de

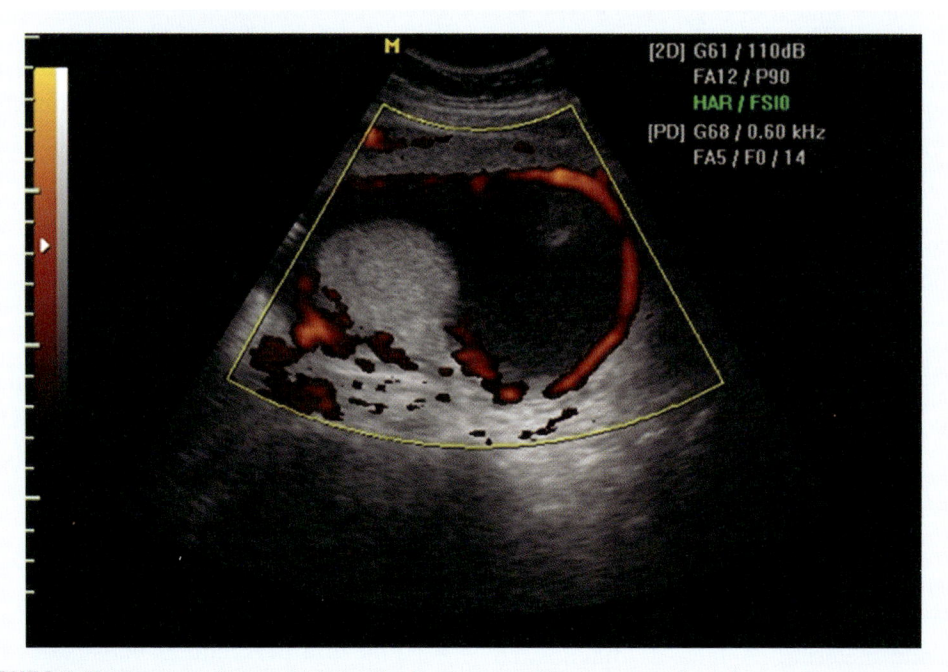

FIGURA 5.12 Vasa prévia tipo II. Vaso fetal cruza o orifício interno do colo.
Fonte: Acervo do autor.

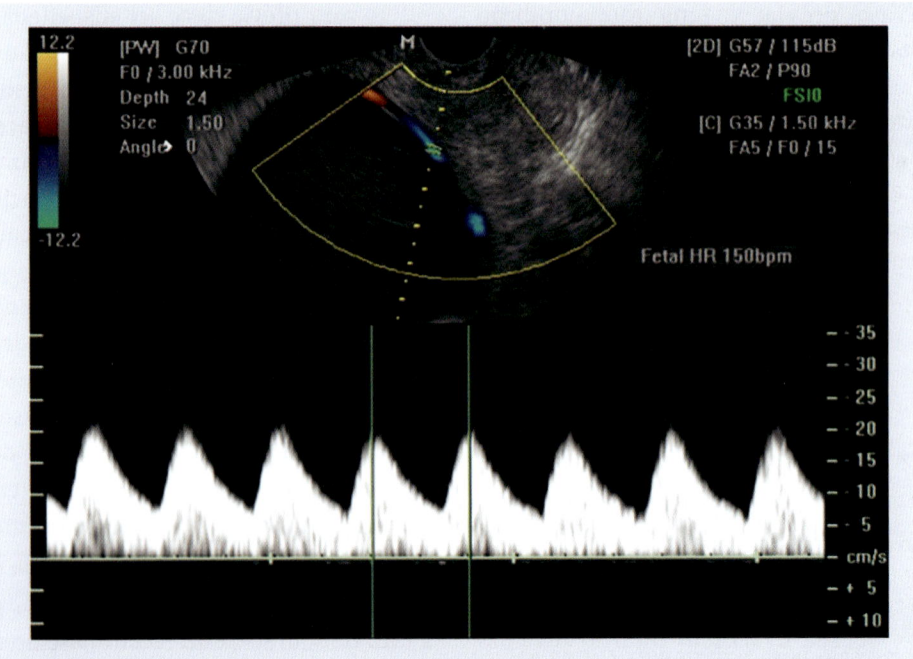

FIGURA 5.13 Vasa prévia tipo II. Vaso com frequência fetal.
Fonte: Acervo do autor.

43,6% quando o diagnóstico é intraparto ou pós-natal.[9] Nesses casos, a cesárea deve ser programada antes do início do trabalho de parto e da amniorrexe. Existem propostas de realização de *laser* nas vasas prévias tipo II, cauterizando-se o vaso que nutre o lobo acessório, o que permitiria o seguimento normal da gestação até o termo e sem necessidade de cesariana, mas o procedimento não está totalmente validado na literatura como conduta estabelecida.

De implantação e fixação

As anormalidades associadas à implantação placentária têm importante impacto nas taxas de mortalidade e morbidade maternas. A falta de diagnóstico pré-natal se associa a hemorragias intraoperatórias ou durante o trabalho de parto, podendo ocasionar coagulopatias intravasculares disseminadas, insuficiência renal, síndrome da angústia respiratória e morte materna. A fixação anormal, também conhecida como placenta morbidamente aderida, é classificada com base na profundidade com que o tecido placentário está penetrado no miométrio:

- **Placenta acreta:** as vilosidades coriônicas estão implantadas diretamente no miométrio, mas não o invadem, sendo essa a mais prevalente (cerca de 75% dos casos).

- **Placenta increta:** as vilosidades coriônicas invadem o miométrio.

- **Placenta percreta:** as vilosidades coriônicas invadem não só o miométrio como também a serosa.

A incidência de aderências anormais da placenta vem aumentando nas últimas quatro décadas, principalmente em razão do aumento do número de cesarianas. Outros fatores associados são idade materna avançada, multiparidade, curetagens intempestivas ou múltiplas e cirurgias uterinas prévias. A placenta prévia (anomalia de localização) é um importante fator de risco para acretismo placentário, podendo ocorrer em 3% das mulheres com esse diagnóstico e sem nenhuma cesárea anterior; sua associação em pacientes com uma cesárea anterior eleva esse risco para 11%.[10] Esse risco aumenta drasticamente com o aumento do número de partos operatórios anteriores (Tabela 5.1).

A ultrassonografia, quando realizada por profissionais experientes, pode suspeitar de acretismo placentário precocemente. Alguns achados, como presença de zona sonolucente retroplacentária irregular, assim como adelgaçamento ou ruptura da serosa (presença de miométrio delgado com menos de 1 mm de espessura, tornando-se hiperecoico), massas focais invadindo a bexiga e múltiplas lacunas irregulares no tecido placentário, podem contribuir para o diagnóstico[11,12] (Figura 5.14).

O Doppler colorido mostra-se uma ferramenta importante, podendo evidenciar com clareza a hipervascularização da serosa, a presença de vasos atravessando a placenta para a margem uterina e o fluxo sanguíneo turbulento lacunar.[4]

A ressonância magnética, por sua vez, tem acurácia comprovada, com especificidade de 65 a 100% e sensibilidade de 75 a 100%.[8] Seu preço e o difícil acesso, entretanto, mantêm sua indicação apenas para casos duvidosos, ou graves, com suspeita de invasão profunda do tecido placentário. São sinais observados na ressonância magnética: presença de bandas intraplacentárias escuras nas imagens ponderadas de T2, alteração da arquitetura placentária e uterina, desorganização dos vasos placentários e visualização direta da invasão de tecidos adjacentes (Figura 5.15).[4,11]

O sucesso no manejo de casos de acretismo depende do diagnóstico feito no pré-natal. A simples suspeição já indica uma abordagem multidisciplinar (com equipe de obstetras, cirurgiões oncológi-

Tabela 5.1 Risco de acretismo placentário em pacientes com placenta prévia e cesárea anterior.

Cesárea anterior (n)	Porcentagem de acretismo em placenta prévia
1	11%
2	40%
3	61%
5	67%

Adaptado de Cahill *et al*.; 2018.

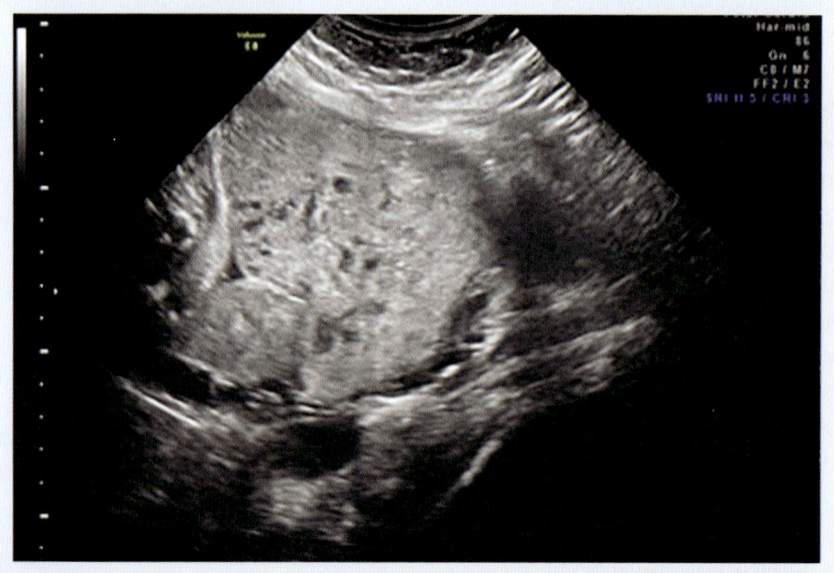

FIGURA 5.14 Placenta prévia com acretismo. Ultrassonografia: notar zonas sonolucentes retro-placentárias e adelgaçamento do miométrio.
Fonte: Acervo do autor.

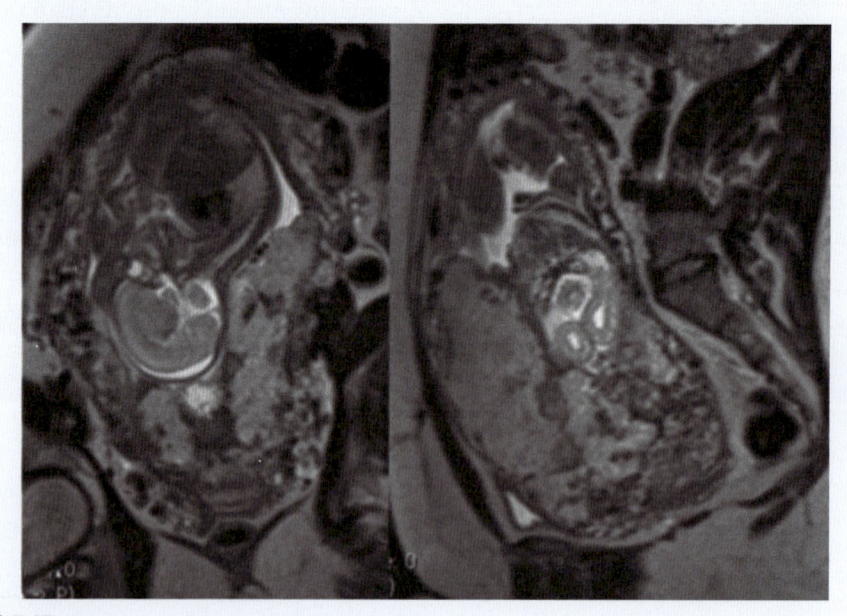

FIGURA 5.15 Placenta prévia com acretismo. Ressonância fetal: notar as bandas intraplacentárias escuras, o adelgaçamento miometrial e a perda de regularidade da serosa.
Fonte: Acervo do autor.

cos e pélvicos, urologistas, radiologista intervencionista, anestesistas, hematologistas e neonatologistas experientes), em maternidade que tenha centro hemoterápico e unidade de terapia intensiva. O tratamento concentra-se na prevenção de hemorragia intrauterina no pós-parto imediato com o objetivo de manutenção do futuro reprodutor da mulher.[11] É fundamental que a equipe esteja preparada para as complicações relacionadas ao sangramento, o que vai desde o conhecimento de suturas específicas para atonias, passando por reserva de hemoderivados, profissional com experiência em ligadura de hipogástricas (e em centros que disponham de radiointervenção), até a prévia cateterização das artérias uterinas, se necessário, para embolia seletiva dos vasos envolvidos no sangramento.

- **Descolamento prematuro de placenta:** caracterizado por um sangramento na decídua basal, resultando em um crescente hematoma que separa de forma prematura a placenta normalmente implantada da parede uterina. Corresponde a cerca de 1% das gestações.[3] É a principal causa de sangramento vaginal no final do terceiro trimestre. Apresenta como fatores de risco presença de descolamento prematuro na gestação anterior, hipertensão arterial crônica, uso de drogas, idade materna avançada, tabagismo, trauma e anomalias uterinas.[3,8]

  O descolamento prematuro da placenta, na maioria dos casos, não pode ser evitado, sendo uma importante causa de mortalidade e morbidade perinatal, embora seu diagnóstico deva ser feito com base em suspeição clínica: dor abdominal de forte intensidade, associada a aumento do tônus uterino, podendo ou não haver sangramento vaginal; na ultrassonografia, podem ser observados hematomas subcoriônicos e retroplacentários e a placenta separada do miométrio.

- **Infartos placentários:** são anormalidades de implantação, caracterizados pela presença de trombos nos espaços intervilosos, por deposição de fibrina, podendo ocasionar, em estágios avançados, necrose dos vilos e posterior morte fetal. Resultam da interrupção do fluxo sanguíneo materno na placenta, podendo conter glóbulos vermelhos fetais, caracterizando alguma comunicação entre sangue materno e fetal. Na ultrassonografia, os infartos podem ser visualizados em imagens com periferia hiperecogênica e porção central hipoecoica. Alguns autores sugerem que eles podem evoluir para imagens isoecogênicas, o que não temos verificado em nossa experiência. As imagens encontram-se na intimidade da massa placentária (Figura 5.16); o Doppler auxilia na detecção de infartos placentários pela ausência de fluxo, ainda que se apresentem falsos positivos confundidos com lagos venosos.[8,13]

  Sua ocorrência está relacionada com má perfusão materna, e algumas doenças que cursam com esse tipo de alteração são: síndromes hipertensivas, lúpus eritematoso sistêmico, nefrite crônica e diabetes com microangiopatias.[14] Na suspeita de aloimunização,

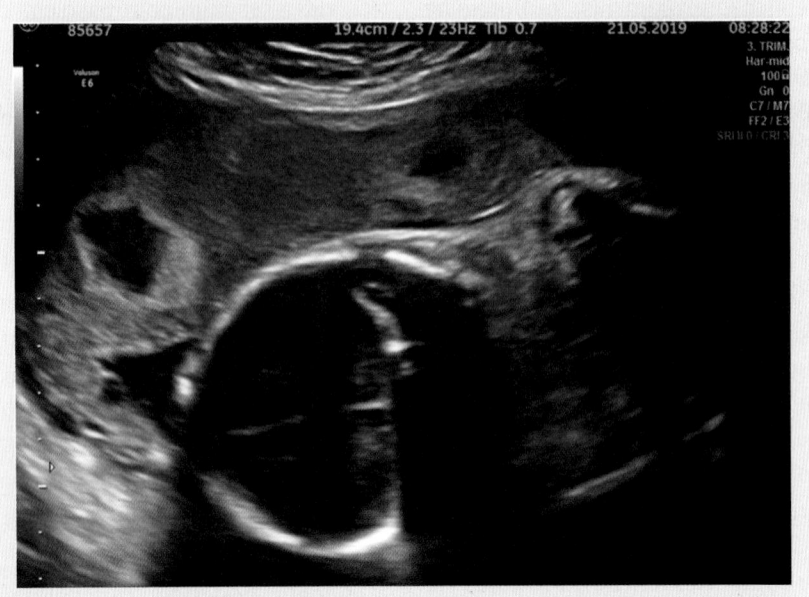

FIGURA 5.16 Ultrassonografia 2D. Áreas placentárias sugestivas de infartos.
Fonte: Acervo do autor.

pode ocorrer trombose placentária, com alteração do fluxo hemodinâmico no espaço interviloso, podendo ocasionar falência do cotilédone.[1]

- **Hematomas:** anomalia de fixação mais frequente. Eles podem ser subcoriônicos ou retroplacentários. São descritos como áreas anecoicas ou hipoecoicas, atrás (ou adjacentes ao) do saco gestacional no primeiro trimestre, geralmente entre a decídua capsular e a parietal, e, por esse motivo, o quadro não deve ser classificado como descolamento de placenta, já que a placenta se localiza na junção da decídua basal com o saco corial, e não nessa topografia. O tamanho do hematoma ou pequenos sangramentos vaginais recorrente não se associam com aumento de desfechos gestacionais desfavoráveis. A presença de atividade cardíaca do embrião é o melhor fator prognóstico. Os hematomas podem constituir achados ultrassonográficos em exames de rotina mesmo em pacientes assintomáticas.[3] Devido à pequena dimensão da placenta no primeiro trimestre, quando há hematoma retroplacentário, não se identifica mais atividade cardíaca do embrião e, em geral, o saco gestacional encontra-se irregular e circundado por fluido heterogêneo.

De morfologia

- **Placenta circunvalada:** a face fetal é menor, criando uma área irregular e elevada na periferia placentária com aspecto de dobra da membrana após o parto (Figuras 5.17 e 5.18).[15]

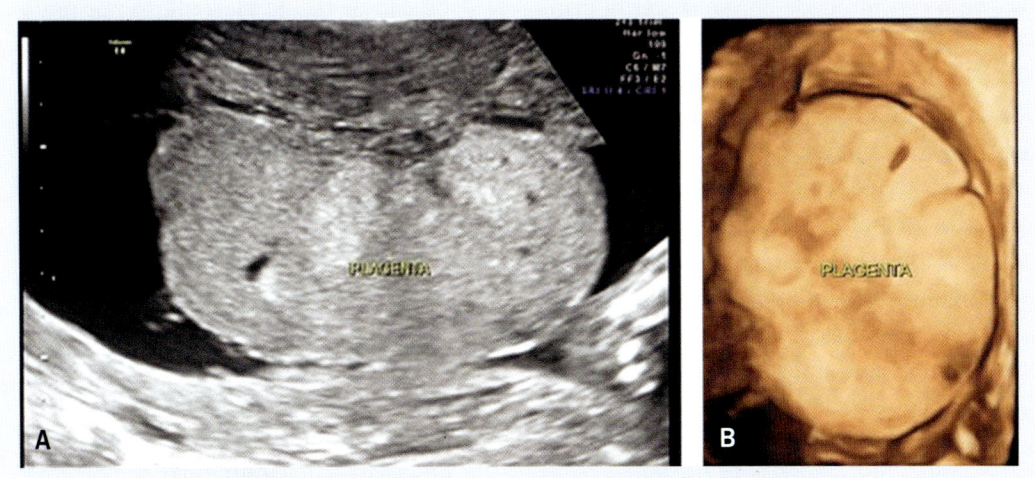

FIGURA 5.17 Placenta circunvalada. Aspecto ultrassonográfico (**A**) 2D e (**B**) 3D.
Fonte: Acervo do autor.

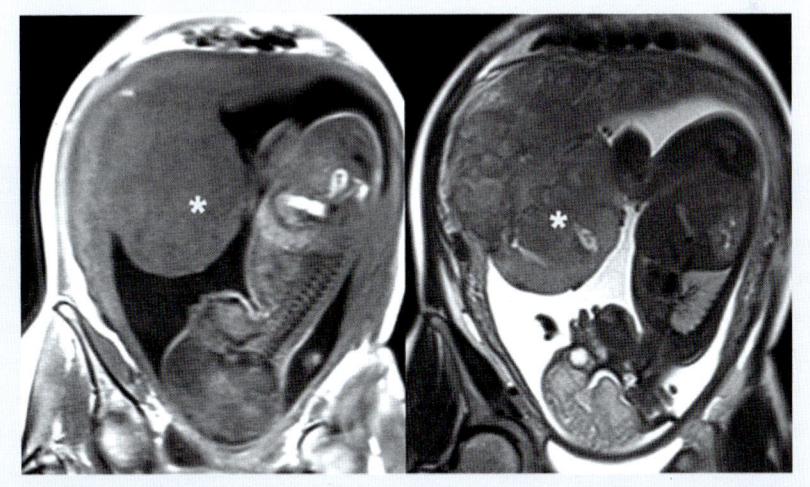

FIGURA 5.18 Asterisco indica placenta circunvalada. Ressonância fetal: notar que a face fetal é maior que a área de implantação uterina.
Fonte: Acervo do autor.

- Essa alteração na morfologia está mais associada a descolamento prematuro de placenta e hemorragias fetais, entretanto seu diagnóstico pré-natal, ainda que possível, é limitado.

- **Placenta sucenturiada (ou bilobada):** presença de um ou mais lobos acessórios afastados da massa placentária principal. O diagnóstico ultrassonográfico é realizado pela identificação de massa placentária que não se encontra em continuidade com a placenta principal. O Doppler colorido é de grande importância, pois identifica a inserção do cordão na massa placentária principal e também o vaso que vai em direção ao lobo acessório pela superfície das membranas (Figura 5.19).

Sua importância clínica está associada à possibilidade de retenção do lobo acessório após o parto, causando hemorragia puerperal e atonia uterina. Pode-se associar à vasa prévia tipo II (já abordada neste capítulo). Apresenta como fatores de risco gestações decorrentes de técnicas de reprodução assistida e gestação múltipla.[3,15]

- **Placenta membranácea:** é uma condição rara ligada a anomalias de morfologia, com incidência de 1:20.000-40.000 gestações. Caracteriza-se pela distribuição de tecido placentário por praticamente toda a superfície uterina, com espessura fina entre 1 e 2 cm. Apresenta altas taxas de hemorragia pré-natal e pós-natal, 67% e 50% respectivamente, com aumento do risco de retenção placentária após o parto.[8]

- **Calcificações:** devem ser valorizadas as de grau III de Grannum se surgirem antes de 32 semanas de gestação, pois podem indicar alteração hemodinâmica, relacionada com restrição do crescimento fetal, pré-eclâmpsia e descolamento prematuro de placenta, além de aumento de desfechos fetais desfavoráveis.[3]

- **Lagos venosos:** são imagens hipoecoicas ou anecoicas decorrentes da deposição de fibrina perivilosa, consequência do acúmulo de sangue no

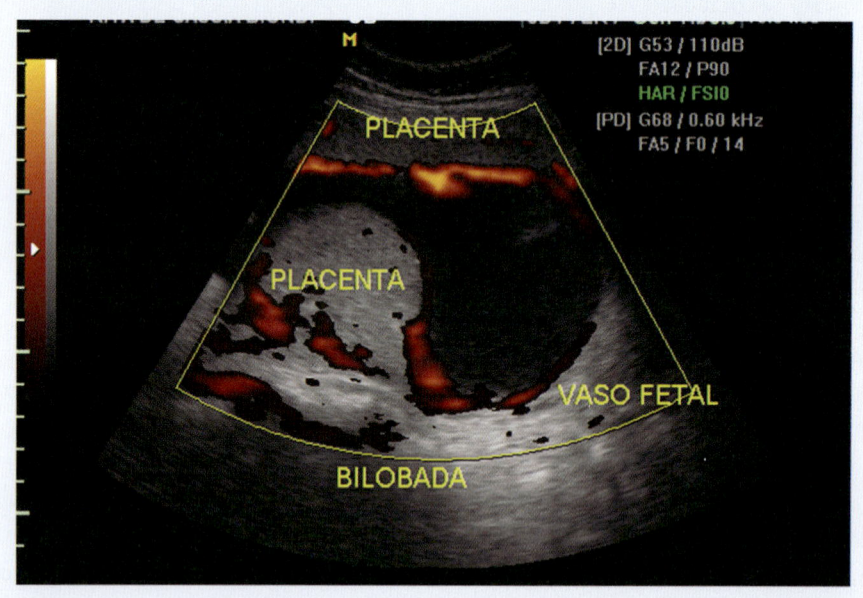

FIGURA 5.19 Placenta sucenturiada (ou bilobada). Ultrassonografia: notar o vaso fetal em direção ao lobo acessório.
Fonte: Acervo do autor.

espaço interviloso.[4] São espaços vasculares ampliados contendo sangue materno, muitas vezes sem fluxo arterial ao Doppler, mas, em algumas vezes, com fluxo de baixa velocidade. As imagens podem ser transitórias durante o mesmo exame ou em exames subsequentes (Figura 5.20).

Estão presentes em cerca de 20% dos exames ultrassonográficos no segundo trimestre.[16] Algumas vezes, apresentam padrão de alto débito identificável mesmo em ultrassonografia bidimensional. Outras lesões placentárias comuns e com baixa importância clínica são: depósito de fibrina subcoriônica no final do primeiro trimestre e trombose intervilosa; depósito de fibrina perivilosa, que tem margem ecogênica e é confundida com infartos placentários. Esses achados devem ser avaliados em associação com os achados clínicos maternos e as condições fetais, pois sozinhos não são indicativos de nenhuma terapêutica.[4]

TUMORES

- **Trofoblásticos:** podem ser divididos em mola hidatiforme (completa ou parcial) e neoplasia trofoblástica gestacional persistente, englobadas nas doenças trofoblásticas gestacionais.

Na mola hidatiforme completa, ocorre a fertilização de um óvulo vazio, e o DNA paterno se replica. É a mais frequente das doenças trofoblásticas gestacionais. O diagnóstico é feito por meio de ultrassonografia transvaginal, com nove a dez semanas de gestação. As imagens sonográficas são caracterizadas por distensão da cavidade uterina, apresentando áreas "císticas" anecoicas, com tamanho e formato variáveis (classicamente chamadas de "tempestade de neve"), sem estruturas embrionárias associadas (Figura 5.21). Quando o valor de β-HCG está muito elevado (em geral após dez semanas), cistos tecaluteínicos ovarianos podem ser observados (Figura 5.22).[3]

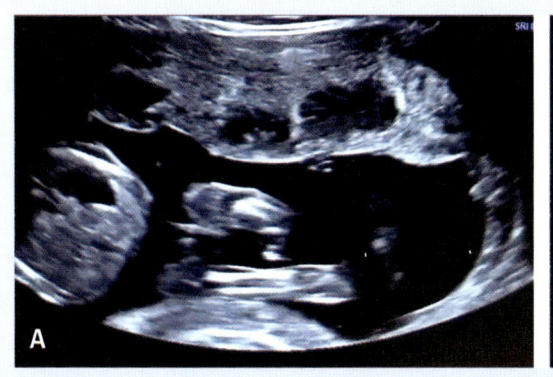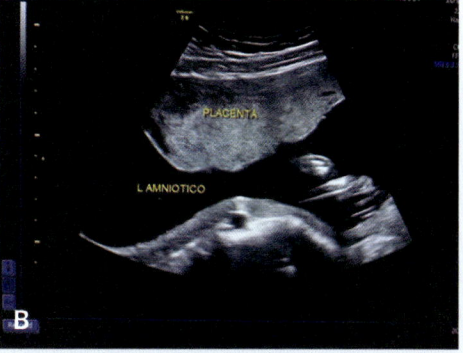

FIGURA 5.20 Ultrassonografia 2D. **(A)** Lagos venosos evidentes à esquerda e **(B)** ausentes à direita, poucos minutos depois.
Fonte: Acervo do autor.

A mola hidatiforme parcial é decorrente da fertilização de dois espermatozoides e um óvulo, resultando em um feto triploide, que apresenta restrição do crescimento precoce e se mostra frequentemente malformado, incom-

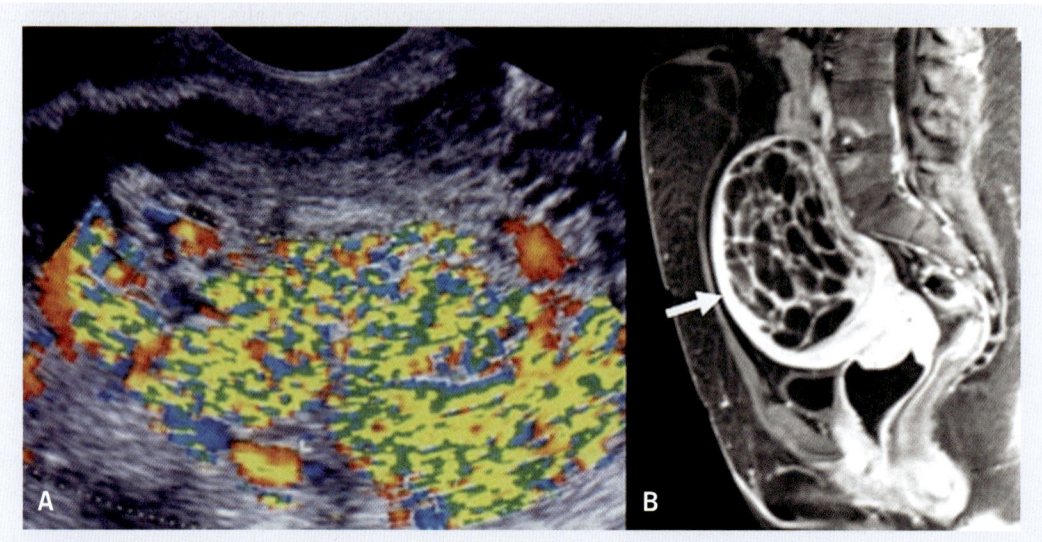

FIGURA 5.21 **(A)** Mola hidatiforme: exuberância vascular ao Doppler colorido. **(B)** Ressonância magnética do mesmo caso (seta indica miométrio preservado).
Fonte: Acervo do autor.

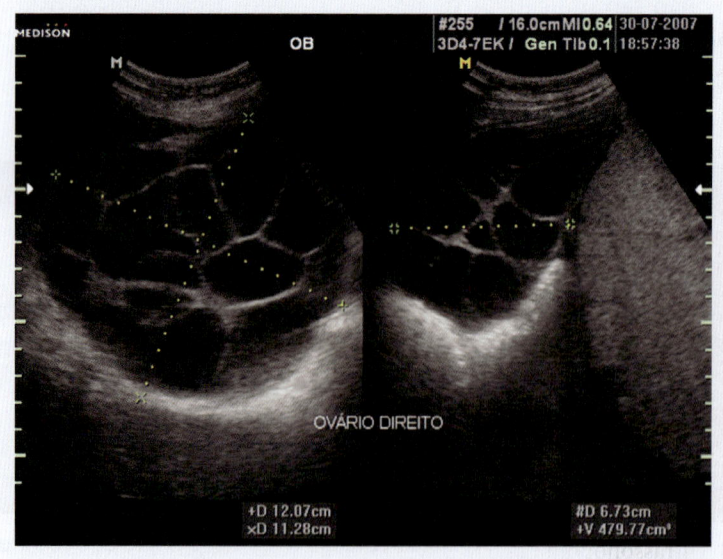

FIGURA 5.22 Ultrassonografia 2D. Ovário de volume aumentado e com cistos tecaluteínicos.
Fonte: Acervo do autor.

patível com a vida. Nela, as alterações císticas placentárias são menos marcantes, observando-se uma hiperplasia focal do trofoblasto com hidropisia dos vilos placentários (Figura 5.23).[8,15]

O coriocarcinoma é um tumor maligno geralmente acompanhado de mola hidatiforme completa, oriundo do trofoblasto das vilosidades coriônicas. Provoca metástases disseminadas a pulmões, fígado e cérebro. A displasia mesenquimal placentária, outro tumor maligno, é rara e tem apresentação ultrassonográfica similar à da mola, porém o feto é completamente viável, demandando avaliação minuciosa antes da indicação de interrupção da gestação.[3]

- **Não trofoblásticos:** corioangioma é o tumor benigno não trofoblástico mais comum, com taxa de prevalência de 1%.[3] São tumores pequenos, na maior parte das vezes assintomáticos, e únicos. Na imagem ultrassonográfica, são bem delimitados, podendo projetar-se para a cavidade amniótica, arredondados, hipoecoicos e, em alguns casos, com áreas anecoicas associadas (Figura 5.24).

Corioangiomas grandes (> 5 cm) devem ser monitorados ultrassonograficamente com maior rigor, pois estão associados a aumento das taxas de mortalidade e morbidade fetais, como anemia fetal grave por sequestro sanguíneo do feto, trombocitopenia, hidropisia não imune, restrição do crescimento fetal, insuficiência cardíaca de alto débito e morbidades maternas (como polidrâmnio e pré-eclâmpsia).[3] Corioangiomas com sinais de descompensação fetal podem ser tratados com *laser* dos vasos que nutrem o tumor, na tentativa de diminuir sua irrigação. Por causa dessa associação, e pelo aumento das complicações gestacionais, está in-

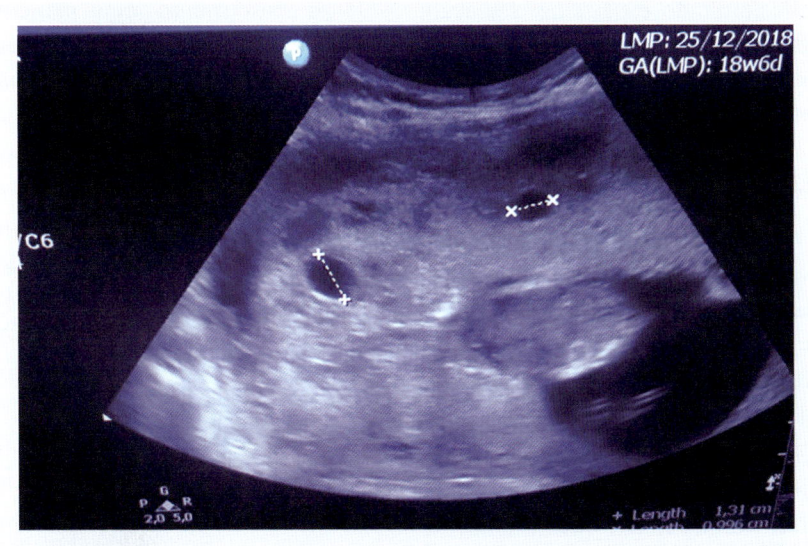

FIGURA 5.23 Ultrassonografia 2D. Placenta com algumas imagens císticas em caso de mola parcial com feto triploide.
Fonte: Acervo do autor.

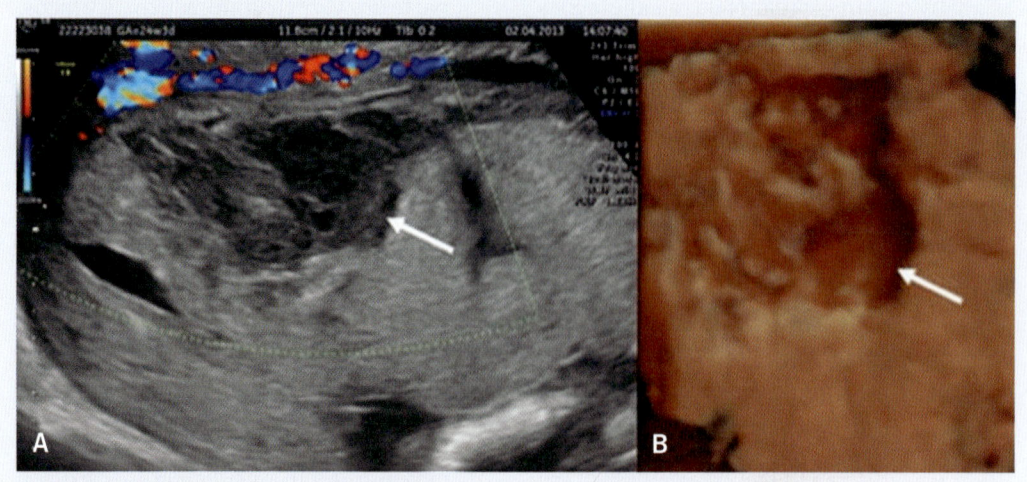

FIGURA 5.24 Corioangioma. Ultrassonografias (**A**) 2D e (**B**) 3D.
Fonte: Acervo do autor.

dicada a monitorização ultrassonográfica. O Doppler colorido ajuda a diferenciar esse tipo de tumor dos hematomas, sendo usado ainda no diagnóstico precoce e na avaliação da resposta ao tratamento. A ultrassonografia tridimensional está tomando espaço na avaliação dessas alterações, para visualização da massa tumoral e para sua diferenciação do tecido placentário normal.[17]

ANOMALIAS DO CORDÃO UMBILICAL

- **Artéria umbilical única:** ocorre em aproximadamente uma em cada 200 gestações únicas e em até 5% das gestações gemelares. A ausência ligeiramente mais frequente é da artéria umbilical esquerda.[18]

  O número de artérias é mais bem avaliado na altura da bexiga fetal e com Doppler colorido, em que se observa um vaso de cada lado da bexiga (Figura 5.25). A secção transversa do cordão é menos confiável nessa determinação.

Um terço das crianças com artéria umbilical única tem outras anomalias estruturais; por esse motivo, esse achado reforça a necessidade de avaliação morfológica detalhada. Há relação com risco aumentado de restrição do crescimento fetal, principalmente se existirem outras anomalias associadas. Sugere-se, portanto, controle de crescimento e de vitalidade fetal em casos de artéria umbilical única.

- **Inserção velamentosa do cordão:** os vasos fetais separam-se antes de atingirem a placa corial e seguem pelas membranas placentárias (Figura 5.26). Importante fator de risco para vasa prévia tipo I, abordada anteriormente neste capítulo.

- **Massas do cordão:** são extremamente raras, tendo como diagnósticos diferenciais:

  - **Anomalias vasculares:** incluem hematomas, varizes, aneurismas e tromboses. Os hematomas es-

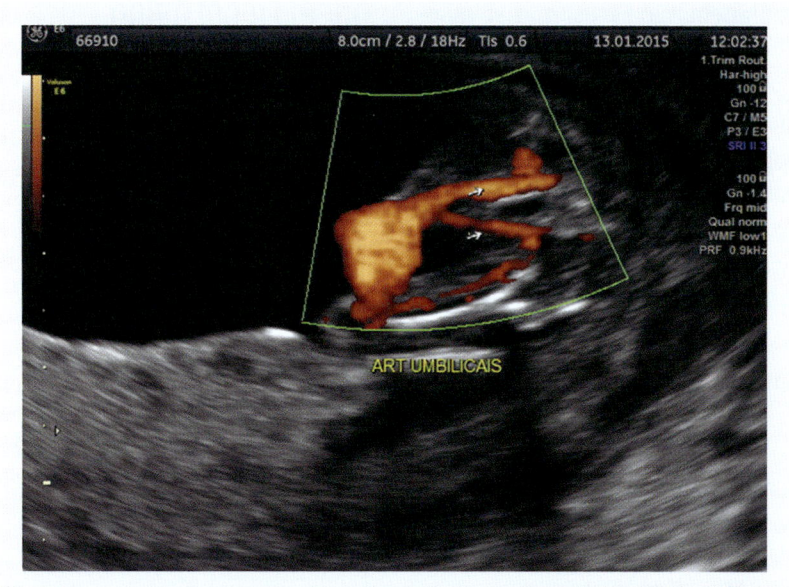

FIGURA 5.25 Ultrassonografia 2D com Doppler. Corte transverso do abdome do feto na altura da bexiga.
Fonte: Acervo do autor.

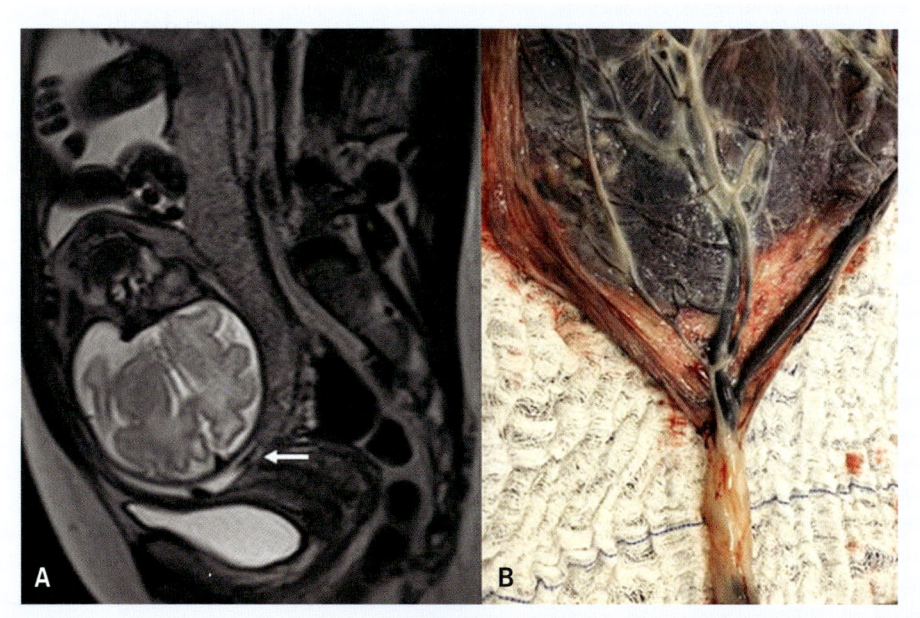

FIGURA 5.26 Inserção velamentosa do cordão. **(A)** Ressonância fetal (seta indica o vaso cruzando o orifício interno do colo). **(B)** Aspecto placentário após a dequitação.
Fonte: Acervo do autor.

pontâneos são raros, mas se associam a altas taxas de mortalidade, não tendo etiologia definida até o momento. O diagnóstico ultrassonográfico é feito pela presença de imagem hiperecogênica ao longo do cordão umbilical.

- **Tumores de cordão:** ainda que raros, os hemangiomas são os mais comuns, seguidos pelos teratomas. Na ultrassonografia, o hemangioma é hiperecogênico, geralmente localizado próximo à inserção placentária do cordão. Pode estar associado à degeneração cística da geleia de Wharton, tornando a lesão mais heterogênea, o que dificulta seu diagnóstico diferencial do teratoma de cordão. Ainda que a importância clínica do hemangioma não esteja clara, sua presença está relacionada com polidramnia, hidropisia fetal e até hemorragia fetal em decorrência da ruptura do tumor.

DOPPLER COLORIDO

No contexto da avaliação placentária, o Doppler colorido é importante na identificação do número de vasos do cordão, na definição da inserção placentária do cordão, na suspeição de vasa prévia e no diagnóstico diferencial entre vascularização e estruturas císticas de imagens placentárias.

ULTRASSONOGRAFIA TRIDIMENSIONAL

Com os avanços ultrassonográficos, a avaliação tridimensional da placenta tornou-se uma ferramenta interessante para avaliação da superfície placentária, podendo ainda ser utilizada para reconstrução realística dos vasos, assim como para estudo de sua perfusão (Figura 5.27).

O aperfeiçoamento dessas técnicas ultrassonográficas poderá auxiliar no entendimento da perfusão placentária, em gestações gemelares monocoriônicas, para determinação do risco de desenvolvimen-

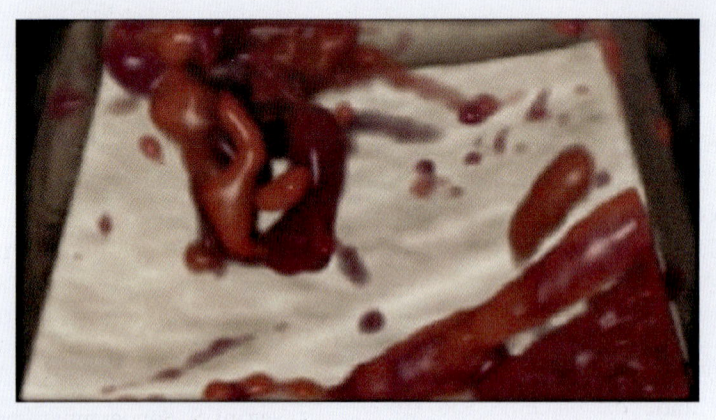

FIGURA 5.27 Reconstrução 3D dos vasos placentários.
Fonte: Acervo do autor.

to de síndrome transfusor-transfundido, ao se mapearem os vasos envolvidos nessa alteração. Faltam, entretanto, grandes estudos que justifiquem sua incorporação na avaliação ultrassonográfica rotineira.[19]

PONTOS-CHAVE

- A avaliação da placenta ao ultrassom deve descrever sua ecogenicidade, local da inserção do cordão e numero de vasos. A classificação de Grannum para calcificações so tem relevância clinica quando grau III antes de 32 semanas pois se associa com maior morbi-mortalidade fetal.

- Em placenta sucenturiada (bilobada) deve-se identificar o trajeto do vaso do lobo principal para o lobo acessório pois se este passar pelo orificio interno do colo estamos frente a uma vasa prévia.

- Em placentas de inserção baixa deve-se complementar o exame por via transvaginal, na ocasião da ultrassonografia morfológica, a fim de se excluir o diagnóstico de placenta prévia.

- Pacientes com múltiplos partos ou com cesáreas anteriores tem risco aumentado para acretismo placentário que pode ser identificado na avaliação ultrassonográfica da placenta.

- Pequenas imagens hipoecóicas na intimidade da placenta são frequentes e em geral sem aumento de risco para o feto.

- Tumores placentários em geral são raros, quando presentes, os mais frequentes são mola parcial (feto triploide) ou corioangiomas que se tiverem crescimento rápido entre os exames ou medirem mais do que 5 cm podem se associar com insuficiência cardíaca fetal de alto débito e portanto deve-se acompanhar esses casos com ecocardiografia fetal.

REFERÊNCIAS BIBLIOGRÁFICAS

1. Jauniaux E. Assessment of the placenta and umbilical cord. In: Wladimirroff J, Sturla E, editors. Ultrasound in obstetrics and gynaecology. Amsterdam: Elsevier; 2009. p. 121-32.

2. Fadl S, Moshiri M, Fligner CL, Katz DS, Dighe M. Placental imaging: normal appearance with review of pathologic findings. Radiographics. 2017;37:979-98.

3. Norton ME, Scoutt LM, Feldstein VA. Callen's ultrasonography in obstetrics and gynecology. 6th ed. Philadelphia: Elsevier; 2017. p. 674-703.

4. Coady AM, Bower S, editores. Twining: anomalias fetais. 3a ed. Rio de Janeiro: Elsevier; 2016. p. 100-21.

5. Grannum PA, Berkowitz RL, Hobbins JC. The ultrasonic changes in the maturing placenta and their relationship to fetal pulmonic maturity. Am J Obstet Gynecol. 1979;133:915-22.

6. Chen KH, Chen LR, Lee YH. Exploring the relationship between preterm placental calcification and adverse maternal and fetal outcome. Ultrasound Obstet Gynecol. 2011;37(3):328-34.

7. Degani S. Sonographic findings in fetal viral infections: a systematic review. Obstet Gynecol Surv. 2006;61(5):329-36.

8. Abramowicz JS, Shener E. Ultrasound of the placenta: a systematic approach. Part I: imaging. Placenta. 2008;29:225-40.

9. Society of Maternal-Fetal (SMFM) Publications Committee, Sinkey RG, Odibo AO, Dashe JS. Diagnosis and management of vasa previa. Am J Obst Gynecol. 2015;213(5):615-9.

10. D'Antonio F, Iacovella C, Bhide A. Prenatal identification of invasive placentation using ultrasound: systematic review and meta-analysis. Ultrasound Obstet Gynecol. 2013;42:509-17.

11. Society of Gynecologic Oncology, American College of Obstetricians and Gynecologists and the Society of Maternal-Fetal Medicine, Cahill AG, Beigi R, Heine RP, Silver RM et al. Placenta Accreta Spectrum. Am J Obstet Gynecol. 2018;219(6):B2-16.

12. Hull AD, Moore TR. Multiple repeat cesareans and the threat of placenta accreta: incidence, diagnosis, management. Clin Perinatol. 2011;38(2):285-96.

13. Harris RD, Cho C, Wells WA. Sonography of the placenta with emphasis on pathological correlation. Semin Ultrasound CT MR. 1996;17(1):66-89.

14. Ernst LM. Maternal vascular malperfusion of the placental bed. APMIS. 2018;126(7):551-60.

15. Rheinboldt M, Delproposto Z. Sonography of placental abnormalities: a pictorial review. Emerg Radiol. 2015;22:401-8.

16. Creasy RK, Resnik R. Medicina materno-fetal: princípios e práticas. 7a ed. Rio de Janeiro: Elsevier; 2016. p. 389-90.

17. Abramowicz JS, Shener E. Ultrasound of the placenta: a systematic approach. Part II: functional assessment (Doppler). Placenta. 2008;29:921-9.

18. Geipel A, Germer U, Welp T, Schwinger E, Gembruch U. Prenatal diagnosis of single umbilical artery: determination of the absent side, associated anomalies, Doppler findings and perinatal outcome. Ultrasound Obstet Gynecol. 2000;15(2):114-7.

19. Hata T, Tanaka H, Noguchi J, Hata K. Three-dimensional ultrasound evaluation of the placenta. Placenta. 2011;32:105-15.

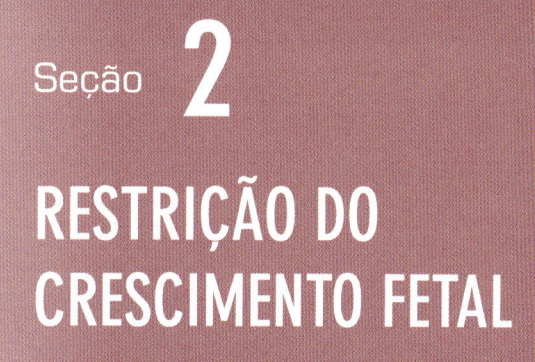

Seção **2**

RESTRIÇÃO DO CRESCIMENTO FETAL

RESTRIÇÃO DO CRESCIMENTO FETAL

Seizo Miyadahira

A restrição do crescimento fetal (RCF) é definida quando o feto não atinge o seu potencial (definido na sua concepção) de crescimento e desenvolvimento intrauterino. A frequência da RCF atinge de 5% a 10% da globalidade das gestações e constitui o fator de maior risco isolado para óbito de fetos morfologicamente normais.

Não existe, ainda, padrão-ouro para diagnóstico da RCF, embora a estimativa ultrassonográfica do peso fetal, abaixo do percentil 10 da curva de normalidade, seja a mais adotada para essa finalidade.

É de relevância inquestionável a distinção entre os fetos com desnutrição (verdadeiros para RCF) daqueles fisiologicamente pequenos para a idade gestacional (constitucionais). Isso é importante para se estabelecer a conduta tanto de seguimento quanto de resolução da gestação.

Os maiores desafios no manejo dos fetos verdadeiramente acometidos pela restrição de crescimento são:

1. o diagnóstico preciso do feto com risco de desfecho perinatal adverso;
2. a prevenção do óbito fetal (ou de sequelas graves e permanentes na criança);
3. o momento e a melhor forma de resolução da gestação.

Como ainda não há tratamento efetivo para reverter ou interromper a progressão da insuficiência placentária, a avaliação da vitalidade fetal e a decisão do momento oportuno do parto são as principais estratégias no manejo desses fetos. Por sua vez, em fetos pequenos para a idade gestacional e que não apresentam desnutrição, o manejo da gestação até a sua resolução não envolve entraves complexos.

Dessa forma, fica evidente a missão do médico pré-natalista de diminuir o risco de injúrias intrauterinas, ou de óbito fetal, nos casos de maior gravidade, e o risco de iatrogenia da prematuridade desnecessária, nos casos menos graves.

A maioria dos protocolos de manejo da RCF disponíveis na literatura sugere a utilização de uma combinação de métodos na avaliação de vitalidade fetal com o intuito de postergar a resolução da gestação, com segurança, para idade gestacional mais avançada e melhor maturidade pulmonar fetal, minimizando os riscos de morbimortalidade neonatal por complicações da prematuridade. A combinação de múltiplos testes na avaliação da vitalidade fetal, tais como avaliação de biometria, volume de líquido amniótico, cardiotocografia, perfil biofísico fetal e Dopplervelocimetria placentária e fetal, melhora a predição de acidemia e óbito fetal, quando comparada a testes isolados.

A decisão do momento do parto tem por suporte a análise dos seguintes parâmetros:

1. idade gestacional;
2. etiologia da restrição de crescimento;
3. grau de comprometimento da vitalidade;
4. experiência da equipe obstétrica;
5. recursos tecnológicos disponíveis para avaliação do feto;
6. suporte neonatal terciário.

capítulo 6

Diagnóstico da Restrição do Crescimento Fetal

▶ Alessandra Cristina Marcolin

INTRODUÇÃO

Crescimento fetal é o resultado da interação complexa entre fatores maternos, fetais, placentários e genéticos, de modo que qualquer desequilíbrio nessa interação pode levar a déficits de crescimento.[1] Embora possam ser diferentes os mecanismos pelos quais esses fatores comprometem o crescimento do feto, eles costumam ter uma via final comum: perfusão uteroplacentária e nutrição fetal abaixo das taxas ideais.[2] Conceitualmente, feto restrito é aquele que não atingiu seu potencial genético de desenvolvimento. Como este é um conceito muito difícil de se estabelecer, o peso fetal tem sido utilizado para avaliar o crescimento, havendo relevantes limitações ao adotá-lo como parâmetro.[3] Em geral, o feto comprometido é identificado quando se detecta desvio estatístico do tamanho fetal na população de referência, em determinada idade gestacional (IG).

O diagnóstico de restrição do crescimento fetal (RCF) começa com a identificação das pacientes de maior risco para essa intercorrência, por meio de anamnese detalhada e pesquisa de antecedentes familiares, pessoais e obstétricos. A suspeita clínica é realizada ao se detectar, em determinada IG, medida da altura uterina abaixo do percentil p10 em curvas utilizadas para avaliação seriada desse parâmetro.[4] Porém, em populações de baixo risco, esse achado está associado a apenas 16% dos casos em que há um feto pequeno para a idade gestacional (PIG).[5] Mesmo assim, revisões sistemáticas recomendam a utilização desse método para rastreio de desvios do crescimento fetal, apesar das suas limitações. A revisão de Pay et al. (2015)[6] demonstrou que, apesar de a medida da altura uterina ter sensibilidade de 27% a 76% para predição de peso de nascimento abaixo do p10, sua especificidade é elevada (79% a 92%), o que significa que poucas gestantes com suspeita de feto PIG, encaminhadas para avaliação por métodos complementares, não terão esse diagnóstico. Os autores também demonstraram que, na prática clínica, a medida da altura uterina não é realizada isoladamente e, ainda, sua combinação com fatores de risco, história obstétrica e outros achados clínicos da gestante contribui para aumentar a sensibilidade da medida. Além disso, quanto maior a IG de detecção de uma altura uterina reduzida (especialmente no terceiro trimestre), maior o risco de haver realmente um feto PIG.[7]

O diagnóstico definitivo da RCF é dado pela ultrassonografia obstétrica (USO) e pela análise de múltiplos parâmetros fetais. É importante enfatizar que a determinação precisa da IG é essencial para o diagnóstico. As diretrizes das grandes sociedades mundiais de ginecologia e obstetrícia sugerem que um feto deva ser considerado restrito quando suas dimensões, especificamente circunferência abdominal (CA) e/ou peso fetal estimado (PFE), encontram-se abaixo do limite inferior da normalidade para uma IG específica. Dados de metanálise demonstram que a medida da CA é comparável ao PFE na predição de feto PIG.[8] O limite mais comumente utilizado na prática obstétrica atual é o p10, pois é o que demonstra as maiores sensibilidade e especificidade para o diagnóstico.[2,9-13] No entanto, ainda há grande discordância no estabelecimento dos critérios diagnósticos para RCF.

Uma vez estabelecido o diagnóstico de feto PIG, o próximo passo é determinar se ele é um feto com restrição do crescimento ou constitucionalmente pequeno. Tal distinção é clinicamente relevante por causa da correlação com resultados adversos diferentes. A utilização de CA abaixo do p10 isoladamente como critério diagnóstico é a abordagem com maior sensibilidade, mas com menor especificidade. Se utilizarmos o PFE abaixo do p10, a especificidade desse parâmetro aumenta, mas certamente vamos monitorizar número significativo de fetos normais constitucionalmente pequenos e, portanto, que não requerem vigilância.[14,15] É por esse motivo que, na atualidade, alguns autores têm sugerido a utilização de parâmetros biométricos com pontos de corte mais baixos, os quais, mesmo isolados, refletem quadros mais graves de RCF, ou a associação de parâmetros ecográficos fetais funcionais que sugiram insuficiência placentária.[16] A maioria dos protocolos mundiais vem sendo atualizada com a inclusão da avaliação de parâmetros Dopplervelocimétricos, os quais garantem maior especificidade no diagnóstico da RCF e aumentam as chances de identificação de feto com maior risco de resultados adversos.

É muito coerente o diagnóstico fetal por meio da utilização de parâmetros biométricos mais graves e/ou da associação com Dopplervelocimetria, uma vez que em 80% dos casos a etiologia da RCF é a insuficiência placentária.[5,14,15] Nessa situação, é comum o encontro de Dopplervelocimetria anormal na artéria uterina (AUT) materna, com permanência da resistência ao fluxo aumentada e de incisuras protodiastólicas no sonograma, refletindo má adaptação placentária. Perfusão sanguínea anormal na vilosidade fetal, por déficit de desenvolvimento ou oclusão vascular na placenta, é representada por aumento dos índices de resistência na artéria umbilical (AU), com redução progressiva da velocidade diastólica final proporcional ao grau de comprometimento vascular. Trocas gasosas anormais através da membrana vilositária, com consequente hipoxemia fetal, suscitam redistribuição hemodinâmica fetal, a fim de priorizar a perfusão de órgãos essenciais à sobrevivência do feto. Nesse processo, há aumento da resistência periférica e consequente aumento da pós-carga do ventrículo cardíaco direito fetal. Por sua vez, ocorre vasodilatação cerebral, identificada por meio de redução da resistência ao fluxo sanguíneo na artéria cerebral média (ACM), fenômeno conhecido como centralização hemodinâmica fetal ou *brain sparing*. A vasodilatação cerebral reduz a pós-carga ventricular cardíaca esquerda, permitindo que o fenômeno de redistribuição de fluxo seja identificado pela redução da relação cerebroplacentária (RCP), mesmo antes da centralização hemodinâmica fetal.[17-19]

Com base na predominância relativa desses achados, na atualidade, podemos reconhecer a ocorrência de dois diferentes padrões de RCF, precoce e tardia, que variam em suas apresentações clínicas e em sua morbimortalidade perinatal.[14,15,20] A RCF precoce, cujo início se dá antes da 32ª semana, está associada a maiores graus de anormalidade vascular placentária, tanto no compartimento materno quanto fetal, com Dopplervelocimetria alterada da AUT materna e da AU fetal. É comum a centra-

lização hemodinâmica fetal, com redução da produção de líquido amniótico, comprometimento cardíaco, piora progressiva dos parâmetros Doppler no ducto venoso fetal e do perfil biofísico fetal. Essa progressão se dá em quatro a seis semanas e é determinada pela rapidez com que a velocidade diastólica na AU se torna zero ou reversa. Na RCF tardia, diagnosticada após a 32ª semana, déficits de perfusão e difusão gasosa coexistem nas vilosidades fetais, resultando em índices Doppler normais ou levemente alterados na AU, porém com redistribuição e centralização hemodinâmica fetal. A centralização representa deterioração fetal e aumenta o risco de óbito. Com a progressão dos distúrbios de difusão e o aparecimento de acidemia, abolição de atividades biofísicas e/ou perda de variabilidade na cardiotocografia antecedem a perda fetal. O limite de 32 semanas para diferenciar RCF precoce e tardia baseia-se nos resultados do trabalho de Savchev *et al.* (2014),[20] o qual demonstrou diferenças não apenas nessas apresentações clínicas, mas também nas taxas de mortalidade perinatal e em outros resultados adversos perinatais.

Com base nas evidências existentes e na carência de uniformidade dos critérios diagnósticos de RCF, foi publicado, em 2016 (*Consensus definition of fetal growth restriction: a Delphi procedure*), consenso baseado na opinião de mais de 50 especialistas com elevada experiência na área.[21,22] Esse consenso tem o objetivo de reduzir controvérsias e definir a forma mais adequada de se diagnosticar RCF, em suas duas formas (precoce e tardia), em fetos morfologicamente normais. Essa iniciativa se reveste de grande importância, pois traz com ela a possibilidade futura de comparação dos resultados de diferentes estudos, auxiliando no estabelecimento do melhor manejo e do melhor momento de resolução da gestação na RCF. Os critérios diagnósticos estabelecidos por esse consenso estão demonstrados na Tabela 6.1. Fetos constitucionalmente PIG são aqueles com PFE e/ou CA entre o terceiro e décimo percentis, com avaliação Dopplervelocimétrica materna e fetal normal.

Se levarmos em consideração a evolução clínica das duas formas de RCF e e repercussão dos achados, os fetos ainda podem ser divididos em estágios de deterioração, facilitando o estabelecimento de protocolo de manejo e intervenção.[22,23] É importante destacar que os intervalos de monitorização fetal sugeridos nessa proposta de manejo são aplicados aos casos em que não há doença materna que leve a uma insuficiência placentária (Tabela 6.2).

Tabela 6.1 Definições baseadas no consenso sobre restrição do crescimento fetal, precoce e tardia, na ausência de anomalias congênitas.

RCF precoce: IG < 32 semanas	RCF tardia: IG ≥ 32 semanas
CA e/ou PFE < p3 ou AU com diástole zero	CA e/ou PFE < p3
OU	OU
CA e/ou PFE < p10 combinado com:	Pelo menos dois dos seguintes achados:
1. IP da AUT > p95 e/ou	1. CA e/ou PFE < p10
2. IP da AU > p95	2. Redução de CA e/ou PFE em > 2 quartis nas curvas de crescimento
	3. RCP < p5 ou IP da AU > p95

RCF: restrição do crescimento fetal; IG: idade gestacional; CA: circunferência abdominal; PFE: peso fetal estimado; p: percentil; AU: artéria umbilical; IP: índice de pulsatilidade; AUT: artéria uterina materna; RCP: relação cerebroplacentária.

Traduzido de Gordijn *et al.*; 2016.

Tabela 6.2 Classificação e protocolo de manejo baseados em estágios de deterioração na restrição do crescimento fetal.

Estágio	Fisiopatologia	Critérios	Monitorização	IG/tipo de parto
I	Insuficiência placentária leve	PFE < p3 IP AUT > p95	Semanal	37 semanas/ITP

(Continua)

Tabela 6.2 Classificação e protocolo de manejo baseados em estágios de deterioração na restrição do crescimento fetal. *(Continuação)*

Estágio	Fisiopatologia	Critérios	Monitorização	IG/tipo de parto
I	Insuficiência placentária leve	IP AU > p95 RCP < p5 IP ACM < p5	Semanal	37 semanas/ITP
II	Insuficiência placentária grave	D Z na AU	2 vezes por semana	34 semanas/PC
III	Baixa probabilidade de acidose	D R na AU IP DV > p95	A cada 1-2 dias	30 semanas/PC
IV	Elevada probabilidade de acidose	Onda A R no DV CTG com ↓ variabilidade e/ou desacelerações tardias	A cada 12 horas	26 semanas/PC*

IG: idade gestacional; PFE: peso fetal estimado; p: percentil; IP: índice de pulsatilidade; AUT: artéria uterina materna; AU: artéria umbilical; RCP: relação cerebroplacentária; ACM: artéria cerebral média; D: diástole; Z: zero; R: reversa; DV: ducto venoso; CTG: cardiotocografia; ITP: indução do trabalho de parto; PC: parto cesáreo. *Limite de viabilidade deve ser determinado de acordo com resultados locais e desejo dos pais.

Traduzido de Figueras e Gratacós; 2014.

REFERÊNCIAS BIBLIOGRÁFICAS

1. Sharma D, Shastri S, Farahbakhsh N, Sharma P. Intrauterine growth restriction: part 1. J Matern Fetal Neonatal Med. 2016;7:1-11.

2. American College of Obstetricians and Gynecologists. ACOG Practice Bulletin no 134: fetal growth restriction. Obstet Gynecol. 2013;121(5):1122-33.

3. Figueras F, Caradeux J, Crispi F, Eixarch E, Peguero A, Gratacós E. Diagnosis and surveillance of late-onset fetal growth restriction. Am J Obstet Gynecol. 2018;218(2S):S790-802.e1.

4. Martinelli S, Bittar R, Zugaib M. Proposal of a new uterine height growth curve for pregnancies between 20 and 42 weeks. Rev Bras Ginecol Obstet. 2001;23:235-41.

5. Figueras F, Gratacós E. The integrated approach to fetal growth restriction. Best Pract Res Clin Obstet Gynaecol. 2017;38:48-58.

6. Pay AS, Wiik J, Backe B, Jacobsson B, Strandell A, Klovning A. Symphysis-fundus height measurement to predict small-for-gestational-age status at birth: a systematic review. BMC Pregnancy Childbirth. 2015;15:22.

7. Pay A, Frøen JF, Staff AC, Jacobsson B, Gjessing HK. Prediction of small-for--gestational-age status by symphysis-fundus height: a registry-based population cohort study. BJOG. 2016;123(7):1167-73.

8. Blue NR, Yordan JMP, Holbrook BD, Nirgudkar PA, Mozurkewich EL. Abdominal circumference alone versus estimated fetal weight after 24 weeks to predict small or large for gestational age at birth: a meta-analysis. Am J Perinatol. 2017;34: 1115-24.

9. Royal College of Obstetricians and Gynaecologists. The investigation and management of the small-for-gestational--age fetus. RCOG Green-Top Guideline 2013;31:1-34.

10. Lausman A, Kingdom J; Maternal Fetal Medicine Committee. Intrauterine growth restriction: screening, diagnosis, and management. J Obstet Gynaecol Can. 2013;35(8):741-57.

11. New Zealand Maternal Fetal Medicine Network. Guideline for the management of suspected small for gestational age singleton pregnancies and infants after 34 wk' gestation. New Zealand Maternal Fetal Medicine Network; 2014.

12. Vayssière C, Sentilhes L, Ego A, Bernard C, Cambourieu D, Flamant C et al. Fetal growth restriction and intra-uterine growth restriction: guidelines for clinical practice from the French College of Gynaecologists and Obstetricians. Eur J Obstet Gynecol Reprod Biol. 2015;193:10-8.

13. Institute of Obstetricians and Gynecologists, Royal College of Physicians of Ireland. Fetal growth restriction: recognition, diagnosis and management. Clinical Practice Guideline no 28; 2017.

14. Seravalli V, Baschat AA. A uniform management approach to optimize outcome in fetal growth restriction. Obstet Gynecol Clin North Am. 2015;42(2):275-88.

15. Baschat AA. Planning management and delivery of the growth restricted fetus. Best Pract Res Clin Obstet Gynaecol. 2018;49:53-65.

16. McCowan LM, Figueras F, Anderson NH. Evidence-based national guidelines for the management of suspected fetal growth restriction: comparison, consensus, and controversy. Am J Obstet Gynecol. 2018;218(2S):S855-68.

17. Baschat AA, Gembruch U. The cerebroplacental Doppler ratio revisited. Ultrasound Obstet Gynecol. 2003;21:124-7.

18. Flood K, Unterscheider J, Daly S, Geary MP, Kennelly MM, McAuliffe FM et al. The role of brain sparing in the prediction of adverse outcomes in intrauterine growth restriction: results of the multicenter PORTO Study. Am J Obstet Gynecol. 2014;211(3):288.e1-5.

19. DeVore GR. The importance of the cerebroplacental ratio in the evaluation of fetal well-being in SGA and AGA fetuses. Am J Obstet Gynecol. 2015;213(1):5-15.

20. Savchev S, Figueras F, Sanz-Cortes M, Cruz-Lemini M, Triunfo S, Botet F et al. Evaluation of an optimal gestational age cut-off for the definition of early and late-onset fetal growth restriction. Fetal Diagn Ther. 2014;36(2):99-105.

21. Gordijn SJ, Beune IM, Thilaganathan B, Papageorghiou A, Baschat AA, Baker PN et al. Consensus definition of fetal growth restriction: a Delphi procedure. Ultrasound Obstet Gynecol. 2016;48(3):333-9.

22. Figueras F, Gratacós E. Update on the diagnosis and classification of fetal growth restriction and proposal of a stage-based management protocol. Fetal Diagn Ther. 2014;36(2):86-98.

23. Nardozza LM, Caetano AC, Zamarian AC, Mazzola JB, Silva CP, Marçal VM et al. Fetal growth restriction: current knowledge. Arch Gynecol Obstet. 2017;295(5):1061-77.

capítulo 7

Rastreamento da Restrição do Crescimento Fetal

▶ David Baptista da Silva Pares

INTRODUÇÃO

A restrição do crescimento fetal (RCF) é definida de diversas maneiras na literatura. O conceito mais completo e abrangente é: processo capaz de modificar o potencial de crescimento do produto conceptual, de forma a restringir o desenvolvimento intrauterino. No entanto, a definição clássica e mais difundida é aquela baseada na ultrassonografia, que determina o concepto com RCF como aquele cujo peso está abaixo do décimo percentil do que seria adequado à sua idade gestacional, levando a um agravo intrauterino.

A classificação mais utilizada é a do American College of Obstetrics and Gynecology (ACOG), que define RCF como o peso do feto abaixo do percentil 10 para a idade gestacional, estando frequentemente associada a uma insuficiência placentária.[1]

O estudo da RCF tem grande relevância clínica, pois é uma patologia que acomete de 5% a 10% das gestações, sendo a segunda principal causa de mortalidade perinatal, responsável por cerca de 30% dos natimortos, além de determinar maior frequência de nascimentos prematuros e asfixia intraparto.

A etiologia desse déficit de crescimento é multifatorial, estando envolvidos fatores ambientais e genéticos, e as causas podem ser fetais, maternas ou placentárias, decorrentes de uma insuficiência vascular. Entre as causas fetais, o potencial de crescimento, que é determinado geneticamente, pode ser modificado diante de distúrbios do metabolismo do concepto e do processo organogenético, diminuindo o aproveitamento dos nutrientes e promovendo uma redução permanente do número de células. Esse processo pode decorrer de desordens genéticas, cromossômicas (principalmente as trissomias dos pares 13, 18 e 21) e malformações congênitas, que são responsáveis por cerca de 20% dos casos de RCF, particularmente quando a falha de crescimento for detectada antes da 26ª semana. Outra possível causa para esse processo são as infecções intrauterinas, gerando placentite, lesão do endotélio vascular e viremia fetal, com inibição direta da multiplicação celular, angiopatia obliterante, rupturas cromossômicas e citólise. Estima-se que doenças infecciosas fetais estejam presentes em 5% a 10% dos casos de RCF.

Não podemos deixar de salientar também as gestações múltiplas, das quais cerca de 15% a 30% estão associadas à restrição do crescimento, sendo o quadro mais comum nas monocoriônicas acometidas da síndrome da transfusão feto-fetal.

Entre as causas maternas encontram-se as patologias clínicas, principalmente os estados hipertensivos da gravidez, mas também outras, como diabetes *mellitus* insulinodependente, cardiopatias cianóticas, doenças autoimunes e trombofilias. Outras causas maternas são as relacionadas com transtornos de nutrição, como a desnutrição, e o uso de drogas, principalmente o tabagismo.

Dentre os fatores placentários destaca-se a hipoperfusão uteroplacentária, responsável por cerca de 25% a 30% dos casos de RCF, sendo a causa mais comum em fetos sem aneuploidias. Entretanto, alterações estruturais e de implantação placentária podem também estar envolvidas na etiologia da RCF, incluindo placenta bilobada, de inserção baixa, corioangioma, inserção velamentosa do cordão e artéria umbilical única.

Os fatores considerados de alto risco para RCF são: crescimento abaixo do esperado em ultrassonografia anterior, RCF em gestações anteriores, ganho de peso materno abaixo do esperado, idade materna avançada, origem materna asiática ou africana, uso de drogas com destaque para o tabagismo) e condições maternas associadas a baixo peso fetal, como pré-eclâmpsia (PE), hipertensão arterial crônica, lúpus eritematoso sistêmico, entre outras.

Atualmente, a ultrassonografia obstétrica é considerada imprescindível para a investigação do crescimento fetal e para o diagnóstico precoce de sua restrição.

Outro método de fundamental importância no diagnóstico da RCF é a Dopplervelocimetria, pois o Doppler disponibiliza, por meio da avaliação da circulação materna das artérias uterinas, e de forma não invasiva, possibilidade única de identificação da insuficiência placentária, importante causa de RCF.

Um diagnóstico precoce, permitindo a identificação etiológica e o seguimento adequado da vitalidade fetal, com acompanhamento pré-natal diferenciado, direciona para a escolha do momento ideal do parto, minimizando os riscos inerentes à prematuridade e à hipoxia intrauterina. Dessa forma, é possível garantir melhores resultados perinatais, uma vez que até o momento não existe terapêutica intrauterina capaz de reverter nem interromper o curso progressivo da insuficiência placentária, exceto a resolução da gravidez. Foram propostos diversos tratamentos para reduzir os índices de PE e RCF; no entanto, estudos randomizados utilizando-se de intervenções como doses baixas de ácido acetilsalicílico (AAS) para pacientes de alto risco, no segundo trimestre da gestação, não mostraram redução significativa dessas complicações. Se, talvez, essas intervenções fossem realizadas em idade gestacional precoce, antes de o processo de invasão trofoblástica se completar, os estudos poderiam apresentar melhores resultados.[2,3]

Entre a 6ª e a 12ª semanas de gravidez, a invasão citotrofoblástica estabelece-se nos tecidos deciduais, inclusive nos segmentos intradeciduais das artérias espiraladas. A segunda onda ocorre entre 16 e 18 semanas, quando a invasão endovascular estende-se para os segmentos intramiometriais das artérias espiraladas, que perdem a camada musculoelástica, sendo substituída por matriz fibrinoide, o que determina queda acentuada da resistência ao fluxo, além de existir menor responsividade a agentes vasoconstritores locais, promovendo aumento de 10 a 12 vezes na perfusão uterina e, assim, possibilitando o transporte de oxigênio e nutrientes para o feto. A ausência ou a deficiência dessas modificações podem levar à redução do fluxo sanguíneo no espaço interviloso, com consequente diminuição do aporte nutricional e de oxigênio para o feto, culminando com a restrição do crescimento. Esse processo pode ser traduzido no sonograma pela persistência de fluxo diastólico baixo após o período de invasão (parâmetro quantitativo) ou pela presença de uma incisura protodiastólica ao final da sístole (parâmetro qualitativo).

O processo de má adaptação placentária parece ser regulado por fatores imunológicos, atuantes desde o momento da implantação, assim que o sistema imune materno reconhece a carga genética paterna presente no futuro embrião como estranha ao seu organismo. Também se acredita que fatores genéticos contribuam na modulação da invasão trofoblástica, de modo a haver indivíduos predispostos à doença.

Estudos recentes sugerem que, em decorrência da invasão trofoblástica deficitária, exista a formação de jatos intermitentes e de alta pressão banhando o espaço interviloso, tal qual ocorre nas lesões de isquemia-reperfusão.[4] A hipoxia resultante levaria à produção aumentada de radicais livres e ao estresse oxidativo, favorecido pela baixa capacidade antioxidativa do sincício. Nesse microambiente isquêmico, haveria estímulo da apoptose e da necrose tecidual, com liberação de debris e fatores antiangiogênicos na circulação materna. Essas moléculas teriam a capacidade de desencadear resposta inflamatória sistêmica, ativação plaquetária e vasoespasmo.

O reconhecimento da existência, já no primeiro trimestre gestacional, de desequilíbrio entre os fatores angiogênicos e antiangiogênicos, com predomínio dos últimos sobre os primeiros, estimulou a busca pelos fatores envolvidos, bem como pelo papel exato desempenhado por esses marcadores. Estudos sugerem que esse desbalanço está envolvido com o processo de isquemia uteroplacentária crônica e disfunção endotelial, culminando em repercussões clínicas na gravidez, como PE e RCF.[5]

Nesse sentido, haveria uma redução da concentração do fator de crescimento placentário (PlGF, *placental growth factor*), no final do primeiro trimestre, no soro de gestantes que mais tarde viriam a desenvolver RCF. Essa proteína, membro da família dos fatores de crescimento do endotélio vascular (VEGF, *vascular endothelial growth factor*), desempenha papel importante na regulação do desenvolvimento vascular da placenta e na função endotelial materna durante a gravidez, por meio da ligação ao seu receptor de membrana 1 do VEGF, mais conhecido como Flt-11,[5] gerando uma proteína solúvel chamada sFlt-1. Existem evidências de que na PE e na RCF há aumento da secreção placentária da sFlt-1, com inibição do VEGF, resultando em disfunção endotelial com diminuição da prostaciclina e do óxido nítrico e aumento de proteínas pró-coagulantes. Essa disfunção culminaria com sinais clínicos de remodelamento anormal da vasculatura placentária, o que se verifica pelos altos índices de pulsatilidade do Doppler das artérias uterinas, usualmente presentes na RCF.

Além do Pl GF, está envolvida no processo de invasão trofoblástica a proteína A plasmática associada à gestação (PAPP-A, *pregnancy-associated plasma protein-A*). Trata-se de uma protease da proteína 4 ligadora do fator de crescimento insulinoide (IGFBP-4, *insulin-like growth factor binding protein-4*), que é secretada pela placenta e está relacionada com a implantação e o desenvolvimento placentário. Níveis séricos reduzidos dessa proteína no primeiro trimestre parecem ser preditivos de RCF e PE.

A menor concentração de PAPP-A resulta em maior concentração de IGFBP-4 e, por conseguinte, em menor disponibilidade de IGF livre, responsável pela ação biológica. Esta é possivelmente a razão pela qual os níveis reduzidos de PAPP-A no primeiro trimestre se associam a uma série de condições adversas, entre as quais RCF, prematuridade, óbito fetal e PE. Segundo Poon *et al.*, valores de PAPP-A abaixo do percentil 5 no início da gestação poderiam detectar até 10% a 18% dos fetos pequenos para a idade gestacional.[6]

Recentemente, notou-se um maior interesse no primeiro trimestre gestacional, impulsionado pelo rastreamento das anomalias cromossômicas. A observação de que os eventos implicados na etiopatogenia da RCF têm início em fases precoces da gravidez estimulou o rastreamento da doença já no primeiro trimestre, contrapondo-se ao rastreamento realizado no segundo trimestre. A avaliação do fluxo nas artérias uterinas poderia ser convenientemente incorporada à avaliação morfológica e ao rastreamento das cromossomopatias.

Tendo em vista a origem multifatorial da fisiopatologia da doença, foram propostos, na tentativa de melhorar a acurácia do rastreamento de RCF, modelos de rastreamento combinado, isto é, que agregam aos fatores clínicos maternos alguns parâmetros biofísicos e bioquímicos.[7]

Apesar dos diversos estudos realizados, ainda não existe consenso quanto à participação desses mediadores na fisiopatologia da RCF. Estudos recentes mostram que a avaliação conjunta desses fatores poderia refletir melhor o grau de comprometimento vascular, isso porque cada parâmetro reflete uma diferente via da patogênese da doença, já que o Doppler anormal estaria relacionado com a inadequada invasão trofoblástica das artérias espiraladas da gestante, e os marcadores bioquímicos alterados demonstrariam uma atividade secretora anormal desse trofoblasto.[7]

Há, portanto, tendência atual entre os estudos de rastreamento de RCF em voltar às atenções ao primeiro trimestre. Isso ocorre em concordância com o enfoque dos últimos anos ao acompanhamento pré-natal no início da gestação.

Ao analisarmos a literatura pertinente, verificamos, inicialmente, maior atenção voltada à análise da Dopplervelocimetria das artérias uterinas na predição de RCF e PE no segundo trimestre da gestação, mas observa-se, nos últimos 15 anos, predomínio de publicações sobre o rastreamento dos distúrbios de crescimento fetal já no primeiro trimestre gestacional. A maioria dos estudos considera que a identificação precoce das pacientes com risco elevado para desenvolvimento da RCF seria fundamental para o estabelecimento de medidas profiláticas nessa subpopulação de alto risco, precocemente na gestação, objetivando minimizar a gra-

vidade e a evolução da doença. Entretanto, mesmo que não sejam comprovadas medidas preventivas eficazes, os esforços atuais voltam-se então para o diagnóstico precoce, com adequado seguimento pré-natal, de forma a se obter um melhor prognóstico dessas gestações de alto risco.

Com o objetivo de facilitar a compreensão dos artigos, a seguir descreveremos inicialmente os estudos que utilizaram somente a Dopplervelocimetria das artérias uterinas, seguidos de trabalhos que avaliaram marcadores bioquímicos e, por fim, publicações que investigaram a combinação do Doppler com os marcadores bioquímicos.

DOPPLERVELOCIMETRIA DAS ARTÉRIAS UTERINAS NO PRIMEIRO TRIMESTRE

Martin *et al.*[8] publicaram, em 2001, o primeiro estudo prospectivo com casuística expressiva, o qual investigou o emprego de Dopplervelocimetria das artérias uterinas no primeiro trimestre, na predição de RCF e PE. Nesse estudo, RCF foi definida como peso ao nascimento abaixo do percentil 10 para a idade gestacional. Os autores observaram, porém, relação inversamente proporcional entre a sensibilidade e a idade gestacional em que a doença se havia manifestado, demonstrando maior efetividade na identificação de casos mais graves, com pior desfecho perinatal. Quando, por exemplo, o parto havia ocorrido com idade gestacional inferior a 32 semanas, a sensibilidade encontrada foi de 27,8%, bem superior àquela encontrada quando considerados todos os casos, de 11,7%. Foi avaliada também a presença de incisura protodiastólica, mas ela ocorreu em 75% das gestações avaliadas, em uma ou ambas as artérias, não sendo possível, portanto, seu uso no rastreamento de RCF.

Gómez et al.,[9] em Barcelona, relataram, em 2005, seus resultados com o uso de Dopplervelocimetria das artérias uterinas entre 11 e 14 semanas, em população de baixo risco, na predição de RCF e PE. Contrariamente a Martin et al., os autores estudaram as artérias uterinas por via vaginal, o que, segundo eles, se mostrou vantajoso, tendo em vista a maior facilidade técnica. A sensibilidade na predição de RCF (considerados todos os casos) foi de 24,3%, acima do alcançado por Martin et al. Foram considerados fetos restritos aqueles que apresentaram peso ao nascimento abaixo do percentil 5 para a idade gestacional, segundo tabela local.

A avaliação das artérias uterinas por via vaginal foi também adotada por Pilalis et al.,[10] grupo de Atenas, em 2007, em trabalho prospectivo que reuniu 1.123 pacientes, na predição de fetos pequenos para a idade gestacional e de PE. Tendo escolhido o percentil 95 do índice de pulsatilidade (IP) médio como ponto de corte, os autores obtiveram sensibilidade de 100% na predição de fetos pequenos para a idade gestacional que necessitaram de resolução da gestação antes de 34 semanas (3/3 casos), sensibilidade de 9,6% na predição de fetos pequenos para a idade gestacional com peso ao nascimento abaixo do percentil 10 (11/115 casos) e de 17,8% na predição de fetos pequenos para a idade gestacional com peso ao nascimento abaixo do percentil 5 (8/45 casos). A presença de incisura protodiastólica

ocorreu bilateralmente em 63,4% e unilateralmente em 18,43% dos casos.

Esses dois últimos estudos concluem que o exame de rastreamento de aneuploidias do primeiro trimestre é uma excelente oportunidade para se estudar a Dopplervelocimetria das artérias uterinas na investigação de RCF. Reconhecem, entretanto, que a avaliação isolada, nessa fase, tem papel limitado no rastreamento de RCF devido aos resultados apresentados e, ainda, que valores significantemente melhores podem ser obtidos se o estudo de marcadores bioquímicos (PAPP-A, por exemplo) fizer parte do método preditivo.

Em 2008,[11] no Canadá, foi realizada metanálise envolvendo 61 estudos demonstrando a relação do Doppler das artérias uterinas com a RCF, além de 74 estudos demonstrando a relação do Doppler com a PE. Na maioria dos estudos, verificou-se Dopplervelocimetria sendo realizada entre 18 e 24 semanas; apenas em dez artigos ela foi realizada antes de 16 semanas. Como conclusão, observou-se que o Doppler das artérias uterinas é melhor em predizer PE do que RCF, e que, nos dois casos, a acurácia dessa predição é maior no segundo trimestre da gestação, não no primeiro. Concluiu-se também que o IP associado à incisura protodiastólica no segundo trimestre parece ser capaz de identificar RCF na população de baixo risco, mas mostrou-se pouco sensível na predição de RCF na população de alto risco.

Os estudos prosseguiram, e, no Brasil, Liao et al.,[12] em 2009, determinaram os valores de referência do IP médio das artérias uterinas, avaliadas por via transvaginal, entre 11 e 14 semanas e entre 20 e 25 semanas. Eles concluíram que o estudo

Dopplervelocimétrico endovaginal das artérias uterinas pode ser realizado de forma satisfatória e incorporado aos exames ultrassonográficos oferecidos como parte da rotina de acompanhamento pré-natal no primeiro e segundo trimestres da gestação.

Ainda em 2009, Melchiorre et al.[13] publicaram um dos poucos trabalhos que diferencia fetos pequenos para a idade gestacional de fetos restritos. Foram avaliados os valores de índice de resistência (IR) em múltiplos da mediana (MoMs) em 3.010 gestantes entre 11 e 14 semanas, separadas nos seguintes grupos: fetos pequenos para a idade gestacional (peso ao nascimento abaixo do percentil 10), fetos pequenos para a idade gestacional afetados por PE, fetos restritos (peso ao nascimento abaixo do percentil 10 associado a alteração do Doppler fetal) a termo, fetos restritos pré-termo e grupo de controle. Foram obtidas sensibilidades de 14%, 25%, 38% e 44% no rastreamento de fetos pequenos para a idade gestacional, restritos, restritos pré-termo e pequenos para a idade gestacional associados a PE, respectivamente, demonstrando maior sensibilidade quando em associação com a PE, bem como maior sensibilidade em restritos do que em pequenos para a idade gestacional, com diferença estatisticamente significante com o grupo de controle em todos os grupos avaliados.

Em uma metanálise de 2014,[14] foram analisados 18 estudos envolvendo 26.276 mulheres. A sensibilidade e a especificidade do Doppler das artérias uterinas no primeiro trimestre, na predição de RCF precoce, foram 39,2% e 93,1%, respectivamente. No caso de RCF em qualquer idade gestacional, houve 15,4% de sensibilidade

e 93,3% de especificidade. Na metanálise, encontrou-se dificuldade na avaliação dos fetos restritos, pois ocorreram divergências entre os estudos quanto à definição. Foi possível concluir que a especificidade na predição do crescimento fetal restrito foi alta, mas a sensibilidade não.

PARÂMETROS BIOQUÍMICOS NO PRIMEIRO TRIMESTRE

Em 2008, Spencer et al.,[15] do grupo do King's College, apresentaram estudo prospectivo de casuística significante, contendo 49.801 gestantes entre 11 e 13 semanas + 6 dias de gestação, no qual foi avaliado o papel dos marcadores bioquímicos, do β-HCG livre e da PAPP-A, na predição de feto pequeno para a idade gestacional no primeiro trimestre. Foram considerados pequenos para a idade gestacional aqueles com peso ao nascimento abaixo do percentil 10, e estes foram subdivididos em dois grupos: abaixo do percentil 5 e percentil 3. Foi estabelecido como ponto de corte o percentil 5 da medida de PAPP-A e β-HCG livre em MoMs do grupo de controle (0,415 e 0,41 MoM, respectivamente). Em fetos pequenos para a idade gestacional com percentil abaixo de 10, 5 e 3, os autores obtiveram taxa de detecção de PAPP-A de 12%, 14% e 16%, respectivamente, com média de MoMs significativamente menor nesses grupos do que no de fetos adequados para a idade gestacional. Ao analisar, entretanto, a média de MoMs do β-HCG livre, não foi encontrada diferença estatística entre os grupos.

Romero et al.[5] deram continuidade à avaliação dos marcadores bioquímicos no primeiro trimestre. Eles realizaram estudo caso-controle em 2008, considerando pequeno para a idade gestacional o feto com peso ao nascimento abaixo do percentil 10. Foram dosados: sEng (forma solúvel da endoglin, proteína reguladora de fatores pró-angiogênicos, a qual tem implicado na fisiopatologia da PE), sFlt-1 e PlGF a cada quatro semanas, do primeiro trimestre até o parto. No grupo dos fetos pequenos para a idade gestacional houve uma concentração plasmática mais elevada de sEng do que no grupo de controle, assim como concentração plasmática mais baixa de PlGF a partir de dez semanas, ambos estatisticamente significantes. Não houve diferença estatística entre os grupos em relação à taxa de sFlt-1. Mudanças nos níveis de sEng e PlGF podem preceder complicações clínicas, como fetos pequenos para a idade gestacional, demonstrando associação dessa doença com o estado antiangiogênico.

Prosseguindo com pesquisas envolvendo os marcadores bioquímicos, em 2009, um grupo de Hong Kong[16] realizou estudo prospectivo com 619 gestantes entre 11 e 13 semanas + 6 dias de gestação, no qual foram avaliados ultrassonografia e marcadores bioquímicos na detecção de fetos pequenos para a idade gestacional, ou seja, com peso ao nascimento abaixo do percentil 10 pela tabela local. No trabalho, houve uma associação de PAPP-A, Doppler das artérias uterinas e volume placentário com fetos pequenos para a idade gestacional, mas não foi estabelecida uma correlação estatisticamente significante com o β-HCG livre. O estudo relata também que o único fator preditor independente foi o volume placentário, enquanto os demais fatores apresentaram valores significantes apenas quando avaliados em conjunto.

Em 2010, um grupo de Milão[17] publicou estudo retrospectivo que avaliou a associação de baixos níveis de PAPP-A com complicações tais quais feto pequeno para a idade gestacional (peso ao nascimento abaixo do percentil 10), PE sem associação com restrição (circunferência abdominal [CA] abaixo do percentil 10 associado a alteração do IP da artéria umbilical ou PE) e restrição isolada ou associada a PE. A melhor associação de dano vascular placentário foi obtida em casos de RCF abaixo de 34 semanas. Não houve no estudo, porém, correlação entre baixos níveis de PAPP-A e fetos pequenos.

Foi publicada em 2015 uma revisão sistemática[7] valendo-se de 103 estudos, com um total de 432.621 gestantes, cujo propósito era apurar a acurácia dos marcadores bioquímicos (PAPP-A, fração livre do β-HCG, PlGF e proteína placentária 13 [PP-13]) no primeiro trimestre, na predição de fetos pequenos para a idade gestacional (peso ao nascimento abaixo do percentil 10; e abaixo do percentil 5 na forma grave). Os resultados foram avaliados separadamente para cada marcador e, em geral, apresentaram baixa acurácia na predição de fetos pequenos no primeiro trimestre. O PP-13 foi o que apresentou os melhores resultados, com sensibilidade de 36% e especificidade de 90%, embora apenas um estudo tenha sido realizado com esse marcador.

Este trabalho corrobora a maioria desses estudos, concluindo que o rastreamento da restrição deve voltar-se para a associação de marcadores bioquímicos e biofísicos, pois, se analisados individualmente, não apresentam resultados satisfatórios.

DOPPLERVELOCIMETRIA E PARÂMETROS BIOQUÍMICOS COMBINADOS NO PRIMEIRO TRIMESTRE

Em 2010, foi realizada uma revisão[18] com o objetivo de avaliar a função placentária, no primeiro trimestre, na predição de RCF e PE. Os fatores de risco maternos isoladamente não se mostraram efetivos para um rastreio na população geral, podendo apresentar melhores resultados quando associados a marcadores bioquímicos ou biofísicos. Considerando o Doppler das artérias uterinas, o IR pareceu apresentar melhor reprodutibilidade no primeiro trimestre, e a sensibilidade do Doppler é maior nas formas graves da doença do que nas leves. Ao contrário do que se observa no segundo trimestre, a incisura protodiastólica foi considerada um preditor fraco, já que está presente em 45% das gestações normais. Já com os marcadores bioquímicos, e também com os fatores de risco, não houve um bom resultado no rastreamento de fetos restritos quando utilizados de forma isolada, sendo o resultado aprimorado em associação com outra variável. Os estudos que envolveram a fração livre do β-HCG concluíram que esses níveis apresentaram-se sem alterações ou discretamente reduzidos nas gestações que cursaram com RCF, sem significância estatística, já os estudos que utilizaram PAPP-A, disintegrina A e metaloproteinase 12 (ADAM-12, *A disintegrin and metalloproteinase-12*) e PlGF apresentaram, em sua maioria, níveis reduzidos desses marcadores no primeiro trimestre em gestações que evoluíram com fetos restritos. O que se conclui nessa revisão está de acordo com os estudos até agora expostos, em que nenhum marcador, isoladamente, apresentou-se como bom preditor para restrição, porém a análise combinada deles demonstrou, até agora, resultados diversos, configurando uma tendência de futuros estudos em identificar a melhor combinação de marcadores, de modo a resultar em um *screening* com melhor sensibilidade e um valor de falso positivo aceitável.

Poon *et al.*[6] publicaram, no ano de 2011, os resultados de um estudo prospectivo de rastreamento de eventos obstétricos adversos em 33.602 gestantes entre 11 e 13 semanas +6 dias, sendo avaliados valores de PAPP-A e fração livre do β-HCG na predição de fetos pequenos para a idade gestacional (peso ao nascimento abaixo do percentil 5), na ausência de PE. Todas as variáveis analisadas apresentaram valores significantemente menores no grupo de fetos pequenos, em relação a níveis de PAPP-A e fração livre do β-HCG, e as características maternas alcançaram 37%, com taxa de falso positivo de 10%. O estudo concluiu que a inclusão dos marcadores bioquímicos não foi efetiva para a melhora do rastreamento de fetos pequenos na ausência de PE, já que a sensibilidade aumentou de 34% para 37% quando essas variáveis foram associadas a características maternas. Já no caso de valores baixos de PAPP-A no primeiro trimestre, por sua vez, sugere-se aprimorar o seguimento ultrassonográfico no terceiro trimestre.

Foi publicado, ainda em 2011, um "braço" do trabalho de Poon *et al.*, realizado no

King's College,[19] o qual utilizou os dados coletados anteriormente, adicionados a uma avaliação dos níveis de PlGF, PP-13 e ADAM-12, de amostras coletadas durante o primeiro trimestre das mesmas gestantes. O objetivo desse estudo foi aprimorar o *screening* precoce de fetos pequenos para a idade gestacional na ausência de PE, com base em características maternas, Doppler das artérias uterinas, PAPP-A, fração livre do β-HCG, PlGF, PP-13 e ADAM-12. Comparando-se os dois grupos, o MoM equivalente ao IP médio das artérias uterinas foi maior no grupo de fetos pequenos para a idade gestacional do que no grupo de controle, já os marcadores bioquímicos e de translucência nucal (TN) foram menores, e essa discrepância foi mais acentuada entre os fetos pequenos cujos partos deram-se antes de 37 semanas. A taxa de detecção de fetos pequenos foi de 73% nos prematuros e de 46% nos que nasceram a termo, com falso positivo fixado em 10%, apresentando, portanto, uma maior taxa de detecção de fetos pequenos para a idade gestacional do que no estudo anterior.

Em 2014, Schwartz *et al.*[20] realizaram, na Universidade da Pensilvânia, estudo prospectivo com 578 gestantes entre 11 e 14 semanas, com o objetivo de desenvolver um modelo de análise multivariável, combinando marcadores diretos e indiretos do processo inicial de placentação na identificação de gestantes que desenvolveram posteriormente RCF (abaixo do percentil 10 e abaixo do percentil 5). Na avaliação, o IP médio das artérias uterinas mostrou-se significantemente mais elevado nos restritos abaixo do percentil 10 em relação ao grupo de controle, já quando esses valores foram analisados com outros marcadores, essa diferença não se verificou como estatisticamente significante. Quando o Doppler foi correlacionado com o grupo de restritos abaixo do percentil 5, não se obteve diferença estatística, ao contrário da maioria dos estudos em que a associação é mais forte nas formas graves da doença, mas talvez isso seja devido ao pequeno número de casos nessa amostra. Quanto aos marcadores bioquímicos, foram avaliados o PP-13 e o PlGF; o primeiro não demonstrou relação com os fetos pequenos em nenhum dos dois grupos, enquanto o segundo, o PlGF, foi representado por valores de MoM significantemente menores no grupo com peso abaixo do percentil 10 (0,82) quando em comparação com fetos adequados para a idade gestacional (AIG) (1,03). Essa associação novamente não se verificou no grupo com peso abaixo do percentil 5.

Outra revisão sistemática de 2014,[18] publicada por um grupo em Washington, nos Estados Unidos, apresentou uma visão bastante pessimista no tocante ao rastreamento de RCF no primeiro trimestre, relatando que os achados na literatura atual não demonstraram, até então, níveis de detecção confiáveis.

Estudo realizado em Barcelona[21] utilizou-se do PAPP-A e da fração livre do β-HCG em associação com o IP médio das artérias uterinas no primeiro trimestre para buscar um modelo de rastreamento de fetos pequenos para a idade gestacional. Com um falso positivo de 10%, esse estudo alcançou uma taxa de detecção de 75% de fetos com restrição precoce. No caso de restrição tardia, os valores foram de 31,3% e 22,3% na presença e na ausência de PE, respectivamente, demonstrando, mais uma vez, associação importante nas formas mais graves e mais precoces da doença, assim como na presença de PE.

Em 2019, o mesmo grupo[22] rastreando RCF no primeiro trimestre em uma população de 9.150 pacientes, utilizou algoritmo semelhante ao rastreio das aneuploidias, incluindo características maternas (como etnia, história pregressa de RCF, hipertensão prévia e pressão arterial média), marcador biofísico (representado pelo Doppler das artérias uterinas) e marcadores bioquímicos, dosando o PlGF (fator de crescimento placentário) e o fator antiangiogênico sFtl-1. O grupo encontrou taxa total de detecção para RCF de 86,4%, para um falso positivo de 10%, aumentando para 94,7% nos casos associados a PE e diminuindo para 71,4% naqueles em que essa patologia não estava presente.

Como conclusão, acreditamos que o rastreamento da RCF deva ser realizado no primeiro trimestre, principalmente em população de maior risco – que deve ser definida pelas características maternas –, e o melhor resultado do rastreio, sem dúvida, se dá com a associação de antecedentes maternos, Dopplervelocimetria das artérias uterinas e marcadores bioquímicos, separando, assim, a população que deve ser acompanhada de maneira diferenciada em seu pré-natal e precocemente tratada, a fim de diminuir as complicações inerentes a essa entidade nosológica.

REFERÊNCIAS BIBLIOGRÁFICAS

1. American College of Obstetricians and Gynecologists. ACOG Practice Bulletin. Intrauterine growth restriction. Obstet Gynecol. 2000;95:1-12.

2. Gardosi J, Madurasinghe V, Williams M, Malik A, Francis A. Maternal and fetal risk factors for stillbirth: population based study. BMJ. 2013 Jan 24;346:f108.

3. Lindqvist PG, Molin J. Does antenatal identification of small-forgestationalage fetuses significantly improve their outcome? Ultrasound Obstet Gynecol. 2005. Mar;25(3):258-64.

4. Oliveira LG de, Karumanchi A, Sass N. Pré-eclâmpsia: estresse oxidativo, inflamação e disfunção endotelial. Rev Bras Ginecol Obstet. 2010 Dec;32(12):609-16.

5. Romero R, Nien JK, Espinoza J, Todem D, Fu W, Chung H et al. A longitudinal study of angiogenic (placental growth factor) and anti-angiogenic (soluble endoglin and soluble vascular endothelial growth factor receptor-1) factors in normal pregnancy and patients destined to develop preeclampsia and deliver a small for. J Matern Neonatal Med. 2008;21(1):9-23.

6. Poon LCY, Karagiannis G, Staboulidou I, Shafiei A, Nicolaides KH. Reference range of birth weight with gestation and first-trimester prediction of small-for-gestation neonates. Prenat Diagn. 2011 Jan;31(1):58-65.

7. Zhong Y, Zhu F, Ding Y. Serum screening in first trimester to predict pre-eclampsia, small for gestational age and preterm delivery: systematic review and meta-analysis. BMC Pregnancy Childbirth. 2015;15(1):191.

8. Martin AM, Bindra R, Curcio P, Cicero S, Nicolaides KH. Screening for pre-eclampsia and fetal growth restriction by uterine artery Doppler at 11-14 weeks of gestation. Ultrasound Obstet Gynecol. 2001;18(6):583-6.

9. Gómez O, Martínez JM, Figueras F, Del Río M, Borobio V, Puerto B et al. Uterine artery Doppler at 11-14 weeks of gestation to screen for hypertensive disorders and

associated complications in an unselected population. Ultrasound Obstet Gynecol. 2005 Oct;26(5):490-4.

10. Pilalis A, Souka AP, Antsaklis P, Basayiannis K, Benardi P, Haidopoulos D, et al Screening for pre-eclampsia and small for gestational age fetuse at the 11-14 weeks scan by uterine artery Dopplers. Acta Obstet Gynecol Scand. 2007;86(5):530-4.

11. Cnossen JS, Morris RK, ter Riet G, Mol BWJ, van der Post JAM, Coomarasamy A, et al. Use of uterine artery Doppler ultrasonography to predict pre-eclampsia and intrauterine growt restriction: a systematic review and bivariable meta-analysis. CMAJ. 2008; 178(6):701-11.

12. Liao AW, Toyama J, Costa V, Ramos C, Brizot M, Zugaib M. Correlation between the Doppler velocimetry findings of the uterine arteries during the first and second trimesters of pregnancy. Rev Assoc Med Bras. 2009;55(2):197-200.

13. Melchiorre K, Leslie K, Prefumo F, Bhide A, Thilaganathan B. First-trimester uterine artery Doppler indices in the prediction of small-for-gestational age pregnancy and intrauterine growth restriction. Ultrasound Obstet Gynecol. 2009;33(5):524-9.

14. Velauthar L, Plana MN, Kalidindi M, Zamora J, Thilaganathan B, Illanes SE et al. First-trimester uterine artery Doppler and adverse pregnancy outcome: a meta-analysis involving 55974 women. Ultrasound Obstet Gynecol. 2014;43(5):500-7.

15. Spencer K, Cowans NJ, Avgidou K, Molina F, Nicolaides KH, First trimester biochemical markers of aneuploidy and the prediction of small-for-gestational age fetuses. Ultrasound Obstet Gynecol. 2008;31(1):15-9.

16. Law LW, Leung TY, Sahota DS, Chan LW, Fung TY, Lau TK. Which Ultrasound Or biochemical markers are independent predictors of small-for-gestational age? Ultrasound Obstet Gynecol. 2009;34(3):283-7.

17. Conversa V, Signaroldi M, Mastroianni C, Stampalija T, Ghisoni L, Ferrazzi E. Distinction between fetal growth restriction and small for gestacional age newborn weight enhances the prognostic value of low PAPP-A in the first trimester. Prenat Diagn. 2010 Aug 18;30(10):1007-9.

18. Halscott TL, Ramsey PS, Reddy UM. First trimester screening cannot predict adverse outcomes yet. Prenat Diagn. 2014;34(7):668-76.

19. Karagiannis G, Akolekar R, Sarquis R, Wright D, Nicolaides KH. Prediction of small-for-gestation neonates from biophysical and biochemical markers at 11-13 weeks. Fetal Diagn Ther. 2011;29(2):148-54.

20. Schwartz N, Sammel MD, Leite R, Parry S. First-trimester placental ultrasound and maternal serum markers as predictors of small-for-gestational-age infants. Am J Obstet Gynecol. 2014;211(3):253. e1-8.

21. Lombaier SM, Figueiras F, Mercade I, PerelloM, Peguero A, Croveto JU, Ortiz F, Crispi, Gratacós E: Angiogenuc factors vc Doppler surveillance in the prediction of adverse outcome among latepregnancy small-for-gestacional-age fetuse; Ultrasound Obstet Gynecol 2014;533-540.

22. Croveto, F, Triunfo S, Crispi F, Rodriguez-Sureda V, Dominguez C, Gratacós E: First trimester screening with specific algoritms for earlu and late onset fetal growth restriction; Ultrasound Obstet Gynecol 2019; doi: 10.1002/uog.15879

capítulo 8

Restrição do Crescimento Fetal Precoce: Como Conduzir

▶ Luciano Marcondes Machado Nardozza
▶ Ana Carolina Rabachini Caetano

INTRODUÇÃO

Os maiores desafios no manejo da restrição do crescimento fetal (RCF) são o diagnóstico preciso dos fetos com risco de desfechos perinatais adversos, a prevenção do óbito fetal e o momento do parto.[1] Como ainda não há tratamento efetivo para reverter ou interromper a progressão da insuficiência placentária, a avaliação da vitalidade fetal e a decisão do momento do parto são as principais estratégias no manejo desses fetos.[2] Essa decisão é frequentemente baseada em idade gestacional, etiologia da restrição do crescimento, grau de comprometimento da vitalidade fetal, além de experiência e recursos tecnológicos disponíveis para avaliação do feto e tratamento do neonato, devendo o parto preferencialmente ser realizado em um hospital terciário.[3]

Um manejo considerado ideal por muitos autores e utilizado no nosso serviço é o acompanhamento logintudinal da vitalidade fetal, iniciando entre 24 e 26 semanas (a depender da idade gestacional e da viabilidade do serviço), com métodos ultrassonográficos, Doppler velocimétricos e biofísicos. A combinação de múltiplos testes na avaliação da vitalidade fetal melhora a predição de acidemia e do óbito fetal quando comparada a testes isolados.[4] O intervalo dessa avaliação depende da idade gestacional e dos sinais de insuficiência placentária.

No manejo desses fetos, o primeiro passo importante é tentar distinguir a RCF verdadeira, relacionada com insuficiência placentária e com pior prognóstico perinatal, dos fetos pequenos constitucionais como um prognóstico perinatal praticamente normal.[5]

Apesar das inúmeras publicações, não existe consenso na literatura sobre os critérios mais adequados para se definir RCF. Visando uniformizar a abordagem clínica e tornar os resultados dos estudos científicos comparáveis, foi publicado, em 2016, um consenso para definição da RCF baseado na opinião de especialistas utilizando a metodologia Delphi, com o estabelecimento de nomenclatura unificada e critérios diagnósticos claros de RCF precoce e tardia, como mostra a Tabela 8.1.[6]

A RCF precoce e a tardia são distinguíveis quando as consideramos em grupos. Na RCF precoce, a evolução geralmente se inicia pela alteração no Doppler das artérias umbilicais, progredindo para centralização fetal, com alteração do Doppler venoso, da cardiotocografia computadorizada e, por último, do perfil biofísico fetal.[4] Na RCF tardia, a principal alteração é do Doppler da artéria cerebral média ou das artérias umbilicais, sem alterações significativas do Doppler venoso, e a alteração da relação cerebroplacentária pode ser o único sinal existente de hipoxemia. Além disso, o óbito fetal ocorre de maneira mais rápida e inesperada na RCF tardia, portanto o controle de vitalidade fetal deve ser intensificado a partir da 34ª semana.[4]

Um tipo de manejo descrito na literatura consiste em agrupar as pacientes dentro de estágios de evolução que levem em conta seguimentos, momento do parto e riscos fetais semelhantes.[5] Com base nas evidências disponíveis na literatura e nas características do nosso serviço e da população de pacientes e obstetras, seguimos, no Departamento de Obstetrícia da Escola Paulista de Medicina, na Universidade Federal de São Paulo, o protocolo de manejo baseado em estágios de evolução da RCF.[6]

Tabela 8.1 Critérios diagnósticos da restrição do crescimento fetal baseados em consenso de especialistas (segundo método Delphi).

Restrição do crescimento fetal precoce (< 32 semanas)	Restrição do crescimento fetal tardia (> 32 semanas)
CA/PE < p3 ou Doppler de AU com diástole zero	CA/PE < p3
Ou	**Ou duas das três características:**
CA/PE < p10 + IP da AUT > p95 ou IP da AU > p95	1. CA/PE < p10
	2. CA/PE: queda de mais de 2 quartis na curva de crescimento
Obs.: excluídas malformações.	3. Relação cerebroplacentária < p5 ou IP da AU > p95
	Obs.: excluídas malformações.

CA: circunferência abdominal; PE: peso estimado; p: percentil; AU: artéria umbilical; AUT: artéria uterina materna; IP: índice de pulsatilidade.

Traduzida de Gordijn *et al.*; 2016.

Estágio 1. Restrição do crescimento fetal com Doppler normal (insuficiência placentária leve)

Peso fetal estimado abaixo do percentil 3 sem alterações do Doppler. A avaliação do crescimento fetal e da vitalidade (Doppler e perfil biofísico fetal) pode ser realizada quinzenalmente até 34 semanas e, a partir disso, semanalmente.[7] Parto com 38 semanas, podendo ser induzido cuidadosamente, mas evitando o uso de prostaglandinas.[1] Se o percentil de peso estimado for menor que 1, considerar o parto com 37 semanas.[5,7]

Estágio 2. Restrição do crescimento fetal com insuficiência placentária moderada (com alterações do Doppler)

Presença das seguintes alterações do Doppler: índice de pulsatilidade (IP) das artérias umbilicais > percentil 95, IP da artéria cerebral média < percentil 5 ou RCP (Relação Cérebro-placentária) < percentil 5. A avaliação da vitalidade fetal (Doppler e perfil biofísico fetal) realizada semanalmente é aceitável.[5,8] Em nosso serviço, monitoramos a vitalidade fetal duas vezes por semana e consideramos a internação da paciente após 34 semanas para otimizar o controle clínico e realizar vitalidade diária.[7] As evidências sugerem um baixo risco de deterioração fetal antes do termo, mas também não demonstram benefícios em manter a gestação após o termo ser alcançado. Parto com 37 semanas, sendo a indução aceitável, contudo evitando o uso de prostaglandinas. Maior risco de sofrimento fetal intraparto.[8]

É aceitável a resolução por cesárea eletiva em pacientes com colo desfavorável e alteração da relação cerebroplacentária (no nosso serviço, consideramos a relação cerebroplacentária alterada quando menor que 1).[9]

Na Universidade Federal de São Paulo, utilizamos o Doppler das artérias uterinas como um dos critérios diagnósticos da RCF (segundo Consenso Delphi[6]), porém não o utilizamos como critério de manejo.

Estágio 3. Restrição do crescimento fetal com insuficiência placentária severa (Doppler da artéria umbilical com diástole zero)

Definido pelo Doppler da artéria umbilical com diástole zero ou diástole reversa no Doppler do IAo. Monitorização fetal a cada dois dias é aceitável.[3] Para otimizar o controle do bem-estar fetal, em nosso serviço, as pacientes são internadas, a partir da viabilidade, e avaliadas diariamente (Doppler, perfil biofísico fetal e cardiotocografia computadorizada).[7] O parto é recomendado com 34 semanas por cesárea eletiva, pois o risco de sofrimento fetal na indução de parto excede 50%.[5,7]

Estágio 4. Restrição do crescimento fetal com deterioração fetal avançada (Doppler da artéria umbilical com diástole reversa ou ducto venoso com índice de pulsatilidade > percentil 95)

Definido pela presença de diástole reversa no Doppler da artéria umbilical ou Doppler do ducto venoso (DV) com IP > percentil 95. Existe um alto risco de óbito fetal e de prejuízo no desenvolvimento neurológico. Internação e monitorização da vitalidade fetal diariamente (Doppler, perfil biofísico fetal e cardiotocografia computadorizada). O parto, em alguns protocolos na literatura, é recomendo a partir de 30 semanas,[5] mas em nosso serviço adotamos parto por cesárea eletiva, conforme a viabilidade da unidade de terapia intensiva (UTI) neonatal (26 semanas e peso fetal estimado ≥ 500 g ou 28 semanas independentemente do peso fetal estimado).[7] Nesse estágio, em fetos com menos de 30 semanas podemos utilizar o perfil biofísico fetal para avaliar a possibilidade de conduta expectante pelo menos para realização de corticoterapia e transferência para serviço terciário.[4] Um perfil biofísico fetal menor do que 6/10 indica parto na viabilidade devido a sua alta associação com acidemia;[1] devemos ressaltar, porém, que o perfil biofísico fetal, no feto com menos de 28 semanas, altera-se em média uma semana após as alterações de Doppler venoso,[10] tempo que poderia aumentar em 14% a sobrevida neonatal.[1]

Estágio 5. Restrição do crescimento fetal com grande probabilidade de acidose fetal e alto risco de óbito fetal (Doppler do ducto venoso com onda A reversa, cardiotocografia computadorizada < 3 ms ou desacelerações da frequência cardíaca fetal)

Definido pelo Doppler do ducto venoso com onda A reversa, variação de curto prazo na cardiotocografia computadorizada < 3 ms ou desacelerações na frequência cardíaca fetal. Parto por cesárea eletiva no momento do diagnóstico, a depender da viabilidade da UTI neonatal.[5,7]

Nas idades gestacionais mais precoces, os pais devem ser aconselhados de acordo com os dados de viabilidade sem sequelas, e a opinião deles deve ser levada em conta na decisão do parto.[5] É preciso ressaltar que a sobrevida, descrita na literatura, de neonatos com RCF entre 24 e 26 semanas é menor do que 50%, e o risco de morbidade grave é maior do que 80%.[11] As taxas de sobrevida ultrapassam os 50% quando atingidos 500 g ou 26 semanas.[1]

Em qualquer estágio, quando qualquer mudança puder indicar uma aceleração na progressão da doença – por exemplo, presença de pré-eclâmpsia sobreposta ou surgimento de algum sinal que indique deterioração fetal –, a frequência da avaliação da vitalidade fetal deve ser aumentada até que a idade gestacional para o parto seja atingida.[1]

Avaliação do líquido amniótico

Uma revisão sistemática, realizada em 2008, com gestações de baixo e alto risco, comparou o índice de líquido amniótico com a medida do maior bolsão vertical, considerado normal quando maior que ≥ 20mm, ambos como métodos de avaliação do líquido amniótico. Concluiu-se que a medida do maior bolsão vertical é mais benéfica porque a avaliação do índice de líquido amniótico aumenta as taxas de oligoâmnio e de indução do parto sem melhorar o prognóstico perinatal.[12]

Metanálise que incluiu 18 ensaios clínicos demonstrou associação do índice de líquido amniótico menor do que 50 mm com um Apgar de 5 minutos menor e com o aumento do sofrimento fetal intraparto, porém não mostrou associação com acidose fetal ou óbito perinatal.[13]

Até o momento, a inclusão do oligoâmnio nos protocolos de manejo da restrição do crescimento fetal não encontra consenso na literatura, sendo necessários mais estudos para validar seu emprego.[14]

Corticosteroides e sulfato de magnésio

O uso antenatal de corticosteroides deve ocorrer entre 24 e 36 semanas, idealmente entre 28 e 32 semanas, de preferência na semana que antecede a programação do parto (no máximo dois ciclos), para acelerar a maturidade pulmonar fetal e reduzir o risco de hemorragias intracranianas.[15] Uma revisão sistemática da literatura com metánalise, publicada em 2016, demonstrou benefício do uso de corticosteroides entre 34 e 36 semanas e 6/7 dias em pacientes com risco imediato de parto prematuro tardio.[16] Concluiu também que, em cesáreas planejadas entre 37 e 38 semanas e 6/7 dias, os pais podem ser aconselhados sobre os benefícios de uma única dose de corticosteroide, como a diminuição da síndrome do desconforto respiratório.[16] Logo após o uso de corticosteroides, contudo, os índices Doppler podem apresentar uma melhora que é apenas transitória. Para os partos antes de 32 semanas, o uso de sulfato de magnésio é preconizado para neuroproteção.[17] Estudos sobre o uso de corticosteroides e sulfato de magnésio em grupos específicos de pacientes, como os de crescimento fetal restrito, devem ser realizados.[17]

A Tabela 8.2 mostra o manejo de fetos com RCF proposto em nosso serviço, segundo os estágios de evolução.

Tabela 8.2 Resumo do protocolo de manejo da restrição do crescimento fetal na Universidade Federal de São Paulo (UNIFESP).

Estágio	Descrição	Controle de vitalidade	Parto
PIG	p3 > PFE < p10	Controle de vitalidade a cada 2 semanas	Parto com 40 semanas
Estágio 1	PFE < p3	Controle de vitalidade a cada 2 semanas até 34 semanas	Parto entre 37 e 38 semanas
		Controle de vitalidade semanal a partir de 34 semanas	
Estágio 2	Alterações de AU, ACM ou RCP no Doppler	Controle de vitalidade 2 vezes por semana	Parto com 37 semanas
Estágio 3	Diástole zero na AU	Internação e controle diário de vitalidade	Parto com 34 semanas (cesárea eletiva)
Estágio 4	AU com diástole reversa ou DV com IP > p95	Internação e parto	Parto se viabilidade (cesárea eletiva)
Estágio 5	DV com onda A reversa ou VCP na cCTG < 3 ms ou desacelerações na FCF	Internação e parto	Parto se viabilidade (cesárea eletiva)

PIG: pequeno para idade gestacional; PFE: peso fetal estimado; p: percentil; AU: artéria umbilical; ACM: artéria cerebral média; RCP: relação cerebroplacentária; IP: índice de pulsatilidade; DV: ducto venoso; cCTG: cardiotocografia computadorizada; VCP: variação de curto prazo; FCF: frequência cardíaca fetal.

Fonte: Nardozza LM; *et al.*, 2017.[7]

119

REFERÊNCIAS BIBLIOGRÁFICAS

1. Seravalli V, Baschat AA. A uniform management approach to optimize outcome in fetal growth restriction. Obstet Gynecol Clin North Am. 2015 Jun;42(2):275-88.

2. Figueras F, Gardosi J. Intrauterine growth restriction: new concepts in antenatal surveillance, diagnosis, and management. Am J Obstet Gynecol. 2011;204(4):288-300.

3. Visser GHA, Bilardo CM, Derks JB, Ferrazzi E, Fratelli N, Frusca T et al. Fetal monitoring indications for delivery and 2-year outcome in 310 infants with fetal growth restriction delivered before 32 weeks' gestation in the TRUFFLE study. Ultrasound Obstet Gynecol. 2017;50:347-52.

4. Baschat AA. Integrated fetal testing in growth restriction: combining multivessel Doppler and biophysical parameters. Ultrasound Obstet Gynecol. 2003;21:1-8.

5. Figueras F, Gratacós E. Update on the diagnosis and classification of fetal growth restriction and proposal of a stage-based management protocol. Fetal Diagn Ther. 2014;36(2):86-98.

6. Gordijn SJ, Beune IM, Thilaganathan B, Papageorghiou A, Baschat AA, Baker PN. Consensus definition of fetal growth restriction: a Delphi procedure. Ultrasound Obstet Gynecol. 2016 Sep;48(3):333-9.

7. Nardozza LM, Caetano AC, Zamarian AC, Mazzola JB, Silva CP, Marçal VM et al. Fetal growth restriction: current knowledge. Arch Gynecol Obstet. 2017;295(5):1061-77.

8. Figueras F, Gratacós E. Stage-based approach to the management of fetal growth restriction. Prenat Diagn. 2014 Jul;34(7):655-9.

9. Arias F. Accuracy of the middle-cerebral-to-umbilical-artery resistance index ratio in the prediction of neonatal outcome in patients at high risk for fetal and neonatal complications. Am J Obstet Gynecol. 1994 Dec;171(6):1541-5.

10. Cosmi E, Ambrosini G, D'Antona D, Saccardi C, Mari G. Doppler, cardiotocography, and biophysical profile changes in growth-restricted fetuses. Obstet Gynecol. 2005 Dec;106(6):1240-5.

11. Baschat AA, Cosmi E, Bilardo CM, Wolf H, Berg C, Rigano S et al. Predictors of neonatal outcome in early-onset placental dysfunction. Obstet Gynecol. 2007 Feb;109(2 Pt 1):253-61.

12. Nabhan AF, Abdelmoula YA. Amniotic fluid index versus single deepest vertical pocket as a screening test for preventing adverse pregnancy outcome. Cochrane Database Syst Rev. 2008;(3):CD006593.

13. Chauhan SP, Sanderson M, Hendrix NW, Magann EF, Devoe LD. Perinatal outcome and amniotic fluid index in the antepartum and intrapartum periods: a meta-analysis. Am J Obstet Gynecol. 1999;181(6):1473-8.

14. Cruz-Martinez R, Savchev S, Cruz-Lemini M, Mendez A, Gratacós E, Figueras F. Clinical utility of third-trimester uterine artery Doppler in the prediction of brain hemodynamic deterioration and adverse perinatal outcome in small-for-gestational-age fetuses. Ultrasound Obstet Gynecol. 2014;45:273-78.

15. Resnik R, Giancarlo Mari MD. Fetal growth restriction: evaluation and management. UpToDate; Dec 2019; updated Jan 06, 2020.

16. Saccone G, Berghella V. Antenatal corticosteroids for maturity of term or near term fetuses: systematic review and meta-analysis of randomized controlled trials. BMJ. 2016;355:i5044.

17. Ting JY, Kingdom JC, Shah PS. Antenatal glucocorticoids, magnesium sulfate, and mode of birth in preterm fetal small for gestational age. Am J Obstet Gynecol. 2018;218(2S):S818-28.

capítulo 9

Restrição do Crescimento Fetal Tardia: Como Conduzir

▶ Giselle Tedesco
▶ Raquel Ferreira
▶ Barbara Giannico
▶ Rafael Spera

INTRODUÇÃO

A restrição do crescimento fetal (RCF) pode ser definida como a impossibilidade do feto de atingir seu peso esperado e/ou determinado por seu potencial genético. Sabemos que fetos restritos apresentam maior risco de morbidade e mortalidade e de desenvolvimento de condições clínicas adversas durante a vida adulta, principalmente neurológicas, cardiovasculares e endocrinológicas.

A RCF tem uma incidência de 5% a 10%, é a segunda causa de mortalidade perinatal, responsável por 30% dos óbitos fetais; causa mais comum de parto prematuro e asfixia intraparto.[1] De etiologia multifatorial, causas maternas, fetais e as que acarretem insuficiência vascular uteroplacentária comumente se inter-relacionam.

A fisiopatologia não está totalmente elucidada, e complexos mecanismos parecem estar envolvidos. No entanto, sabe-se que na maioria dos casos há uma insuficiência placentária estabelecida, com redução nas trocas materno-fetais, gerando um ambiente hipóxico-isquêmico ao feto. Mecanismos compensatórios, como dilatação do ducto venoso e redução do fluxo sanguíneo hepático, são utilizados pelo feto, com consequente redução da proliferação celular fetal e diminuição da velocidade de crescimento.

Pesquisas constantes com o intuito de estabelecer o conceito, o diagnóstico, o momento de interrupção da gestação e o prognóstico dos fetos com RCF têm sido amplamente divulgadas. Um dos principais desafios é a diferenciação dos fetos pequenos para a idade gestacional, considerados saudáveis, dos fetos restritos, considerados patológicos.

Atualmente, define-se RCF, segundo a idade gestacional quando de seu aparecimento, em dois grupos: fetos restritos precoces, diagnosticados antes da 32ª semana de gestação; e fetos restritos tardios, a partir da 32ª semana de gestação. Foram utilizados como critérios diagnósticos, além do percentil (p) do peso fetal para a idade gestacional, parâmetros Dopplerfluxométricos, como o índice de pulsatilidade (IP) da artéria umbilical (AU) e a relação cerebroumbilical (RCUm).[2]

Os principais aspectos de diferenciação entre RCF precoce e tardia estão apontados na Tabela 9.1.

O maior desafio, entretanto, consiste em diferenciar os fetos pequenos para a idade gestacional (PIG) dos fetos com restrição do crescimento tardia (RCFT), pois aproximadamente 30% dos fetos com grave restrição do crescimento estão "computados" no grupo de PIG. Assim, a terminologia RCFT representa condição patológica (comprometimento placentário e pior desfecho perinatal), enquanto PIG, os constitucionalmente pequenos, representa condição "fisiológica", sendo o espectro mais próximo do feto com crescimento normal.[3]

Acredita-se que na RCF tardia as alterações placentárias encontradas sejam mais quantitativas (gravidade e extensão) que qualitativas, principalmente quando comparadas às alterações identificadas na RCF precoce. São descritas extensas áreas de fibrose, hipovascularização e avascularização decorrentes de efeitos trombóticos que ocorrem gradativamente durante a gestação.[4]

Tabela 9.1 Parâmetros diferenciadores de RCF precoce e tardia.

	RCF precoce	RCF tardia
Prevalência	0,5-1%	5-10%
Desafio	controle	diagnóstico
Doença placentária	*grave* – qualitativa	*leve* – quantitativa
	70% de alteração em AU	< 10% de alteração em AU
	60% de associação com PE	15% de associação com PE
Fisiopatologia	hipoxia + +	hipoxia +
	adaptação cardiovascular (CV) sistêmica	adaptação cardiovascular (CV) central
	marcador AU	marcador RCUm
Impacto	alta mortalidade e alta morbidade	morte fetal tardia
		maior impacto perinatal

RCF: restrição do crescimento fetal; AU: artéria umbilical; RCUm: relação cerebroumbilical; PE: pré-eclâmpsia; CV: cardiovascular.
Fonte: *Actualización en medicina maternofetal figueras, gratacós e puerto.*

Dessa forma, abordaremos os caminhos para o diagnóstico e o controle pré-natal, em especial com relação à idade gestacional e à via de parto na RCF tardia.

DIAGNÓSTICO

Quando consideramos avaliar o crescimento fetal, a medida da altura uterina ainda representa o único teste clínico disponível, embora seu valor seja limitado e os trabalhos realizados não classifiquem os grupos avaliados, se restritos precoces, tardios ou PIG.

Principal parâmetro de avaliação, a estimativa do peso fetal (EPF) pela ultrassonografia também tem seu uso limitado, em particular na diferenciação entre RCFT (grupo de maior risco para complicações perinatais) e PIG.

Em recente estudo prospectivo com o objetivo de identificar fetos PIG, utilizando-se a EPF entre 35 e 36 semanas e seis dias, em que foram incluídas 5.515 gestantes, demonstrou-se que a taxa de detecção de fetos PIG ($p < 3$ – representa marcador importante para RCFT) que necessitaram de resolução em até duas semanas após EPF foi de 83% (Falso positivo [FP] de 5%); os autores consideraram para EPF as medidas da circunferência abdominal (CA), incluídas características maternas (aspectos demográficos e história clínica), e a taxa de detecção foi de 91,7%. Concluem eles que a detecção de fetos com RCFT é considerável quando, para a EPF, a combinação de parâmetros biométricos é utilizada.[5]

Estabelecido o diagnóstico dos fetos PIG, é necessária a diferenciação entre os fetos restritos tardios e os constitucionalmente pequenos; estes últimos, ao contrá-

rio dos restritos, apresentam seu próprio potencial de crescimento sem comprometimento perinatal.

Como discutido anteriormente, quando realizamos a EPF (segundo CA, circunferência cefálica (CC) e comprimento femoral (CF) e esta se encontra abaixo do percentil 3 (peso fetal abaixo do p3), tal achado por si só, representa parâmetro de restrição de crescimento fetal. Avaliações da velocidade de crescimento fetal são intuitivas, estando diretamente relacionadas às realizadas no período pós-natal. Entretanto, suas evidências como preditoras do RCFT não estão estabelecidas.

Quando consideramos a fisiopatologia da RCF, o estudo Doppler das artérias umbilicais (AU) ganha espaço importante, pois permite a avaliação da função placentária e, indiretamente, nos mostra o grau da doença placentária. Nos fetos com restrição tardia, entretanto, as alterações da perfusão placentária (áreas de hipoperfusão e oclusão de vasos) não se refletem no estudo Doppler das AU, provavelmente por não acometerem extensas áreas placentárias, como foi demonstrado em trabalhos experimentais e modelos matemáticos.[6,7]

A avaliação Doppler da artéria cerebral média (ACM) em fetos restritos tardios (Doppler normal de AU) demonstrou que, em 15 a 20%, há diminuição de sua resistência e que estes apresentam pior prognóstico perinatal.

A relação cerebroumbilical (RCUm), que relaciona o IP da ACM com a AU, representa o principal marcador para hipoxia fetal, sendo o maior parâmetro de comprometimento perinatal utilizado nos fetos com RCFT.[8]

O estudo Doppler das artérias uterinas (AUt) demonstrou que 1/3 das gestações com valores alterados (IP > p95) no terceiro trimestre apresentavam valores normais no início da gestação; esse grupo apresentava maior incidência de doença placentária, aumento intraparto de sofrimento fetal, parto cesáreo e admissão em unidade de terapia intensiva (UTI) neonatal.

Dessa forma, consenso realizado em 2016[2] estabeleceu que a combinação entre parâmetros biométricos (peso fetal estimado) e parâmetros biofísicos (estudo doppler da ACM e AUt) representa o principal critério diagnóstico da RCF tardia.

Assim, a RCF tardia é definida da seguinte forma: a estimativa do peso fetal (EPF) **e/ou** a circunferência abdominal (CA) encontram-se abaixo do p3 **ou** na presença de pelo menos dois dos seguintes parâmetros: (a) EPF e/ou CA < p10; (b) queda de dois quartis no peso fetal durante o controle do crescimento fetal; (c) RCUm < p5.

Trabalho de 2016 publicado por Crovetto *et al.* propõe algoritmo para diferenciação entre RCF precoce e tardia. Os autores realizaram rastreamento durante o primeiro trimestre combinando características maternas, parâmetros biofísicos (estudo Doppler das AUt e cálculo da pressão arterial média) e parâmetros bioquímicos (dosagem do fator de crescimento placentário [Pl GF, *placental growth factor*] e forma solúvel da tirosinoquinase 1 [sFlt-1]). Obtiveram resultados interessantes, com taxa de detecção de 86% para RCF precoce (falso positivo de 10%), o que permite a utilização de medidas preventivas (utilização aspirina). Entretanto, para RCF tardia, a taxa de detecção foi de 66%, apesar da inclusão dos fatores bioquímicos. Concluem eles que o rastreamento individual, para cada grupo (RCF precoce e tardia), tem melhor desempenho que o universal e permite ações preventivas eficientes, com melhora da assistência pré-natal e do desfecho perinatal.[9]

MONITORAMENTO DA RESTRIÇÃO DO CRESCIMENTO FETAL TARDIA

A não existência de tratamento efetivo para a insuficiência placentária que se estabelece na RCF torna o controle da vitalidade fetal o norteador do seguimento e da resolução da gestação. Vários trabalhos foram realizados visando à terapêutica nos casos de RCF, como: repouso, suplementação nutricional materna, oxigenoterapia, uso de aspirina e sildenafila, mas todos sem evidência positiva comprovada.[10]

Na RCF tardia, o seguimento baseia-se na determinação de risco, de acordo com a vigilância ultrassonográfica biométrica e Dopplerfluxométrica, identificando-se dois grupos: baixo risco (peso fetal entre p3 e p10, sem alteração na RCUm, portanto fetos muito pequenos para a idade gestacional) e alto risco (peso fetal < p3 e alteração na RCUm, portanto os verdadeiramente restritos tardios). Ressaltamos que, mesmo após o diagnóstico inicial, esses grupos podem sofrer alterações, por isso o controle seriado desses parâmetros é recomendado.

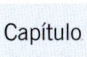

Parâmetros ultrassonográficos biométricos

Avaliação do crescimento fetal

A avaliação do crescimento fetal (peso fetal estimado) deve ser realizada a cada duas semanas devido ao erro inerente à própria avaliação. Por sua vez, as vantagens da avaliação seriada do crescimento fetal não foram claramente demonstradas.

Avaliação do volume líquido amniótico

O oligoâmnio (índice de líquido amniótico < 5), uma vez detectado, tende a se manter estável nos casos de RCF tardia, não sendo um bom parâmetro para avaliação do risco de progressão da doença.

Dessa forma, não se recomenda a inclusão da avaliação do volume líquido amniótico nos protocolos de seguimento de RCF tardia.

Parâmetros ultrassonográficos Dopplervelocimétricos

Estudo Doppler da artéria cerebral média e relação cerebroumbilical

A centralização fetal caracteriza-se pelo desvio do fluxo sanguíneo para órgãos nobres (cérebro, coração e adrenais), como consequência da hipoxemia secundária à insuficiência placentária.

Como destacamos anteriormente, em cerca de 15% dos casos de RCF tardia ocorrem alterações no estudo Doppler da ACM, o que culmina com aumento do índice de cesáreas de urgência por sofrimento fetal e maior incidência de acidose neonatal, principalmente nos casos em que se realizou a indução do parto. Entretanto, apesar de ser um marcador im-

portante na identificação do grupo considerado de risco dentre os fetos com RCF tardia, é um sinal tardio de comprometimento fetal com aceitável especificidade, porém baixa sensibilidade.[8]

Marcador com maior sensibilidade, a RCUm apresenta melhor correlação com a hipoxia fetal com valores de ACM e AU ainda próximos da normalidade, além de ter maiores sensibilidade e valor preditivo negativo do que as medidas isoladas de AU e ACM. Encontra-se alterada em 20% dos fetos com RCF tardia, sendo, portanto, a principal estratégia de seguimento desses fetos.

Estudo Doppler das artérias uterinas

O estudo Doppler das AUt identifica a insuficiência placentária precoce e tardia, ou seja, permite a diferenciação dos casos em que a invasão trofoblástica não foi efetiva (precoce) e a identificação dos casos em que mecanismos quantitativos estão envolvidos (tardia).

Acredita-se que a avaliação das AUt desempenhe papel importante quando se opta por indução do parto, pois fetos restritos tardios com estudo Doppler AUt alterado apresentam duas vezes mais chances de alteração em Doppler cerebral antes do início da indução.

Infelizmente, o valor do Doppler das uterinas como preditor de vitalidade fetal é duvidoso, pois os estudos falham em demonstrar a progressão de possíveis alterações do diagnóstico até o parto.

No controle da vitalidade fetal na restrição tardia, portanto, a RCUm é parâmetro extremamente sensível e reflete o comprometimento fetal desde seu diagnóstico até o termo, não sendo evidenciada progressão do comprometimento placentário com início das alterações em compartimento umbilical (Figura 9.1).

VIA DE PARTO E IDADE GESTACIONAL DE RESOLUÇÃO

Inúmeros trabalhos foram publicados com o intuito de definir o melhor momento e a via de parto em RCF, entretanto não existe consenso que nos traga conforto e segurança.

Os protocolos existentes baseiam-se na combinação dos métodos de avaliação da vitalidade fetal (cardiotocografia, perfil biofísico fetal e estudo Doppler) que indiretamente determinam melhor desfecho perinatal (diminuição da prematuridade e da mortalidade neonatal).

Além disso, as decisões de interrupção dessas gestações apoiam-se em inúmeros parâmetros, como idade gestacional, etiologia da RCF, grau de comprometimento fetal e suporte assistencial de cada serviço, dificultando atuação do profissional.

Segundo o Royal College of Obstetricians and Gyna ecologists, indica-se, para fetos com RCF tardia, o parto entre a 37ª e 38ª semanas de gestação, podendo ser realizada indução com monitorização fe-

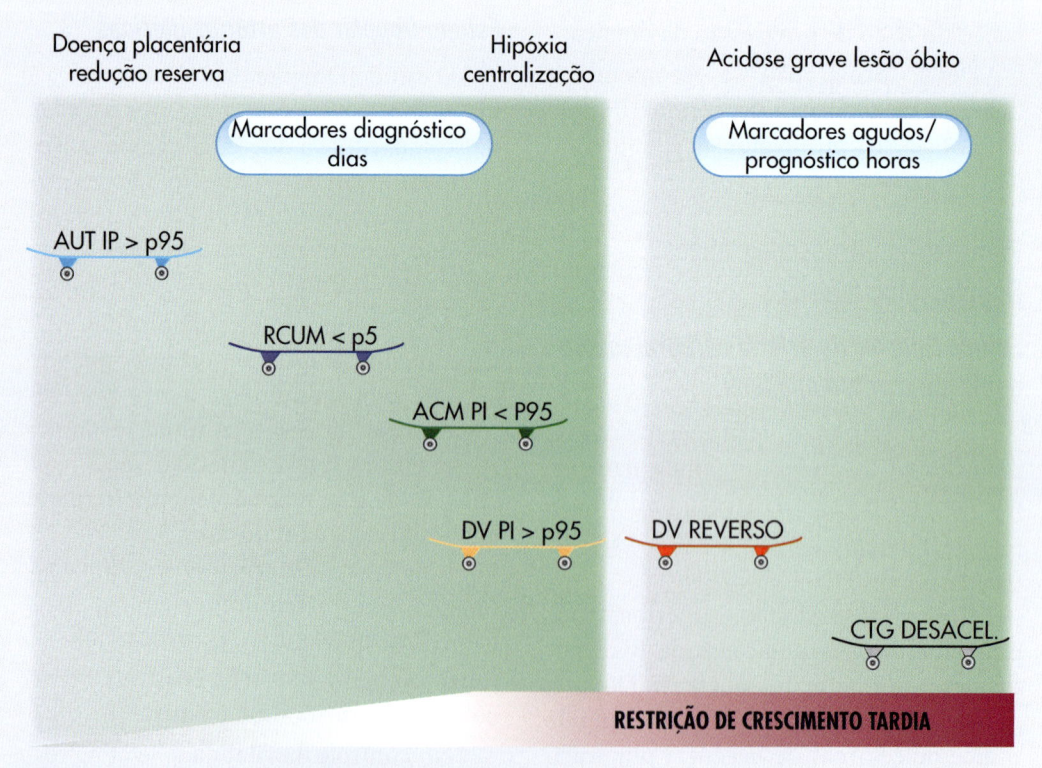

AUt: artérias uterinas; p: percentil; RCUm: relação cerebroumbilical; ACM: artéria cerebral média; DV: ducto venoso; IP: índice de pulsatilidade; CTG: cardiotocografia.

FIGURA 9.1 Correlação entre o quadro de comprometimento circulatório fetal e parâmetros biofísicos.

Fonte: *Actualización en medicina maternofetal figueras, gratacós e puerto.*

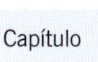

tal contínua. Em caso de trabalho de parto espontâneo, devem ser oferecidos admissão precoce e monitoramento da frequência cardíaca fetal.[11]

De acordo com o American College of Obstetricians and Gynecologists, na presença de RCF isolada, o parto deve ocorrer entre 38 e 39 semanas; e, nos casos associados a fatores de risco para resultado adverso (Doppler anormal de AU, fatores de risco maternos e comorbidades), o parto não deve ser postergado além da 37ª semana. Dessa forma, o parto no termo precoce pode ser justificado nos grupos que concentram maior risco de resultados adversos, enquanto uma conduta expectante poderia ser mais adequada ao grupo de menor risco.[12]

Essas recomendações apoiam-se nos dados obtidos do estudo DIGITAT, no qual 650 gestantes com fetos pequenos acima de 36 semanas foram randomizadas em dois grupos: indução do parto ou conduta expectante. Não houve diferença em relação ao desfecho perinatal entre os grupos, exceto nos grupos em que a indução foi realizada antes da 38ª semana de gestação. Além disso, a análise de custo de cada grupo não demonstrou diferenças significativas. Tal estudo, porém, não diferencia os grupos em baixo risco e alto risco.[13]

Estudo observacional de 138 gestações > 37 semanas, em que a estratégia de divisão entre baixo e alto risco (EPF < p3, RCUm alterada ou AUt alterada) foi utilizada, demonstrou diminuição de efeitos adversos perinatais (hipoglicemia e necessidade de ventilação) e menor taxa de parto cesáreo (25% contra 40%) quando indução foi realizada. Concluem os autores que a estratificação em baixo e alto risco permite melhor condução pré-natal e desfecho perinatal.[14]

Assim, como discutido anteriormente, a combinação de parâmetros biométricos e Dopplerfluxométricos permite a definição de dois grupos: alto risco, em que a resolução da gestação na 38ª semana estaria justificada pelo aumento da prevalência de efeitos adversos perinatais; enquanto uma conduta expectante poderia ser oferecida ao grupo de baixo risco. No entanto, o controle da vitalidade fetal (principalmente avaliação da RCUm) e a EPF devem ser realizados para melhor controle pré-natal e diminuição do comprometimento perinatal.[15]

PONTOS-CHAVE

- A RCF é definida de acordo com a idade gestacional quando de seu aparecimento:
- A RCF precoce desenvolve-se antes da 32ª semana.
- A RCF tardia desenvolve-se após a 32ª semana.
- A RCFT tem maior prevalência, com difícil diagnóstico. Não existem alterações placentárias importantes, e os fetos têm menos tolerância à hipoxia. Taxa de mortalidade menor, mas é causa comum de morte fetal tardia, quando comparada com a RCF precoce.
- O diagnóstico baseia-se em parâmetros ultrassonográficos biométricos e Dopplerfluxométricos.
- Não há alteração no Doppler de AU, e a RCUm consiste no marcador dos efeitos adaptativos da RCFT.
- Idade gestacional para interrupção: entre 37ª e 38ª semanas de gestação.
- Via de parto obstétrica:

- Indução em caso de condições cervicais favoráveis.
- Uso de prostaglandinas deve ser evitado.
- Monitorização das condições de vitalidade fetal.
- Parto cesáreo: se houver alterações em cardiotocografia e perfil biofísico fetal/comorbidades maternas/impossibilidade de monitorização da vitalidade fetal.

REFERÊNCIAS BIBLIOGRÁFICAS

1. Froen JF, Gardosi JO, Thurmann A, Francis A, Stray-Petersen B. Restricted fetal growth in sudden intrauterine unexplained death. Acta Obstet Gynecol Scand. 2004;83:801-7.

2. Gordijn SJ, Beune IM, Thilaganathan B, Papageorghiou A, Baschat AA, Baker PN et al. Consensus definition for placental fetal growth restriction: a Delphi procedure. Ultrasound Obstet Gynecol. 2016;48:333-9.

3. Lackman F, Capewell V, Gagnon R, Richardson B. Fetal umbilical cord oxygen values and birth to placental weight ratio in relation to size at birth. Am J Obstet Gynecol. 2001;185:674-82.

4. Mifsud W, Sebire NJ. Placental pathology in early-onset and late-onset fetal growth restriction. Fetal Diagn Ther. 2014;36:117-28.

5. Fadigas C, Saiid Y, Gonzalez R, Poon LC, Nicolaides KH. Prediction of small-for-gestational-age neonates:screening by fetal biometry at 35-37 weeks. Ultrasound Obstet Gynecol. 2015;45:559-65.

6. Morrow RJ, Adamson SL, Bull SB, Ritchie JW. Effect of placental embolization on the umbilical arterial velocity waveform in fetal sheep. Am J Obstet Gynecol. 1989;161:1055-60.

7. Thompson RS, Stevens RJ. Mathematical model for interpretation of Doppler velocity waveform indices. Med Biol Eng Comput. 1989;27:269-76.

8. Oros D, Figueras F, Cruz-Martinez R, Meler E, Munmany M, Gratacos E. Longitudinal chages in uterine, umbilical and fetal cerebral Doppler indices in late-onset smal-for-gestational age fetuses. Ultrasound Obstet Gynecol. 2011;37:191-5.

9. Crovetto F, Triunfo S, Crispi F, Rodriguez-Sureda V, Roma E, Domingues C et al. First-trimester screening with specific algorithms for early- and late-onset fetal growth restriction. Ultrasound Obstet Gynecol. 2016;48:340-8.

10. Resnik R. Intrauterine growth restriction. Obstet Gynecol. 2002;99:490-6.

11. American College of Obstetricians and Gynecologists. ACOG Practice Bulletin no 134: fetal growth restriction. Obstet Gynecol. 2013;121:1122-33.

12. Royal College of Obstetricians and Gynaecologists. The investigation and management of the small-for-gestational-age fetus [Internet]. [accessed 2020 Jan 16]. Available from: https://www.rcog.org.uk/globalassets/documents/guidelines/gtg_31.pdf.

13. Boers KE, Vigen SM, Biljenga D, van der Post JA, Bekedam DJ, Kwell A et al. Induction versus expectant monitoring for intra-uterine growth restriction at term: randomized equvalence trial (DIGITAT). BMJ. 2010;341:c7087.

14. Veglia M, Cavallaro A, Papageorghiou A, Black R, Impey L. Small-for-gestational-age babies after 37 weeks: impact study of risk-stratification protocol. Ultrasound Obstet Gynecol. 2018;52(1):66-71.

15. Figueras F, Caradeux J, Crispi F, Eixarch E, Peguero A, Gratacos E. Diagnosis and surveillance of late-onset fetal growth restriction. Am J Obstet Gynecol. 2018;218(2S):790-802.

capítulo 10

Restrição do Crescimento Fetal: Repercussões a Longo Prazo

▶ Silvio Martinelli
▶ Danielle Rodrigues Domingues
▶ Annie Caroline Magalhães Santos

INTRODUÇÃO

A restrição do crescimento fetal (RCF) é classicamente definida na literatura como peso fetal estimado menor que o percentil 10 para a idade gestacional, apesar de outros percentis serem também empregados (percentis 3 e 5, por exemplo).[1] Ainda que amplamente utilizada, essa definição tem sua limitação, pois não faz distinção entre fetos pequenos constitucionais e fetos pequenos por um processo patológico que os impediu de atingir seu potencial genético.[2]

Fetos pequenos constitucionais não têm maior risco de morbidade e mortalidade perinatal, pois estão dentro do seu potencial de crescimento esperado, influenciado por fatores maternos como peso, altura, raça e paridade. Já os fetos com RCF são aqueles que não atingiram seu potencial de crescimento devido a fatores genéticos ou ambientais e estão expostos a diversos riscos perinatais, além de repercussões na infância e na vida adulta.[3]

Como mecanismo de compensação, os fetos com RCF priorizam os órgãos vitais, como cérebro, coração e adrenais, aumentando o crescimento cerebral, acelerando a maturação pulmonar e aumentando a produção de glóbulos vermelhos, além de reduzir o índice de massa muscular e o teor de glicogênio contido no tecido muscular e no fígado, devido às menores concentrações de glicose e insulina no plasma fetal. Com isso, a vulnerabilidade no período neonatal aumenta, elevando o risco de complicações neonatais, como hipoglicemia, hiperbilirrubinemia, policitemia, síndrome de hiperviscosidade, hipo xia, enterocolite necrosante, hipotermia e prejuízo no desenvolvimento neuropsicomotor.[3]

Todas essas repercussões perinatais relacionadas à RCF são bem estabelecidas e conhecidas pela maioria dos profissionais. Porém, pouco se fala sobre sua influência na infância, na adolescência e na vida adulta. Para entendermos o nosso peso intrauterino até a vida adulta, devemos entender os nossos genes. Dos 24.000 genes que compõem o DNA humano, 250 são responsáveis pela determinação do peso.[4]

TEORIAS

Os genes que compõem nossas células tiveram origem há mais de 40.000 anos e são passados a cada geração. Analisando nossos antecessores paleolíticos e seus hábitos de vida, é possível entender como genes que eram benéficos no passado tornaram-se deletérios para nossa saúde, ocasionando doenças da vida moderna como obesidade, diabetes e alterações cardiovasculares.[4]

Nossos ancestrais eram nômades e percorriam longas distâncias para procurar alimento; sua dieta era rica em gordura insaturada e proteína de origem animal, proporcionando maior armazenamento de energia e calorias, já que era incerto quando e onde seria a próxima refeição. Além disso, o consumo de fibras também era elevado, aproximadamente 100 g por dia, representando de cinco a dez vezes mais que o atual.[4]

Obesidade não existia; homens e mulheres eram magros, musculosos e fisicamente ativos, em razão da inconstância do alimento e de sua busca, seja caçando, seja colhendo sementes, frutas e vegetais. Devido a fome, predadores, acidentes, infecções e riscos do parto, a estimativa de vida era inferior a 20 anos, e doenças crônicas como diabetes não existiam. Além disso, o baixo consumo de gordura saturada proporcionava vasos sanguíneos livres de placas de gordura, sendo pouco provável a ocorrência de infarto e hipertensão arterial.[4]

Nesse estilo de vida, os genes dos nossos antepassados, chamados de *thrifty genes* ou genes econômicos, permitiam sua sobrevivência por meio da maximização da quantidade de energia obtida e do armazenamento de cada caloria consumida. Um dos mecanismos para tal era pelo aumento da resistência insulínica.[4]

Com a evolução, porém, o mundo começou a mudar, e esses genes deixaram de ser primordiais à sobrevivência. Há cerca de 10.000 anos os humanos desenvolveram a agricultura, domesticaram animais, deixaram de ser nômades, fixaram-se e desenvolveram grandes cidades e civilizações. A fome foi-se tornando menos frequente, e as fontes nutricionais se alteraram, com aumento do consumo de grãos e, consequentemente, redução da ingestão de peixes, frutas e vegetais. Além disso, os animais passaram a ser confinados e também engordaram, contendo maior teor de gordura saturada, o que era menos favorável ao metabolismo e ao sistema cardiovascular.[4]

Foi nos anos de 1980 que o médico epidemiologista David Barker desenvolveu a hipótese de que alterações nutricionais ocorridas durante a vida intrauterina e a primeira infância influenciariam o desenvolvimento de doenças na fase adulta, a conhecida hipótese de Barker. Ele propôs o termo "programação" para descrever o processo pelo qual fatores adversos que agem em estágios críticos do desenvolvimento, como a fase intrauterina, têm efeitos permanentes durante toda a vida. Esses efeitos incluem alterações genéticas, redução do número de células, desequilíbrio entre os tipos celulares, alteração estrutural de órgãos e mudança do padrão de liberação e resposta hormonal. Com a programação fetal, aumentou-se o número de estudos científicos sobre a origem intrauterina de doenças no adulto.[4]

Essa hipótese surgiu da análise da incidência de doença coronariana na Inglaterra e no País de Gales, no século XX. O epidemiologista percebeu forte correlação geográfica entre doença coronariana e taxas de mortalidade infantil entre 1901 e 1911 na mesma região.[4] Para comprovar sua hipótese da influência da fase intrauterina nessas doenças, fazia-se necessário estudar pessoas de meia-idade e idosos que tivessem seus pesos de nascimento registrados. Foi quando, em Hertfordshire, se encontraram os registros feitos pela enfermeira Ethel Margaret Burnside e sua equipe. Ela era a inspetora-chefe das parteiras e criou uma força-tarefa para coletar dados de gestantes e seus bebês a partir de 1911. Ethel convenceu o prefeito da cidade a comprar 60 balanças, assim as parteiras visitariam as mães ao longo de um ano para acompanhar o crescimento e o desenvolvimento dos bebês, além de registrar o peso de nascimento e no primeiro ano de vida. Foram encontrados registros de 1911 até 1940, e, a partir de 1923, as visitas feitas foram até os 5 anos de idade.[4,5]

Assim, Barker usou os dados de 16.000 homens e mulheres nascidos entre 1911 e 1930, além de coletar informações sobre seu atual estado de saúde. Em 1989, quando o estudo foi publicado, 3.865 pessoas tinham morrido entre 20 e 74 anos de idade, e, ao comparar o peso de nascimento, a mortalidade por doença coronariana foi duas vezes maior naqueles nascidos com menos de 2.500 g em comparação aos nascidos com mais de 4.000 g. Além disso, foi observado que os homens nascidos com baixo peso e que se mantiveram pequenos no primeiro ano de vida foram os que apresentaram o maior risco de doença coronariana. Não foi encontrada correlação de mortalidade por outra doença com baixo peso ao nascer.[4,5]

Para avaliar a relação de outras doenças crônicas ao peso de nascimento, surgiram mais teorias, como a hipótese *thrifty phenotype*, ou fenótipo adaptado. Ela propõe que os fetos com baixo peso ao nascer têm maior risco de desenvolver doenças como síndrome metabólica, diabetes *mellitus* tipo 2 e doenças cardiovasculares. Isso ocorre por duas condições: (1) baixo peso ao nascer é um indicativo de desnutrição materna e, consequentemente, fetal; (2) características fenotípicas que levam a uma reserva de energia são benéficas para indivíduos com inadequada nutrição neonatal. Essa desnutrição intrauterina leva a uma redução na secreção de insulina, além de aumento da resistência insulínica no feto, diminuindo seu ganho de peso. Na vida adulta, isso pode ser benéfico em situações de escassez e má nutrição; entretanto, com as condições atuais da sociedade moderna, essa vantagem torna-se desvantagem, podendo levar ao aparecimento das doenças já descritas.[4]

Nos últimos dez anos, uma segunda linha de evidência tem mostrado que a RCF também está associada a alterações diretas do sistema cardiovascular por meio de seu remodelamento estrutural e funcional. As alterações iniciam-se na vida intrauterina, podendo persistir na infância e na vida adulta, acarretando doenças cardíacas como coronariopatia e hipertensão.[6]

O remodelamento cardíaco sofre influência de diversos fatores ao longo da gestação; ele é demonstrado na Figura 10.1. A insuficiência placentária, uma das

principais causas de RCF, reduz o aporte de oxigênio e de nutrientes para o feto e leva a uma alteração no crescimento dos cardiomiócitos e na arquitetura de suas fibras; além disso, a hipoplasia/trombose vilosa ocasiona maior resistência placentária e, consequentemente, aumento da pós-carga cardíaca.[6]

Assim, inicialmente, o coração desenvolve uma forma mais esférica que permite manter o volume sistólico com menor força de contração, além de reduzir o estresse na parede do ventrículo para tolerar o aumento de pressão. Isso pode ocorrer com apenas um dos ventrículos, fenótipo "alongado", em que o ventrículo direito au-

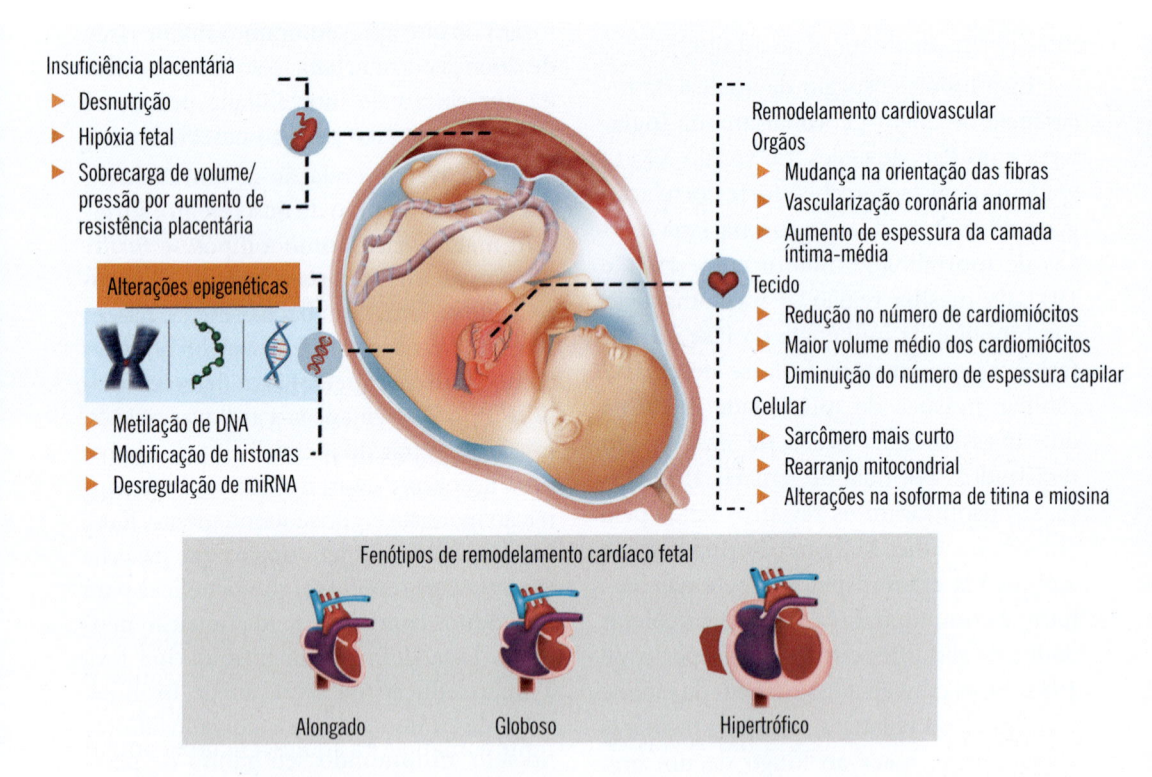

FIGURA 10.1 Programação fetal e remodelamento cardiovascular associado à restrição do crescimento fetal.
Adaptada de Crispi *et al.*; 2018.[6]

mentado empurra o septo interventricular e alonga o ventrículo esquerdo, ou em ambos os ventrículos, fenótipo "globular". Em casos mais severos e/ou mais prolongados, o aumento cardíaco pode não ser suficiente, sendo necessário desenvolver hipertrofia para aumentar a contratilidade cardíaca, fenótipo "hipertrófico". Portanto, a cardiomegalia é uma mudança característica com três diferentes fenótipos, que se manifestam de acordo com a progressão e a severidade da RCF.[6]

Diante de todos os mecanismos descritos, as alterações epigenéticas têm sido o mais atual e de maior importância na programação fetal, estando normalmente relacionadas com a acetilação ou metilação de histonas, proteínas que recobrem o DNA. Estas também podem explicar como alterações fenotípicas manifestam-se mais tardiamente ao longo da vida, uma vez que acometem genes que modulam respostas metabólicas com influência externa, como estilo de vida.[6]

Inicialmente, foi demonstrado que indivíduos cujas mães foram expostas à fome alemã, de 1944 a 1945, durante a gravidez, tinham, seis décadas depois, menor metilação do DNA do gene do IGF-2 em comparação aos seus irmãos de mesmo sexo que não foram expostos a esse período. Estudos experimentais também fortaleceram essa teoria, evidenciando que a desnutrição pode causar alterações na regulação do metabolismo do colesterol, modificar a expressão gênica da transcrição de fatores de crescimento e alterar permanentemente a expressão de microRNAs nas aortas de recém-nascidos.[6]

Tais alterações podem ser transmitidas para as futuras gerações, como foi demonstrado em modelos animais, nos quais adaptações fetais, como disfunção endotelial, hipertensão e resistência insulínica, foram passadas para segunda e terceira gerações de ratas desnutridas grávidas.[6] Por isso, é de suma importância o adequado seguimento pré-natal, a fim de evitar alterações como a RCF e suas repercussões a curto e longo prazo.

Repercussões a longo prazo

Repercussões na infância

Estudos sugerem que crianças que apresentaram RCF têm um padrão de curva de crescimento diferente daquelas com peso adequado para a idade, e isso varia conforme a etiologia e a severidade da restrição. Nas crianças com restrição moderada, o crescimento durante os primeiros seis a 12 meses após o nascimento é acelerado, e a maioria delas atinge estatura normal.[3] Karlberg *et al.*[7] demonstraram que 87% das 3.650 crianças que nasceram com peso abaixo de pelo menos dois desvios-padrão do normal alcançaram a estatura adequada ao atingir um ano de vida. O estudo prospectivo de Beukers *et al.*[8] acompanharam crianças com RCF severa nascidas de mães com quadros hipertensivos na gestação, e, após 12,5 anos de seguimento, concluíram que a estatura e o peso delas foram similares aos do grupo de controle.[4]

Em contraste, aqueles afetados por restrição severa frequentemente ganham menos peso e atingem menor estatura durante a infância e a adolescência se comparados aos que nascem com peso adequado para a idade gestacional (AIG). Estudo realizado por Paz *et al.*[9] demonstrou que a média de estatura em adolescentes de 17 anos que nasceram com percentil abaixo de 3 foi inferior à daqueles com peso AIG (169 cm *versus* 175 cm em meninos; 159 cm *versus* 163 cm em meninas).[3]

Crianças e adolescentes que nasceram com RCF severa aparentam ter risco elevado para anormalidades de neurodesenvolvimento e diminuição do desempenho cognitivo.[3] Revisão sistemática elaborada por Levine *et al.*[10] identificou 16 estudos que avaliaram o neurodesenvolvimento na infância (6 meses a 3 anos de idade) após RCF, evidenciando uma dificuldade em síntese e interpretação de dados. As dificuldades de aprendizado estão relacionadas à severidade da RCF. O déficit de atenção foi mais frequente em meninas com RCF, mas não em meninos.[4]

Em um estudo de Lohaugen *et al.*[11] com jovens adultos nascidos a termo, a medida de coeficiente de inteligência foi mais baixa em indivíduos com RCF comparados aos com peso adequado. As evidências, porém, são pobres em razão de heterogeneidade das amostras, ferramentas de avaliação, definições variáveis de RCF e pequeno tamanho amostral na maioria dos estudos. Outros fatores, tais como perda de peso excessiva ou ganho de peso abaixo da média após o nascimento no termo com RCF, podem influenciar negativamente o desenvolvimento neurocognitivo desses indivíduos.[3]

As anormalidades de neurodesenvolvimento e cognitivas são mais comuns nas crianças que apresentaram RCF e prematuridade quando comparadas àquelas com peso AIG e nascidas com a mesma idade gestacional. O estudo EPIPAGE (*Étude Epidémiologique sur les Petits Ages Gestationnels*) sobre prematuridade (nascimento entre 26 e 23 semanas) mostrou que sobreviventes com RCF simétrica tinham maior probabilidade de apresentar dificuldades cognitivas até o quinto ano de vida e pior desempenho escolar até o oitavo ano de vida que os sobreviventes que nasceram com peso adequado na mesma idade gestacional.[3]

Guellec *et al.*[12] seguiram uma coorte de prematuros extremos até os 10 anos de idade, e aqueles que também apresentavam RCF severa tinham maiores riscos de disfunções cognitivas e de comportamento em relação àqueles de peso AIG. Outros estudos demonstram que crianças que foram prematuras e restritas, quando comparadas aos prematuros não restritos, apresentaram maior probabilidade de baixos escores nos testes cognitivos, dificuldades escolares ou necessidade de ensino especial, desenvolvimento motor grosso e fino prejudicados e problemas comportamentais.

Repercussões na vida adulta

A RCF parece ser fator de risco para doenças crônicas na vida adulta, incluindo doença coronariana, hiperlipidemia, hipertensão e doença renal crônica, como demonstra a hipótese de Barker.[3]

Kaijser *et al.*,[13] em um estudo de coorte, acompanharam 6.425 nascidos com RCF entre 1925 e 1949, na Suécia, até 1987 a 2002, evidenciando que o risco de cardiopatia isquêmica foi superior nos sujeitos nascidos com RCF em comparação ao grupo de controle, com sexo e idade similares, porém com peso adequado ao nascimento. Ademais, a associação negativa entre baixo peso fetal ao nascer e risco de cardiopatias isquêmicas foi independente da idade gestacional.[3]

Apesar disso, a hipótese de Barker não é universalmente aceita. Em uma pequena coorte de Spence *et al.*,[14] não foram encontradas diferenças significativas na qualidade da saúde de adultos com 50 anos de idade que nasceram com peso abaixo do percentil 10 comparados com grupo de peso AIG (todas gestações de termo).

Um dos melhores indicadores de risco no pré-natal para doenças cardiovasculares na vida adulta é a RCF, e essa associação já foi demonstrada em diversos estudos epidemiológicos, podendo ser explicada com base na programação fetal, descrita anteriormente. É importante lembrar que ela ocorre por meio de duas vias principais: programação metabólica e remodelação cardíaca.[6]

A hipótese de programação metabólica está relacionada a uma restrição de nutrientes durante um período de intensas programações epigenéticas, como a vida fetal, promovendo o desenvolvimento de vias que melhor se adaptam ao ambiente. E, como na vida pós-natal a disponibilidade de nutrientes será normal, essa programação facilita um aumento da incidência de doenças metabólicas, o que inclui obesidade, diabetes *mellitus* e síndrome metabólica, podendo levar a doenças cardiovasculares a longo prazo.[3,6]

Estudos prospectivos de crianças que nasceram com RCF evidenciaram a influência da nutrição pós-natal e o incremento do risco de doenças metabólicas. Contudo, mesmo que a programação metabólica seja um fator contribuinte, não pode explicar por si só a associação epidemiológica entre RCF e doenças cardiovasculares na vida adulta.[3,6]

Assim, outra hipótese que surgiu para explicar a associação entre RCF e doenças cardiovasculares na vida adulta envolveu a programação fetal e o remodelamento cardíaco primário, como já demonstrado na Figura 10.1. Ressalte-se que as formas precoce e tardia de restrição do crescimento fetal parecem estar diretamente relacionadas a esse remodelamento.[6]

As alterações na forma cardíaca são acompanhadas de disfunções cardíacas subclínicas. Ambas podem ser demonstradas no ecocardiograma fetal. O modo M e a Dopplervelocimetria mostram redução longitudinal do movimento cardíaco (redução na excursão anular mitral e tricúspide), o que reflete disfunções sistólicas subclínicas.[6]

Além disso, técnicas de rastreamento do tipo *speckle* demonstram encurtamento protosistólico e sugerem deformação focal miocárdica como resposta à sobrecarga de pressão crônica decorrente da RCF de início precoce. Acredita-se que a ecocardiografia fetal identifica os grupos de alto risco entre fetos restritos que devem ser alvo de rastreamento precoce de hipertensão arterial e outros fatores de risco cardiovasculares durante a vida adulta.[6]

Biomarcadores de disfunção cardíaca também são alvo de estudos, tais como peptídeo natriurético tipo B e marcadores que refletem injúria cardíaca, como a troponina. Estes estariam elevados no cordão umbilical de fetos restritos nas formas precoce e tardia, porém dependentes da severidade da restrição.[6]

A ecocardiografia em recém-nascidos evidencia alterações similares às que ocorrem nos fetos e incluem morfometria cardíaca (dilatação de átrio esquerdo e hipertrofia de septo interventricular), alterações diastólicas (redução da velocidade de ondas E e A, elevação da relação E/A e tempo de relaxamento isovolumétrico prolongado) e sistólicas (contratilidade e débito cardíaco reduzidos).[6]

A respeito das alterações vasculares, recém-nascidos que foram restritos apresentam elevação de níveis pressóricos, rigidez arterial e das túnicas íntima e média aórtica, além de disfunções endoteliais, alterações consideradas marcadores pré-clínicos de aterosclerose. Napoli et al.,[15] em um estudo de autópsias de crianças entre 1 e 13 anos, demonstraram uma relação inversa entre baixo peso fetal e severidade de lesões aórticas.[3] Estudo publicado por Sarvari et al.[16] correlacionou a associação de RCF e remodelação cardíaca com a persistência dessas alterações em adolescentes entre 8 e 12 anos, incluindo ventrículos mais esféricos, movimento longitudinal reduzido e impacto no relaxamento das câmaras cardíacas.[6]

Além dos estudos epidemiológicos retrospectivos com evidências, há poucos estudos prospectivos com adultos que apresentaram RCF. Skilton et al.[17] realizaram um estudo sobre o risco cardiovascular em jovens finlandeses, iniciado em 1980, o qual envolveu 3.596 crianças e adolescentes entre 13 e 18 anos de idade. Por volta dos 31 anos de idade, esses nascidos com RCF apresentavam níveis elevados de triglicérides, aumento de lipoproteína de baixa densidade, incremento da pressão arterial e aumento das túnicas íntima e média

aórtica, quando comparados aos grupos de controle. Um dos estudos mais recentes realizados por Carmody[20] envolveu adultos (34 a 49 anos) que nasceram com restrição do crescimento, tendo sido detectadas alterações no tamanho do coração e disfunções sistólicas e diastólicas que aumentaram o risco de cardiopatia isquêmica.

Uma coorte realizada em White et al.[21] para avaliar a associação entre nascidos com baixo peso e doenças cardiovasculares na vida adulta incluiu 8.760 pessoas nascidas entre 1934 e 1944. Foram aferidos estatura, peso e índice de massa corporal (IMC) mensal até os 2 anos de idade e anualmente entre 2 e 11 anos. O estudo mostrou que 357 homens e 87 mulheres foram hospitalizados ou morreram de doenças cardiovasculares na vida adulta. Os adultos que apresentaram algum evento cardiovascular foram restritos ao nascimento e magros até os 2 anos de idade, para depois ganharem peso rapidamente. Esse padrão de crescimento durante a infância foi associado a uma resistência à insulina mais tardiamente. O risco de eventos coronarianos foi maior nas crianças que ganharam peso rapidamente após os 2 anos de idade do que naquelas com IMC específico para cada idade.[18]

Em uma amostra de 396 homens nascidos com baixo peso, por meio de estudo retrospectivo, foram comparados IMC, estatura, pressão arterial, lipidograma, triglicérides e concentrações de insulina aos 18 e aos 58 anos. O estudo sugeriu que o padrão acelerado de crescimento na infância está associado ao desenvolvimento de obesidade, hipertensão, resistência à insulina, intolerância/diabetes e doenças cardiovasculares. Essas consequências tardias da restrição de crescimento fetal também são fatores de risco para síndrome metabólica na vida adulta.[19]

A interpretação desses estudos é desafiadora, tendo em vista as múltiplas influências durante a vida desses indivíduos e as limitações inerentes à acurácia das informações obstétricas. Para indivíduos com RCF, os estudos sugerem que vários fatores podem potencializar ou atenuar essas diferenças ao longo da infância e da vida adulta (Figura 10.2). Se existem subgrupos específicos nos quais as diferenças cardiovasculares

persistem ou pioram, essas questões permanecem em aberto para pesquisas futuras.[6]

Além da RCF, a prematuridade é uma das causas de baixo peso ao nascimento. Estudos sugerem que a prematuridade também esteja relacionada ao remodelamento cardíaco. Skilton *et al.*[17] demonstraram que a RCF e a prematuridade são fatores de risco independentes para a severidade da aterosclerose subclínica e para a redução da função endotelial arterial em adultos jovens.

A base biológica para a programação fetal deriva de estudos experimentais com modelos animais, em que houve redução de ingestão alimentar materna ou

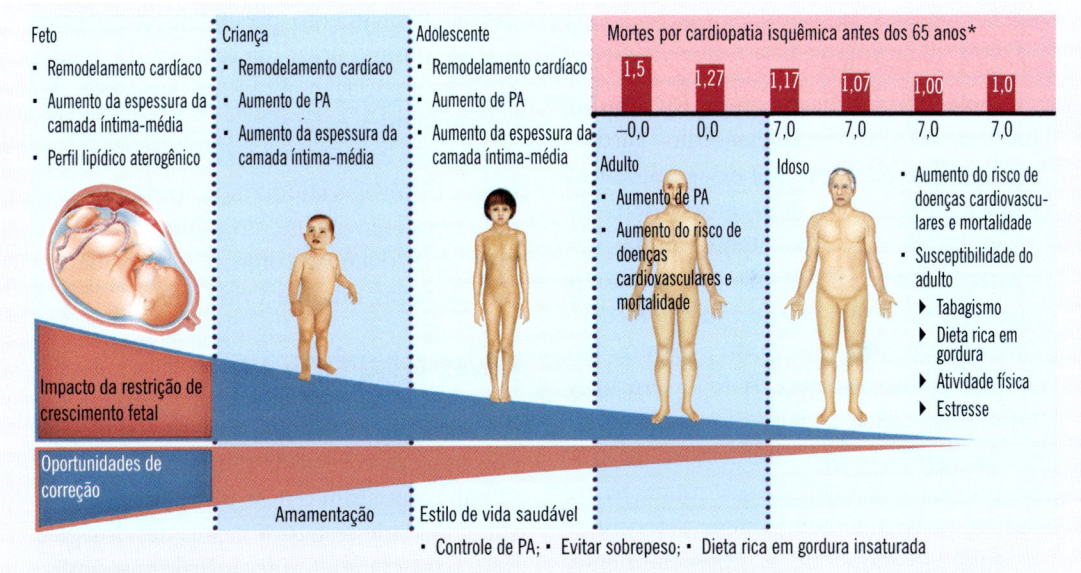

Evidências epidemiológicas que demonstram a associação entre RCF e risco cardiovascular (painel acima). Hipótese baseada no potencial combinação dos efeitos pré-natais da restrição de crescimento fetal com saúde cardiovascular e fatores de risco durante a vida e a influência das estratégias de prevenção.
* Calculado do[5]
PA: Pressão arterial.

FIGURA 10.2 Hipótese sobre a potencial influência das intercorrências pré-natais no risco de doença cardiovascular.
Adaptado de Crispi *et al.*; 2018.[6]

restrição proteica. Os adultos nascidos de ratas grávidas submetidas a subnutrição desenvolveram obesidade, hiperinsulinemia e hiperleptinemia, principalmente se sedentários ou expostos a uma dieta rica em gordura.[6]

Os modelos animais de deprivação nutricional materna demonstraram um número reduzido de cardiomiócitos ao nascimento, elevação da fibrose intersticial miocárdica, alterações da expressão dos genes pró-fibróticos e alterações estruturais cardiovasculares. Esse estudo mostrou uma extensiva variedade de mudanças celular e subcelular, incluindo redução da microvascularização do miocárdio, sarcômeros reduzidos, rearranjo mitocondrial e alteração da expressão de genes relacionados com a homeostase de energia e oxigênio.[6]

Evidências indicam que a RCF induz programação e remodelamento cardiovascular, e é plausível que essas mudanças elevem o risco de doenças cardiovasculares ao longo da vida. No entanto, ainda permanece incerto se e como outros fatores que aparecem mais tarde interagem com essa predisposição, de modo a resultar em doença cardíaca clínica. A RCF tem forte influência sobre a saúde cardiovascular e abre oportunidades de melhora de saúde pública por meio da identificação de fatores perinatais que podem determinar a saúde do indivíduo e, potencialmente, acelerar a implementação de medidas preventivas estratégicas iniciadas desde a vida fetal ou na vida pós-natal precocemente.[6]

Alguns dados sugerem que a RCF é fator de risco para doença renal crônica (DRC), incluindo renais crônicos em estágio final. Carmody et al.[20] realizaram um grande estudo populacional na Noruega, o qual incluiu nascidos entre 1967 e 2004. Ele revelou que os indivíduos classificados com RCF foram mais predispostos à DRC que os nascidos com peso adequado. O estudo apresentava variáveis de confusão como malformações congênitas, gestações múltiplas, idade materna avançada e pré-eclâmpsia. Uma revisão sistemática de White et al.[21] também demonstra associação entre RCF e DRC.[3]

Provavelmente, alterações perinatais adquiridas na metilação do DNA de genes promotores do centro neural de regulação do peso e do metabolismo desempenham um papel fundamental na mediação dessa relação. A subnutrição durante a vida fetal também apresenta papel crítico, além do desenvolvimento pré-natal, na programação a longo prazo da saúde e da doença. Essa associação abre uma variedade de oportunidades e desafios para a prevenção de doenças crônicas, tais como déficit de estatura, distúrbios endócrinos, metabólicos e de neurodesenvolvimento durante a infância e várias doenças, como as anteriormente mencionadas, durante a vida adulta.[4]

NOVAS TERAPÊUTICAS

Aproximadamente 10% das crianças que nascem com restrição do crescimento não recuperam o peso e a estatura aos 2 anos de idade (estatura < dois desvios-padrão para idade). O mecanismo responsável pela falha de crescimento dessas crianças não é completamento compreendido. Déficit irreversível no número de células, ingestão inadequada de calorias nos primeiros anos de vida e anormalidades na secreção do hormônio do crescimento (GH, *growth hormone*) têm sido hipóteses de fator causal. A deficiência clássica de GH raramente é encontrada nessas crianças; no entanto, podem haver alterações sutis no padrão secretório desse hormônio.[22]

A terapia com GH para crianças com RCF e que não recuperaram seu padrão de crescimento foi demonstrada em ensaios clínicos randomizados, controlados e multicêntricos. Algumas crianças com RCF podem apresentar deficiência de GH ou síndrome de Turner, mas essa associação não é necessária para indicação da terapia hormonal. As doses efetivas de GH são mais altas do que aquelas para crianças com deficiência de hormônio do crescimento, sugerindo resistência relativa ao GH e/ou ao fator de crescimento semelhante à insulina tipo 1 (IGF-1, *insulin-like growth factor 1*).[22]

Nos Estados Unidos, o GH é indicado para crianças com RCF ao nascimento e que aos 2 anos de idade apresentam estatura menor que dois desvios-padrão para idade e sexo; na Europa, considera-se estatura menor que 2,5 desvios-padrão. A decisão de usar GH nessas crianças deve ser baseada na resposta de crescimento esperada e em seus benefícios, em comparação com os riscos e a carga psicossocial do tratamento a longo prazo para a criança e a família. O alto custo do tratamento deve ser considerado se os resultados esperados forem modestos.[22]

A dose mais efetiva e o tempo de duração do tratamento ainda não estão estabelecidos, mas a dose recomendada é cerca de 35 a 70 mcg/kg/dia. A resposta à terapia com GH independe da produção endógena. O grau de resposta ao GH nos recém-nascidos que apresentaram RCF tem como determinantes os fatores genéticos. Van Pararen *et al.*[23] realizaram estudo com 54 crianças com RCF que receberam GH, na dose de 33 mcg/kg/dia ou 67 mcg/kg/dia, por volta de 7,8 anos de idade, e elas alcançaram o padrão de crescimento esperado para a idade.

O tratamento com GH tem os melhores resultados em relação à estatura quando é iniciado em meados da infância e continua por mais de sete anos. As crianças que são mais jovens e com menor estatura no início da terapia têm melhor resposta se comparadas a crianças não tratadas. Sabe-se que crianças nascidas com RCF têm maior risco de desenvolver diabetes tipo 2, síndrome metabólica e doenças cardiovasculares ao longo da vida adulta quando comparadas a crianças com peso normal ao nascimento. Se o GH exógeno melhora ou agrava esses riscos a longo prazo, isso não foi estabelecido. No entanto, parece não haver diferença nos riscos a curto prazo do tratamento com GH nessa população em comparação com outras crianças tratadas com GH.[24]

REFERÊNCIAS BIBLIOGRÁFICAS

1. Battaglia F, Lubchenco L. A practical classification of newborn infants by weight and gestational age. Pediatrics. 1967;7(2):159-63.

2. Gardosi J, Chang A, Kalyan B, Sahota D, Symonds EM. Customised antenatal growth charts. Lancet. 1992;339(8788):283-7.

3. Mandy GT. Infants with fetal (intrauterine) growth restriction. UpToDate; 2019.

4. Negrato CA, Brito Gomes M. Low birth weight: causes and consequences. Diabetol Metab Syndr. 2014;6(1):1-8.

5. Barker DJP, Osmond C, Winter PD, Margetts B, Simmonds SJ. Weight in infancy and death from ischaemic heart disease. Lancet. 1989;334(8663):577-80.

6. Crispi F, Miranda J, Gratacós E. Long-term cardiovascular consequences of fetal growth restriction: biology, clinical implications, and opportunities for prevention of adult disease. Am J Obstet Gynecol. 2018;218(2):S869-79.

7. Karlberg J, Albertsson-Wikland K. Growth in full-term small-for-gestational-age infants: From birth to final height. Pediatr Res. 1995;38(5):733–9.

8. Beukers F, Cranendonk A, de Vries JI, Wolf H, Lafeber HN, Vriesendorp HC et al. Catch-up growth in children born growth restricted to mothers with hypertensive disorders of pregnancy. Arch Dis Child. 2013;98(30):5.

9. Paz I, Gale R, Laor A et al. The cognitive outcome of full-term small for gestational age infants at late adolescence. Obstet Gynecol. 1995;85:452.

10. Levine TA, Grunau RE MF et al. Early childhood neurodevelopment after intrauterine growth restriction: a systematic review. Pediatrics. Pediatric Research. 2015;135: 126-41.

11. Løhaugen GC, Østgård HF, Andreassen S et al. Small for gestational age and intrauterine growth restriction decreases cognitive function in young adults. Pediatr Res. 2013;163:447.

12. Guellec I, Lapillonne A, Renolleau S et al. Neurologic outcomes at school age in very preterm infants born with severe or mild growth restriction. Pediatric Research. 2011;127:e883.

13. Kaijser M, Bonamy AK, Akre O et al. Perinatal risk factors for ischemic heart disease: disentangling the roles of birth weight and preterm birth. circulation. 2008;117:405.

14. Spence D, Alderdice FA, Stewart MC et al. Does intrauterine growth restriction affect quality of life in adulthood? In: Arch Dis Child. 2007. p. 92:700

15. Napoli C, Glass CK, Witztum JL et al. Influence of maternal hypercholesterolaemia during pregnancy on progression of early atherosclerotic lesions in childhood: Fate of Early Lesions in Children (FELIC) study. Lancet. 1999;354:1234.

16. Sarvari SI, Rodriguez-Lopez M, NuñezGarcia M et al. . Persistence of cardiac remodeling in preadolescents with fetal growth restriction. circular cardiovascular imaging. 2017;201

17. Skilton MR. Intrauterine risk factors for precocious atherosclerosis. Pediatric Research. 2008;570

18. Barker DJP, Osmond C, Forsén TJ, Kajantie E, Eriksson JG. Trajectories of growth among children who have coronary events as adults. N Engl J Med. 2005;353(17):1802-9.

19. Fagerberg B, Bondjers L, Nilsson P. Low birth weight in combination with catch-up growth predicts the occurrence of the metabolic syndrome in men at late middle age: The Atherosclerosis and Insulin Resistance study. J Intern Med. 2004;256(3):254-9.

20. Carmody JB CJ. Short-term gestation, long-term risk: prematurity and chronic kidney disease. Pediatr Res. 2013;131:1168

21. Sarah L. White, MPH1, low asterisk,' Correspondence information about the author MPH Sarah L. WhiteEmail the author MPH Sarah L. White, Vlado Perkovic, FRACP, PhD1, Alan Cass, FRACP, PhD1, Choon Lan Chang, PhD2, Neil R. Poulter, FRCP, MSc, PhD2, Tim Spector Dp. Is Low Birth Weight an Antecedent of CKD in Later Life? A Systematic Review of Observational Studies. Am J Kidney Dis. 2009;54(2):248–61

22. Janchevska A, Krstevska-Konstantinova M, Tasic V, Gucev Z. Growth hormone treatment in children born small for gestational age (SGA). Pril. 2018;39(1): 143-9.

23. Van Pareren Y, Mulder P, Houdijk M et al. Van Pareren Y, Mulder P, Houdijk M, et al. Adult height after long-term, continuous growth hormone (GH) treatment in short children born small for gestational age: results of a randomized, double-blind, dose-response GH trial. J Clin Endocrinol Metab. 2003;88:3584

24. Rogol AD, Richmond EJ. Growth hormone treatment for children born small for gestational age. UpToDate; 2017.

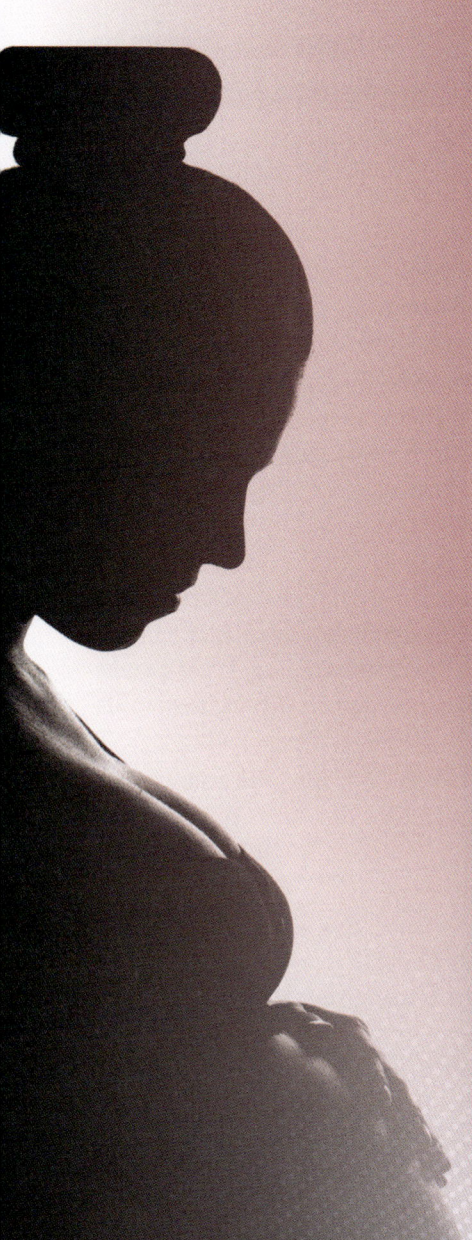

Seção **3**

MANEJO DA ROTURA PREMATURA DE MEMBRANAS NA PREMATURIDADE

MANEJO DA ROTURA PREMATURA DE MEMBRANAS NA PREMATURIDADE

▶ Luiz Alberto Ferriani
▶ Rosiane Mattar

Prematuridade é a maior preocupação da obstetrícia na atualidade, pois é a mais frequente causa de morbidade e mortalidade neonatal. Uma das principais causas de prematuridade é a rotura das membranas. Rotura prematura pré-termo das membranas (RPPM) é a que acontece antes de 37 semanas de gestação. Ocorre em 3% das gestações, sendo causa de aproximadamente 1/3 dos partos prematuros.

Ainda hoje, vários aspectos não foram bem estabelecidos nessa patologia e precisam ser discutidos, entre eles a determinação da rotura das membranas, o que, muitas vezes, não pode ser feito.

Existem, entretanto, marcadores de risco para a RPPM, como antecedentes de RPPM, insuficiência istmocervical, sangramento no primeiro trimestre, placenta prévia, gestação múltipla, colo curto em ultrassonografia e presença de *sludge*, mas é muito difícil identificar a causa da rotura. Infecção clínica ou subclínica muitas vezes parece estar associada à RPPM como causa ou consequência, o que agrava o prognóstico da prematuridade.

O diagnóstico de rotura das membranas será 85% clínico, por meio de anamnese e exame obstétrico, e 15% envolverá exames laboratoriais, muitos dos quais precisam ser introduzidos na prática clínica.

A conduta vai depender muito de idade gestacional, presença de atividade uterina, vitalidade fetal e presença de infecção. Ressalte-se, entretanto, que existe ainda muita discussão sobre o limite inferior da idade gestacional para adoção de conduta expectante, pois, ainda que o período de latência entre a rotura e o parto seja extenso, os resultados perinatais são ruins; por exemplo, se a rotura ocorrer antes de 24 semanas, verificam-se 32% de mortalidade neonatal, 31% de hemorragia intracraniana, 46% de doença pulmonar crônica e frequência elevada de morbidade combinada. É ainda controverso, também, o uso de antibioticoterapia na conduta expectante (qual e por quanto tempo).

Outro aspecto que merece discussão é se a tocólise, nesses casos, melhora o prognóstico fetal e em que circunstâncias.

O parto após a RPPM precisa revestir-se de cuidados especiais que não devem ser esquecidos. Assim, RPPM é tema de importância pela frequência e pelas possíveis repercussões.

capítulo 11

Diagnóstico Clínico ou Ultrassonográfico?

▶ Adolfo W Liao

DESTAQUE

O diagnóstico de rotura prematura pré-termo das membranas é essencialmente baseado na queixa clínica e no exame obstétrico, e, algumas vezes, pode-se lançar mão de exames laboratoriais. A ultrassonografia, nesses casos, pode ser auxiliar no sentido de identificar o oligoâmnio, mas não serve para firmar o diagnóstico.

INTRODUÇÃO

A rotura prematura pré-termo das membranas (RPPM), isto é, aquela que ocorre antes do início do trabalho de parto, e antes de 37 semanas, está presente em 1/3 dos nascimentos prematuros, acometendo, assim, cerca de 3% a 5% das gestações.[1]

A fisiopatologia precisa desse evento não é estabelecida; são fatores de risco conhecidos: infecção intra-amniótica, polidrâmnio tenso, antecedente de RPPM ou colo curto, sangramento anteparto, tabagismo e condições socioeconômicas desfavoráveis.[2] Vale destacar, entretanto, que, na maioria dos casos, não se identifica causa específica.

O manejo e o prognóstico desses casos estão relacionados com idade gestacional de ocorrência, período de latência até o parto, condições de vitalidade fetal, presença de sinais de infecção, além de complicações como o descolamento de placenta.

DIAGNÓSTICO CLÍNICO

Na maioria dos casos, o diagnóstico pode ser estabelecido por meio de história e exames clínicos. A queixa característica é de perda vaginal súbita de líquido claro ou amarelado, que molha as vestes. Relatos atípicos incluem perda em pequena quantidade, de maneira contínua ou intermitente.

O exame especular é patognomônico quando revela presença de líquido coletado no fórnice posterior da vagina. Pode-se observar, ainda, a saída ativa espontânea do líquido amniótico através do orifício do colo ou mediante manobras de tosse e Valsalva. Além disso, avaliam-se as condições do colo uterino e sinais de prolapso do cordão ou procidência de parte fetal.

Na dúvida diagnóstica, alguns testes podem servir de auxílio, como o teste do fenol, as fitas reagentes de pH e o teste da cristalização do muco.

Quando não há indícios de trabalho de parto, o toque vaginal deve ser evitado, a fim de reduzir o risco de infecção ascendente e prolongar o período de latência.[3]

ULTRASSONOGRAFIA

Na rotura prematura de membranas, o exame ultrassonográfico tem papel secundário e não é considerado método diagnóstico.

O exame inicial revela oligoâmnio em cerca de 2/3 dos casos, quando baseado no critério de índice do líquido amniótico < 5, ou em 47% dos casos, quando baseado em medida do maior bolsão vertical < 2 cm.[4]

Seguimento ultrassonográfico seriado é realizado especialmente nos casos em que a rotura das membranas acontece antes da viabilidade fetal ou na prematuridade extrema, para seguimento do crescimento fetal e avaliação do volume de líquido amniótico.

TESTES ADICIONAIS

A pesquisa de glicoproteínas placentárias, em secreção vaginal, pode ser útil nos casos duvidosos, a despeito de avaliação clínica cuidadosa. Os testes comerciais disponíveis no mercado brasileiro incluem a pesquisa de alfa-1-microglobulina placentária ou de proteína-1 ligadora do fator de crescimento semelhante à insulina. Ambos os testes são descritos com elevadas sensibilidade e especificidade, porém sujeitos a limitações, em particular relacionadas ao custo.[5]

Como recurso final, existe a punção da cavidade âmnica para instilação de índigo carmim. Esse procedimento nem sempre é possível devido às dificuldades técnicas relacionadas à punção quando o volume do líquido amniótico está muito reduzido. O teste é considerado positivo quando se observa saída de líquido de coloração azulada no forro ou tampão vaginal. Com o advento dos testes bioquímicos aqui descritos, essa estratégia tem sido abandonada em razão das dificuldades já descritas. O uso do corante azul de metileno foi abandonado pelo risco de meta-hemoglobinemia, óbito fetal e atresia intestinal.[6,7]

CONCLUSÃO

A rotura das membranas antes do início do trabalho de parto está associada a 1/3 dos partos prematuros; o seu diagnóstico é essencialmente baseado na queixa e exames clínicos. Nesses casos, a ultrassonografia é um método adjunto.

PONTOS-CHAVE

- O diagnóstico de RPPM é clínico na maioria das vezes e se baseia na anamnese e no exame obstétrico.

- Quando houver dúvida diagnóstica, pode-se usar teste para pesquisa de glicoproteínas placentárias em secreção vaginal.

- A ultrassonografia pode auxiliar no diagnóstico pela verificação de oligoâmnio, mas não serve para firmar diagnóstico.

REFERÊNCIAS BIBLIOGRÁFICAS

1. Mercer BM, Goldenberg RL, Meis PJ, Moawad AH, Shellhaas C, Das A et al. The Preterm Prediction Study: prediction of preterm premature rupture of membranes through clinical findings and ancillary testing. The National Institute of Child Health and Human Development Maternal-Fetal Medicine Units Network. Am J Obstet Gynecol. 2000;183(3):738-45.

2. Harger JH, Hsing AW, Tuomala RE, Gibbs RS, Mead PB, Eschenbach DA et al. Risk factors for preterm premature rupture of fetal membranes: a multicenter case-control study. Am J Obstet Gynecol. 1990;163(1 Pt 1):130-7.

3. Schutte MF, Treffers PE, Kloosterman GJ, Soepatmi S. Management of premature rupture of membranes: the risk of vaginal examination to the infant. Am J Obstet Gynecol. 1983;146(4):395-400.

4. Mercer BM, Rabello YA, Thurnau GR, Miodovnik M, Goldenberg RL, Das AF et al. The NICHD-MFMU antibiotic treatment of preterm PROM study: impact of initial amniotic fluid volume on pregnancy outcome. Am J Obstet Gynecol. 2006;194(2):438-45.

5. Liang DK, Qi HB, Luo X, Xiao XQ, Jia XY. Comparative study of placental α-microglobulin-1, insulin-like growth factor binding protein-1 and nitrazine test to diagnose premature rupture of membranes: a randomized controlled trial. J Obstet Gynaecol Res. 2014;40(6):1555-60.

6. McEnerney JK, McEnerney LN. Unfavorable neonatal outcome after intraamniotic injection of methylene blue. Obstet Gynecol. 1983;61(3 Suppl):35S-37S.

7. Kidd SA, Lancaster PA, Anderson JC, Boogert A, Fisher CC, Robertson R et al. Fetal death after exposure to methylene blue dye during mid-trimester amniocentesis in twin pregnancy. Prenat Diagn. 1996 Jan;16(1):39-47.

capítulo 12

Manejo da Rotura de Membranas na Prematuridade: Conduta Expectante ou Manejo Ativo?

▶ Eduardo de Souza ▶ Rubens Bermudes Musiello

DESTAQUES

Nos dias atuais, ainda há muita controvérsia a respeito da conduta diante do quadro de rotura prematura das membranas ovulares, sobretudo quando o fato ocorre antes do termo. A postura expectante busca aumentar a idade gestacional e amenizar os problemas relacionados à parturição prematura. O manejo ativo, com a resolução da gravidez, atende ao anseio de diminuir os riscos infecciosos para a mãe e seu concepto. A idade gestacional em que a rotura das membranas acontece é o principal elemento para a escolha entre as posturas.

INTRODUÇÃO

Conceitua-se como rotura prematura das membranas ovulares aquela que ocorre fora do trabalho de parto e acima de 20 a 22 semanas de gestação. Naquelas com menos de 37 semanas completas, a terminologia utilizada deve ser rotura prematura pré-termo das membranas ovulares.[1]

Importante salientar o conceito do chamado período de latência; é o tempo decorrido entre a rotura e o início espontâneo do trabalho de parto. A duração desse período possui relação direta com o risco de processos infecciosos (quanto mais prolongado o período de latência, maior é o risco de infecção para a gestante e seu concepto) e relação inversa com a idade gestacional (quanto menor a idade da gestação, mais prolongado tende a ser o período de latência).[1]

A rotura prematura das membranas ovulares ocorre em cerca de 10% a 12%

das gestações, e em aproximadamente 1/3 das vezes ela surge antes de 37 semanas completas de gestação. É responsável por cerca de 30% de todos os casos de prematuridade.[1]

Não constitui tarefa fácil determinar com exatidão alguns aspectos da etiologia da rotura prematura pré-termo das membranas. Sabe-se que há vários fatores causais, como aumento da pressão intrauterina (determinada, por exemplo, por polidrâmnio ou gemelidade), fraqueza estrutural do colo uterino (como na insuficiência istmocervical e nos casos de cervicodilatação precoce) e processo inflamatório/infeccioso local. Este último tem sido considerado por muitos o mais influente. Infecções vaginais ascendentes atingem o colo e o canal cervical, chegando à área das membranas (isso estaria ainda mais facilitado diante de cervicodilatação precoce), promovendo enfraquecimento das estruturas e sua rotura. Muitos outros fatores de risco podem estar também relacionados ao surgimento da rotura, com destaque para inserção baixa de placenta, infecções do trato urinário e tabagismo.[1]

CONDUTA EXPECTANTE OU MANEJO ATIVO

A conduta em caso de rotura prematura pré-termo das membranas ovulares não encontra uniformidade entre os diversos serviços de obstetrícia. A conduta expectante é defendida como forma de aguardar o continuar do crescimento e desenvolvimento fetais, quando o risco do parto prematuro ainda seja muito preocupante. A postura de interromper a gestação fica fortalecida nas idades gestacionais em que o desempenho do concepto fora do útero é esperado com bom prognóstico, não justificando o risco de infecção materna e/ou fetal com a manutenção da gravidez. Nota-se, portanto, que a conduta a ser adotada depende fundamentalmente da idade gestacional, sofrendo influência, também, das condições assistenciais de cada serviço. Obviamente que essa polêmica se aplica aos casos sem infecção intrauterina diagnosticada e com vitalidade fetal preservada.

Vistos esses aspectos acerca do tema, consideramos importante salientar que os protocolos assistenciais fundamentalmente apoiados na idade gestacional devem ser utilizados como norteadores da conduta. Não podem ser seguidos de maneira rígida e imutável.

De forma geral, quando a rotura de membranas ocorre antes de 24 semanas de gestação, ou seja, antes da chamada viabilidade fetal, o prognóstico costuma ser muito ominoso. A persistência de oligoâmnio pode promover, além de maior risco de infecção, escaras, deformidades fetais e compressões funiculares graves; também impede o normal desenvolvimento pulmonar fetal, corroborando com hipoplasia do órgão, tornando praticamente inviável o investimento e a manutenção do estado gravídico. Via de regra, mesmo com conduta expectante, o concepto não terá condições de desenvolvimento pós-natal. Recomenda-se, nesses casos, a interrupção da gestação com conduta ativa e indução do caso como um abortamento inevitável, por meio do uso de misoprostol ou ocitocina. Obviamente, o casal deve ser orientado sobre os riscos da manutenção da gestação e concordar com a conduta proposta. Todo esse processo deve ser protocolado, por escrito no prontuário médico, na forma de termo de consentimento livre e esclarecido. Às vezes, a concordância do casal só é fornecida após alguns dias, diante da persistência do oligoâmnio, e com boa relação médico-paciente. Há relatos na literatura de desfecho favorável para conceptos cujas gestações foram mantidas mesmo com rotura de membranas antes de 24 semanas; geralmente, são casos pontuais que cursaram com melhoria na quantidade de líquido amniótico.[1-4]

Quando a rotura prematura de membranas ocorre entre 24 e 34 semanas de gestação, a conduta é dita expectante. A gestante é internada, mantida sob vigilância infecciosa e submetida a provas periódicas de vitalidade fetal; e recomenda-se hidratação materna via oral, buscando o aumento do líquido amniótico (importante elemento prognóstico). Nesse período, discute-se o uso de antibióticos e corticoide; tocolíticos geralmente são proscritos. A conduta expectante, nessa faixa de idade gestacional, será interrompida se houver o deflagrar espontâneo do trabalho de parto ou se surgirem indícios de corioamnionite e/ou sofrimento fetal, e também quando se atingirem as 34 semanas de idade gestacional. Após alguns dias de internação, diante de casos com particularidades favoráveis (inclusive sociais), alguns serviços defendem assistência ambulatorial.[1-5]

Os casos de rotura das membranas ovulares após 34 semanas costumam ser conduzidos como no termo, com resolução da gestação, principalmente nas maternidades em que haja suporte neonatal adequado. Não se justifica, nos dias atuais, conduta expectante nesses casos, com exposição do binômio mãe-feto ao risco infeccioso.[1-4]

CONCLUSÃO

A decisão obstétrica diante de rotura prematura pré-termo das membranas ovulares deve basear-se, fundamentalmente, no conhecimento preciso da idade gestacional. A qualidade do serviço assistencial e a ausência de sinais denunciadores da presença de processo infeccioso também são muito importantes. Ainda, o volume do líquido amniótico representa valoroso elemento prognóstico. De forma geral, quando a rotura ocorrer antes da viabilidade fetal (cerca de 24 a 25 semanas, dependendo do serviço) ou após 34 semanas de gestação, a conduta resolutiva é a mais aceita. O tratamento conservador, expectante, mas de muita vigilância clínica e subsidiária, geralmente é proposto entre 24 e 34 semanas de gestação. Especialmente diante de idades gestacionais muito precoces, com fetos ainda inviáveis e oligoâmnio persistente, a decisão deve ser compartilhada com o casal.

PONTOS-CHAVE

De modo geral, a conduta na rotura prematura das membranas ovulares será ativa antes de 24 semanas e após 34 semanas. Será expectante entre 24 e 34 semanas, com vigilância cuidadosa da mãe e do concepto.

REFERÊNCIAS BIBLIOGRÁFICAS

1. Amed AM, Camano L, Souza E. Amniorrexe prematura. In: Moron AF, Camano L, Kulay Júnior L. Obstetrícia. Barueri, SP: Manole; 2011. p. 973-9.

2. Kuba K, Bernstein PS. ACOG Practice Bulletin no 188: prelabor rupture of membranes. Obstet Gynecol. 2018;131(6):1163-4.

3. Sharp GC, Stock SJ, Norman JE. Fetal assessment methods for improving neonatal and maternal outcomes in preterm prelabour rupture of membranes. Cochrane Database Syst Rev. 2014;(10):CD010209.

4. Sim WH, Araujo Júnior E, Costa FSC, Sheehan PM. Maternal and neonatal outcomes following expectant management of preterm prelabour rupture of membranes before viability. J Perinat Med. 2017;45(1):29-44.

5. Abou El, Senoun G, Dowswell T, Mousa HA. Planned home versus hospital care for preterm prelabour rupture of the membranes (PPROM) prior to 37 weeks' gestation. Cochrane Database Syst Rev. 2014;(4):CD008053.

capítulo 13

O Trabalho de Parto Deve Ser Inibido na Rotura de Membranas?

▶ Francisco Lázaro Pereira de Sousa ▶ Rogério Gomes dos Reis Guidoni
▶ Sérgio Floriano de Toledo

DESTAQUES

Apresentam-se consensos de especialistas sobre vantagens, desvantagens e riscos de se tentar avançar na idade gestacional de mulheres com rotura prematura pré-termo das membranas (RPPM). A vantagem dessa conduta seria obter maior amadurecimento do concepto; haveria, entretanto, melhor prognóstico neonatal? O prolongamento da gestação nessa condição determinaria mais infecção?

ROTURA DE MEMBRANAS E TOCÓLISE

Considerando os danos inerentes da prematuridade, parece lógico o empreendimento de esforços para se adiar o parto o maior tempo possível, buscando alcançar 37 semanas de idade gestacional.

Essa missão se reveste de cunho peculiar no contexto da rotura prematura das membranas ovulares, pois se pondera, por um lado, sobre postergar o nascimento por intermédio de tocólise, e, de outro, sobre inibir o trabalho de parto diante de um quadro de corioamnionite subclínica e, assim, potencializar os transtornos de uma infecção intrauterina ainda não reconhecida.

O *guideline* do Colégio Francês de Ginecologistas e Obstetras,[1] recentemente publicado, considera que não existe evidência adequada para apoiar recomendação a favor ou contra a tocólise nos casos de rotura prematura das membranas ovulares, e, se prescrita, não deveria ultrapassar 48 horas, possibilitando a realização de corticoterapia antenatal. Informa-se, na mesma publicação, que essa eventual recomendação estaria apoiada primariamente em consensos e opiniões de especialistas (grau C).

Tendo em vista que a causa mais comum de trabalho de parto após rotura de membranas é por corioamnionite subjacente, outras publicações não apoiam a tocólise nesse cenário, referindo que nenhum dado indica que a inibição beneficiaria o neonato;[2] se particularizarmos que o nascituro seria o maior favorecido com o prolongamento da gravidez, não se justificaria, portanto, essa prática.

As potenciais vantagens da tocólise seriam, ao proporcionar o prolongamento da gestação, oportunizar a ministração de corticoterapia antenatal, possibilitando os seus benefícios, além da exposição ao sulfato de magnésio como medida de neuroproteção.[3,4] Deve-se considerar que a infusão de sulfato de magnésio na prematuridade (com risco de parto maior ou igual que 24 semanas), no contexto de corioamnionite, não parece fornecer neuroproteção.[5]

Uma revisão Cochrane[6] (Tabela 13.1) observou que, se comparada com o placebo, a tocólise nos casos de rotura de membranas está associada a uma média de 73 horas de prolongamento de latência até o parto (95%, intervalo de confiança [IC] de 20 a 126) e a um número menor de partos ocorrendo em até 48 horas (risco relativo [RR] de 0,55; 95%, IC de 0,31 a 0,95; n = 243 mulheres).

A tocólise foi associada a risco aumentado de índice de Apgar de cinco minutos inferior a 7 e a aumento da necessidade de suporte ventilatório. Quando a idade gestacional era inferior, a tocólise aumentou o risco de corioamnionite (RR de 1,79; 95%, IC de 1,02 a 3,14; três *trials*; n = 168 mulheres).

Há muitas limitações para a análise desses dados, como a reduzida quantidade de participantes e o fato de que as gestantes não receberam, de forma consistente, o esquema de corticoterapia antenatal ou de antibióticos segundo os padrões atuais, o que poderia, eventualmente, explicar as repercussões clínicas divergentes.[7]

A revisão concluiu que não há provas suficientes para apoiar o uso de tocólise em mulheres com rotura prematura de membranas, pelo risco citado de corioamnionite, sem benefícios significativos para o recém-nascido (evidência nível 1).

Em publicações posteriores, foi mostrado que, em comparação com nenhuma

Tabela 13.1 Os agentes tocolíticos devem ser utilizados?[6]

Recomendação	Nível	Grau	Justificativa para a recomendação
Tocólise em pacientes com rotura prematura das membranas ovulares não é recomendada.	1++	A	Revisão Cochrane descobriu que a tocólise não melhora significativamente o resultado perinatal e pode estar associada a um risco aumentado de corioamnionite.

tocólise, a inibição do trabalho de parto prematuro diante de rotura prematura das membranas ovulares não melhorou os desfechos perinatais.[8,9]

A sugestão de inibir as contrações uterinas nesse contexto clínico deveria ser cogitada apenas quando houvesse proveito perinatal convincente, como para transportar a genitora até local que disponha de recursos mais adequados para cuidados terciários neonatais, o que se torna ainda mais limitado quando coexistem alterações da vitalidade fetal ou infecção identificada, porém sem clareza sobre algum esquema tocolítico porventura adotado.[10]

CONCLUSÃO

De forma regular, nenhum dado apoia a prática da tocólise na RPPM, e, com tal lacuna científica, ela não deve ser incentivada sob a égide dos conhecimentos atuais. Se alguma situação de prematuridade extrema tiver de ser particularizada, essa medida deve ser discutida com a gestante, permitindo o consentimento informado para a inibição do trabalho de parto prematuro associado à rotura da câmara corioamniótica, explicando os potenciais efeitos adversos e as complicações maternas e neonatais decorrentes.

REFERÊNCIAS BIBLIOGRÁFICAS

1. Schmitz T, Sentilhes L, Lorthe E, Gallot D, Madar H, Doret-Dion M et al. Preterm premature rupture of the membranes: guidelines for clinical practice from the French College of Gynaecologists and Obstetricians (CNGOF). Eur J Obstet Gynecol Reprod Biol. 2019;236:1-6.
2. Mercer BM. Is there a role for tocolytic therapy during conservative management of preterm premature rupture of the membranes? Clin Obstet Gynecol. 2007;50(2):487-96.
3. Bouet PE, Brun S, Madar H, Baisson AL, Courtay V, Gascoin-Lachambre G et al. Implementation of an antenatal magnesium sulfate protocol for fetal neuroprotection in preterm infants. Sci Rep. 2015;5:14732.
4. American College of Obstetricians and Gynecologists Committee on Obstetric Practice, Society for Maternal-Fetal Medicine. Committee Opinion no 455: magnesium sulfate before anticipated preterm birth for neuroprotection. Obstet Gynecol. 2010;115(3):669-71.
5. Kamyar M, Manuck TA, Stoddard GJ, Varner MW, Clark E. Magnesium sulfate, chorioamnionitis, and neurodevelopment after preterm birth. BJOG. 2016;123(7):1161-6.
6. Mackeen AD, Seibel-Seamon J, Muhammad J, Baxter JK, Berghella V. Tocolytics for preterm premature rupture of membranes. Cochrane Database Syst Rev. 2014;(2):CD007062.
7. Duff P. Preterm prelabor rupture of membranes: clinical manifestations and diagnosis. In: Lockwood CJ, Barss VA, editors. UpToDate [Internet]. Waltham (MA): UpToDate Inc; 2019. [updated 2019 May 1; accessed 2019 Jul 18]. Available from: https://www.uptodate.com/contents/preterm-prelabor-rupture-of-membranes-clinical-manifestations-and-diagnosis.
8. Nijman TA, van Vliet EO, Naaktgeboren CA, Oude Rengerink K, de Lange TS, Bax CJ et al. Nifedipine versus placebo in the treatment of preterm prelabor rupture of membranes: a randomized controlled trial: assessment of perinatal outcome by use of tocolysis in early labor-APOSTEL IV trial. Eur J Obstet Gynecol Reprod Biol. 2016;205:79-84.

9. Lorthe E, Goffinet F, Marret S, Vayssiere C, Flamant C, Quere M et al. Tocolysis after preterm premature rupture of membranes and neonatal outcome: a propensity-score analysis. Am J Obstet Gynecol. 2017;217(2):212.e1-212.e12.

10. Jazayeri A. Premature rupture of membranes. In: Talavera F, Smith CV, editors. Medscape [Internet]. WebMD LLC; 2019. [updated 2018 Oct 5; accessed 2019 Jul 18]. Available from: https://emedicine.medscape.com/article/261137-overview.

capítulo 14

Manejo da Rotura Prematura de Membranas. Intervenções para Reduzir Sequelas: Antibióticos, Corticoide e Neuroproteção

▶ Isabella Sampaio de Souza
▶ Karayna Gil Fernandes
▶ Ricardo Porto Tedesco

DESTAQUES

O recém-nascido prematuro apresenta risco de morbidade e mortalidade. Nas últimas décadas, têm-se procurado intervenções que possam diminuir esse risco e eventuais sequelas. Entre as condutas estão o uso de corticoide, antibiótico e de sulfato de magnésio. A rotura prematura pré-termo das membranas é uma situação especial dentro da prematuridade na qual o risco de infecção intrauterina pode modificar o uso e os resultados dessas condutas.

INTRODUÇÃO

Antes do trabalho de parto, pode ocorrer, de forma espontânea, a rotura prematura das membranas ovulares (RPMO). Quando ela ocorre antes das 37 semanas, é chamada RPMO no pré-termo (RPMOPT).[1,2] É associada a importante morbidade e mortalidade perinatal, devido à possibilidade de várias complicações no período de latência, que vai do momento da rotura ao início do trabalho de parto.[1] Assim, quanto menor a idade gestacional, maior a probabilidade de complicações.[1]

A RPMOPT acomete 3% das gestações.[1] Quando se adota a conduta conservadora, 50 a 60% das pacientes evoluem para o parto em até uma semana.[1]

O manejo da RPMO é influenciado pela idade gestacional e pela presença de complicações, como infecção clínica, descolamento prematuro da placenta, trabalho de parto ou comprometimento do bem-estar fetal. O cálculo correto da idade gestacional e o conhecimento dos riscos maternos, fetais e neonatais são essenciais para a determinação da melhor abordagem terapêutica.[2]

DIAGNÓSTICO

O diagnóstico é essencialmente clínico, sendo anamnese e exame físico suficientes para que 90% dos casos sejam confirmados.[1] Baseia-se na história da paciente, com queixa típica de perda de líquido via vaginal, de forma abrupta, que molha as roupas, sendo esse líquido com aspecto e cheiro peculiares (não se assemelha a urina ou conteúdo vaginal fisiológico).

No exame especular, observa-se saída ativa de líquido pelo orifício externo do colo e/ou esse líquido é coletado em fundo de saco vaginal posterior. Caso não haja saída espontânea, solicita-se à paciente que realize a manobra de Valsalva, para que se possa observar a saída do líquido pelo orifício externo do colo.[3] O toque vaginal não é indicado, pois pode aumentar a morbidade infecciosa e diminuir o tempo de latência.[4,5]

Após essa avaliação inicial, restando ainda dúvida diagnóstica, pode-se recorrer a alguns testes diagnósticos.[1,6]

A utilização de ultrassonografia, com avaliação do índice de líquido amniótico (ILA), pode ser útil para confirmação diagnóstica, porém não se deve esquecer que uma quantidade normal de líquido não descarta o diagnóstico de RPMO, assim como o oligoâmnio não o confirma.[7]

Outro ponto importante nessa primeira avaliação é a exclusão de infecção materna ou fetal vigente, o que inclui a realização de culturas para *Streptococcus* do grupo B, se possível também para *Chlamydia trachomatis* e *Neisseria gonorrhoeae* (se foram coletadas até seis semanas antes do ocorrido, está indicada coleta imediata), além de hemograma com contagem de leucócitos e proteína C reativa (PCR).[1,6]

Em algumas situações, a conduta conservadora não é indicada, como: trabalho de parto avançado, corioamnionite, sofrimento fetal ou morte fetal iminente e descolamento prematuro de placenta. Nesses casos, não se leva em consideração a idade gestacional, e a resolução imediata da gestação está indicada.[6] Outras situações em que devemos abortar a conduta conservadora são: feto em apresentação transversa já com dilatação cervical avançada ou mãe com HIV e primoinfecção por herpes simples. Trata-se de situações em que existe risco aumentado de óbito fetal por prolapso de cordão e transmissão de infecções para o feto, respectivamente.[6]

Após a avaliação inicial, quando mãe e feto estão em condições adequadas, a idade gestacional passa a ter grande importância na determinação do manejo a ser seguido.[6] A conduta conservadora visa prolongar o tempo de latência e, assim, beneficiar o feto, reduzindo a morbidade inerente à prematuridade.[6] Com a maturidade fetal estabelecida, o manejo conservador não trará benefícios ao feto, por isso se indica conduta ativa.[6]

MANEJO

O manejo da RPMO deve levar em consideração alguns fatores, como: idade gestacional, presença ou ausência de infecção materna e/ou fetal, presença ou ausência de trabalho de parto, apresentação fetal, bem-estar fetal, expectativa de maturidade pulmonar fetal baseada na idade gestacional, condições do colo (analisadas por inspeção visual – exame especular) e disponibilidade de assistência neonatal. É preciso conhecer o limite de viabilidade da unidade de terapia intensiva (UTI) neonatal do serviço em que o profissional atua, para que se possa discutir com a família os riscos e benefícios da conduta conservadora.

A paciente com RPMOPT se beneficia da internação hospitalar quando se opta pelo tratamento conservador. A internação estimula o repouso no leito e possibilita um melhor controle de vitalidade e a vigilância infecciosa fetal e materna.[6]

Durante o período de internação, mantém-se a gestante hidratada com três a quatro litros de água por via oral. Se ela apresentar intolerância ou se o volume de líquido amniótico residual for muito pequeno (ILA < 4 cm), administra-se hidratação endovenosa com cristaloides (três litros de Ringer com lactato em 24 horas).[8]

Alguns serviços avaliam a paciente e o feto e, se não houver comorbidades, fazem controle ambulatorial.

A latência prolongada após RPMOPT entre 23 e 34 semanas não piora o prognóstico neonatal.[9-11] A RPMO que ocorre antes da 32ª semana associa-se a risco elevado de morte e morbidade neonatal grave.[6] Se não houver indicação para parto, em RPMOPT que ocorre entre 23 e 34 semanas, deve-se realizar conduta conservadora, visando prolongar a gestação a fim de reduzir os riscos de morbidade neonatal inerentes à prematuridade.[6]

Para a avaliação da vitalidade fetal, observam-se movimentos fetais, batimentos cardíacos fetais e, dependendo da idade gestacional, cardiotocografia e perfil biofísico fetal. Faz parte da avaliação inicial a realização de cardiotocografia, para identificação de possíveis desacelerações, sendo repetida ao menos uma vez ao dia; quando houver uma cardiotocografia duvidosa, pode-se lançar mão do perfil biofísico fetal.[6] Oligoâmnio severo com ILA muito reduzido, com maior bolsão de líquido amniótico < 2 cm, está associado a menor período de latência e risco aumentado de infecção.[6] O repouso no leito aumenta o risco de trombose; sendo assim, estão indicados exercícios para as pernas, utilização de meias de compressão ou, em alguns casos de maior risco para trombose, uso de heparina profilática.[12] Deve-se considerar realizar o parto quando há sinais sugestivos de infecção amniótica, que são: febre maior ou igual a 38 °C, sensibilidade uterina aumentada e taquicardia materna ou fetal (na ausência de outro foco infeccioso).[6] Vários serviços indicam pesquisa de infecção rotineira a cada dois ou três dias. Em nossa óptica, entretanto, não é necessário realizar leucograma de rotina; ele deve ser realizado na admissão e, após isso, somente se a paciente evoluir com suspeita de infecção. Deve-se lembrar que o uso de corticoide faz elevar artificialmente a contagem de leucócitos por cinco a sete dias após a administração.[6]

Sabe-se que, nas idades gestacionais entre 34 e 36 semanas, as taxas de mortalidade e morbidade neonatal aguda grave são baixas.[1] Após as 34 semanas, geralmente não se utiliza corticoprofilaxia.[6] Estudo mostrou que realizar manejo conservador entre 34 e 36 semanas aumenta o risco de corioamnionite e o tempo de internação da mãe, sem diminuir a morbidade neonatal.[13] Sendo assim, está indicada resolução da gestação quando ocorre RPMOPT em gestações acima de 34 semanas.[2,6] Ao se optar por conduta expectante nas gestações acima de 34 semanas, deve-se discutir com a paciente os riscos e benefícios dessa espera, e o manejo expectante não deve ultrapassar acima de 37 semanas; somente se deve adotar conduta expectante se não houver contraindicação materna nem fetal, e os cuidados devem ser os mesmos dados a gestantes com idade gestacional inferior a 34 semanas.[2]

ANTIBIÓTICO

Infecção é a maior causa de RPMOPT. O objetivo da antibioticoterapia seria reduzir a frequência de infecções maternas e fetais e, portanto, prolongar o período de latência até o parto.[2] A importância de reduzir a infecção é ressaltada por estudos que sugerem uma relação entre corioamnionite e duração da rotura das membranas com desenvolvimento de paralisia cerebral e comprometimento do desenvolvimento neurológico.

Uma revisão sistemática de 2013, com 22 estudos randomizados controlados por placebo, envolvendo 6.800 mulheres, avaliou o uso de antibióticos após RPMOPT antes das 37 semanas de gestação.[14]

Comparado com placebo/sem tratamento, o uso de antibióticos foi associado a reduções significativas de:

- corioamnionite (risco relativo [RR] de 0,66; 95%, intervalo de confiança [IC] de 0,46 a 0,96);

- nascimentos em menos de 48 horas (RR de 0,71; 95%, IC de 0,58 a 0,87) e dentro de sete dias (RR de 0,79; 95%, CI de 0,71 a 0,89) da randomização;

- infecção neonatal (RR de 0,67; 95%, IC de 0,52 a 0,85);

- uso de surfactante (RR de 0,83; 95%, IC de 0,72 a 0,96);

- oxigenoterapia neonatal (RR de 0,88; 95%, IC de 0,81 a 0,96);

- ultrassonografia cerebral anormal antes da alta hospitalar (RR de 0,81; 95%, IC de 0,68 a 0,98).

Um regime antibiótico razoável cobriria a maioria dos patógenos do trato genital, mas o melhor regime ainda é desconhecido. Vários regimes de antibióticos demonstraram benefícios; assim, não está definido o melhor regime a ser adotado.[2]

O American College of Obstetricians and Gynecologists (ACOG) recomenda um curso de sete dias de antibioticoterapia, com combinação de ampicilina e eritromicina, via endovenosa, seguida de amoxicilina e eritromicina, via oral, em que se utilizam ampicilina intravenosa (2 g a cada seis horas) e eritromicina (250 mg a cada seis horas) por 48 horas, seguidas de amoxicilina oral (250 mg a cada oito horas) e eritromicina base (333 mg a cada oito horas) até completar sete dias, em mulheres com RPMO com menos de 34 semanas de gestação.[2,14-16]

No Brasil, em razão da grande controversa sobre o uso ou não de profilaxia antibiótica, é recomendado pela Federação Brasileira das Associações de Ginecologia e Obstetrícia (FEBRASGO) e por grande parte dos serviços universitários do país que não se utilize antibioticoterapia profilática nos casos de RPMOPT. No entanto, o Ministério da Saúde preconiza o uso de ampicilina/amoxicilina + azitromicina por sete dias, em que se utiliza ampicilina (2 g, via intravenosa, a cada seis horas) por 48 horas, seguida de amoxicilina (500 mg a cada oito horas ou 875 mg, via oral, a cada 12 horas) por cinco dias. Adicionalmente, usa-se azitromicina (1 g, via oral) em dose única.[8]

Diante da suspeita e/ou do diagnóstico de corioamnionite, procede-se à interrupção da gravidez (se possível com indução), com instituição imediata de antibioticoterapia. São dois os esquemas antibióticos mais usados:[3]

- **Esquema 1:** clindamicina 900 mg, via intravenosa, a cada oito horas (ou 600 mg, via intravenosa, a cada seis horas); gentamicina 1,5 mg/kg, via intravenosa, a cada oito horas (ou 3,5 a 5,0 mg/kg em dose única diária).

- **Esquema 2:** ampicilina 2 g, via intravenosa, a cada seis horas ou penicilina G cristalina: 5 milhões UI de ataque + 2,5 milhões UI, via intravenosa, a cada quatro horas; gentamicina 1,5 mg/kg, via intravenosa, a cada oito horas (ou 3,5 a 5,0 mg/kg em dose única diária); metronidazol 500 mg, via intravenosa, a cada oito horas.

Qualquer que seja o esquema, deve-se mantê-lo por até 48 horas do parto ou do último pico febril.[3]

Sendo a RPMO uma situação de risco para doença estreptocócica neonatal,[17] preconiza-se a profilaxia dessa condição por meio do protocolo do Centers for Disease Control and Prevention (CDC).[18] Recomenda-se, portanto, a pesquisa de *Streptococcus* do grupo B em todas as pacientes com RPMOPT, iniciando-se a profilaxia antibiótica com ampicilina ou penicilina, por 48 horas. Se a gestante entrar em trabalho de parto com o resultado positivo ou ainda indisponível, mantém-se a administração do antibiótico até o parto.[19]

CORTICOIDE

Diante de gestação entre 24 e 34 semanas, em que se faz opção pela conduta conservadora, deve-se realizar corticoprofilaxia.

Evidências mostram que o uso de corticoprofilaxia reduz substancialmente a mortalidade neonatal e os riscos de síndrome da angústia respiratória, hemorragia intraventricular e enterocolite necrotizante, sem aumentar o risco de infecção materna ou fetal.[20-23]

É indicado ciclo único de betametasona (12 mg, via intramuscular, a cada 24 horas, no total de duas doses – 24 mg) ou dexametasona (6 mg, via intramuscular, a cada 12 horas, no total de quatro doses – 24mg).[23]

Uma dose de betametasona de resgate tem indicação duvidosa para gestações até 34 semanas em que o parto acontecerá nos próximos sete dias e a dose anterior já foi administrada há mais de 14 dias. Não há evidências suficientes para fazer recomendação a favor ou contra.[23]

Estudo recente indica que o uso de betametasona no pré-termo tardio, entre 34 e 36 semanas + 6 dias, reduz morbidade respiratória em recém-nascidos,[24] mas ainda são necessários mais estudos para que se tome essa conduta.

Se a gestante em idade gestacional entre 24 e 34 semanas apresentar contrações uterinas de trabalho de parto, pode-se realizar tocólise (opção pela nifedipina) apenas para o tempo necessário até a ação do corticoide (24 a 48 horas).

NEUROPROTEÇÃO

A neuroproteção com sulfato de magnésio está indicada para as pacientes com risco de parto iminente (próximas 24 horas) em gestações < 32 semanas.[25] Prematuridade e baixo peso ao nascer são fatores de risco para paralisia cerebral, que é a principal complicação neurológica nessas crianças. O sulfato de magnésio, administrado durante a gestação, está associado a redução da hemorragia cerebral em prematuros, o que diminui a incidência e a gravidade dos casos de paralisia cerebral.[26]

Contraindicação para uso de sulfato de magnésio: pacientes com miastenia *gravis*, pois pode precipitar uma crise, assim como nos casos de mulheres com comprometimento miocárdico conhecido ou defeito de condução, devido aos efeitos anti-ionotrópicos da medicação.[27]

Pacientes com cesárea programada devem receber a dose de ataque e, em seguida, a dose de manutenção por pelo menos seis a 12 horas antes do parto. Em pacientes com indução de parto para as quais a previsão de indução é maior que 24 horas, deve-se adiar a administração do sulfato e iniciá-la somente após o amadurecimento cervical. Se houver indicação de parto de emergência, não se deve adiá-lo para a administração do sulfato.[25]

As diretrizes da Universidade de Adelaide recomendam dose de ataque de 4 g de sulfato de magnésio a ser administrado por via endovenosa em 20 a 30 minutos, seguida de dose de manutenção de 1 g/hora por 24 horas ou até o nascimento (o que ocorrer primeiro).[28] O tempo mínimo para que se obtenham os benefícios da medicação ainda é desconhecido; alguns estudos apontam de seis a 18 horas.[29]

Caso o parto não ocorra após a administração do sulfato, e o parto esteja mais uma vez iminente em gestações com menos de 30 semanas, uma nova dose de sulfato deve ser administrada.[28]

As pacientes que estão em uso de sulfato de magnésio para neuroproteção devem receber vigilância tanto quanto as pacientes que o recebem para iminência de eclâmpsia.[28]

Recomenda-se uma avaliação mínima, observando-se pulso, pressão arterial, frequência respiratória e reflexos patelares. Esses parâmetros devem ser avaliados antes mesmo de se iniciar a infusão da medicação, dez minutos após o início da dose de ataque e ao término da dose de ataque.[28] Com a dose de manutenção, é preciso manter vigilância e verificar pulso, pressão arterial, frequência respiratória, reflexos patelares e débito urinário no mínimo a cada quatro horas. Caso haja diminuição da frequência respiratória (menos que 12 inspirações por minuto), ausência de reflexos patelares, hipotensão ou diurese menor que 100 ml em quatro horas, deve-se interromper o uso do sulfato de magnésio.[28]

Caso ocorra depressão respiratória, deve-se utilizar gluconato de cálcio 10% (1 g – 10 ml), via intravenosa lenta (em dez minutos).[28]

É muito raro ocorrer toxicidade por sulfato de magnésio, motivo pelo qual não se realiza dosagem sérica de rotina, deixando-a para ser realizada nas pacientes com insuficiência renal.[28]

Acredita-se que, com essas medidas, melhora-se sobremaneira a condição de nascimento dos recém-nascidos prematuros de mães com RPMOPT, sem aumentar os riscos maternos.

REFERÊNCIAS BIBLIOGRÁFICAS

1. Mercer BM. Preterm premature rupture of the membranes. Obstet Gynecol. 2003 Jan 1;101(1):178-93.

2. Committee on Practice Bulletins-Obstetrics. ACOG Practice Bulletin nº 188: prelabor rupture of membranes. Obstet Gynecol. 2018 Jan;131(1):e1-14.

3. Galleta MA. Rotura prematura das membranas ovulares. In: Zugaib M, Bittar RE, Vieira Francisco RP, editores. Protocolos assistenciais da clínica obstétrica. 5a ed. São Paulo: Atheneu; 2015. p. 505-13.

4. Lewis DF, Major CA, Towers CV, Asrat T, Harding JA, Garite TJ. Effects of digital vaginal examinations on latency period in preterm premature rupture of membranes. Obstet Gynecol. 1992 Oct;80(4):630-4.

5. Alexander JM, Mercer BM, Miodovnik M, Thurnau GR, Goldenberg RL, Das AF et al. The impact of digital cervical examination on expectantly managed preterm rupture of membranes. Am J Obstet Gynecol. 2000 Oct 1;183(4):1003-7.

6. Mercer BM. Preterm premature rupture of the membranes: current approaches to evaluation and management. Obstet Gynecol Clin North Am. 2005 Sep 1;32(3):411-28.

7. Manning FA, Platt LD, Sipos L. Antepartum fetal evaluation: development of a fetal biophysical profile. Am J Obstet Gynecol. 1980 Mar 15;136(6):787-95.

8. Brasil. Ministério da Saúde. Secretaria de Atenção à Saúde. Departamento de Ações Programáticas Estratégicas. Gestação de alto risco: manual técnico. 5a ed. Brasília, DF; 2012. 302 p.

9. Lorthe E, Ancel PY, Torchin H, Kaminski M, Langer B, Subtil D et al. Impact of latency duration on the prognosis of preterm infants after preterm premature rupture of membranes at 24 to 32 weeks' gestation: a national population-based cohort study. J Pediatr. 2017 Mar;182:47-52.e2.

10. Manuck TA, Maclean CC, Silver RM, Varner MW. Preterm premature rupture of membranes: does the duration of latency influence perinatal outcomes? Am J Obstet Gynecol. 2009 Oct;201(4):414.e1-414.e6.

11. Frenette P, Dodds L, Armson BA, Jangaard K. Preterm prelabour rupture of membranes: effect of latency on neonatal and maternal outcomes. J Obstet Gynaecol Canada. 2013 Aug;35(8):710-7.

12. Kovacevich GJ, Gaich SA, Lavin JP, Hopkins MP, Crane SS, Stewart J et al. The prevalence of thromboembolic events among women with extended bed rest prescribed as part of the treatment for premature labor or preterm premature rupture of membranes. Am J Obstet Gynecol. 2000 May 1;182(5):1089-92.

13. Naef RW, Albert JR, Ross EL, Weber BM, Martin RW, Morrison JC. Premature rupture of membranes at 34 to 37 weeks' gestation: aggressive versus conservative management. Am J Obstet Gynecol. 1998 Jan 1;178(1):126-30.

14. Kenyon S, Boulvain M, Neilson JP. Antibiotics for preterm rupture of membranes. Cochrane Database Syst Rev. 2013 Dec 2;(12):CD001058.

15. Kenyon SL, Taylor DJ, Tarnow-Mordi W; ORACLE Collaborative Group. Broad-

spectrum antibiotics for preterm, prelabour rupture of fetal membranes: the ORACLE I randomised trial. ORACLE Collaborative Group. Lancet (London, England). 2001 Mar 31;357(9261):979-88.

16. Mercer BM, Miodovnik M, Thurnau GR, Goldenberg RL, Das AF, Ramsey RD et al. Antibiotic therapy for reduction of infant morbidity after preterm premature rupture of the membranes: a randomized controlled trial. National Institute of Child Health and Human Development Maternal-Fetal Medicine Units Network. JAMA. 1997 Sep 24;278(12):989-95.

17. Nomura ML, Passini Júnior R, Oliveira UM, Calil R. Colonização materna e neonatal por estreptococo do grupo B em situações de ruptura pré-termo de membranas e no trabalho de parto prematuro. Rev Bras Ginecol Obst. 2009 ago;31(8):397-403.

18. Verani JR, McGee L, Schrag SJ; Division of Bacterial Diseases, National Center for Immunization and Respiratory Diseases, Centers for Disease Control and Prevention (CDC). Prevention of perinatal group B streptococcal disease: revised guidelines from CDC, 2010. MMWR Recomm Rep. 2010 Nov 19;59(RR-10):1-36.

19. Galletta MAK. Rotura prematura das membranas ovulares: protocolo clínico. São Paulo: Federação Brasileira das Associações de Ginecologia e Obstetrícia; 2018.

20. Harding JE, Pang JM, Knight DB, Liggins GC. Do antenatal corticosteroids help in the setting of preterm rupture of membranes? Am J Obstet Gynecol. 2001 Jan 1;184(2):131-9.

21. Roberts D, Brown J, Medley N, Dalziel SR. Antenatal corticosteroids for accelerating fetal lung maturation for women at risk of preterm birth. Cochrane Database Syst Rev. 2017 Mar 21;3:CD004454.

22. Park CK, Isayama T, McDonald SD. Antenatal corticosteroid therapy before 24 weeks of gestation. Obstet Gynecol. 2016 Apr;127(4):715-25.

23. Committee on Obstetric Practice. Committee Opinion nº 713: antenatal corticosteroid therapy for fetal maturation. Obstet Gynecol. 2017 Aug;130(2):e102-9.

24. Gyamfi-Bannerman C, Thom EA, Blackwell SC, Tita ATN, Reddy UM, Saade GR et al. Antenatal betamethasone for women at risk for late preterm delivery. N Engl J Med. 2016 Apr 7;374(14): 1311-20.

25. Simhan HN, Himes KP. Neuroprotective effects of in utero exposure to magnesium sulfate. UpToDate [Internet]. [accessed 2020 Jan 17]. Available from: https:// www.uptodate.com/contents/neuroprotective-effects-of-in-utero-exposure-to-magnesium-sulfate?search=ruptura prematura de membranas&topicRef=120959 &source=see_link.

26. Gano D, Ho ML, Partridge JC, Glass HC, Xu D, Barkovich AJ et al. Antenatal exposure to magnesium sulfate is associated with reduced cerebellar hemorrhage in preterm newborns. J Pediatr. 2016 Nov;178:68-74.

27. Benshushan A, Rojansky N, Weinstein D. Myasthenia gravis and preeclampsia. Isr J Med Sci. 1994 Mar;30(3):229-33.

28. Antenatal magnesium sulphate prior to preterm birth for neuroprotection of the fetus, infant and child. Adelaide: The University of Adelaide, 2010.

29. McPherson JA, Rouse DJ, Grobman WA, Palatnik A, Stamilio DM. Association of duration of neuroprotective magnesium sulfate infusion with neonatal and maternal outcomes. Obstet Gynecol. 2014 Oct;124(4):749-55.

capítulo 15

Momento e Via de Parto em Gestações com Rotura Prematura de Membranas

▶ Marcelo Luís Nomura

DESTAQUES

Discute-se a conduta em relação ao momento de indicar a resolução do parto de acordo com a idade gestacional e com parâmetros de bom ou mau prognóstico materno-fetal.

Também se analisam a via de parto em casos de rotura de membranas e suas indicações.

INTRODUÇÃO

O momento do parto na gestação com rotura prematura de membranas (RPM) depende fundamentalmente da idade gestacional e das intervenções secundárias necessárias ou não. Assim, o uso de corticosteroides (para prevenir complicações neonatais), de antibióticos (para prolongar o período de latência e reduzir a morbidade infecciosa) e de sulfato de magnésio (para neuroproteção) é indicado em determinadas faixas de idade gestacional. Portanto, a datação correta da gravidez é de suma importância. Outro aspecto fundamental é o quadro clínico materno e fetal no momento do diagnóstico da rotura.

A conduta em relação ao parto pode ser imediata ou expectante. Contraindicações para conduta expectante e que demandam a ultimação do parto são: trabalho de parto instalado e ativo, comprometimento de vitalidade fetal, descolamento prematuro de placenta, prolapso de cordão ou sinais de infecção amniótica ou materna. Diante de qualquer um desses sinais, o parto deve ser realizado, independentemente da idade gestacional, inclusive em pacientes que estejam em conduta expectante.

A administração de corticosteroides está indicada para as gestações entre 24 e 34 semanas; e o sulfato de magnésio, para neuroproteção fetal entre 24 e 31 semanas e seis dias.

A RPM pré-termo está associada a várias complicações que têm impacto no desfecho perinatal e na morbidade materna: infecção intrauterina, oligoâmnio, compressão de cordão umbilical, apresentações fetais anômalas, asfixia perinatal, prolapso de cordão umbilical, descolamento prematuro de placenta, óbito fetal e parto prematuro. Na conduta expectante, todas essas complicações são possíveis, e deve-se encontrar um equilíbrio entre (a) morbidade e mortalidade neonatal da prematuridade e (b) capacidade de prever ou evitar tais complicações, o que não se mostrou uma tarefa fácil em diversos ensaios clínicos, dada a incerteza que ainda paira em alguns contextos.

ROTURA PREMATURA DE MEMBRANAS

Antes de 24 semanas ou na pré-viabilidade

Cerca de metade das pacientes com RPM antes de 24 semanas evolui espontaneamente para parto uma semana após a rotura.

Na RPM pré-viável, a conduta expectante é possível a depender de algumas variáveis. No entanto, é preciso que a paciente esteja ciente dos riscos da conduta expectante e do prognóstico fetal e neonatal. De maneira geral, o prognóstico está relacionado à idade gestacional da RPM, sendo melhor quanto mais próximo de 23 semanas e seis dias. A definição de viabilidade fetal pode variar de país para país ou até mesmo de hospital para hospital, portanto esse é o ponto inicial da discussão. Dados isolados e de revisões sistemáticas mostram que a sobrevida neonatal global na RPM abaixo de 24 semanas é de cerca de 35 a 45%. Do ponto de vista materno, a morbidade infecciosa – incluindo corioamnionite e sepse, internação em unidade de terapia intensiva (UTI) e hemorragia pós-parto – é mais frequente, porém complicações graves são mais raras. Algumas variáveis preditoras de mau prognóstico e de aumento da mortalidade perinatal são oligoâmnio acentuado e idade gestacional inferior a 20 semanas na RPM. A associação desses dois fatores aumenta consideravelmente o risco de hipoplasia pulmonar, além de outras complicações associadas ao oligoâmnio, como a sequência de Potter com deformidades faciais e esqueléticas. Todos esses aspectos devem ser discutidos com a paciente que deseja conduta expectante. Toda a discussão e a tomada de decisão com a paciente devem ser registradas em prontuário, e sugerimos a elaboração de um termo de consentimento livre e esclarecido.

Entre 24 e 34 semanas

Tendo em vista a morbidade e mortalidade neonatais inversamente proporcionais à idade gestacional, em particular entre 24 e 34 semanas, nesse intervalo a conduta expectante é adequada. Corticosteroides para maturação pulmonar, antibióticos para aumento do período de latência e sulfato de magnésio para neuroproteção fetal (até 31 semanas e seis dias) são intervenções que podem melhorar diversos desfechos neonatais. A inibição farmacológica da atividade uterina não é recomendada de rotina, devendo ser utilizada somente no período de administração dos corticosteroides, ou seja, por até 48 horas. Após esse prazo, não há benefícios no uso de tocolíticos.

O Royal College of Obstetricians and Gynaecologists recomenda, em sua diretriz, a conduta expectante até 37 semanas, ao passo que o American College of Obstetricians and Gynecologists recomenda o parto a partir de 34 semanas e a conduta expectante entre 24 e 33 semanas e seis dias.

Entre 34 e 36 semanas

Nessa faixa de idade gestacional, não há evidências que suportem ou refutem de maneira conclusiva nenhuma conduta. Deve haver uma discussão com a paciente sobre riscos e benefícios em termos maternos e neonatais. A metanálise da Biblioteca Cochrane, de 2017, mostrou que o parto imediato aumenta significativamente a morbidade respiratória e a mortalidade neonatal, com aumento das taxas de cesárea e de endometrite, porém com redução da incidência de corioamnionite e sem diferença na incidência de sepse neonatal, favorecendo, portanto, a conduta expectante até 37 semanas. Essa metanálise incluiu gestações entre 24 e 37 semanas, e, obviamente, a idade gestacional foi o principal determinante de morbidade e mortalidade neonatal. Levando em consideração que essa metanálise foi grandemente influenciada por um ensaio clínico (PPROMT) que incluiu mulheres entre 34 e 36 semanas e seis dias, é possível que esses resultados não se apliquem totalmente a outras idades gestacionais. Em gestações cuja datação é duvidosa, é razoável a conduta expectante. No entanto, quando há confiabilidade na datação, a conduta deve

ser individualizada, uma vez que o estudo PPROMPT (*Immediate delivery compared with expectant management after preterm pre-labour rupture of the membranes close to term* [PPROMT trial]) e uma metanálise de dados individuais de pacientes (IPD, *individual patient data*) mostraram que não houve diferença na incidência de sepse e na morbidade neonatal composta, mas com aumento de distúrbios respiratórios e de internações em UTI, com alguma redução da morbidade infecciosa materna e da ocorrência de hemorragia pós-parto e com discreto aumento da taxa de cesarianas no grupo em que se procedeu à indução de parto imediata. Como mencionado, essa análise teve um grande peso em virtude do estudo PPROMPT, que tem recebido várias críticas, entre as quais citamos: o estudo demorou nove anos para ser concluído; não se levou em consideração o uso de condutas importantes nos desfechos, como corticosteroides e antibióticos; tratou-se de um estudo multicêntrico em 65 hospitais de 11 países com diferentes realidades de atendimento obstétrico e neonatal, o que dificulta a generalização; o intervalo efetivo entre a rotura de membranas e a indução de parto no grupo de conduta imediata foi variável; e algumas pacientes não foram internadas e seguiram com conduta ambulatorial.

Deve-se mencionar o uso controverso de corticosteroides no período pré-termo tardio, e dados oriundos do estudo ALPS sugerem algum benefício em termos de redução da morbidade respiratória neonatal, às custas de um risco elevado de hipoglicemia. Embora os resultados tenham sido largamente favoráveis ao uso de corticosteroide nos benefícios a curto prazo, na redução das complicações mais frequentes, não há estudos que comprovem a segurança a longo prazo, ou seja, nenhum dos recém-nascidos foi avaliado após o período neonatal. Esse aspecto é de suma importância, uma vez que sabemos, com base em estudos experimentais, que os corticosteroides têm efeitos importantes sobre o desenvolvimento cerebral, em particular nessa faixa de idade gestacional. Além disso, a hipoglicemia neonatal, mais frequente no grupo do corticosteroide, pode ter repercussões a longo prazo sobre o desenvolvimento neurológico e cognitivo, aspecto que, ainda que controverso, merece atenção. Estudos a longo prazo sobre o desenvolvimento de recém-nascidos expostos à betametasona no período pré--termo tardio (entre 34 e 36 semanas e seis dias) são necessários antes que essa prática possa ser recomendada e generalizada.

No termo

A revisão sistemática mais recente mostra que a conduta de indução imediata reduz a morbidade infecciosa materna e neonatal, sem aumento importante das taxas de cesárea, ainda que a evidência seja de baixa qualidade, segundo os autores. Mulheres que optem pela conduta expectante devem preencher alguns critérios mínimos: internação; apresentação cefálica; ausência de sinais clínicos e laboratoriais de infecção materna ou fetal; e ausência de indicações de antecipação do parto, como doenças maternas ou alterações fetais (como restrição de crescimento).

O parto pode ser induzido com ocitocina, misoprostol ou prostaglandina, respeitando-se as contraindicações, como cicatriz uterina prévia, e, na vigência de colo uterino com índice de Bishop desfavorável, o preparo com sonda Foley é

controverso, pois alguns estudos mostram aumento do risco de infecção amniótica.

Na rotura de membranas a partir de 37 semanas, 50% das pacientes evoluem para parto em 33 horas; e 95%, entre 94 e 107 horas após a RPM, dados que auxiliam na decisão de até quando esperar para interromper a gestação. Após 24 horas de RPM, ocorre aumento significativo do risco de corioamnionite. Se avaliado, o *status* de colonização materna por estreptococo B pode interferir na conduta, havendo tendência à indução imediata nas pacientes com cultura perianal ou vaginal positiva. Em princípio, a profilaxia de infecção por estreptococo B seria a única indicação precisa de antibioticoterapia na RPM no termo, e, nas pacientes com mais de 18 horas de RPM, a profilaxia está indicada, a não ser que a cultura coletada entre 35 e 37 semanas seja negativa.

Se surgirem sinais de corioamnionite, seja pelos critérios de Gibbs, seja pelos critérios do triplo I, deve-se programar o parto, pelas indicações obstétricas. Da mesma maneira, o comprometimento de vitalidade fetal detectado por qualquer método de avaliação (cardiotocografia, ultrassonografia) deve indicar o parto pela via mais apropriada.

VIA DE PARTO

De modo geral, a ocorrência de RPM não modifica a via de parto. No entanto, algumas considerações devem ser feitas na programação do parto e no aconselhamento das pacientes. A via de parto segue as indicações obstétricas usuais, e o parto vaginal deve ser tentado sempre que as condições clínicas maternas e fetais permitirem, respeitando-se as contraindicações absolutas ao parto vaginal.

O diagnóstico de corioamnionite e o oligoâmnio acentuado aumentam o risco de alterações de vitalidade fetal intraparto, e, portanto, deve ser realizada monitorização com cardiotocografia.

REFERÊNCIAS BIBLIOGRÁFICAS

1. Gyamfi-Bannerman C, Thom EA, Blackwell SC, Tita AT, Reddy UM, Saade GR et al. Antenatal betamethasone for women at risk for late preterm delivery. N Engl J Med. 2016 Apr 7;374(14):1311-20.

2. Society for Maternal-Fetal Medicine (SMFM) Publications Committee. Implementation of the use of antenatal corticosteroids in the late preterm birth period in women at risk for preterm delivery. Am J Obstet Gynecol. 2016 Aug;215(2):B13-5.

3. Smith GC, Rowitch D, Mol BW. The role of prenatal steroids at 34-36 weeks of gestation. Arch Dis Child Fetal Neonatal Ed. 2017;102:F284-5.

4. Quist-Nelson J, de Ruigh AA, Seidler AL, van der Ham DP, Willekes C, Berghella V et al. Immediate delivery compared with expectant management in late preterm prelabor rupture of membranes: an individual participant data meta-analysis. Obstet Gynecol. 2018;131(2):269-79.

5. Bond DM, Middleton P, Levett KM, van der Ham DP, Crowther CA, Buchanan SL et al. Planned early birth versus expectant management for women with preterm prelabour rupture of membranes prior to 37 weeks' gestation for improving pregnancy outcome. Cochrane Database Syst Rev. 2017 Mar 3;3:CD004735.

6. Sim WH, Araujo Júnior E, Da Silva Costa F, Sheehan PM. Maternal and neonatal outcomes following expectant management of preterm prelabour rupture of membranes before viability. J Perinat Med. 2017;45(1):29-44.

7. Margato MF, Martins GLP, Passini Júnior R, Nomura ML. Previable preterm rupture of membranes: gestational and neonatal outcomes. Arch Gynecol Obstet. 2012;285(6):1529-34.

8. Krispin E. Management of premature rupture of membranes at term: the need to correct a recurring mistake in articles, chapters, and recommendations of professional organizations. Am J Obstet Gynecol. 2017 Dec;217(6):661.e1-661.e3.

9. Middleton P, Shepherd E, Flendy V, McBain RD, Crowther CA. Planned early birth versus expectant management (waiting) for prelabour rupture of membranes at term (37 weeks or more). Cochrane Database Syst Rev. 2017 Jan 4;1:CD005302.

10. Mackeen AD, Durie DE, Lin M, Huls CK, Qureshey E, Paglia MJ et al. Foley plus oxytocin compared with oxytocin for induction after membrane rupture: a randomized controlled trial. Obstet Gynecol. 2018 Jan;131(1):4-11.

11. Higgins RD, Saade G, Polin RA, Grobman WA, Buhimschi IA, Watterberg K et al. Evaluation and management of women and newborns with a maternal diagnosis of chorioamnionitis: summary of a workshop. Obstet Gynecol. 2016 Mar;127(3):426-36.

12. American College of Obstetricians and Gynecologists; Society for Maternal-Fetal Medicine. Obstetric Care consensus nº 6: periviable birth. Obstet Gynecol. 2017 Oct;130(4):e187-99.

13. Committee on Practice Bulletins-Obstetrics. ACOG Practice Bulletin nº 188: prelabor rupture of membranes. Obstet Gynecol. 2018 Jan;131(1):e1-14.

14. Thomson AJ; Royal College of Obstetricians and Gynaecologists. Care of women presenting with suspected preterm prelabour rupture of membranes from 24+0 weeks of gestation. BJOG. 2019;126:e152-66.

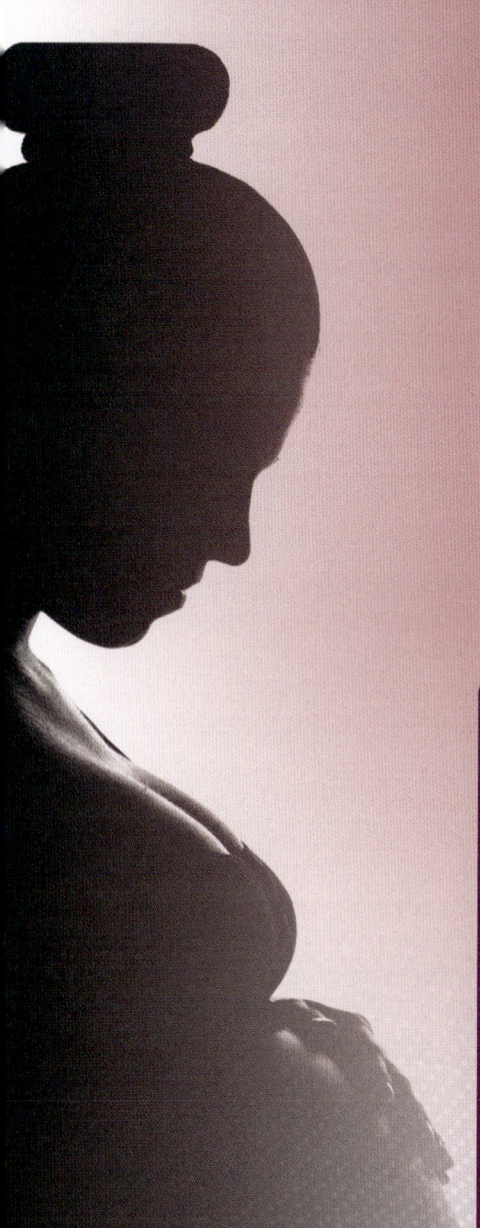

Seção **4**

Desafios na Prevenção da Prematuridade Intervenções para Reduzir o Parto Pré-Termo e suas Sequelas

DESAFIOS NA PREVENÇÃO DA PREMATURIDADE
INTERVENÇÕES PARA REDUZIR O PARTO PRÉ-TERMO E SUAS SEQUELAS

▶ Alfredo Bauer
▶ Nelson Pedro Bressan Filho

O estudo da prematuridade é um dos temas mais importantes em obstetrícia e neonatologia, dado que ela ocorre em aproximadamente 10 a 12% das gestações e é responsável por cerca de 90% dos óbitos neonatais, quando excetuados os malformados.

O parto prematuro, que ocorre antes de 37 semanas, representa problema epidemiológico mundial, redundando em inúmeras complicações imediatas, como insuficiência respiratória, infecção, hemorragia cerebral e enterocolite necrotizante. A necessidade do uso de unidade de terapia intensiva (UTI) neonatal é maior que no caso de recém-nascidos de termo, o que encarece sobremaneira a sua assistência. Ainda que bem assistido, o prematuro poderá desenvolver sequelas neurológicas, retinopatia da prematuridade, surdez e outras manifestações que modificarão sua qualidade de vida, afetando também a de seus familiares.

Desafortunadamente, o conhecimento dos fatores de risco não reduz por si só sua incidência, o que ensejou o estudo de vários marcadores para avaliação do risco de parto prematuro, tais como: comprimento do colo uterino, teste de fibronectina (pouco disponível em nosso meio), pesquisa de infecções vaginais e extravaginais. Além disso, foram propostas diversas abordagens terapêuticas baseadas no uso de tocolíticos, progesterona, corticosteroides, sulfato de magnésio, cerclagem e pessários cervicais.

Assim, para tentar minimizar as complicações da prematuridade, o médico obstetra no pré-natal, no parto e no puerpério deve:

1. **rastrear** gestantes candidatas a prematuridade por meio de propedêutica clínica, ultrassonografia (colo uterino) e exame laboratorial;
2. **prevenir** a prematuridade, usando, quando indicada, terapêutica clínica (progesterona) ou cirúrgica (pessário, cerclagem) para prolongar o período gestacional;
3. **proteger** os aparelhos respiratório e neurológico fetais por meio de corticoterapia e sulfato de magnésio, respectivamente;
4. **assistir** o parto de prematuro adequadamente, em ambiente em que ele possa ser atendido em UTI neonatal, se necessário.

Não obstante esses cuidados, as consequências do nascimento prematuro extremo não se restringem às complicações obstétricas para o recém-nato, mas envolvem uma gama muito maior de aspectos, como o próprio evoluir fisiológico daquele nascituro até a idade adulta, com sequelas e necessidades especiais, a família (do ponto de vista emocional e financeiro) e os provedores de saúde (governamentais ou não), pelo alto custo da reabilitação, sendo este, ainda hoje, um dos maiores desafios, senão o maior, para os obstetras.

capítulo 16

A Síndrome da Prematuridade

▶ Eduardo de Souza   ▶ Jair Luiz Fava

DESTAQUES

A prevenção do parto prematuro é um dos maiores desafios da obstetrícia na atualidade. Sua etiologia multifatorial dificulta muito a redução da incidência de casos. Reconhecer que a prematuridade é uma síndrome cujo determinismo envolve muitas vias patológicas e investir no conhecimento de seus fatores predisponentes são ações que podem proporcionar medidas preventivas valiosas.

INTRODUÇÃO

A Organização Mundial da Saúde, em 1961, avaliando o desfecho neonatal em função da idade gestacional, definiu pré-termo como o nascido com menos de 37 semanas completas, ou 259 dias, não importando o seu peso. Recomendou, ainda, calcular a idade gestacional tomando por base o primeiro dia do último ciclo menstrual regular. O limite inferior tem sido colocado a partir do término da fase conceituada como abortamento, em 22 semanas.

Percebe-se que o período considerado pré-termo é relativamente longo; com o avanço da idade gestacional, a prevalência dos partos aumenta e a incidência de complicações neonatais diminui.[1] Ainda nos dias atuais, contudo, o parto prematuro permanece como sério problema perinatal, sendo responsável por cerca de 75% das morbidades e mortalidades neonatais. Nos Estados Unidos da América, ele tem sido responsável por 70% das mortes neonatais, 1/3 das mortes infantis e 25 a 50% dos casos com alterações neurológicas tardias.[2,3]

Estima-se que a incidência de partos prematuros no mundo esteja em torno de 5 a 18%, proporcionando o nascimento de cerca de 15 milhões de conceptos pré-termo por ano.[1] No Brasil, recentes publicações indicam incidência oscilando de 6,4 a 15,2%.[4]

O tratamento da prematuridade, envolvendo mães e recém-nascidos, torna-se muito oneroso. Os custos decorrentes da internação hospitalar, principalmente de crianças muito prematuras, são bastante elevados.

Torna-se importante salientar, aqui, o conceito do chamado pré-termo tardio. É assim denominado o concepto que nasce entre 34 e 36 semanas + 6/7 dias de gestação; esses casos constituem cerca de 70% dos partos prematuros. Embora os riscos inerentes a essa faixa de idade gestacional sejam mais brandos, estratégias preventivas e protetoras desses nascimentos merecem ser incentivadas.[1]

Maiores ainda são os custos dos cuidados a longo prazo para crianças que apresentam sequelas decorrentes do parto pré-termo, incluindo institucionalização e programas educacionais especiais para os gravemente lesados. Não somente os custos financeiros são um importante fator a ser considerado, mas também os custos emocionais relativos aos cuidados intensivos neonatais, que são desconcertantes. A despeito dos avanços da perinatologia e da criação das unidades de tratamento intensivo neonatal, a prematuridade está entre os problemas médicos de mais difícil resolução.[5]

Nos últimos anos, inúmeros relatos na literatura têm destacado a grande dificuldade de se prevenir e de se reduzir o número de partos prematuros em razão da grande complexidade de seus múltiplos e associados fatores desencadeantes.

A SÍNDROME DA PREMATURIDADE

O parto pré-termo pode ser espontâneo ou realizado por indicação médica (terapêutico ou eletivo). Quando surge como evento espontâneo, pode ser precedido por trabalho de parto prematuro ou ocorrer por rotura prematura das membranas ovulares. Quando é eletivo, indicado para proteger os interesses da mãe e/ou do feto, na presença de patologias clínicas e/ou obstétricas determinantes de risco iminente, também tem apresentado incidência crescente, principalmente em hospitais que prestam assistência terciária. Os estados hipertensivos maternos destacam-se como a principal causa de prematuridade eletiva.[5]

A publicação que efetivamente destacou a prematuridade como uma síndrome causada por múltiplos processos patológicos foi feita por Romero et al., em 2014.[6] Os autores fizeram ampla análise a respeito das possíveis diferenças entre a instalação do trabalho de parto no termo e no pré-termo. Observaram que ambos os períodos envolvem eventos clínicos semelhantes, como aumento da contratilidade uterina, dilatação cervical e rotura das membranas corioamnióticas. Ainda salientaram que o trabalho de parto prematuro pode corresponder à ativação extemporânea do processo normal do parto a termo, mas também pode advir de eventos que desfazem um sensível equilíbrio e levam, por fim, ao desencadeamento das contrações uterinas por meio de processos patológicos. Ações complexas de fatores autócrinos, parácrinos e endócrinos, bem como fenômenos bioquímicos nos tecidos uterinos, fazem parte do processo de parturição prematura.[6]

Romero *et al.* discorreram detalhadamente sobre o papel da ativação da via pró-inflamatória no determinismo do trabalho de parto prematuro, principalmente com a ação de citocinas, interleucinas, proteases e prostaglandinas, contrapondo-se à ação da progesterona, que tenta manter a quiescência da fibra muscular uterina. As mudanças estruturais que ocorrem no colo uterino, fundamentalmente na sua matriz extracelular, envolvendo elementos como colágeno, glicosaminoglicanas e ácido hialurônico, também são citadas; essas modificações proporcionam diminuição da resistência tecidual da cérvice, favorecendo seu esvaecimento e sua dilatação; dissolução de "cimentos" intercelulares, como a fibronectina e o próprio processo de apoptose celular, também participam desse complexo processo.[6]

Obviamente, a ativação de todo esse processo é considerada fisiológica no termo da gravidez; vários estados patológicos podem ativar essa cascata de eventos antes do termo e culminar com o parto pré-termo.

Na ampla análise que fazem, Romero *et al.* refletem muito sobre o desencadeamento do parto prematuro mediado por processo de inflamação/infecção, hemorragias deciduais e lesões vasculares. Além disso, discutem aspectos da senescência decidual prematura, bem como da interação imunológica entre mãe, seu feto e anexos. Abordam, também, como causas da prematuridade o declínio da ação da progesterona, a hiperdistensão uterina (comum na gemelidade e no polidrâmnio), aspectos relativos ao estresse materno, estados de ansiedade, depressão, bem

como o papel do cortisol e do hormônio liberador de corticotrofina (CRH, *corticotropin-releasing hormone*).[6]

Entende-se que toda essa discussão torna-se muito relevante, pois esse conhecimento fez surgir diversas estratégias preventivas da prematuridade, como uso de tocolíticos, progesterona e antibióticos contra infecções (corioamnionite, urinária, do trato genital inferior e em outros sítios), vigilância ultrassonográfica do colo uterino, inserções de pessário, entre outras. No entanto, essas estratégias atuam, frequentemente, apenas sobre um aspecto, sobre um sinal ou sintoma, e não diretamente sobre a causa específica.

Romero *et al.* concluem que a diminuição dos índices de parto prematuro espontâneo só será possível quando tivermos uma compreensão mais detalhada e profunda sobre os mecanismos responsáveis por essa síndrome.[6]

FATORES DE RISCO PARA O PARTO PREMATURO

Entendemos que é preciso levar todo esse raciocínio para a prática obstétrica diária. Estamos cientes de que, em cerca de 30 a 40% dos casos, a etiologia do parto pré-termo ainda permanece não esclarecida. Podemos, porém, de forma didática, à luz da literatura, discorrer rapidamente sobre os considerados principais fatores associados ao parto pré-termo, buscando sedimentar no pensamento do obstetra a atenção na luta contra a prematuridade.[5,7]

Alguns dados demográficos estão relacionados a essa maior possibilidade, como: idade materna inferior a 15 anos ou superior a 40 anos, estado socioeconômico e cultural adverso, ausência de controle pré-natal, história materna de um ou mais abortos espontâneos no segundo trimestre, pequeno intervalo interpartal, grande multiparidade, parto prematuro prévio e morte fetal anterior.

Fatores individuais comportamentais e de hábito de vida também têm sido associados a maior risco de parto prematuro, como: atividade física aumentada, tabagismo, etilismo, uso de drogas ilícitas e situações de estresse materno.

Dentro das condições relacionadas a maior risco de parto pré-termo, ainda devem ser mencionadas as complicações maternas (obstétricas, clínicas e ginecológicas), sendo as principais: gestação múltipla, síndromes hipertensivas da gravidez, doença hemolítica perinatal, polidrâmnio, inserção baixa da placenta, descolamento prematuro da placenta, rotura prematura das membranas ovulares, corioamnionite, crescimento fetal restrito, insuficiência istmocervical, presença de colo uterino curto, sangramento na atual gestação que se prolonga além do primeiro trimestre, presença de gestação concomitante com dispositivo intrauterino, anomalias congênitas fetais, diabete melito, colagenoses, trombofilias, infecções maternas, traumas maternos durante a gestação (acidentais ou cirúrgicos), leiomiomas volumosos do útero (particularmente submucosos ou subplacentários), malformações uterinas e cirurgias prévias (principalmente conizações do colo uterino).

Entre os fatores anteriormente mencionados, alguns merecem ser destacados. Na procura de dados clínicos que possam prever a prematuridade, o antecedente obstétrico e o valor da prematuridade pré-

via adquirem muita relevância. O relato de um parto prematuro prévio indica 25% de chance de novo parto pré-termo e 50% de chance quando a gestante referiu dois partos prematuros em seu passado obstétrico.[5]

Algumas condições patológicas desencadeantes de parto prematuro possuem características peculiares, merecendo estudo individualizado, como a gemelidade, a rotura prematura das membranas ovulares, a insuficiência istmocervical, o colo uterino considerado curto, as infecções do trato urinário e as infecções do trato genital. Trata-se de eventos mórbidos incorporados à patologia obstétrica e possuidores de distintos aspectos etiológicos, fisiopatológicos, preventivos e terapêuticos.

Destacados os principais fatores de risco para o parto prematuro, pode ser que uma única atitude seja decisiva e eficaz para evitar o nascimento antecipado; por exemplo, realizar cerclagem em momento oportuno em gestante com insuficiência istmocervical ou, ainda, introduzir antibióticos adequados para o tratamento de uma infecção do trato urinário. Em muitos outros casos, porém, não será possível assumir terapêutica tão precisa.

CONCLUSÃO

Ressalte-se, por fim, que aceitar a prematuridade como uma síndrome com muitas causas, determinada por diversos caminhos possíveis e patológicos, com inúmeros fatores de risco associados, constitui o passo inicial para tentar preveni-la. Novas pesquisas são necessárias na busca do determinismo do trabalho de parto pré-termo, almejando-se medidas efetivas que consigam amenizar esse grande e atual desafio obstétrico.

REFERÊNCIAS BIBLIOGRÁFICAS

1. Machado Júnior LC, Passini Júnior R, Rosa IRM. Late prematurity: a systematic review. J Pediatr (Rio J). 2014;90(3):221-31.

2 Blencowe H, Cousens S, Chou D, Oestergaard M, Say L, Moller AB et al. Born too soon: the global epidemiology of 15 million preterm births. Reprod Health. 2013;10(Suppl 1):S2.

3. American College of Obstetricians and Gynecologists. Practice Bulletin nº 171: management of preterm labor. Obstet Gynecol. 2016;128:e155-64.

4. Tedesco RP, Passini Júnior R, Cecatti JG, Camargo RS, Pacagnella RC, Sousa MH. Estimation of preterm birth rate, associated factors and maternal morbidity from a demographic and health survey in Brazil. Matern Child Health J. 2013;17:1638-47.

5. Souza E, Souza GN, Oliveira TA, Camano L. Aspectos obstétricos da prematuridade. In: Moron AF, Camano L, Kulay Júnior L. Obstetrícia. São Paulo: Manole; 2011. p. 993-1012.

6. Romero R, Dey SK, Fisher SJ. Preterm labor: one syndrome, many causes. Science. 2014;345:760-5.

7. Brasil. Ministério da Saúde. Secretaria de Atenção à Saúde. Departamento de Ações Programáticas Estratégicas. Gestação de alto risco: manual técnico. 5a ed. Brasília, DF: Editora do Ministério da Saúde; 2012. p. 70-7.

capítulo 17

Rastreamento do Risco de Prematuridade no Pré-Natal

▶ Eduardo Felix Martins Santana   ▶ Alan Roberto Hatanaka

DESTAQUES

Discute-se a importância do rastreamento de risco para a ocorrência de prematuridade em busca de medidas que diminuam a morbimortalidade dela decorrente.

Analisa-se o rastreamento clínico (pelos fatores de risco advindos da anamnese), o rastreamento ultrassonográfico (pela medida do comprimento cervical e por suas características) e o rastreamento bioquímico (para diagnóstico de parto prematuro).

INTRODUÇÃO

A prematuridade é definida como nascimento que ocorre antes da 37ª semana gestacional. Atualmente, é considerada a maior preocupação na esfera obstétrica mundial. Ainda que os avanços tecnológicos tenham melhorado a sobrevida de recém-nascidos prematuros, ela continua sendo a principal causa de morbimortalidade neonatal.[1]

Considerado uma epidemia mundial, o parto prematuro (PPT) tem incidência global próxima a 15 milhões de nascimentos por ano. Embora essas taxas tenham diminuído na última década, cerca de um em dez recém-nascidos ainda é prematuro.[2]

O impacto social e econômico atrelado ao nascimento precoce continua sendo motivo de muito desconforto em todo o mundo. Os gastos por criança até o décimo ano de vida podem chegar a mais de dez milhões de dólares, especialmente nos casos de parto antes de 28 semanas de gestação. O número de admissões hospitalares, dias de hospitalização e custos para essas crianças chega a ser de 130%, 77% e 443%, respectivamente, superior ao número relativo a crianças nascidas a termo.[3]

Em torno de 60 a 70% dos PPTs ocorrem de forma espontânea ou relacionada com a rotura das membranas ovulares; o restante está associado a partos por indicações médicas. Classifica-se a prematuridade em terapêutica ou espontânea. A terapêutica está associada à interrupção da gestação por intercorrências maternas, como pré-eclâmpsia grave, hemorragias na segunda metade da gestação e até mesmo causas fetais (por exemplo, sofrimento fetal agudo e restrição do crescimento). Já a espontânea decorre de complexo mecanismo de natureza multifatorial.[4]

De fato, o rastreamento da prematuridade torna-se mais eficaz quando se combinam a valorizada história clínica da paciente e a detecção das modificações do colo uterino por ultrassonografia transvaginal e métodos bioquímicos, hoje com melhor disponibilidade.

A identificação precoce de gestante com risco de PPT é chave para a adoção de medidas voltadas à prevenção desse importante problema de saúde pública mundial.

RASTREAMENTO CLÍNICO

A anamnese é elemento crucial para o rastreamento clínico, uma vez que a história anterior de PPT representa o fator de risco mais importante. O risco eleva-se em mais de duas vezes em mulheres que apresentam antecedente de PPT em relação à população normal. No entanto, a maioria dos casos de prematuridade está presente no grupo de mulheres nulíparas ou que já tiveram partos anteriores no termo gestacional.[5]

A gestação múltipla tem aumentado nos últimos anos com o advento das técnicas de reprodução assistida. Cerca de 17% do partos antes de 37 semanas e 23% daqueles ocorridos antes da 32ª semana têm sido atribuídos a essa causa.[6]

As infecções do trato geniturinário vêm ganhando amplo campo de estudo nos últimos anos. É evidente que a relação entre infecções urinárias e PPT já é de conhecimento prévio. No entanto, o foco das últimas linhas de pesquisa tem sido a importância do microbioma vaginal na gênese do PPT.[7]

Entre as causas epidemiológicas, destacam-se baixo nível socioeconômico, nutrição inadequada, fatores ambientais, estresse, tabagismo e uso de drogas. No pilar obstétrico, encontram-se aumento do PPT em pacientes com insuficiência istmocervical, sangramentos em primeira e segunda metade da gestação, polidrâmnio, gemelaridade, amniorrexe prematura, pré-eclâmpsia, restrição do crescimento fetal, anomalias fetais e antecedente de prematuridade, como dito anteriormente. Das causas ginecológicas, mulheres com anormalidades anatômicas do corpo e/ou do colo uterino, além de miomatose, elevam também essa ocorrência. Causas maternas como doenças graves, infecções, procedimentos cirúrgicos, além de causas genéticas, completam o espectro de condições a serem levadas em consideração no rastreamento clínico.[8]

Considerando a importância de uma anamnese estruturada, podemos separar as gestantes em dois grupos. O primeiro seria o de baixo risco, que inclui aquelas sem histórico anterior de PPT, insuficiência istmocervical e anormalidades da morfologia de corpo e/ou colo uterino. O segundo, dito de alto risco, inclui as gestantes com antecedente de PPT, história típica de insuficiência istmocervical, prova da vela 8 positiva e antecedente cirúrgico do colo uterino.[9,10]

Embora o rastreamento clínico permita o estabelecimento de um risco basal para a ocorrência do PPT, a literatura procurou estudar a associação de marcadores ultrassonográficos, para elevar a detecção de risco. Assim, parâmetros como a medida transvaginal do colo uterino, a presença do sinal de afunilamento, a ausência do eco glandular endocervical (EGE) e a detecção do sinal do *sludge* no líquido amniótico passaram a ser estudados nos grandes centros de pesquisa e colocados em prática pelas grandes sociedades médicas.[11-13]

RASTREAMENTO ULTRASSONOGRÁFICO

Medida transvaginal do colo uterino

É sabido que a realização do toque vaginal para avaliação do colo uterino representa uma medida subjetiva e com baixa sensibilidade na estimativa de risco de PPT.[14]

Ao longo dos anos, diversos estudos demonstraram que a medida transvaginal do colo uterino mostrou-se método mais eficaz no rastreamento de PPT, com especial destaque ao alto valor preditivo negativo, característica essa amplamente desejada para o fim a que se destina esse teste em específico. Sua realização na 24ª semana mostrou, para nascimento espontâneo antes de 35 semanas, sensibilidade de 37,3%, especificidade de 92,2%, valor preditivo de 17,8% e negativo de 97%.[15]

A literatura ainda é divergente quanto ao ponto de corte ideal para a medida do comprimento cervical. Grandes centros de estudo da prematuridade advogam como ponto de corte a medida de 25 mm, outros acreditam que a medida ideal para o rastreamento seja de 20 mm.[16]

A mensuração do comprimento cervical deve ser realizada sempre pela via transvaginal (Figura 17.1), uma vez

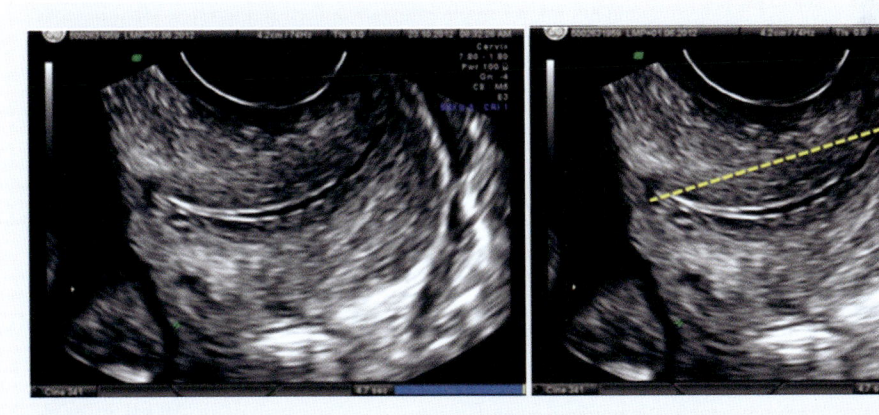

FIGURA 17.1 Técnica de Romero para mensuração do colo uterino. O comprimento do colo foi mensurado por meio de linha reta do início ao final do eco glandular endocervical.[17]
Fonte: arquivo pessoal do Prof. Dr. Alan R. Hatanaka.

que ela se mostrou com melhor repro-dutibilidade e melhor concordância entre mensurações. A via abdominal, no entanto, detecta apenas 43% dos colos abaixo de 25 mm e, ademais, superestima sua medida em cerca de 14 mm.[18]

A padronização metodológica para mensuração do comprimento cervical ain-da é discutida nos grandes centros de estu-do de PPT. Grande parte dos autores segue as recomendações de Romero *et al.*, que inclui a medida do início ao final do eco glandular endocervical (Quadro 17.1).[17]

Quadro 17.1 Técnica de mensuração do comprimento do colo uterino baseada no estudo de Romero *et al.* (2013).[17]

Técnica preconizada por Romero

1. Esvazie a bexiga.

2. A paciente deve estar em posição de litotomia dorsal com as pernas afastadas a tal ponto que permita a movimentação do transdutor.

3. Recubra o transdutor com preservativo.

4. O transdutor deve ser de alta resolução (5 MHz ou mais).

5. O examinador introduz o transdutor endovaginal em direção ao fórnice anterior, garantindo que um corte sagital seja obtido.

6. A imagem deve incluir o orifício interno, o externo e o canal cervical.

7. A medida do comprimento não deve incluir o segmento inferior. Um marcador anatômico útil são as glândulas endocervicais. O segmento inferior não dispõe da imagem hipoecogênica das glân-dulas endocervicais. Incluir o segmento inferior pode alongar equivocadamente o comprimento endocervical atual.

8. O lábio anterior e o posterior do colo devem ter a mesma medida; medidas diferentes podem sugerir excesso de compressão.

9. A imagem utilizada para medida deve ser magnificada até que o colo ocupe 75% da imagem.

10. A pressão excessiva do transdutor pode alongar o colo. Para evitar isso, retire o transdutor até que a imagem fique borrada e reintroduza lentamente, assegurando que não ocorra pressão excessiva.

11. A medida é realizada paralisando a imagem em três tempos separados. O comprimento mais curto será o relatado. O exame deve ser gravado também em clipe.

12. A duração do exame deve estar entre três e cinco minutos.

(Continua)

Quadro 17.1 Técnica de mensuração do comprimento do colo uterino baseada no estudo de Romero *et al.* (2013).[17]   (*Continuação*)

13. A presença de afunilamento deve ser relatada. O afunilamento é definido como a dilatação da porção superior do canal. A largura do afunilamento deve ser de pelo menos 5 mm. O afunilamento só pode ser confirmado se as paredes forem formadas por mucosa endocervical. Por outro lado, se a parede for composta pelo segmento inferior, será erroneamente considerado como afunilamento.

14. A presença de mudanças dinâmicas deve ser observada (prolapso das membranas pelo canal). Isso pode ocorrer por contração uterina.

15. Se o colo for curvo, a função *trace* pode ser usada para medir o colo; e, se não estiver disponível, pode ser feita em duas retas.

16. Observe a presença de material particulado na cavidade amniótica (sinal do *sludge*) na proximidade do colo.

Sinal do *sludge* do líquido amniótico

A primeira referência na literatura sobre o termo *sludge* do líquido amniótico (SLA) foi publicada por Espinoza *et al.*, em 2005. Esse achado foi definido como um agregado denso de partículas próximas ao orifício interno do colo uterino. Nesse estudo retrospectivo, que incluiu 392 pacientes, o SLA incidiu em 1% das gestações sem complicações clínico-obstétricas e em 22,6% nas pacientes em trabalho de parto pré-termo que apresentavam membranas íntegras.[19]

No estudo, houve correlação da presença de SLA em casos de corioamnionite detectada por cultura obtida em amniocentese, além de maior associação com corioamnionite histológica. Entre as pacientes que apresentaram o SLA, 71% evoluíram para parto espontâneo em sete dias, sendo 16% apenas para o grupo sem o SLA em ultrassonografia. Entre os micro-organismos isolados nas culturas de líquido amniótico, em que estava presente o SLA, destacaram-se *Ureaplasma urealyticum*, *Acinetobacter spp.*, *Fusobacterium nucleatum*, *Candida albicans*, *Peptostreptococcus spp.*, *Streptococcus* grupo B e *Gardnerella vaginalis*.[19]

Outro interessante trabalho publicado por Bujold *et al.*, no ano de 2006, incluiu 89 gestantes entre 18 e 32 semanas e as dividiu em três grupos: sem *sludge*, *sludge* leve e *sludge* denso (Figura 17.2). Entre os achados, observou-se idade gestacional de nascimento significativamente diferente nos três grupos: 38,2 ± 2,8; 35,4 ± 4,4 e 27,9 ± 7,3, respectivamente. A medida transvaginal do comprimento cervical (com menos de 25 mm) e a presença de SLA denso correlacionaram-se significativamente com o parto espontâneo abaixo de 34 semanas e com o nascimento em até 14 dias.[20]

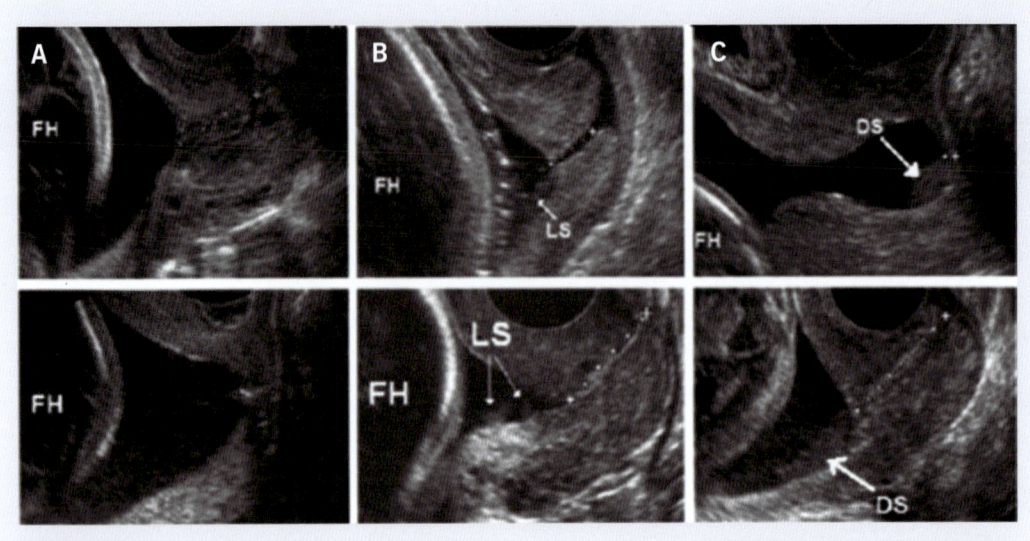

FIGURA 17.2 Classificação de *sludge* do líquido amniótico sugerida por Bujold *et al.*; 2006.[20] **(A)** Sem *sludge*; **(B)** *sludge* leve; **(C)** *sludge* denso.

No Brasil, um ensaio clínico realizado por Hatanaka *et al.* mostrou que a presença de SLA foi associada a aumento do número de partos prematuros espontâneos com menos de 35 semanas (26,8% [11/41] *versus* 8,5% [10/118], p = 0,003), menos de 32 semanas (17,1% [7/41] *versus* 5,1% [6/118], p = 0,016) e menos de 28 semanas (12,2% *versus* 3,4%, p = 0,036). Por meio da análise de regressão logística, o SLA demonstrou ser fator de risco independente para aumento do risco de nascimento prematuro espontâneo com idade gestacional inferior a 35 semanas com *odds ratio* de 3,08 (intervalo de confiança [IC] de 95%, 1,13 a 8,34).[21]

Rastreamento bioquímico

Mais de 30 biomarcadores foram estudados para identificação de mulheres assintomáticas com alto risco de PPT.

Uma revisão sistemática de 2011 incluiu 72 estudos observacionais envolvendo quase 90.000 mulheres e concluiu que nenhum desses outros biomarcadores (isoladamente ou em combinação) foi clinicamente útil para a predição de PPT em mulheres assintomáticas.[22]

Entre esses marcadores, foram já estudados, por exemplo: gonadotrofina coriônica humana (β-HCG) cervicovaginal, alfafetoproteína sérica, molécula de adesão intracelular (ICAM-1, *intercellular adhesion molecule-1*) cervicovaginal, estriol salivário, fibronectina fetal (fFN) e, mais recentemente, proteína fosforilada de ligação do fator de crescimento semelhante à insulina (phIGFBP-1, *phosphorylated insulin-like growth factor binding protein-1*). Os dois últimos mostraram-se mais eficazes que os demais marcadores na predição de PPT (Tabela 17.1).[23]

Tabela 17.1 Testes bioquímicos mais utilizados para rastreamento da prematuridade.

Testes bioquímicos: características principais e custo aproximado		
PAMG-1 PartoSure™24	Fibronectina fetal QuickCheck	phIGFBP-1 Actim® Partus
20 a 36 semanas + 6/7 dias	22 a 34 semanas + 6/7 dias	22 a 36 semanas + 6/7 dias
Não coletado com espéculo	Coletado com espéculo	Coletado com espéculo
	Fundo de saco	Canal endocervical
Sêmen e pequena quantidade de sangue não interferem	Sêmen e sangue podem interferir	Sêmen e pequena quantidade de sangue não interferem
Não temos no Brasil	Disponível no Brasil	Disponível no Brasil

PAMG-1: alfa-1-*microglobulina* placentária (*placental alpha microglobulin*-1); phIGFBP-1: proteína fosforilada de ligação do fator de crescimento semelhante à insulina.

A fFN é uma glicoproteína produzida pelo trofoblasto com função adesiva entre a decídua e o trofoblasto. Embora sua presença no conteúdo vaginal seja habitual no primeiro trimestre gestacional, com a fusão amniocorial, que ocorre após a 22ª semana de gestação, a fFN desaparece da secreção vaginal até a 35ª semana. Portanto, em situações de rotura de membranas, infecções, inflamações ou isquemia, entre 22 e 34 semanas + 6/7 dias, o teste da fFN pode tornar-se positivo.[25]

Atualmente, realizamos o teste qualitativo em gestantes que se apresentam sintomáticas, para elucidar o diagnóstico de trabalho PPT, ou naquelas que são consideradas de alto risco, mesmo assintomáticas. A coleta do conteúdo vaginal é realizada na porção posterior do colo uterino, por meio de *swab*, e tem duração de aproximadamente dez segundos. O *swab* então coletado é introduzido em frasco com solução e agitado por dez segundos. Uma vez descartado o *swab*, uma fita de leitura é colocada na solução. Após tempo de espera de dez minutos, é feita a leitura do teste. Ele é considerado positivo quando se observam duas linhas róseas na fita, remetendo a uma concentração de fFN superior a 50 ng/mL. Entre os preparos para o exame, a paciente não deve ter relações sexuais, fazer manipulação ou toque genital, passar por ultrassonografia nem usar produtos íntimos ou medicamentos genitais pelo período de 24 horas previamente ao teste.[25]

De acordo com revisão sistemática publicada por Leitich *et al.*, observou-se que cerca de 80% dos casos de PPT exibiam teste de fFN positivo uma semana antes do nascimento.[25] Em outro estudo, que incluiu 1.282 gestantes assintomáticas e com histórico de prematuridade anterior, demonstrou-se que o teste da fFN apresenta melhor sensibilidade quando combinado à medida transvaginal do comprimento cervical. Em colos com medida inferior a 25 mm e teste fFN positivo, o risco de novo PPT foi de 64%, tendo sido de 25% quando a fFN mostrava-se negativa. A fFN mostrou-se também, nesse estudo, como fator isolado de risco de novo PPT mesmo em pacientes com valores superiores a 35 mm de colo.[26]

Outro teste que circula na atualidade é o Actim® Partus, que detecta a presença de phIGFBP-1, sintetizada por células deciduais maternas em secreções cervicais. Como resultado do descolamento mediado por inflamação ou fator mecânico da membrana decidual, tanto a fFN quanto a phIGFBP-1 são veiculadas para as secreções cervicais, indicando os estágios iniciais do trabalho de parto, quando encontradas na segunda metade da gestação.[27]

Um estudo de coorte realizado em dez centros perinatais na Holanda* selecionou 350 mulheres com sinais de parto prematuro entre 24 e 34 semanas de idade gestacional e com comprimento cervical inferior a 30 mm. O desfecho primário foi dado com o parto ocorrendo no prazo de sete dias após a avaliação inicial. Foram considerados positivos os casos de comprimento cervical entre 15 e 30 mm com teste de Actim® Partus ou fFN positivo e os casos de comprimento cervical menor que 15 mm, independentemente do resultado do teste. Em 20% das pacientes em amostra, o parto ocorreu em sete dias. A sensibilidade, a especificidade, os

valores preditivos positivos e os negativos da combinação do comprimento cervical foram de 91%, 75%, 47% e 97%, respectivamente, com o teste Actim® Partus e de 96%, 58%, 36% e 98%, respectivamente, com o teste de fFN. Conclui-se que o teste Actim® Partus pode ser usado como alternativa para o teste de fFN, identificando mulheres que não terão PPT sete dias após a avaliação. No entanto, outras evidências devem ser coletadas em estudos prospectivos comparativos.[28]

REFERÊNCIAS BIBLIOGRÁFICAS

1. Goldenberg RL, Culhane JF, Iams J, Romero R. The epidemiology and etiology of preterm birth. Lancet. 2008;371:75-84.

2. Purisch SE, Gyamfi-Bannerman C. Epidemiology of preterm birth. Semin Perinatol. 2017 Nov;41(7):387-91.

3. Petrou S. The economic consequences of preterm birth during the first 10 years of life. BJOG. 2005;112:10-5.

4. Lamont RF. Spontaneous preterm labour that leads to preterm birth: an update and personal reflection. Placenta. 2019 Apr;79:21-9.

5. Iams JD, Goldenberg RL, Mercer BM, Moawad A, Thom E, Meis PJ et al. The preterm prediction study: recurrence risk of spontaneous preterm birth. Am J Obstet Gynecol. 1998;178(5):1035-40.

6. American College of Obstetricians and Gynecologists Committee on Practice Bulletins-Obstetrics; Society for Maternal-Fetal Medicine; ACOG Joint Editorial Committee. ACOG Practice Bulletin # 56: multiple gestation: complicated twin, triplet, and high-order multifetal pregnancy. Obstet Gynecol. 2004;104(4):869-83.

7. Kindinger LM, Bennett PR, Lee YS, Marchesi JR, Smith A, Cacciatore S. The in-

---

* Países Baixos.

teraction between vaginal microbiota, cervical length, and vaginal progesterone treatment for preterm birth risk. Microbiome. 2017 Jan;19;5(1):6.

8. Chandiramani M, Shennan A. Preterm labour: update on prediction and prevention strategies. Curr Opin Obstet Gynecol. 2006;18(6):618-24.

9. Society for Maternal-Fetal Medicine Publications Committee, with assistance of Vincenzo Berghella. Progesterone and preterm birth prevention: translating clinical trials data into clinical practice. Am J Obstet Gynecol. 2012;206(5):376-86.

10. Miller ES, Grobman WA. The association between cervical excisional procedures, midtrimester cervical length and preterm birth. Am J Obstet Gynecol. 2014 Mar;211(3):242.e1-4.

11. Mancuso MS, Szychowski JM, Owen J, Hankins G, Iams JD, Sheffield JS et al. Cervical funneling: effect on gestational length and ultrasound-indicated cerclage in high-risk women. Am J Obstet Gynecol. 2010 Sep;203(3):259.e1-5.

12. Pires CR, Moron AF, Mattar R, Diniz ALD, Andrade SGA, Bussamra LCS. Cervical gland area as an ultrasonographic marker for preterm delivery. Int J Gynaecol Obstet. 2006 Jun;93(3):214-9.

13. Romero R, Schaudinn C, Kusanovic JP, Gorur A, Gotsch F, Webster P et al. Detection of a microbial biofilm in intraamniotic infection. A J Obstet Gynecol. 2008 Jan;198(1):135.e1-5.

14. Berghella V, Tolosa JE, Kuhlman K, Weiner S, Bolognese RJ, Wapner RJ. Cervical ultrasonography compared with manual examination as a predictor of preterm delivery. Am J Obstet Gynecol. 1997 Oct;177(4):723-30.

15. Iams JD, Goldenberg RL, Meis PJ, Mercer BM, Moawad A, Das A et al. The length of the cervix and the risk of spontaneous premature delivery. National Institute of Child Health and Human Development Maternal Fetal Medicine Unit Network. N Engl J Med. 1996 Feb 29;334(9):567-72.

16. Romero R, Nicolaides K, Conde-Agudelo A, Tabor A, O'Brien JM, Cetingoz E et al. Vaginal progesterone in women with an asymptomatic sonographic short cervix in the midtrimester decreases preterm delivery and neonatal morbidity: a systematic review and metaanalysis of individual patient data. Am J Obstet Gynecol. 2012 Feb;206(2):124.e1-19.

17. Romero R, Yeo L, Miranda J, Hassan SS, Conde-Agudelo A, Chaiworapongsa T. A blueprint for the prevention of preterm birth: vaginal progesterone in women with a short cervix. J Perinat Med. 2013 Jan;41(1):27-44.

18. Hernandez-Andrade E, Romero R, Ahn H, Hussein Y, Yeo L, Korzeniewski SJ et al. Transabdominal evaluation of uterine cervical length during pregnancy fails to identify a substantial number of women with a short cervix. J Matern Fetal Neonatal Med. 2012 Sep;25(9):1682-9.

19. Espinoza J, Goncalves LF, Romero R, Nien JK, Stites S, Kim YM et al. The prevalence and clinical significance of amniotic fluid "sludge" in patients with preterm labor and intact membranes. Ultrasound Obstet Gynecol. 2005 Apr;25(4):346-52.

20. Bujold E, Pasquier JC, Simoneau J, Arpin MH, Duperron L, Morency AM et al. Intra-amniotic sludge, short cervix, and risk of preterm delivery. J Obstet Gynaecol Can. 2006 Mar;28(3):198-202.

21. Hatanaka AR, Mattar R, Kawanami TEN, França MS, Rolo LC, Nomura RMY et al. Amniotic fluid "sludge" is an independent risk factor for preterm delivery. J Matern Fetal Neonatal Med. 2016;29(1):120-5.

22. Conde-Agudelo A, Papageorghiou AT, Kennedy SH, Villar J. Novel biomarkers for

the prediction of the spontaneous preterm birth phenotype: a systematic review and meta-analysis. BJOG. 2011; 18:1042-54.

23. Berghella V, Hayes E, Visintine J, Baxter JK. Fetal fibronectin testing for reducing the risk of preterm birth. Cochrane Database Syst Rev. 2008;(4):CD006843.

24. Nikolova T, Bayev O, Nikolova N, Di Renzo GC. Evaluation of a novel placental alpha microglobulin-1 (PAMG-1) test to predict spontaneous preterm delivery. J Perinat Med. 2014 Jul;42(4):473-7.

25. Leitich H, Kaider A. Fetal fibronectin: how useful is it in the prediction of preterm birth? BJOG. 2003;110 Suppl 20:66-70.

26. Iams JD, Goldenberg RL, Mercer BM, Moawad A, Thom E, Meis PJ et al. The Preterm Prediction Study: recurrence risk of spontaneous preterm birth. National Institute of Child Health and Human Development Maternal-Fetal Medicine Units Network. Am J Obstet Gynecol. 1998;178(5):1035-40.

27. Akercan F, Kazandi M, Sendaq F, Cirpan T, Mqoyi L, Terek MC et al. Value of cervical phosphorylated insulinlike growth factor binding protein-1 in the prediction of preterm labor. J Reprod Med. 2004;49(5):368-72.

28. Bruijn MM, Vis JY, Wilms FF, Oudijk MA, Kwee A, Porath MM. Comparison of the Actim Partus test and the fetal fibronectin test in the prediction of spontaneous preterm birth in symptomatic women undergoing cervical length measurement. Eur J Obstet Gynecol Reprod Biol. 2016 Nov;206:220-4.

capítulo 18

Desafios na Prevenção da Prematuridade: Rastreamento de Infecções e Uso de Biomarcadores

▶ Renato Teixeira Souza
▶ Rafael Bessa de Freitas Galvão

▶ Luís Henrique Alves de Souza Moraes Ferreira Leão

INTRODUÇÃO

O parto pré-termo (ocorrido com idade gestacional inferior a 37 semanas) deve ser compreendido como uma manifestação da síndrome da prematuridade. Como uma síndrome, a prematuridade tem causas multifatoriais capazes de atuar em conjunto ou de forma independente, levando ao nascimento em um período anterior ao apropriado para o amadurecimento fetal.

O parto pré-termo possui manifestações clínicas distintas que devem ser diferenciadas, de modo que seja possível elaborar estratégias mais efetivas para sua predição ou precoce identificação e, consequentemente, para permitir ações visando a sua prevenção.[1] Entre as possíveis causas de prematuridade, a infecção é o processo patológico mais claramente relacionado e reconhecido. A ação de microrganismos e a reação imunológica em resposta a ela estão associadas ao trabalho de parto prematuro (TPP) e à ruptura prematura pré-termo das membranas (RPPM); podem ainda estar relacionadas com a prematuridade terapêutica nos casos em que a evidência de infecção materna ou fetal demanda interrupção precoce da gestação.[2]

Em muitas ocasiões, entretanto, o parto prematuro acontece antes que se possam identificar alterações clínicas ou laboratoriais sugestivas de infecção. As manifestações clínicas infecciosas são parâmetros de surgimento tardio cuja presença está geralmente associada a piores desfechos maternos e perinatais e, por se apresentarem em fases mais tardias do processo patológico, não são suficientes como estratégia para predição ou identificação precoce do parto pré-termo. Para isso, são necessários marcadores que sejam detectáveis em fases mais precoces da doença, ou seja, na fase pré-clínica (período que antecede o surgimento dos primeiros sinais e sintomas), quando ainda é possível tomar condutas capazes de reverter o processo patológico que culminaria no nascimento prematuro.

Em nível molecular, o processo inflamatório inicia-se antes que haja evidência clínica ou laboratorial de uma infecção. Durante esse período, as citocinas e os demais fatores pró-inflamatórios produzidos pela resposta imune inata promovem alterações locais (em útero, decídua, membranas amnióticas e colo uterino) e sistêmicas que, finalmente, contribuem para o parto prematuro.[2] A detecção dessas substâncias (biomarcadores) poderia permitir a identificação precoce desses mecanismos em gestantes sintomáticas ou assintomáticas ou mesmo naquelas com maior risco de ter um parto pré-termo, possibilitando intervenções para a prevenção desse evento.

Biomarcadores são substâncias de diferentes naturezas (proteínas, lipídios, metabólitos etc.) que podem ser detectadas em amostras de materiais biológicos produzidos pelo organismo. Alguns marcadores têm sido estudados e testados para uso na prática clínica como preditores independentes do parto pré-termo, especialmente quando este se apresenta de forma espontânea (TPP e RPPM). Entre eles, o marcador ultrassonográfico da medida do comprimento do colo uterino por via transvaginal demonstra o melhor desempenho para predição de parto pré-termo, especialmente em gestantes com história de parto prematuro espontâneo (PPE), sendo utilizado inclusive para indicação de condutas no período gestacional, como a cerclagem e o uso de progesterona vaginal.[3,4]

Para avaliar o impacto preditivo de um biomarcador, é imprescindível considerar fatores como características da população estudada, idade gestacional em que se realiza o teste, tipo de material biológico utilizado e método laboratorial para sua mensuração, além da própria prevalência do desfecho que se pretende prever; neste caso, o parto prematuro em seus diferentes fenótipos.

Atualmente, existem muitos estudos avaliando diversas substâncias produzidas pelo organismo materno e seus respectivos desempenhos como preditores de prematuridade. Algumas delas encontram emprego na prática clínica, com *kits* comerciais voltados para sua detecção rápida e fácil; outras ainda necessitam de um corpo maior de evidência que justifique seu uso como parte da assistência pré-natal rotineira ou como parte da conduta em protocolos assistenciais para populações específicas de maior risco para prematuridade.

Neste capítulo, abordaremos recomendações do rastreamento de infecções e do uso de biomarcadores para a prevenção do parto prematuro em diferentes cenários clínicos: em gestantes assintomáticas e sintomáticas. O contexto desse rastreamento e o benefício para os diferentes níveis de prevenção, sobretudo prevenção primária e secundária, são sobremaneira diferentes para cada um desses cenários.

RASTREAMENTO EM MULHERES ASSINTOMÁTICAS

As infecções estão associadas ao aumento do risco de PPE. No entanto, o rastreio e o tratamento dessas infecções assintomáticas na gestação são controversos, com resultados muitos vezes incertos sobre o benefício na diminuição do risco de prematuridade. Destacaremos algumas infecções relacionadas com a prematuridade descritas na literatura, bem como a sua indicação de rastreio e/ou tratamento. Doenças como sífilis, infecção por HIV, hepatites virais, malária e arboviroses (dengue, zika, chikungunya) também são associadas à prematuridade e demandam manejos clínicos específicos guiados por protocolos. Essas infecções, entretanto, não serão alvo da abordagem deste capítulo.

Bacteriúria assintomática

De forma geral, urocultura deve ser realizada de rotina trimestralmente no pré-natal. Em pacientes com fatores de risco (diabetes *mellitus*, infecção recorrente, anomalia de trato urinário, litíase renal) para infecção de trato urinário (ITU), recomenda-se urocultura com intervalos menores.[5] Embora não exista comprovação de que o tratamento da bacteriúria assintomática diminua a incidência de PPE, é comprovada sua associação com a redução da incidência de pielonefrite.[6] A pielonefrite é uma complicação grave que pode evoluir em razão de bacteriúria assintomática não tratada durante a gestação e, por sua vez, está relacionada com maior incidência de parto prematuro. Portanto, o tratamento da bacteriúria assintomática na gestação é recomendado.

Cistite

Ocorre em 1 a 2% de todas as gestações e não está associada ao aumento de risco de parto prematuro. O quadro clínico é caracterizado por disúria, polaciúria, dor suprapúbica e urgência miccional, que são suficientes para o diagnóstico. Entretanto, tendo em vista a queixa comum de dor hipogástrica e até mesmo retropúbica de pacientes gestantes, a confirmação do diagnóstico pode ser realizada por meio da urocultura, que auxilia, inclusive, na confirmação da escolha empírica do antibiótico. A presença de bactérias em valores maiores que 100 UFC/mL (e não 10^5 UFC/mL, como para bacteriúria assintomática) confirma a cistite, pois se trata de condição clínica sintomática. O início do tratamento deve ser empírico, com preferência por fosfomicina-trometamol, nitrofurantoína e amoxicilina-clavulanato. Assim como na bacteriúria assintomática, urocultura é necessária sete dias após o término do tratamento.[7]

Periodontite

A periodontite é comum em adultos e está associada a maior risco de PPE. As possíveis explicações para isso são: (a) inflamação local, gerando uma resposta inflamatória sistêmica; (b) colonização da placenta pela bactéria oral; (c) predisposição genética para hiper-responsividade inflamatória (desse modo, a paciente com periodontite possui uma exacerbação de sua resposta imune e, caso desenvolva infecção de trato genital, pode apresentar reação inflamatória mais intensa). Embora haja evidências científicas de que a periodontite aumente o risco de PPE, seu tratamento não diminui a incidência de PPE nem de baixo peso ao nascimento.[8] Uma explicação plausível é que a periodontite está frequentemente associada a outros fatores de risco para prematuridade, como baixo nível socioeconômico e má higiene pessoal, de modo que a resolução da doença periodontal isoladamente não é suficiente para prevenir a prematuridade espontânea.[9,10] De qualquer forma, o tratamento da periodontite é considerado seguro e deve ser realizado na gestação.

Infecções de trato genital

As infecções de trato genital (*Streptococcus agalactiae*, *Chlamydia trachomatis*, *Neisseria gonorrhoeae*, vaginose bacteriana e sífilis) possuem associação com o PPE. Sobretudo, não há evidências científicas suficientes para sustentar a associação clara entre o rastreamento/tratamento de infecções genitais e a redução de risco para PPE. Apesar de ainda não haver total conhecimento acerca dos mecanismos envolvidos diretamente no parto prematuro, a oportunidade de diminuir os cofatores sabidamente associados à ocorrência do parto prematuro e a potencial proteção materna e fetal fundamentam o rastreamento das complicações, abordadas a seguir.

Clamídia, gonorréia e sífilis

O rastreamento de sífilis baseia-se em sorologias pré-natal, história clínica e exame físico geral e ginecológico; para clamídia e gonorreia reservam-se principalmente as ferramentas da propedêutica clínica, por meio da identificação de queixas relacionadas e achados suspeitos ao exame físico. O diagnóstico e o tratamento não prolongam a gestação, mas devem ser realizados devido aos riscos materno-fetais.

Vaginose bacteriana

Há divergências na literatura sobre os benefícios do rastreamento e do tratamento de vaginose bacteriana em mulheres assintomáticas. Entretanto, não há evidências de que o rastreamento rotineiro para essa condição em mulheres assintomáticas se associe a uma redução da incidência de prematuridade ou de muito baixo peso ao nascimento.[11,12]

Possivelmente, as divergências se devem a diferenças entre os grupos populacionais estudados, em especial quanto à idade gestacional na ocasião do rastreamento, pois os benefícios do tratamento da vaginose bacteriana durante a gestação tornam-se mais expressivos quanto mais cedo for realizada a intervenção (idealmente até 20 semanas). Em mulheres assintomáticas, porém, mesmo quando esse rastreamento é realizado no início do segundo trimestre gestacional, não houve diferença significativa quanto ao risco de parto pré-termo espontâneo.[13]

Para pacientes sintomáticas, o tratamento está sempre indicado e se associa a melhores resultados maternos e perinatais.[11]

Tricomoníase

O rastreamento em pacientes assintomáticas não está indicado. A única exceção é na paciente soropositiva, visto que o tratamento das pacientes assintomáticas diminui tanto o risco de inflamação pélvica como a taxa de transmissão vertical do vírus HIV.[14]

Tabela 18.1 Colonização em pacientes assintomáticas e risco de PPE.

Colonização	*Odds ratio* (IC de 95%)
Vaginose bacteriana < 16 semanas	7,55 (1,8 a 31,7)
Neisseria gonorrhoeae	5,31 (1,57 a 17,9)
Bacteriúria assintomática	2,08 (1,45 a 3,03)
Chlamydia trachomatis < 24 semanas	2,2 (1,03 a 4,78)
Trichomonas vaginalis	1,3 (0,8 a 1,2)

IC: intervalo de confiança.
Adaptado de Klein *et al*.; 2004.

RASTREAMENTO EM MULHERES SINTOMÁTICAS

Aproximadamente 70% dos partos prematuros ocorrem de forma espontânea, ou seja, pelo trabalho de parto espontâneo ou pela rotura prematura das membranas ovulares. O adequado manejo dessas pacientes é fundamental para o melhor desfecho materno e perinatal.

Quanto ao rastreamento de infecções, a seguinte propedêutica está recomendada na admissão de uma paciente com queixa de perda de líquido por via vaginal ou contrações uterinas no período pré-termo:

a) **História clínica:** com base na queixa da paciente, detalhar a temporalidade dos sinais e sintomas apresentados de modo a se conseguir diferenciar melhor o fenômeno desencadeante (início pelas contrações espontâneas ou pela rotura das membranas); pesquisar história de comorbidades, infecções diagnosticadas e tratamentos concluídos ou vigentes.

b) **Exame físico:** exame especular, de preferência sem uso de lubrificantes, para estimar dilatação cervical e avaliar sangramento ou rotura das membranas ovulares; toque vaginal: pode ser realizado em trabalho de parto em fase avançada, desde que afastada a possibilidade de placenta prévia (por dados do cartão de pré-natal ou exame ultrassonográfico feito na admissão).

c) **Exames laboratoriais:** hemograma completo, urocultura, coleta de cultura de estreptococo do grupo B (EGB) em canal vaginal e retal, coleta de secreção de fundo de saco para pesquisa de fibronectina fetal (se disponível no serviço).

Fibronectina fetal

A fibronectina fetal (fFN) é uma glicoproteína produzida por células da membrana amniótica e do citotrofoblasto, podendo ser detectável durante toda a gestação. Após 22 semanas, os níveis de fFN na secreção cervicovaginal são muito reduzidos, e quantidades acima de 50 ng/mL são associadas a maior risco de parto pré-termo espontâneo.[15]

Estudos mais recentes têm demonstrado que o desempenho desse biomarcador é mais bem aplicado a mulheres sintomáticas (gestantes com sinais clínicos de ameaça de TPP, por exemplo), mas, mesmo nesse grupo de mulheres, sua acurácia é insuficiente para que seja utilizado isoladamente.[16] Embora o valor preditivo negativo do teste da fFN seja muito elevado (99%), seu valor preditivo positivo é muito baixo (13%), o que reduz sua acurácia para predição de parto prematuro em sete ou 14 dias após a realização do teste. O teste apresenta discreta melhora em seu desempenho preditivo quando é usado em combinação com a medida do comprimento do colo uterino,[17] principalmente entre gestantes sintomáticas com medida do colo entre 20 e 29 mm.[18]

Avaliações quantitativas da fFN mostram que é possível melhorar o desempenho do teste (melhorando seu valor preditivo positivo às custas de mínimo prejuízo no valor preditivo negativo) quando se consideram diferentes pontos de corte para a concentração da fFN na secreção cervicovaginal. Ao considerar pontos de corte de fFN acima de 200 ng/mL, por exemplo, notou-se uma melhora do valor preditivo positivo e da especificidade quando em comparação com o limiar de 50 ng/mL habitualmente adotado.[19] Esse ponto de corte, entretanto, apresenta baixa sensibilidade, ou seja, muitas mulheres que terão parto prematuro não chegam a ter níveis tão altos de fFN. Ainda, *kits* com esse ponto de corte não são amplamente disponíveis para uso na prática clínica.

Em uma metanálise, o conhecimento do resultado do teste de fFN aplicado em gestantes entre 22 e 34 semanas não foi associado a redução dos casos de parto pré-termo com idade gestacional inferior a 37, 34, 32 ou 28 semanas, tampouco contribuiu para redução de desfechos adversos perinatais, como síndrome de desconforto respiratório e mortalidade perinatal.[3]

Até o momento, portanto, não há evidências suficientes com boa qualidade para recomendar o uso rotineiro do teste de detecção da fFN de forma isolada como preditor de PPE em gestantes sintomáticas.

Em gestantes assintomáticas (sem manifestações que se associam a maior risco de parto pré-termo, como sangramento vaginal, contrações, perda de líquido ou alterações cervicais), a pesquisa de fFN mostra baixa acurácia para predição de parto prematuro. Em estudo multicêntrico que avaliou o desempenho desse teste nessa população de gestantes, sua especificidade manteve-se sempre alta (96 a 98%) e sua sensibilidade (quando pesquisada entre 22 e 24 semanas) foi de 63% para predição de parto pré-termo espontâneo antes de 28 semanas. No entanto, seu valor preditivo positivo, que é a proporção de casos de parto prematuro em relação ao número de testes positivos, variou de 13 a 36% para predição de PPE abaixo de 37 semanas.[20] Desse modo, não se recomenda o uso de fFN como preditor de parto prematuro em gestantes assintomáticas.

Proteína ligadora de fator de crescimento semelhante à insulina tipo 1

A proteína ligadora de fator de crescimento semelhante à insulina tipo 1 (IGFBP-1, *insulin-like growth factor binding protein-1*), quando em combinação com a medida ultrassonográfica do colo, pode ser utilizada como alternativa à fFN para predição de parto prematuro em sete dias.[21] No entanto, os estudos que avaliam a acurácia desse teste como preditor concluem que seu desempenho é de baixo a moderado.[16]

Microglobulina α-1 placentária

A microglobulina α-1 placentária (PAMG-1, *placental alpha microglobulin-1*) é uma glicoproteína sintetizada na decídua e pode ser detectável na secreção cervico-vaginal e, em maior quantidade, no líquido amniótico. O teste da PAMG-1 é utilizado como exame complementar para confirmação diagnóstica diante da suspeita clínica de rotura de membranas, quando a concentração dessa glicoproteína se encontra aumentada na secreção vaginal.

Para predição de parto prematuro em sete dias, o teste da PAMG-1 na secreção cervicovaginal apresentou desempenho melhor que o da IGFBP-1 e o da fFN, mesmo quando a fFN foi combinada com a medida de colo uterino.[21] Quando comparada à fFN isoladamente, em gestantes sintomáticas, a PAMG-1 apresenta melhor desempenho como preditor, com valor preditivo positivo superior em mais de quatro vezes para predição de parto prematuro em sete e 14 dias após a realização do teste.[22]

Os testes de fFN, IGFBP-1 e PAMG-1 diferem em seus valores preditivos positivos, sendo o da PAMG-1 o de melhor desempenho, mas todos eles possuem bom valor preditivo negativo.[21]

Produtos de resposta inflamatória

No contexto da prematuridade espontânea, o TPP e a RPPM podem ser desencadeados em resposta a um processo infeccioso intra ou extrauterino. A RPPM pode ainda estar associada como um processo facilitador para a ascensão de agentes patogênicos do ambiente vaginal para o intrauterino, aumentando os riscos de infecção fetal e, menos frequentemente, de infecção materna.[2]

É importante atentar que não apenas a infecção propriamente dita está associada a desfechos adversos maternos e fetais, mas também o processo inflamatório subjacente que, inclusive, pode acontecer em resposta a outros tipos de estressores não relacionados com microrganismos. O próprio conceito de corioamnionite tem sido reservado para as alterações histológicas na placenta e nas estruturas fetais, como membranas e cordão umbilical, enquanto um conceito clínico mais abrangente surge, admitindo a importância da inflamação e do seu papel como causadora de maus resultados maternos e perinatais, o chamado triplo I (*triple I*): inflamação e/ou infecção intrauterina.[23]

De acordo com esse conceito, a febre materna isoladamente é diferenciada dos casos em que se associa a outras manifestações clínicas que acusam a presença de um processo inflamatório (triplo I suspeito), e a confirmação da infecção intrauterina propriamente dita depende da constatação do agente etiológico no líquido amniótico ou na análise histopatológica da placenta. Com isso, seria possível direcionar melhor o diagnóstico, reduzindo a quantidade de falsos positivos para infecção, e aprimorar a conduta, evitando o uso indiscriminado de antibioticoterapia para gestantes e, principalmente, recém-nascidos.[23]

A associação entre inflamação e prematuridade, sobretudo espontânea, é bem reconhecida. Os mecanismos envolvidos na resposta imune inata e adaptativa levam à produção de diversas citocinas e quimiocinas que promovem alterações histológicas responsáveis pela degradação da matriz extracelular, pela produção de radicais livres de oxigênio e pelo estresse oxidativo, os quais, por sua vez, favorecem o desencadeamento de fenômenos como TPP e/ou RPPM.[24] Com base nessa associação, busca-se identificar biomarcadores relacionados à sinalização inflamatória que possam ser pesquisados com fins preditivos para o parto pré-termo. Proteína C reativa (PCR), interleucina 6 (IL-6), interleucina 8 (IL-8) e metaloproteinases de matriz extracelular (MMP) são alguns exemplos de proteínas estudadas com esse objetivo.

Entre as proteínas produzidas na reação inflamatória, as interleucinas (especialmente IL-6 e IL-8) mostram grande associação com parto pré-termo, com valor preditivo positivo variando conforme os materiais biológicos em que são pesquisadas. O desempenho da IL-6 como preditor de prematuridade é mais expressivo quando está presente no líquido amniótico, mas ela também tem associação com risco significativamente aumentado para PPE quando dosada no soro materno e na secreção vaginal.[16] Esse mediador

inflamatório, no líquido amniótico, tem ainda uma boa acurácia para predição de desfechos adversos perinatais, estando associado a maior risco de desenvolvimento de doença pulmonar crônica e hemorragia intraventricular.[25]

A PCR também tem sido muito estudada para fins de predição de prematuridade, mas sua especificidade é baixa e os estudos mostram resultados divergentes quanto à sua acurácia como teste preditivo, embora se associe a maior risco de parto pré-termo.[25,26] Desse modo, seu uso na prática clínica, de forma isolada, para predição de PPE não é recomendado.

Outras substâncias mostraram bom desempenho como preditores, seja de forma isolada, seja de forma combinada, mas ainda não há evidências suficientes de alta qualidade para que sua utilização seja recomendada. São exemplos: medida em soro materno do fator inibitório de migração de macrófagos (MIF, *macrophage migration inhibitory factor*), associada a risco de parto prematuro e boa capacidade preditiva em casos de infecções geniturinárias;[27] cortisol materno, que está associado a menor tempo de latência em gestantes desde quando elas se apresentam com ameaça de TPP até desencadearem o verdadeiro TPP;[28] e relação entre a proteína ligadora de IGF tipo 4 (IGFBP-4) e a globulina ligadora de hormônios esteroidais (SHBG, *sex hormone-binding globlulin*), tendo demonstrado capacidade de previsão de até 75% dos casos de parto pré-termo espontâneo quando dosadas em sangue materno entre 19 e 20 semanas de gestação.[29]

A predição do parto pré-termo permanece como foco de investigações, e novas técnicas vêm sendo empregadas com o intuito de aprimorar essa pesquisa em diferentes populações, períodos gestacionais e materiais biológicos. Estudos mais recentes têm chamado a atenção para as ciências ômicas, em que pese a metabolômica, que identifica de maneira muito sensível o conjunto de metabólitos de uma determinada amostra biológica. Essa tecnologia vem ganhando cada vez mais espaço e aumenta as perspectivas na busca por biomarcadores preditivos para o PPE.[30]

REFERÊNCIAS BIBLIOGRÁFICAS

1. Villar J, Papageorghiou AT, Knight HE, Gravett MG, Iams J, Waller SA et al. The preterm birth syndrome: a prototype phenotypic classification. Am J Obstet Gynecol. 2012;206(2):119-23.

2. Romero R, Espinoza J, Goncalves LF, Kusanovic JP, Friel L, Hassan S. The role of inflammation and infection in preterm birth. Semin Reprod Med. 2007;25(1):21-39.

3. Berghella V, Saccone G. Fetal fibronectin testing for prevention of preterm birth in singleton pregnancies with threatened preterm labor: a systematic review and metaanalysis of randomized controlled trials. Am J Obstet Gynecol. 2016;215(4):431-8.

4. Poon LC, McIntyre HD, Hyett JA, da Fonseca EB, Hod M. The first-trimester of pregnancy: a window of opportunity for prediction and prevention of pregnancy complications and future life. Diabetes Res Clin Pract. 2018;145:20-30.

5. Meis PJ, Michielutte R, Peters TJ, Wells HB, Sands RE, Coles EC et al. Factors associated with preterm birth in Cardiff, Wales. I. Univariable and multivariable analysis. Am J Obstet Gynecol. 1995;173(2):590-6.

6. Smaill FM, Vazquez JC. Antibiotics for asymptomatic bacteriuria in pregnancy. Cochrane Database Syst Rev. 2015(8):CD000490.

7. Gupta K, Hooton TM, Naber KG, Wullt B, Colgan R, Miller LG et al. International clinical practice guidelines for the treatment of acute uncomplicated cystitis and pyelonephritis in women: a 2010 update by the Infectious Diseases Society of America and the European Society for Microbiology and Infectious Diseases. Clin Infect Dis. 2011;52(5):e103-20.

8. Iheozor-Ejiofor Z, Middleton P, Esposito M, Glenny AM. Treating periodontal disease for preventing adverse birth outcomes in pregnant women. Cochrane Database Syst Rev. 2017;6:CD005297.

9. Sanz M, Kornman K. Periodontitis and adverse pregnancy outcomes: consensus report of the Joint EFP/AAP Workshop on Periodontitis and Systemic Diseases. J Periodontol. 2013;84(4 Suppl):S164-9.

10. Polyzos NP, Polyzos IP, Zavos A, Valachis A, Mauri D, Papanikolaou EG et al. Obstetric outcomes after treatment of periodontal disease during pregnancy: systematic review and meta-analysis. BMJ. 2010;341:c7017.

11. Kiss H, Petricevic L, Husslein P. Prospective randomised controlled trial of an infection screening programme to reduce the rate of preterm delivery. BMJ. 2004;329(7462):371.

12. Brocklehurst P, Gordon A, Heatley E, Milan SJ. Antibiotics for treating bacterial vaginosis in pregnancy. Cochrane Database Syst Rev. 2013(1):CD000262.

13. Subtil D, Brabant G, Tilloy E, Devos P, Canis F, Fruchart A et al. Early clindamycin for bacterial vaginosis in pregnancy (PREMEVA): a multicentre, double-blind, randomised controlled trial. Lancet. 2018;392(10160):2171-9.

14. Klein LL, Gibbs RS. Use of microbial cultures and antibiotics in the prevention of infection-associated preterm birth. Am J Obstet Gynecol. 2004;190(6):1493-502.

15. Lockwood CJ, Senyei AE, Dische MR, Casal D, Shah KD, Thung SN et al. Fetal fibronectin in cervical and vaginal secretions as a predictor of preterm delivery. N Engl J Med. 1991;325(10):669-74.

16. Lucaroni F, Morciano L, Rizzo G, Antonio F, Buonuomo E, Palombi L et al. Biomarkers for predicting spontaneous preterm birth: an umbrella systematic review. J Matern Fetal Neonatal Med. 2017:1-9.

17. Son M, Miller ES. Predicting preterm birth: cervical length and fetal fibronectin. Semin Perinatol. 2017;41(8):445-51.

18. McIntosh J, Feltovich H, Berghella V, Manuck T. The role of routine cervical length screening in selected high- and low-risk women for preterm birth prevention. Am J Obstet Gynecol. 2016;215(3):B2-7.

19. Abbott DS, Radford SK, Seed PT, Tribe RM, Shennan AH. Evaluation of a quantitative fetal fibronectin test for spontaneous preterm birth in symptomatic women. Am J Obstet Gynecol. 2013;208(2):122.e1-6.

20. Goldenberg RL, Mercer BM, Meis PJ, Copper RL, Das A, McNellis D. The preterm prediction study: fetal fibronectin testing and spontaneous preterm birth. NICHD Maternal Fetal Medicine Units Network. Obstet Gynecol. 1996;87(5 Pt 1):643-8.

21. Kaplan ZAO, Ozgu-Erdinc AS. Prediction of preterm birth: maternal characteristics, ultrasound markers, and biomarkers: an updated overview. J Pregnancy. 2018;2018:8367571.

22. Melchor JC, Khalil A, Wing D, Schleussner E, Surbek D. Prediction of preterm delivery in symptomatic women using PAMG-1, fetal fibronectin and phIGFBP-1 tests: systematic review and meta-analysis. Ultrasound Obstet Gynecol. 2018;52(4):442-51.

23. Peng CC, Chang JH, Lin HY, Cheng PJ, Su BH. Intrauterine inflammation, infection, or both (triple I): a new concept for chorioamnionitis. Pediatr Neonatol. 2018;59(3):231-7.

24. Gotsch F, Romero R, Kusanovic JP, Mazaki-Tovi S, Pineles BL, Erez O et al. The fetal inflammatory response syndrome. Clin Obstet Gynecol. 2007;50(3):652-83.

25. Sorokin Y, Romero R, Mele L, Wapner RJ, Iams JD, Dudley DJ et al. Maternal serum interleukin-6, C-reactive protein, and matrix metalloproteinase-9 concentrations as risk factors for preterm birth <32 weeks and adverse neonatal outcomes. Am J Perinatol. 2010;27(8):631-40.

26. Ducarme G, Desroys Du Roure F, Le Thuaut A, Grange J, Dimet J, Crepin-Delcourt I. Efficacy of maternal and biological parameters at the time of diagnosis of gestational diabetes mellitus in predicting neonatal morbidity. Eur J Obstet Gynecol Reprod Biol. 2018;221:113-8.

27. Zhu H, Yang MJ. Maternal plasma concentrations of macrophage migration inhibitory factor at first trimester as a predictive biomarker of preterm delivery in Chinese women. Clin Chim Acta. 2018;483:286-90.

28. Garcia-Blanco A, Diago V, Serrano De La Cruz V, Hervas D, Chafer-Pericas C, Vento M. Can stress biomarkers predict preterm birth in women with threatened preterm labor? Psychoneuroendocrinology. 2017;83:19-24.

29. Saade GR, Boggess KA, Sullivan SA, Markenson GR, Iams JD, Coonrod DV et al. Development and validation of a spontaneous preterm delivery predictor in asymptomatic women. Am J Obstet Gynecol. 2016;214(5):633.e1-.e24.

30. Cecatti JG, Souza RT, Sulek K, Costa ML, Kenny LC, McCowan LM et al. Use of metabolomics for the identification and validation of clinical biomarkers for preterm birth: Preterm SAMBA. BMC Pregnancy Childbirth. 2016;16(1):212.

capítulo 19

Rastreamento Ultrassonográfico do Risco de Prematuridade: Triagem Universal ou Oportunística?

▶ Rodolfo de Carvalho Pacagnella   ▶ Kaline Gomes Ferrari Marquart
▶ Thaísa Guedes Bortoletto

INTRODUÇÃO

De acordo com a Organização Mundial da Saúde, a prematuridade é definida como toda gestação que termina antes de 37 semanas.[1] O parto pré-termo pode ser terapêutico, realizado por indicação médica devido a complicações maternas e/ou fetais, ou espontâneo. Existem subclassificações baseadas na idade gestacional de nascimento, sendo considerados prematuros extremos os nascimentos abaixo de 28 semanas, muito prematuros aqueles entre 28 e 32 semanas e moderados a prematuros tardios os nascimentos entre 32 e 36 semanas + 6/7 dias. De qualquer forma, independentemente de classificações, quanto menor a idade gestacional ao nascimento, maiores os riscos associados,[2] que incluem desde necessidade de atendimento em unidade de terapia intensitva (UTI) neonatal até sequelas neuropsicomotoras de longo prazo e risco de óbito neonatal.[3]

O parto pré-termo espontâneo pode ser entendido como uma síndrome de etiologia múltipla, relacionada a alterações genéticas, epigenéticas e ambientais[1] cuja via final é o trabalho de parto pré-termo com dilatação cervical e desencadeamento das contrações uterinas.[4] Embora vários fatores de risco para parto pré-termo espontâneo sem rotura de membranas tenham sido identificados em estudos epidemiológicos (uso de maconha; alteração de Doppler com 20 semanas; história familiar de diabetes, pré-eclâmpsia, fetos pequenos para a idade gestacional e histórico de sangramento vaginal na gestação atual) (Quadro 19.1), de modo geral o risco de prematuridade é mais importante em gestações gemelares e em mulheres com antecedente de parto pré-termo anterior.[2]

Esses marcadores clínicos, no entanto, são de pouco benefício na prática, pois apresentaram uma capacidade modesta de predição de parto pré-termo.[5] Muitos esforços têm sido aplicados no intuito de reduzir a incidência de parto prematuro espontâneo em mulheres assintomáticas, mas com fatores de risco; porém, embora essas mulheres tenham maior risco de prematuridade, correspondem a cerca de 10% dos partos prematuros. Desse modo, a maioria dos partos prematuros ocorre no grupo das mulheres sem fatores de risco e assintomáticas.[6]

Quadro 19.1 Fatores de risco para prematuridade.

Fatores de Risco para Parto Pré-Termo Espontâneo

- Anomalias uterinas[7,8]

Antecedente de prematuridade[9]

- Atividade física intensa[7,8]
- Baixo índice de massa corporal (IMC)[7,8]
- Baixo nível socioeconômico[7,10,11]
- Características demográficas (etnia)[12]
- Cirurgias na cérvice[7,8]
- Doença periodontal[10]
- Feto do sexo masculino[8]

Gemelaridade[7]

- Hábitos de vida estressantes[7,8]
- Infecções[2,7,11]
- Malformações fetais[12,13]
- Permanência em pé por longos períodos do dia[7,8]
- Sangramentos vaginais[7,8]
- Tabagismo[10]

PREVENÇÃO PRIMÁRIA E SECUNDÁRIA

Em sendo os marcadores clínicos da história pessoal e obstétrica de baixa capacidade preditiva,[5] algumas estratégias de prevenção secundária seriam mais adequadas para identificar as mulheres que desenvolverão parto pré-termo. Segundo o modelo de História Natural da Doença, desenvolvido por Leavell e Clark, saúde e doença podem ser entendidas como partes integrantes de um processo contínuo, subdividido em pré-patogênese e patogênese, que, por sua vez, é subdividida em períodos pré-clínico e clínico.[3]

Na evolução dos quadros de prematuridade, poucas ações podem ser empreendidas com o intuito de prevenção primária, ou seja, no período de pré-patogênese. Em sua maioria, essas ações envolvem complexas mudanças sociais que garantam melhoria das condições de vida, evitando casos de desnutrição materna, com tratamento de doenças periodontais e infecções genitais, redução de hábitos de vida estressantes e cessação de tabagismo.

Ainda dentro do mesmo modelo, a prevenção secundária reside já no período de patogênese, porém em fase ainda pré-clínica, apoiando-se na identificação precoce de possíveis casos e direcionando intervenções para interromper ou desacelerar a evolução do processo que pode resultar em um parto pré-termo. Precisamente nesse momento é que a identificação de alterações de colo uterino no segundo trimestre gestacional tem seu papel.

Ao reconhecer o parto pré-termo espontâneo como síndrome multifatorial em que as alterações convergem para uma via final única (dilatação do colo e desencadeamento das contrações uterinas),[4] a presença de fatores desencadeantes do parto prematuro vai precipitar modificações cervicais e uterinas antes do início do trabalho de parto. O encurtamento cervical associa-se ao parto pré-termo tanto precedido por amniorrexe quanto com membranas íntegras.[8]

O colo uterino é composto de cerca de 80 a 85% de tecido conjuntivo fibroso e 10% de músculo liso, o que determina força biomecânica passiva e sem contratilidade muscular, de modo que a desestabilização da rede colágena e o acúmulo de água que ocorrem durante o amadurecimento cervical para a parturição levam à perda da função estrutural.[14,15] Nesse sentido, a observação de modificação cervical antes do termo da gestação pode indicar um processo de trabalho de parto que ainda não atingiu seu limiar clínico.[7]

No processo de esvaecimento cervical, a progressão das mudanças inicia-se no sentido cefalocaudal, pelo orifício interno, com o colo passando de completamente fechado e alongado (como num formato de letra T) para a formação de uma cunha com esvaecimento do orifício interno (transformando-se em um Y), que progride com encurtamento da cérvice e afilamento completo de paredes (passando pelos formatos de V e, em seguida, U),[9,16] como se vê na Figura 19.1.

IDENTIFICAÇÃO DO RISCO

Todo esse processo de amadurecimento pode ser identificado precocemente pela avaliação do colo uterino em ultrassonografia. Alguns estudos sugerem que mulheres cujos colos apresentaram encurtamento progressivo têm maior probabilidade de parto pré-termo e morbidade perinatal.[8] Nesse sentido, com o intuito de identificar risco de parto prematuro e predizer trabalho de parto prematuro, a medida do comprimento cervical uterino por meio de ultrassonografia tem sido objeto de estudo, sendo a medida por via transvaginal o padrão-ouro,[10] cuja técnica pode ser vista no Quadro 19.2.

A medida do colo por via abdominal mostra-se menos sensível por apresentar dificuldades técnicas, como necessidade

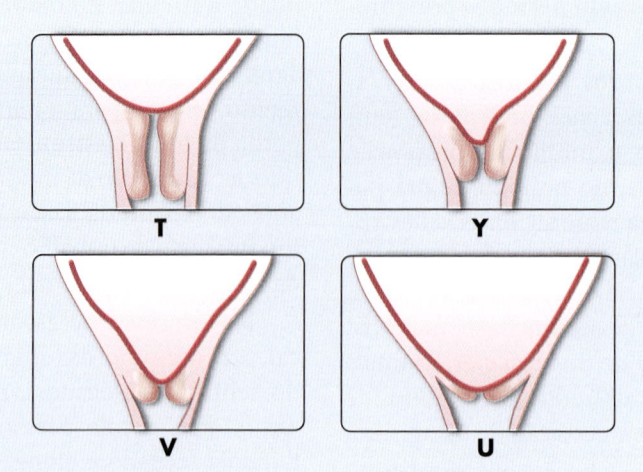

FIGURA 19.1 Representação gráfica do processo de modificação do colo uterino e amadurecimento para a parturição, desde completamente fechado e alongado até completamente esvaecido, conforme proposto por Zilianti *et al.*; 1995.[16]

de bexiga repleta, formação de sombra no colo por partes fetais e baixa qualidade da imagem em razão da distância do transdutor ao local de estudo.[10]

Há também a técnica translabial, em que é utilizada uma sonda curvilínea entre os grandes lábios; no entanto, mesmo com a movimentação do transdutor, os orifícios interno ou externo do colo podem permanecer obscurecidos.* A Society for Maternal-Fetal Medicine (SMFM), por meio do seu programa oficial de educação e revisão do comprimento do colo (CLEAR), fornece a técnica precisa por via transvaginal (Quadro 19.2).**

Os limites de normalidade do comprimento da cérvice uterina começaram a ser investigados na década de 1990, em um estudo que identificou que o risco de prematuridade passa de 6,7% para 25% em colos menores que 39 mm nas 30 semanas de gestação.[12] Outro estudo com 109 mulheres, avaliadas de nove a 37 semanas e que tiveram somente partos a termo, estabeleceu como percentil (p) 10 o comprimento de 28,1 mm; p50, o de 37 mm; e p90, o de 45,9 mm.[11] Estudo do mesmo período, com informações sobre 6.334 mulheres examinadas entre 22 e 24 semanas, mostrou uma distribuição das medidas de colo uterino com percentis 50%, 5% e 1% respectivamente de 36 mm, 22 mm e 11 mm.[13]

Atualmente, os limites do comprimento da cérvice utilizados para a definição de risco baseiam-se fundamentalmente no estudo desenvolvido em 1996 por Iams *et al.*,[17] em que foi observada curva com distribuição normal com discreto decréscimo na média entre 24 e 28 semanas (de 35,2 mm para 33,7 mm).

---

* Fetal Medicine Foundation: https://fetalmedicine.org/education/cervical-assessment.

** Disponível em: https://clear.perinatalquality.org/wfAboutUs.aspx

Quadro 19.2 Técnica para avaliação do comprimento cervical.

1. A bexiga deve estar vazia, pois o conteúdo vesical pode alongar artificialmente a cérvice e obscurecer a presença de afunilamento.

2. A cérvice deve ser vista longitudinalmente, chegando a apresentar uma fina camada de conteúdo hipoecoico, correspondente ao acúmulo de muco.

3. O canal cervical e a mucosa precisam ser identificados principalmente para garantir a correta visualização do orifício interno, sem confundir com o istmo uterino, cuja mucosa é considerada bem mais fina.

4. Magnificação da cérvice precisa ocupar entre 50 e 75% da imagem na tela na ultrassonografia.

5. Pressão exercida pelo transdutor deve ser a menor possível.

6. O exame deve ter duração mínima entre três e cinco minutos, visto que a cérvice não é uma estrutura estática e seu comprimento pode variar de acordo com contrações uterinas, posicionamento materno ou manobras como pressão em fundo uterino ou Valsalva.

7. Os *calipers* devem estar posicionados nos orifícios externo e interno (ou no ápice do afunilamento, se for o caso); e, em situações de colos muito curvos, pode-se corrigir a medida quebrando-se em segmentos de reta ou traçando-se o canal de forma curva.

Com base nas comparações de risco, tendo como referência o comprimento de 40 mm, os autores observaram que, em colos abaixo de 30 mm (percentil 25 do estudo), o risco mais que triplica e é maior (mais de nove vezes) em mulheres com colo de útero menor que 22 mm.

O comprimento do colo uterino medido por ultrassonografia transvaginal (US-TV) é um preditor efetivo de trabalho de parto prematuro,[12,17,18] já tendo sido confirmado em gestações únicas e múltiplas, em mulheres com ou sem fator de risco, bem como em mulheres em trabalho de parto pré-termo ou com rotura prematura das membranas ovulares.[19] Dessa forma, a medida do comprimento do colo permite identificar mulheres de risco para parto prematuro espontâneo (comprimento cervical < 15 mm ou entre 10 e 20 mm).[6]

De qualquer modo, embora a medida ultrassonográfica do comprimento cervical no segundo trimestre de gestação seja considerada para avaliação preditiva de risco, os estudos apresentam algumas divergências: qual a melhor idade gestacional para se realizar a avaliação; qual medida representa um ponto de corte ideal para se indicar alguma intervenção; se há necessidade de se repetir a medida do colo uterino; e a relação custo/benefício da triagem universal.

Quanto à necessidade de se repetir a medida do colo uterino, em 2015, Conde-Agudelo e Romero[20] revisaram 14 estudos originais (3.374 gestações únicas e 1.024 gemelares) e observaram diver-gências importantes entre os parâmetros utilizados pelos autores, variando desde pontos de corte fixos e arbitrários até per-centuais de alteração da medida original ou encurtamento em milímetros por se-mana de idade gestacional.

Embora a dificuldade de comparação entre os estudos já demonstre que não há consenso sobre a melhor abordagem ao colo uterino para predição de prema-turidade, os autores da revisão puderam observar que a mudança no comprimento da cérvice em função do tempo não pode ser considerada um teste clinicamente útil, e a medida única entre 18 e 24 sema-nas parece ser um melhor preditor e com boa relação custo/efetividade.[20]

Mesmo a idade gestacional para reali-zação de US-TV ainda não é um consen-so. Sabe-se que existe um declínio contí-nuo do comprimento cervical entre 16 e 24 semanas de gestação, e, conforme se aumenta a idade gestacional na medida do colo, aumenta-se a sensibilidade para um mesmo ponto de corte na predição da prematuridade; no entanto, a especificida-de diminui com a progressão da gestação.

Na prática clínica, isso implica que, quanto mais próximo de 16 semanas o ras-treamento é feito, menores são as chances de se encontrar um colo encurtado em qualquer um dos pontos de corte iden-tificados pelos estudos (20, 25 e 30 mm); todavia, uma vez identificado esse encur-tamento, a possibilidade de que essa redu-ção indique risco de parto pré-termo é alta. Seja como for, a chance de se observar colo encurtado nas gestações mais avançadas é maior, contudo a probabilidade de parto prematuro diminui nessas situações.[14,17]

RELAÇÃO CUSTO/EFETIVIDADE E POSICIONAMENTO DAS DIFERENTES SOCIEDADES DE GINECOLOGIA E OBSTETRÍCIA

Importante destacar que qualquer re-comendação em saúde sobre o uso de um método de rastreamento passa pela ava-liação dos custos da investigação e do tra-tamento em comparação ao ônus gerado pela própria condição clínica.

Os testes de rastreamento contribuem como uma ferramenta fundamental na prevenção secundária. Rastreamento é definido como a capacidade de identificar a doença assintomática ou os fatores de risco altamente associados ao desenvol-vimento da doença.[15] No entanto, testes de rastreamento só são fundamentados quando, após obtido resultado anormal, há formas de se prosseguir com a investi-gação e é possível a introdução de propos-tas terapêuticas. É interessante notar que o rastreamento só trará contribuições adi-cionais ao curso da doença se o tratamento na fase inicial e assintomática for superior ao tratamento da doença diagnosticada no seu curso normal dos eventos.[15]

Com relação à prematuridade, após o (re)surgimento de terapêuticas eficazes para sua prevenção – como uso de progesterona micronizada, cerclagem associada à história e ao colo curto e uso de pessário cervical em determinadas situações –, alguns autores dedicaram-se a calcular economicamente os reais benefícios da proposta de se utilizar ultrassonografia no segundo trimestre para identificação do risco de prematuridade pela medida do comprimento cervical.

Já foi demonstrado que a progestero-na vaginal diminui o risco de trabalho de parto prematuro, morbidade neonatal e mortalidade em mulheres com colo curto.[21] Esse é um dado a favor da implementação do rastreio no segundo trimestre, no momento da ultrassonografia morfológica. No entanto, em termos populacionais, ainda não está claro se deve ser universal ou oportunístico.[22]

Estudos sobre a relação custo/efetividade da triagem ultrassonográfica do comprimento cervical apontam vantagens e desvantagens da implementação de um protocolo de rastreamento universal para identificação do risco de prematuridade.

Em 2010, um estudo considerou a implementação de protocolo de rastreamento universal e tratamento com boa relação custo/efetividade em 98,9% das vezes,[23] já em simulações mais recentes, que incluem outros estudos sobre a eficácia da progesterona, outro estudo identificou boa relação custo/efetividade em torno de 59,6%.[24]

Cahill *et al.*[23] estimaram os custos da avaliação ultrassonográfica transvaginal única de gestantes com feto único (entre 18 e 23 semanas), considerando um *cutoff* de 15 mm para dar início ao tratamento a fim de evitar parto antes de 34 semanas, morte neonatal e morbidade neonatal grave a longo prazo. Os autores concluíram que a triagem cervical no segundo trimestre teria boa relação custo/efetividade em 98,9% das vezes, prevenindo mais de 95.000 partos pré-termo ao ano só nos Estados Unidos. Diante disso, os autores assumiram que a estratégia teria boa relação custo/efetividade em cenários nos quais a avaliação morfológica já é uma realidade (o que aumentaria apenas discretamente o custo do exame), todavia os autores não avaliaram a dimensão das variações em unidades de atendimento, equipe e recursos disponíveis.

Outro estudo publicado em 2015 por Werner *et al.*,[24] comparando (a) triagem universal e progesterona vaginal para todos os colos curtos com (b) ausência de triagem e tratamento, identificou uma situação mais conservadora especialmente em virtude da publicação dos dados encontrados por Orzechowski *et al.*[25] Tendo observado uma prevalência de colo curto (de 20 mm para indicar tratamento e de 25 mm para indicar nova medida em uma semana) menor que nos ensaios clínicos anteriores,[26,27] as simulações demonstraram que a triagem universal teria boa relação custo/efetividade em 59,6% dos casos, prevenindo 125 partos antes de 34 semanas e dez mortes neonatais ou neonatos com comprometimento neurológico de longo prazo.

Em outra estimativa de custo/efetividade publicada em 2016, os autores compararam os cenários de não triagem, triagem universal e triagem baseada em fatores de risco, tendo por ponto de corte 20 mm para colo curto e a utilização de progesterona 200 mg. Embora os autores tenham utilizado alguns desfechos e condições diferentes dos de estudos anteriores (35 semanas para determinar o parto pré-termo e consideração de que as mulheres com antecedente de prematuridade já estariam em uso profilático de progesterona, por exemplo), eles concluíram que a triagem universal seria melhor em custo/efetividade, pois identifica mais colos curtos e, consequentemente, trata mais mulheres e previne mais partos pré-termo.[28]

Os autores consideram que, mesmo em uma população de baixo risco para parto prematuro, tanto o rastreamento universal quanto o baseado no risco são melhores em custo/efetividade que a ausência de um protocolo de rastreio e tratamento, ainda que nessa população haja uma baixa prevalência de colo curto. Os autores apontam, ainda, que a triagem universal da população de gestantes independentemente do risco para prematuridade tem boa relação custo/efetividade se comparada com a triagem baseada em risco.[28]

A comparação entre triagem universal e baseada em fatores de risco depende, no entanto, de variáveis como o custo da ultrassonografia transvaginal, a magnitude da redução de prematuridade com o uso da progesterona e a própria sensibilidade do método ultrassonográfico em detectar colos curtos. Cabe ressaltar que essas avaliações de custo-efetividade não avaliam custos indiretos e baseiam-se primordialmente em situações nas quais a avaliação morfológica já é uma realidade e o ponto de corte para indicar tratamento varia entre 15 e 20 mm, respeitando-se a proposta de grandes ensaios clínicos.[26,27,29-32]

Ao estabelecer um programa de triagem universal, a aplicação de terapêuticas deve colocar o foco nas populações que sabidamente terão benefícios com tais estratégias; ademais, o exame deve ser realizado por profissional bem treinado e, acima de tudo, resultados limítrofes não devem ser indicativos de mais exames ou tratamentos cujo ônus direto ou indireto supere seus benefícios reais.[33-35]

Outro ponto questionado é que a triagem universal pode não produzir os mesmos resultados na prática do que os observados em ensaios randomizados devido a diferenças populacionais, critérios de elegibilidade e diferenças nos pontos de corte.[36] De fato, recente estudo que avaliou a implementação de uma estratégia de rastreio e tratamento para prevenção de prematuridade não demonstrou alteração nas taxas de prematuridade ao comparar uma política de rastreamento universal associada ao tratamento com progesterona para colos menores que 15 mm com a política anterior da instituição de ausência de rastreamento.[37]

Considerando isso, talvez seja precoce concluir pelas vantagens da triagem universal. Isso porque se deve rastrear um grande número de mulheres para evitar um número relativamente pequeno de partos prematuros. Além disso, o rastreio não reduzirá sensivelmente a prevalência de nascimentos prematuros.[6] Segundo Rozenberg, embora potencialmente econômica, a triagem universal de colo é paradoxalmente o inverso do princípio de Pareto (segundo o qual existe uma relação de 80/20 para causas e efeitos). Dada a baixa prevalência de colo curto e dos principais fatores de risco para prematuridade na população geral de gestantes, seria necessário 90% do trabalho de rastreamento para se obter apenas 5% dos resultados.

Dessa forma, é possível compreender a posição das diversas sociedades de ginecologia e obstetrícia que reconhecem que a triagem do colo uterino no segundo trimestre é prática a ser considerada, mas de forma geral **não a recomendam** em gestações únicas, sem antecedente de prematuridade.

As principais sociedades e colégios de obstetrícia e ginecologia como Society of Obstetricians and Gynaecologists of Canada,[16] Society for Maternal-Fetal Medicine e American College of Obstetricians and Gynecologists apenas recomendam o rastreio do comprimento cervical das pacientes que apresentam fatores de risco (Tabela 19.1). Apesar de não recomenda-

Tabela 19.1 Indicação das diversas sociedades de ginecologia e obstetrícia quanto ao rastreamento do risco de prematuridade pela medida do colo uterino na gestação.

Entidade	População	Idade gestacional	Ponto de corte
Society of Obstetricians and Gynaecologists of Canada (SOGC)	Indicado em assintomáticas com anomalias uterinas ou cirurgias cervicais Não indicado como rotina no baixo risco (II-2E)	< 24 semanas Repetição pode ser útil, mas sem consenso quanto à frequência (II-2)	< 25 mm para considerar tratamento
American College of Obstetricians and Gynecologists (ACOG)	Não recomenda triagem universal, mas sugere considerar	< 24 semanas	< 20 mm para indicar progesterona em assintomáticas
Society for Maternal--Fetal Medicine (SMFM)	Avaliação de rotina se houver antecedente de prematuridade (GRADE 1A) Não indicado de rotina em gestações gemelares	16 a 24 semanas	entre 20 e 30 mm
International Society of Ultrasound in Obstetrics and Gynecology (ISUOG)	Indicado em gestações gemelares		25 mm
Royal Australian and New Zealand College of Obstetricians and Gynaecologists (RANZCOG)	Triagem a ser considerada em assintomáticas Avaliação útil para o manejo clínico de pacientes de risco ou sintomáticas	18 a 24 semanas	
National Institute for Health and Care Excellence (NICE)		16 a 24 semanas	< 25 mm para indicar tratamento
Collège National des Gynécologues et Obstétriciens Français (CNGOF)	Triagem universal não indicada em assintomáticas, mas considerada individualmente		15 mm

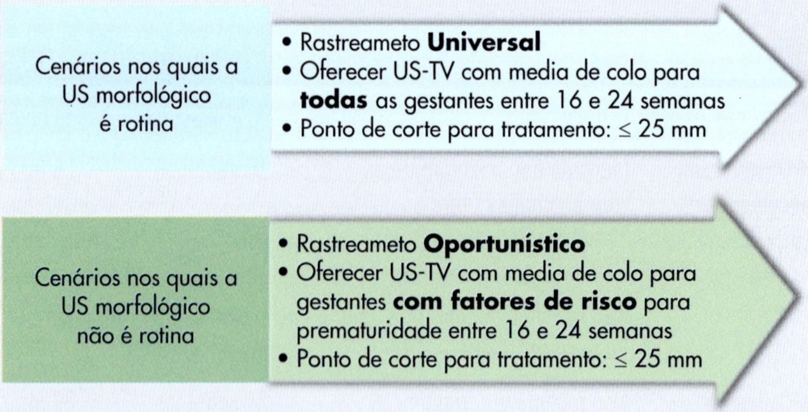

US: ultrassonografia; US-TV: ultrassonografia transvaginal.

FIGURA 19.2 Proposta de avaliação do colo de útero em gestantes de segundo trimestre para rastrear risco de prematuridade.

rem o rastreio universal, caso o obstetra opte pela triagem de pacientes sem fatores de risco e assintomáticas, é imperativo que o ultrassonografista seja adequadamente treinado para a realização e a interpretação dos dados.[38]

Considerando esses argumentos, a proposta apresentada na Figura 19.2 visa melhorar a relação custo-efetividade para as estratégias de rastreio do risco de parto prematuro por meio da identificação do encurtamento cervical no segundo trimestre.

CONCLUSÃO

Em um ambiente com recursos limitados, o rastreamento deve ser eficaz, além de ter boa relação custo/efetividade, para justificar sua implementação. Assim, é essencial compreender a relação custo-efetividade da avaliação transvaginal do comprimento do colo uterino na identificação de mulheres grávidas que estão em maior risco de parto prematuro. Nesse sentido, a medida da cérvice é uma promessa significativa para o rastreamento do risco de prematuridade, mas ainda imprecisa como um preditor real de risco.

REFERÊNCIAS BIBLIOGRÁFICAS

1. Blencowe H, Cousens S, Chou D, Oestergaard M, Say L, Moller AB et al. Born too soon: the global epidemiology of 15 million preterm births. Reprod Health. 2013;10(Suppl 1):S2.

2. Passini R, Cecatti JG, Lajos GJ, Tedesco RP, Nomura ML, Dias TZ et al. Brazilian multicentre study on preterm birth (EMIP): prevalence and factors associated with spontaneous preterm birth. PLoS One. 2014 Jan;9(10):e109069.

3. Medronho RA. Causalidade em saúde. In: Medronho RA. Epidemiologia. Rio de Janeiro: Atheneu; 2009. p. 676.

4. Varner MW, Esplin MS. Current understanding of genetic factors in preterm

birth. BJOG. 2005;112(Suppl 1):28-31.

5. Dekker GA, Lee SY, North RA, McCowan LM, Simpson NA, Roberts CT. Risk factors for preterm birth in an international prospective cohort of nulliparous women. PLoS One. 2012;7(7):e39154.

6. Rozenberg P. Universal cervical length screening for singleton pregnancies with no history of preterm delivery, or the inverse of the Pareto principle. BJOG. 2017;124(7):1038-45.

7. Larma JD, Iams JD. Is sonographic assessment of the cervix necessary and helpful? Clin Obstet Gynecol. 2012;55(1):324-35.

8. Fox NS, Jean-Pierre C, Predanic M, Chasen ST. Short cervix: is a follow-up measurement useful? Ultrasound Obstet Gynecol. 2007;29(1):44-6.

9. Berghella V, Owen J, MacPherson C, Yost N, Swain M, Dildy GA et al. Natural history of cervical funneling in women at high risk for spontaneous preterm birth. Obstet Gynecol. 2007;109(4):863-9.

10. Suhag A, Berghella V. Short cervical length dilemma. Obstet Gynecol Clin North Am. 2015;42(2):241-54.

11. Smith CV, Anderson JC, Matamoros A, Rayburn WF. Transvaginal sonography of cervical width and length during pregnancy. J Ultrasound Med. 1992;11(9):465-7.

12. Andersen HF, Nugent CE, Wanty SD, Hayashi RH. Prediction of risk for preterm delivery by ultrasonographic measurement of cervical length. Am J Obstet Gynecol. 1990;163(3):859-67.

13. To MS, Skentou C, Liao AW, Cacho A, Nicolaides KH. Cervical length and funneling at 23 weeks of gestation in the prediction of spontaneous early preterm delivery. Ultrasound Obstet Gynecol. 2001;18(3):200-3.

14. Owen J, Yost N, Berghella V, Thom E, Swain M, Dildy GA et al. Mid-trimester endovaginal sonography in women at high risk for spontaneous preterm birth. J Am Med Assoc. 2001;286(11):1340-8.

15. Fletcher RH. Epidemiologia clínica: elementos essenciais. Porto Alegre: Artmed; 2014. 296 p.

16. Zilianti M, Azuaga A, Calderon F, Pages G, Mendoza G. Monitoring the effacement of the uterine cervix by transperineal sonography: a new perspective. J Ultrasound Med. 1995;14:719-24.

17. Iams JD, Goldenberg RL, Meis PJ, Mercer BM, Moawad A, Das A et al. The length of the cervix and the risk of spontaneous premature delivery. N Engl J Med. 1996;334(9):567-73.

18. Heath VCF, Southall TR, Souka AP, Elisseou A, Nicolaides KH. Cervical length at 23 weeks of gestation: prediction of spontaneous preterm delivery. Ultrasound Obstet Gynecol. 1998;12(5):312-7.

19. Berghella V, Palacio M, Ness A, Alfirevic Z, Nicolaides KH, Saccone G. Cervical length screening for prevention of preterm birth in singleton pregnancy with threatened preterm labor: systematic review and meta-analysis of randomized controlled trials using individual patient-level data. Ultrasound Obstet Gynecol. 2017;49(3):322-9.

20. Conde-Agudelo A, Romero R. Predictive accuracy of changes in transvaginal sonographic cervical length over time for preterm birth: a systematic review and metaanalysis. Am J Obstet Gynecol. 2015;213(6):789-801.

21. Hassan SS, Romero R, Vidyadhari D, Fusey S, Baxter JK, Khandelwal M et al. Vaginal progesterone reduces the rate of preterm birth in women with a sonographic short cervix: a multicenter, randomized, double-blind, placebo-controlled trial. Ultrasound Obstet Gynecol. 2011;38(1):18-31.

22. Pedretti MK, Kazemier BM, Dickinson JE, Mol BWJ. Implementing universal cervical length screening in asymptomatic women with singleton pregnancies: challenges and opportunities. Aust New Zeal J Obstet Gynaecol. 2017;57(2):221-7.

23. Cahill AG, Odibo AO, Caughey AB, Stamilio DM, Hassan SS, Macones GA et al. Universal cervical length screening and treatment with vaginal progesterone to prevent preterm birth: a decision and economic analysis. Am J Obstet Gynecol. 2010;202(6):548.e1-8.

24. Werner EF, Hamel MS, Orzechowski K, Berghella V, Thung SF. Cost-effectiveness of transvaginal ultrasound cervical length screening in singletons without a prior preterm birth: an update. Am J Obstet Gynecol. 2015;213(4):554.e1-6.

25. Orzechowski KM, Boelig RC, Baxter JK, Berghella V. A universal transvaginal cervical length screening program for preterm birth prevention. Obstet Gynecol. 2014;124(3):520-5.

26. Fonseca EB, Celik E, Parra M, Singh M, Nicolaides KH. Progesterone and the risk of preterm birth among women with a short cervix. N Engl J Med. 2007;357(5):462-9.

27. Hassan SS, Romero R, Vidyadhari D, Fusey S, Baxter JK, Khandelwal M et al. Vaginal progesterone reduces the rate of preterm birth in women with a sonographic short cervix: a multicenter, randomized, double-blind, placebo-controlled trial. Ultrasound Obstet Gynecol. 2011;38(1):18-31.

28. Einerson BD, Grobman WA, Miller ES. Cost-effectiveness of risk-based screening for cervical length to prevent preterm birth. Am J Obstet Gynecol. 2016;215(1):100.e1-7.

29. Romero R, Nicolaides K, Conde-Agudelo A, Tabor A, O'Brien JM, Cetingoz E et al. Vaginal progesterone in women with an asymptomatic sonographic short cervix in the midtrimester decreases preterm delivery and neonatal morbidity: a systematic review and metaanalysis of individual patient data. Am J Obstet Gynecol. 2012;206(2):124.e1-19.

30. Goya M, Pratcorona L, Merced C, Rodó C, Valle L, Romero A et al. Cervical pessary in pregnant women with a short cervix (PECEP): an open-label randomised controlled trial. Lancet. 2012;379(9828): 1800-6.

31. Nicolaides KH, Syngelaki A, Poon LC, Picciarelli G, Tul N, Zamprakou A et al. A randomized trial of a cervical pessary to prevent preterm singleton birth. N Engl J Med. 2016;374(11):1044-52.

32. Hui SA, Chor CM, Lau TK, Lao TT, Leung TY. Cerclage pessary for preventing preterm birth in women with a singleton pregnancy and a short cervix at 20 to 24 weeks: a randomized controlled trial. Am J Perinatol. 2013;30(4):283-8.

33. Parry S, Elovitz MA. Pros and cons of maternal cervical length screening to identify women at risk of spontaneous preterm delivery. Clin Obstet Gynecol. 2014;57(3):537-46.

34. Parry S, Simhan H, Elovitz M, Iams J. Universal maternal cervical length screening during the second trimester: pros and cons of a strategy to identify women at risk of spontaneous preterm delivery. Am J Obstet Gynecol. 2012;207(2): 101-6.

35. Riggs KR, Ubel PA. The role of professional societies in limiting indication creep. J Gen Intern Med. 2014;30(2):249-52.

36. Rozenberg P. Is universal screening for cervical length among singleton pregnancies with no history of preterm birth justified? J Gynecol Obstet Biol Reprod (Paris). 2016 Dec;45(10):1337-45.

37. Souka AP, Papastefanou I, Pilalis A, Kassanos D, Papadopoulos G. Implementation of universal screening for preterm delivery by mid-trimester cervical-length measurement. Ultrasound Obstet Gynecol. 2019;53(3):396-401.

38. McIntosh J, Feltovich H, Berghella V, Manuck T. The role of routine cervical length screening in selected high- and low-risk women for preterm birth prevention. Am J Obstet Gynecol. 2016;215(3):B2-7.

capítulo 20

Análise das Atuais Evidências na Prevenção da Prematuridade: Uso de Progesterona e Ômega-3 Durante a Gestação

▶ Rodolfo de Carvalho Pacagnella   ▶ Maíra Rossmann Machado
▶ Thaís Valéria e Silva Maciel Monteiro

PROGESTERONA E SEU PAPEL NA GESTAÇÃO

A progesterona é um hormônio essencial para o processo reprodutivo, sobretudo durante o período gestacional. É produzida pelo corpo lúteo com o papel de manutenção da gestação até cerca de dez semanas, momento em que se inicia a produção placentária desse hormônio.[1] Sua ação durante a gestação compreende uma diversidade de mecanismos, entre eles a inibição da resposta inflamatória[2] e a redução da contratilidade miometrial.[3]

A atividade tocolítica da progesterona se dá no âmbito de receptores nucleares e de membrana da progesterona, em que ela induz quiescência uterina, comandando a atividade de prostaglandinas e reduzindo a quantidade de receptores de ocitocina.[4,5] Alguns estudos descreveram o papel da progesterona na invasão trofoblástica na decídua, ao inibir o processo de apoptose dos trofoblastos extravilosos, corroborando seu uso como suporte à fase lútea.[6] Não obstante, a progesterona pode aprimorar a circulação placentária por meio da interação com receptores da decídua, além da ação imunológica e anti-inflamatória em âmbito placentário.[7]

PROGESTERONA E RISCO DE PREMATURIDADE

Os efeitos diretos da progesterona sobre miométrio, membranas amnióticas e cérvice uterina possuem papel crucial na prevenção do parto pré-termo. O trabalho de parto prematuro define-se como uma síndrome multifatorial resultante de vários possíveis processos fisiopatológicos, entre eles: inflamação (com ou sem infecção), alterações vasculares placentárias, desregulação da resposta imunológica e alterações cervicais, como a insuficiência istmocervical.[8]

Dessa forma, o papel da progesterona é oportuno, uma vez que age antagonizando as ações pró-excitatórias do estrógeno e bloqueando a ação de prostaglandinas e a estimulação adrenérgica, contribuindo para a manutenção das fibras miometriais quiescentes e inibindo a degradação da matriz extracelular da cérvice uterina, além de possuir efeitos anti-inflamatórios na interface materno-fetal.[9] O mecanismo de ação da progesterona na prevenção da prematuridade está associado à teoria da "queda funcional da progesterona", segundo a qual as modificações associadas ao trabalho de parto ocorrem mesmo com os níveis séricos de progesterona mantidos, porém com alterações de função, isoforma, concentração e distribuição dos receptores de progesterona, mediadas por agentes inflamatórios.[10]

TIPOS DE PROGESTERONA

O termo progesterona compreende tanto a sua forma natural quanto a sintética. A progesterona natural pode ser administrada por via oral, vaginal ou intramuscular, entretanto o meio mais bem estudado e estabelecido é o vaginal. Essa via reduz a primeira passagem hepática do hormônio, aumentando, assim, sua biodisponibilidade no organismo.[11]

A progesterona sintética — ou 17-alfa-hidroxiprogesterona caproato (17α-OHPC) — é uma versão do metabólito natural da 17-OHP; sua administração é intramuscular e possui primeira passagem hepática, o que reduz sua biodisponibilidade.[1] Apesar da comprovada ação na redução da prematuridade e da morbidade neonatal,[12] recentemente seu uso tem sido associado a aumento de risco para diabetes gestacional.[13]

O uso oral da progesterona também foi associado a redução do parto prematuro, porém são necessários mais estudos que comparem a progesterona oral com intervenções mais estabelecidas.[14]

AMADURECIMENTO CERVICAL

O colo uterino atua como o mantenedor da gestação até o parto a termo, quando modifica sua estrutura por meio dos processos de esvaecimento e dilatação, permitindo a passagem do concepto.[15] O amadurecimento cervical precoce (antes das 37 semanas), que leva à redução de seu comprimento total, é um dos processos fisiopatológicos envolvidos no parto prematuro. Esse processo está associado à redução dos níveis de progesterona, o que agiria como um contraponto ao inibir a cascata inflamatória e o remodelamento do colo. A queda dos níveis séricos de progesterona ou a sua redução funcional permitiriam a instalação de um processo inflamatório e a redução da inibição da contratilidade miometrial, resultando no encurtamento do colo uterino.[16,17]

Várias hipóteses têm sido formuladas para explicar o encurtamento do colo durante a gestação. Considerando que a cérvice uterina é constituída predominantemente de tecido conjuntivo, os estudos tentam demonstrar alterações de defeito no colágeno para explicar um possível enfraquecimento cervical.[18] Um segundo mecanismo possível seria a infecção, que desencadearia um processo inflamatório dependente de uma microbiota de provável origem ascendente do meio vaginal. Por último, há a hipótese de um processo inflamatório estéril, que naturalmente levaria ao amadurecimento cervical no termo, mas que por algum gatilho seria desencadeado prematuramente.[19]

O valor de referência utilizado por grande parte da literatura para definir o colo uterino curto é a medida longitudinal da cérvice de 25 mm ou menos.[20] Essa medição deve ser realizada por meio de ultrassonografia transvaginal entre 18 e 24 semanas, visto que, em idades gestacionais mais avançadas, o colo apresenta um remodelamento fisiológico.[21]

Já há evidências bem estabelecidas de que o encurtamento do colo é um importante fator de risco de parto prematuro.[22] No Brasil, recente coorte prospectiva multicêntrica com 1.165 gestantes primigestas de baixo risco associou o colo curto a risco cerca de quatro vezes maior de parto prematuro.[23]

RECOMENDAÇÕES ATUAIS

Atualmente, a progesterona vaginal constitui um tratamento bem estabele-cido de ação bioquímica e hormonal, impedindo o amadurecimento precoce da cérvice. O uso clínico de progesterona na forma oral micronizada ganhou destaque em 2007 na prevenção da prematuridade.[24] Em 2012, revisão sistemática com metanálise usando *individual participant data* (IPD, dados de participantes individuais), que comparou uso de progesterona oral *versus* placebo em mulheres com gestação única e colo uterino curto ≤ 25 mm, reforçou que há uma redução significativa do risco de parto prematuro e de morbidade neonatal com o uso de progesterona.[25]

Em 2016, o ensaio clínico randomizado OPPTIMUM[26] demonstrou resultados controversos, causando divergências e confusão entre médicos e organizações científicas que estudam o tema. Esse estudo comparou o uso de progesterona vaginal e placebo em mulheres com fatores de risco para prematuridade (antecedente de parto < 34 semanas, colo uterino ≤ 25 mm ou teste de fibronectina fetal positivo) e concluiu que a progesterona não reduziu significativamente o risco de parto pré-termo ou de morbimortalidade perinatal. No entanto, a partir de 2016, as revisões sistemáticas e metanálises com IPD, analisando vários subgrupos (como mulheres com histórico de parto prematuro, mulheres com colo uterino < 30 mm, mulheres com colo uterino < 25 mm) — e incluindo também o estudo OPPTIMUM —, têm confirmado redução de 34% do risco de parto prematuro com o uso de progesterona e também redução da morbimortalidade neonatal.[27,28]

Ademais, não foi demonstrado efeito deletério da progesterona por via oral, tanto materno como no neurodesenvolvimento de recém-nascidos, gerando mais tranquilidade entre os médicos em relação a seu uso.[27] Diante desses resultados, o Royal College of Obstetricians and Gynaecologists orienta que a progesterona vaginal seja oferecida a mulheres com história de parto prematuro prévio ou com achado ultrassonográfico de colo curto.[28]

Alguns estudos avaliaram o uso de progesterona em mulheres com colo curto e gestação múltipla, sem indicação de benefício na redução da prematuridade.[29] Em 2017, metanálise demonstrou redução do risco de trabalho de parto prematuro nessas mulheres, porém o maior efeito deveu-se a um único estudo, havendo, portanto, questionamento metodológico acerca da validade dos resultados.[30] Nesse sentido, ainda não se recomenda o uso de progesterona na prática clínica para gestação gemelar com ou sem colo curto, e sugere-se que novos estudos sejam feitos para comprovação desse resultado.

CONCLUSÃO

A progesterona tem potencial de reduzir o risco de trabalho de parto prematuro, bem como de morbidade neonatal. Atualmente, seu uso está bem recomendado em mulheres com gestação única e que tenham antecedente de parto prematuro, independentemente da presença de outros fatores de risco, entre 16 e 36 semanas.[31] Seu uso na presença de gestação única assintomática com colo curto e sem histórico de prematuridade também é indicado.

ÔMEGA-3 E SEU PAPEL NA PREVENÇÃO DA PREMATURIDADE

Mecanismos de ação do ômega-3 na gestação

O ômega-3 compreende um subtipo dos ácidos graxos poli-insaturados de cadeia longa, incluindo os ácidos docosa-hexaenoico (DHA) e eicosapentaenoico (EPA), e sua ação anti-inflamatória já é bem estabelecida na literatura. Estudos têm sugerido que, no contexto gestacional, o ômega-3 tem papel ativo na cascata inflamatória que caracteriza o início do trabalho de parto.[32]

Em gestações normais, encontram-se prostaglandinas derivadas do ômega-6 dentro da unidade uteroplacentária (PGE2 e PGF2-alfa). Elas são contrabalanceadas pela produção local de outra classe de prostaglandinas, desta vez derivadas do ômega-3. O equilíbrio entre elas desempenha um importante papel na duração da gestação e no processo de amadurecimento cervical e desencadeamento do trabalho de parto.[33] Além disso, estudos demonstraram que o ômega-3 promoveria uma *down regulation* da produção de prostaglandinas E2, as quais são importantes no estímulo à contratilidade miometrial e ao remodelamento cervical.[34]

Se os níveis uteroplacentários de prostaglandinas provenientes do ômega-6 forem muito altos, ou se a concentração local de ômega-3 for muito baixa, pode haver remodelamento cervical precoce, o que permite a estimulação miometrial, favorecendo a ocorrência de parto prematuro.[35]

DIETA: FONTE DE ÔMEGA-3

A interface materno-fetal é abastecida de ômega-3 e ômega 6 pela circulação materna. O aporte sanguíneo desses ácidos graxos depende diretamente da dieta e da própria síntese endógena da gestante. A adequada ingestão de ácidos graxos ômega-3, além de aumentar a quantidade disponível dessa substância no sangue materno, reduz a síntese hepática de ácidos graxos ômega-6, podendo atrasar o processo de amadurecimento cervical.[36]

O processo gestacional pode favorecer a deficiência de ômega-3, visto que ele é transferido preferencialmente da mãe para o feto em desenvolvimento.[37] Em geral, a suplementação de óleo marinho ou ômega-3 na gravidez é segura e bem tolerada.[38] A Organização Mundial da Saúde recomenda ingestão de 300 mg/dia de ômega-3 por mulheres grávidas (por meio do consumo de peixe ou de suplementação),[39] mas a média de ingesta dessa população, sobretudo em populações ocidentais, é muito inferior a esse alvo.[40]

A cultura alimentar ou, ainda, a náusea e a aversão alimentar, comuns em muitas gestantes, podem estar relacionadas ao baixo consumo. Como a baixa ingesta também se relaciona à toxicidade por mercúrio encontrada em peixes considerados fontes de ômega-3, muitas mulheres acabam evitando esse consumo durante a gravidez.[41] A agência norte-americana Food and Drug Administration enfatiza os benefícios do consumo de peixes na gestação e fornece orientações sobre espécies que devem ser evitadas por causa da contaminação com mercúrio.[42]

EVIDÊNCIAS ATUAIS

O ômega-3 como potencial fator de prevenção da prematuridade começou a ser estudado após o surgimento de trabalhos epidemiológicos que observaram aumento do tempo de gestação e maior peso ao nascimento em populações nas quais se verificava alto consumo de peixe, sugerindo a necessidade de se compreender melhor o papel do ômega-3 no ciclo gestacional. Um estudo caso-controle que avaliou a concentração plasmática de DHA e EPA identificou um risco dez vezes maior de prematuridade em pacientes com baixos níveis séricos de ômega-3.[43]

A Cochrane realizou em 2006 a primeira revisão sobre suplementação de óleo marinho na gestação,[44] envolvendo seis ensaios clínicos, e analisou desfechos maternos e neonatais, incluindo parto pré-termo. Entre os resultados, houve uma redução de 31% na prematuridade precoce (< 34 semanas), mas o trabalho concluiu não haver, ainda, evidências suficientes para sua recomendação na prevenção de prematuridade. Desde então, ensaios clínicos randomizados adicionaram dados relevantes à base de evidências. Em 2010, uma análise secundária do DOMInO *trial* demonstrou redução de 50% na incidência de nascimentos pré-termo com a suplementação de ômega-3.[45]

Em 2018, a Cochrane atualizou sua revisão de 2006, incluindo 70 ensaios clínicos randomizados e analisando dados de 19.927 mulheres (independentemente da presença de fatores de risco para prematuridade), e comparou as intervenções de ômega-3 com placebo ou não ômega-3. Ficou demonstrado que o nascimento prematuro (< 37 semanas) e o nascimento prematuro precoce (< 34 semanas) foram reduzidos nas mulheres que receberam ômega-3.[46]

CONCLUSÃO

A suplementação de ômega-3 durante a gestação parece ser uma estratégia efetiva, segura e bem tolerada, tendo como principal objetivo a redução da incidência de parto prematuro. São necessários, contudo, novos estudos voltados para a identificação de biomarcadores capazes de ajudar na mensuração dos níveis sanguíneos de ômega-3 e para a definição do nível sérico mínimo capaz de trazer proteção para o parto prematuro.

REFERÊNCIAS BIBLIOGRÁFICAS

1. Romero R, Yeo L, Chaemsaithong P, Chaiworapongsa T, Hassan SS. Progesterone to prevent spontaneous preterm birth. Semin Fetal Neonatal Med. 2014;19(1):15-26.

2. Schwartz N, Xue X, Elovitz MA, Dowling O, Metz CN. Progesterone supresses the fetal inflammatory response ex vivo. Am J Obstet Gynecol. 2009;201:211.e1.9.

3. Chanrachakul B, Broughton PF, Warren AY, Arulkumaran S, Khan RN. Progesterone enhances the tocolytic effect of ritrodine in isolated pregnant human myometrium. Am J Obstet Gynecol. 2005;192:458-63.

4. Karteris E, Zervou S, Pang Y, Dong J, Hillhouse EW, Randeva HS et al. Progesterone signaling in human myometrium through two novel membrane G protein-coupled receptors: potential role in functional progesterone withdrawal at term. Mol Endocrinol. 2006;20:1519-34.

5. Merlino AA, Welsh TN, Tan H, Yi LJ, Cannon V, Mercer BM et al. Nuclear progesterone receptors in the humanpregnancy myometrium: evidence that parturition involves functional progesterone withdrawal mediated by increased expression of progesterone receptor-A. J Clin Endocrinol Metab. 2007;92:1927-33.

6. Liu J, Matsuo H, Laoag-Fernandez JB, Xu Q, Maruo T. The effects of progesterone on apoptosis in the human trophoblast-derived HTR-8/SV neo cells. Mol Hum Reprod. 2007;13:869-74.

7. Raghupathy R. Manipulation of cytokine production profiles as a therapeutic approach for immunologic pregnancy loss. Indian J Biochem Biophys. 2008;45:229-36.

8. Okun N, Mitchell BF, Willan AR, Armson BA, Hannah M. Perspectives on the management of the short cervix identified by transvaginal ultrasound during pregnancy: an update for Canadian obstetrical caregivers. J Obstet Gynaecol Can. 2006;28(3):203-5.

9. Shmouder VM, Prescott GM, Franco A, Fan-Havard P. The rebirth of progesterone in the prevention of preterm labor. Ann Pharmacother. 2013;47(4):527-36.

10. Mesiano S, Wang Y, Norwitz ER. Progesterone receptors in the human pregnancy uterus: do they hold the key to birth timing? Reprod Sci. 2011;18(1):6-19.

11. Di Renzo GC, Mattei A, Gojnic M, Gerli S. Progesterone and pregnancy. Curr Opin Obstet Gynecol. 2005;17:598-600.

12. Fernandes-Macias R, Martinez-Portilla RJ, Cerrilos L, Figueras F, Palacio M. A systematic review and meta-analysis of randomized controlled trials comparing 17-alpha-hydroxyprogesterone caproate versus placebo for the prevention of recurrent preterm birth. Int J Gynaecol Obstet. 2019 Nov;147(2):156-64.

13. Pergialiotis V, Bellos I, Hatziagelaki E, Antsaklis A, Loutradis D, Daskalakis G. Progestogens for the prevention of preterm birth and risk of developing gestational diabetes mellitus: a meta-analysis. Am J Obstet Gynecol. 2019;221(5):429-36.e5.

14. Boelig RC, della Corte L, Ashoush S, McKenna D, Saccone G, Rajaram S et al. Oral progesterone for the prevention of recurrent preterm birth: systematic review and metaanalysis. Am J Obstet Gynecol. 2019;1(1):50-62.

15. Larma JD, Iams JAYD. Is sonographic assessment of the cervix necessary and helpful? Clin Obstet Gynecol. 2012;55(1):324-35.

16. Campbell S. Universal cervical-length screening and vaginal progesterone prevents early preterm births, reduces neonatal morbidity and is cost saving: doing nothing is no longer an option. Ultrasound Obstet Gynecol. 2011;38(1):1-19.

17. Smith R. Alterations in the hypothalamic pituitary adrenal axis during pregnancy and the placental clock that determines the length of parturition. J Reprod Immunol. 1998;39(1-2):215-20.

18. Fuchs T, Woytoń R, Pomorski M, Wiatrowski A, Slejman N, Tomialowicz M et al. Sonoelastography of the uterine cervix as a new diagnostic tool of cervical assessment in pregnant women: preliminary report. Ginekol Pol. 2013;84:12-6.

19. Di Renzo GC, Rosati A, Mattei A, Gojnic M, Gerli S. The changing role of progesterone in preterm labour. Br J Obstet Gynaecol. 2005;112(Suppl 1):57-60.

20. Iams JD, Goldenberg RL, Meis PJ, Mercer BM, Moawad A, Das A et al. The length of the cervix and the risk of spontaneous premature delivery. N Engl J Med. 1996;334(9):567-72.

21. Berghella V, Roman A, Daskalakis C, Ness A, Baxter JK. Gestational age at cervical length measurement and incidence of preterm birth. Obstet Gynecol. 2007;110(2 Pt 1):311-7.

22. Liu CZ, Ho N, Nguyen AD, Lehner C, Sekar R, Amoako AA. The risk of preterm delivery and pregnancy outcomes in women with asymptomatic short cervix: a retrospective cohort study. J Matern Fetal Neonatal Med. 2019;6:1-7.

23. Souza RT, Costa ML, Mayrink J, Feitosa FE, Filho EAR, Leite DF et al. Clinical and epidemiological factors associated with spontaneous preterm birth: a multicentre cohort of low risk nulliparous women. Sci Rep. 2020;21:10(1):855.

24. Fonseca EB, Celik E, Parra M, Singh M, Nicolaides KH. Progesterone and the risk of preterm birth among women with a short cervix. N Engl J Med. 2007;357(5):462-9.

25. Romero R, Nicolaides K, Conde-Agudelo A, Tabor A, O'Brien JM, Cetingoz E et al. Vaginal progesterone in women with an asymptomatic sonographic short cervix in the midtrimester decreases preterm delivery and neonatal morbidity: a systematic review and metaanalysis of individual patient data. Am J Obstet Gynecol. 2012;206(2):124.e1-19.

26. Norman JE, Marlow N, Messow CM, Shennan A, Bennett PR, Thornton S et al. Vaginal progesterone prophylaxis for preterm birth (the OPPTIMUM study): a multicentre, randomised, double-blind trial. Lancet. 2016;387(10033):2106-16.

27. Romero R, Nicolaides KH, Conde-Agudelo A, O'Brien JM, Cetingoz E, Da Fonseca E et al. Vaginal progesterone decreases preterm birth ≤ 34 weeks of gestation in women with a singleton pregnancy and a short cervix: an updated meta-analysis including data from the OPPTIMUM study. Ultrasound Obstet Gynecol. 2016;48(3):308-17.

28. National Guideline Alliance hosted by the Royal College of Obstetricians and Gynaecologists (UK). Evidence review for clinical effectiveness of prophylactic progesterone in preventing preterm labour. National Institute for Health and Care Excellence (UK); 2019.

29. Sykes L, Bennett PR. Efficacy of progesterone for prevention of preterm birth. Best Pract Res Clin Obstet Gynaecol. 2018;52:126-36.

30. Romero R, Conde-Agudelo A, El-Refaie W, Rode L, Brizot ML, Cetingoz E et al. Vaginal progesterone decreases preterm birth and neonatal morbidity and mortality in women with a twin gestation and a short cervix: an updated meta-analysis of individual patient data. Ultrasound Obstet Gynecol. 2017 Mar;49(3):303-14.

31. Society for Maternal-Fetal Medicine (SMFM) Publications Committee. The choice of progestogen for the prevention of preterm birth in women with singleton pregnancy and prior preterm birth. Am J Obstet Gynecol. 2017;216(3):B11-3.

32. Makrides M, Best K. Docosahexaenoic acid and preterm birth. Ann Nutr Metab. 2016;69:(1):29-34.

33. Shaikh SR, Kinnun JJ, Leng X, Williams JA, Wassall SR. How polyunsaturated fatty acid modify molecular organization in membranes: insight from NMR studies of model sysytems. Biochim Biophys Acta. 2015;1848:211-9.

34. Gabbs M, Leng S, Devassy JG, Monirujjaman M, Aukema HM. Advances in our understanding of oxylipins derived from dietary PUFAs. Adv Nutr. 2015;6(5):513-40.

35. Simopoulos AP. The importance of the omega-6/omega-3 fatty acid ratio in cardiovascular disease and other chronic diseases. Exp Biol Med. 2008;233:674-88.

36. Giorlandino C, Brizzi C, Gioriandino M, Taramanni C. Effects of vaginally admi-nistered DHA fatty acids on pregnancy outcome in high risk pregnancies for preterm delivery: a double blinded randomised controlled trial. J Perinat Med. 2013;7(3):42-6.

37. Makrides M, Gibson RA. Long-chain polyunsaturated fatty acid requirements during pregnancy and lactation. Am J Clin Nutr. 2000;71(1):307S-11S.

38. Olsen SF, Secher NJ, Tabor A, Weber T, Walker JJ, Gluud C. Randomised clinical trials of fish oil supplementation in high risk pregnancies: Fish Oil Trials in Pregnancy (FOTIP) Team. BJOG. 2000;107:382-95.

39. Astrup AV. Fats and fatty acids in human nutrition. Report of an expert consultation. Geneva, Food and Agriculture Organization of the United Nations (FaAOotU); 2010.

40. Nordgren TM, Lyden E, Anderson-Berry A, Hanson C. Omega-3 fatty acid intake of pregnant women and women of childbearing age in the united states: potential for deficiency? Nutrients. 2017;9:3.

41. Oken E, Kleinman KP, Berland WE, Simon SR, Rich-Edwards JW, Gillman MW. Decline in fish consumption among pregnant women after a national mercury advisory. Obstet Gynecol. 2003;102:346-51.

42. Food and Drug Administration. Advice about eating fish, from the Environmental Protection Agency and Food and Drug Administration; Revised Fish Advice, Availability. Washington, DC: Food and Drug Administration; 2017. p. 6571-4.

43. Olsen SF, Halldorsson TI, Thorne-Lyman AL, Strom M, Gortz S, Granstrom C et al. Plasma concentrations of long chain N-3 fatty acids in early and mid-pregnancy and risk of early preterm birth. EBioMedicine. 2018;35:325-33.

44. Makrides M, Duley L, Olsen SF. Marine oil, and other prostaglandin precursor,

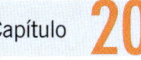
supplementation for pregnancy uncomplicated by pre-eclampsia or intrauterine growth restriction. Cochrane Database Syst Rev. 2006;3:CD003402.

45. Makrides M, Gibson RA, McPhee AJ, Yelland L, Quinlivan J, Ryan P et al. Effect of DHA supplementation during pregnancy on maternal depression and neurodevelopment of young children: a randomized controlled trial. JAMA. 2010;304(15):1675-83.

46. Middleton P, Gomersall JC, Gould JF, Sheperd E, Olsen SF, Makrides M. Omega-3 fatty acid addition during pregnancy. Cochrane Database Syst Rev. 2018;11:CD003402.

capítulo 21

Cerclagem e Pessário: em Quem e Quando Indicar?

▶ Antonio Fernandes Moron
▶ Marcelo Santucci França
▶ Tatiana Emy N. K. Hamamoto
▶ Alan R. Hatanaka
▶ Stephanno Gomes P. Sarmento
▶ Rosiane Mattar

INTRODUÇÃO

Apesar dos avanços em assistência obstétrica, a taxa de nascimentos prematuros tem aumentado nos últimos anos, representando hoje 10 a 15% do total de nascimentos. Estima-se que o trabalho de parto pré-termo espontâneo, com ou sem rotura das membranas, seja responsável por 2/3 dos partos pré-termo, e o restante decorre da antecipação do parto por indicações médicas ou obstétricas.

As complicações do nascimento prematuro representam a maior causa isolada de óbitos neonatais e respondem por 35% dos 3,1 milhões de óbitos neonatais do mundo a cada ano. A prematuridade continua sendo a principal causa de morbidade e mortalidade neonatal nos países desenvolvidos, sendo responsável por 60 a 80% dos óbitos infantis de crianças sem anomalias congênitas. No momento, maior atenção tem sido dada ao parto pré-termo (antes de 32 semanas de gestação), o qual, embora represente apenas 1 a 2% dos nascimentos, é responsável por cerca de 60% da mortalidade perinatal e quase 50% da morbidade tardia de causa neurológica. As morbidades neonatais precoces associadas ao parto pré-termo precoce incluem síndrome da angústia respiratória, hemorragia intraventricular, leucomalácia periventricular, enterocolite necrosante, displasia broncopulmonar, sepse, persistência do canal arterial e retinopatia da prematuridade, enquanto as tardias incluem paralisia cerebral, defeitos cognitivos e problemas sociais e comportamentais.[1,2]

Estudos têm demonstrado que a detecção precoce do encurtamento do colo durante o segundo trimestre, avaliado por ultrassonografia transvaginal, pode prever com sucesso o risco de parto pré-termo.[3,4] Em mais de 50% das mulheres com parâmetros cervicais alterados, também se têm evidências de infecção,[1,4] sugerindo um gatilho infeccioso para as modificações cervicais. O ácido láctico é o principal ácido nas secreções vaginais, responsável pela acidificação do meio vaginal. Acredita-se que o ácido láctico vaginal resulte, em sua maioria, da fermentação de produtos de degradação de glicogênio por quatro espécies de lactobacilos, nomeadamente *Lactobacillus crispatus*, *L. iners*, *L. jensenii* e *L. gasseri*.[5]

Apesar de amplamente estudada, a prematuridade permanece com a sua etiologia incompletamente estabelecida. Acredita-se em origem multifatorial, em que patologias como infecção, inflamação, doença vascular, malformações uterinas e distensão uterina excessiva possam exercer importante papel no seu determinismo.[1] Obviamente, a pluralidade etiológica gera dificuldades em se estabelecer procedimento único que possa predizer o nascimento antes de 37 semanas e, por consequência, em se estabelecer tratamento preventivo adequado.

O mecanismo exato do trabalho de parto pré-termo é praticamente desconhecido, mas acredita-se que inclui hemorragia decidual, fatores mecânicos como hiperdistensão uterina (gestação múltipla e polidrâmnio), insuficiência cervical (congênita, decorrente de traumatismos ou procedimento cirúrgico), malformações uterinas, leiomioma do útero, inflamação do colo do útero (vaginose bacteriana, tricomoníase), infecção materna (particularmente do trato urinário), alterações hormonais, insuficiência placentária e abuso de drogas, tabagismo e álcool.

A estimativa de risco de parto pré-termo no primeiro exame pré-natal deve ser norteada pela elaboração de história obstétrica detalhada e secundada pela pesquisa de processos infecciosos e anomalias cervicais ou uterinas. Saliente-se que a presença de fatores de risco por si só não indica necessariamente que o parto ocorrerá de forma prematura. Nessas circunstâncias, a assistência pré-natal deve ser mais cuidadosa, com consultas médicas frequentes, objetivando analisar queixas, diagnosticar e tratar infecções, avaliar as contrações uterinas e as condições cervicais pelo toque vaginal e pelo exame ultrassonográfico transvaginal, bem como instituir medicação específica capaz de evitar o trabalho de parto prematuro.

O esvaecimento e o encurtamento cervical representam a via final comum do parto prematuro. Assim, o exame do colo uterino durante a gravidez tornou-se fundamental, em particular com o advento da ultrassonografia transvaginal apresentando maior acurácia na predição do parto prematuro em comparação com o toque vaginal. Tem sido proposta a sua realização de maneira rotineira e universal por ocasião da ultrassonografia morfológica fetal do segundo trimestre (20 a 24 semanas). Considera-se fator de risco para o parto prematuro espontâneo a medida cervical igual ou inferior a 25 mm.[3,4]

O sinal de *sludge* consiste num aglomerado (biofilme) proteico associado a bactérias e glóbulos brancos suspensos no líquido amniótico, observado por ultrassonografia transvaginal, o qual se comporta como variável independente para a ocorrência de pré-termo espontâneo entre 28 e 35 semanas; rotura pré-termo das membranas; invasão microbiana da cavidade amniótica; e corioamnionite. Além disso, a combinação de comprimento cervical ≤ 25 mm e sinal de *sludge* está associada a 53,8% de nascimentos abaixo de 28 semanas.[6,7]

Nas gestantes identificadas como de risco aumentado para parto prematuro, é fundamental que a assistência pré-natal seja precoce, cuidadosa e o mais completa possível. Além dos cuidados médicos regulares, devem-se providenciar orientações nutricionais e higiênicas associadas a suporte psicológico, quando se fizer necessário. Nas gestantes consideradas de risco para parto prematuro com colo curto detectado por ultrassonografia transvaginal (associado ou não a sinal de afunilamento, ausência de eco glandular endocervical e sinal do *sludge*), a progesterona natural pode ser utilizada entre 16 e 36 semanas na dose de 200 mg/dia por via vaginal.[8]

A cerclagem do colo uterino pode ser realizada entre 12 e 16 semanas de gestação nos casos confirmados de insuficiência istmocervical. Recentemente, Berghella *et al.*, analisando cinco estudos randomizados sobre a eficácia da cerclagem do colo uterino em mulheres com antecedente de parto pré-termo e colo curto avaliado por ultrassonografia transvaginal (≤ 25mm) antes de 24 semanas de gestação, observaram redução dos nascimentos abaixo de 35 semanas de aproximadamente 30% e redução concomitante da morbidade e da mortalidade perinatal de 36%.[8]

O pessário cervical, idealizado por Arabin, é um anel de silicone com diâmetro interno que corresponde ao diâmetro do colo uterino. Sua porção inferior é suficiente para ser apoiada no assoalho pélvico. O dispositivo é introduzido no interior da vagina da mesma maneira que se introduz o diafragma vaginal, sendo utilizado para prevenção do parto pré-termo em mulheres com colo uterino considerado curto (≤ 25 mm), diagnosticado por ultrassonografia transvaginal no segundo trimestre da gravidez. Existe ênfase para sua utilização na prática clínica por meio de estudos aleatorizados evidenciando redução significante de partos abaixo de 34 semanas em mulheres com colo uterino curto. O pessário cervical tem sido utilizado regularmente no Brasil, estando licenciado pela Agência Nacional de Vigilância Sanitária (ANVISA).* Acreditamos que o pessário cervical é o método de escolha para gestantes com colo uterino curto no segundo e terceiro trimestres da gravidez, podendo ser utilizado em até 32 semanas de gestação.[8]

Parto pré-termo, especialmente em gestação de menos de 30 semanas, tem-se associado com infecção oculta do trato genital superior. A maioria das espécies bacterianas envolvidas nessa infecção é capaz de incitar resposta inflamatória, o que pode culminar em trabalho de parto. Os antibióticos têm benefício potencial na

---

* Pessário cervical Ingámed, Maringá (PR), registro: 80086720036.

prevenção do parto pré-termo. Diante da associação de vaginose bacteriana e nascimento prematuro, o uso de antibióticos tem sido postulado em mulheres assintomáticas. Acreditamos que sua prescrição deve seguir parâmetros clínicos, particularmente onde existam fortes evidências de fator infeccioso no determinismo da redução do comprimento cervical ou mesmo do trabalho de parto prematuro com colo uterino menor que 15 mm ou na presença do sinal de *sludge*. Nesses casos, temos utilizado a associação de clindamicina com cefalosporina.[7]

Algumas das intervenções possíveis para reduzir a prematuridade incluem uso de progesterona, cerclagem uterina e pessário cervical. Alguns estudos recentes apontam o pessário cervical como alternativa de baixo custo e de baixa morbidade materno-fetal na prevenção da prematuridade.[8]

DIAGNÓSTICO

A história clínica materna tem sido a abordagem mais utilizada para identificar gestações de alto risco para parto prematuro espontâneo (antecedente de prematuridade espontânea anterior e/ou abortamento tardio, malformação mülleriana, cirurgias do colo uterino, doenças do colágeno e/ou tabagismo, características demográficas [idade, raça, índice de massa corporal] e presença de colo uterino curto [≤ 25 mm] no segundo trimestre da gravidez).[3]

Em estudos de rastreamento pré-natal que envolvem mais de 60.000 gestações únicas, a taxa observada de partos antes de 34 semanas é de 1,8%. Em apenas 15%

dos partos espontâneos antes de 34 semanas foi observado antecedente de prematuridade. Por esse motivo, apesar de a história obstétrica de parto prematuro espontâneo ser um fator de risco importante, por aumentar em até quatro vezes a chance de nova prematuridade, ela não é capaz de predizer grande parte dos partos prematuros, principalmente quando consideradas primigestas.[1-4]

O diagnóstico de insuficiência istmocervical é baseado em história clínica sugestiva (abortamentos tardios e/ou prematuros extremos por cervicodilatação e protrusão de membranas na vagina de maneira indolor e não associada a sangramento). A presença de malformação uterina congênita, também conhecida como malformação mülleriana, deve ser considerada um fator de risco para parto prematuro, pois sabe-se que, entre outros aspectos, pode estar relacionada à insuficiência istmocervical em cerca de 25% dos casos.

A medida ultrassonográfica do comprimento cervical entre 18 e 24 semanas de gestação representa um método importante de rastreamento pré-natal para o parto prematuro espontâneo. O risco de parto prematuro espontâneo é inversamente relacionado ao comprimento do colo uterino. O grupo de mulheres com colo de 1 a 15 mm representa 28% de todos os partos espontâneos antes de 34 semanas, e aquelas com 16 a 25 mm de colo do útero representam 21%.[3,4]

Estudos têm demonstrado que a detecção precoce do encurtamento do colo durante o segundo trimestre, avaliado por ultrassonografia transvaginal, pode prever com sucesso o risco de parto pré-

-termo. Em mais de 50% das mulheres com parâmetros cervicais alterados, também se têm evidências de infecção, sugerindo um gatilho infeccioso para as modificações cervicais.[5]

A realização de ultrassonografia transvaginal para medida do colo uterino na ocasião do exame morfológico de segundo trimestre tem boa relação custo/efetividade, devendo ser apoiada sua realização de rotina.

TRATAMENTO

A suplementação de progesterona é prescrita principalmente por sua ação anti-inflamatória sistêmica, de modo a manter quiescência miometrial e cervical em gestações de alto risco. Em estudos clínicos, a progesterona vaginal mostrou atenuar a taxa de encurtamento cervical, mas sua eficácia na prevenção de partos prematuros é dependente do comprimento do colo do útero, e a maioria dos benefícios foi observada em gestações de alto risco com colo uterino curto (≤ 25 mm).[6,8,9]

A administração profilática de progesterona a partir de 16 semanas em mulheres que tiveram parto prematuro espontâneo anterior e naquelas com um colo curto demonstrou redução na taxa de partos prematuros espontâneos antes de 34 semanas de gestação (evidência nível A).[9]

A cerclagem cervical é o tratamento recomendado para os casos de insuficiência istmocervical e deve ser realizada, preferencialmente, entre 12 e 16 semanas de gestação, após a avaliação morfológica do primeiro trimestre (evidência nível B). No Departamento de Obstetrícia da Universidade Federal de São Paulo (UNIFESP), tem sido preconizada a cerclagem uterina pela técnica de McDonald modificada, a qual compõe o uso de dois fios de Prolene® 2, montados em agulha curva G9, ou dois fios de Ethibond® 5, e a realização de dupla sutura em bolsa no colo uterino, com nós atados no lábio anterior do colo uterino.

A cerclagem cervical pode ser empregada para casos de emergência, em gestações únicas entre 16 e 26 semanas, quando o colo uterino já se apresenta entreaberto, com membranas protrusas, sem sinais de infecção sistêmica ou local (evidência nível B), com o intuito de prolongar o tempo de gestação. Deve-se posicionar a paciente em Trendelemburg e suavemente, com uma gaze montada em pinça Cheron ou com sonda de Foley, reduzir a protrusão das membranas a fim de obter espaço para aplicar os pontos da sutura em bolsa da mesma forma descrita para os casos eletivos. Outra técnica a se considerar é a realização de amniodrenagem por via transabdominal guiada por ultrassonografia para diminuir a pressão intra-amniótica. Ressalta-se que as membranas devem ter aspecto translúcido e não deve haver sinal clínico de infecção. Nessas situações, alguns serviços consideram possível associar o pessário cervical após a realização da cerclagem.

Utilizamos os seguintes fatores prognósticos que podem predizer o sucesso desse procedimento: dilatação do colo uterino ≤ 4 cm, leucocitose $\leq 14.000/\mu L$ e proteína C reativa $\leq 4,0$ mg/dL. Esses achados sugerem que a ativação de fatores pró-inflamatórios tenha papel importante na deflagração dos mecanismos de parturição nos casos de insuficiência cervical.

Na falência do tratamento pela cerclagem cervical via vaginal, mesmo em situação ideal, deve-se considerar, em gestação subsequente, a realização de cerclagem istmocervical pela via abdominal (evidência nível C). Isso deve ser levado em conta principalmente se houve amputação ou laceração do colo por cerclagem vaginal anterior, impossibilitando a realização de nova cerclagem vaginal. Durante a gestação, a cerclagem abdominal consiste em abertura da cavidade abdominal, dissecção do peritônio parietal uterino, tunelização das artérias uterinas na altura do istmo e passagem de fita cardíaca na circunferência uterina pela região dissecada, e o nó deve ser atado na parede anterior. A cerclagem abdominal deve ser realizada ao final do primeiro trimestre ou no início do segundo trimestre (10 a 14 semanas), ou deve ser feita por via laparoscópica quando realizada antes da gestação. O suporte cervical (fita cardíaca) pode ser deixado *in loco* entre gestações com partos cesáreos subsequentes.

Embora haja evidências de redução na taxa de nascimentos prematuros em mulheres em risco para prematuridade com a utilização do pessário cervical, a literatura não é unânime a esse respeito. O pessário cervical é um anel de silicone flexível que tem a função de impedir a dilatação cervical modificando o ângulo cervicouterino, além do seu suporte no assoalho pélvico. É utilizado em diversos países europeus para prevenção de parto prematuro. Em estudo prospectivo multicêntrico randomizado em gestações únicas, com gestantes entre 20 e 23 semanas + 6 dias e colo curto (≤ 25 mm), identificou-se que a taxa de prematuridade abaixo de 34 semanas no grupo pessário foi de 6% quando comparada à do grupo expectante, que foi de 27% (p < 0,0001), estando associada idade gestacional média de 37,7 semanas no grupo pessário em relação a 34,9 semanas no grupo expectante.[8]

Diversos estudos observacionais e randomizados foram publicados nos últimos dez anos sobre o uso de pessário para prevenção do nascimento prematuro, com resultados encorajadores, na ausência de efeitos colaterais graves (as primeiras referências registradas desse dispositivo, por sua vez, datam de 1959). Em virtude desses resultados, a Associação de Obstetrícia e Ginecologia do Estado de São Paulo (SOGESP) acrescentou, em 2016, às suas recomendações a utilização de pessário para prevenção de prematuridade, sendo favorável a seu uso em casos de colo uterino curto (≤ 25 mm) entre 18 e 24 semanas de gestação em colo curto incidental, isto é, mulheres assintomáticas identificadas por ultrassonografia transvaginal no segundo trimestre (evidência nível B), uma vez que há recomendação com nível A de evidência, segundo o American College of Obstetricians and Gynecologists (ACOG), de que, nesse grupo, a cerclagem não parece ser efetiva.[10]

Em pacientes com prematuridade anterior, por sua vez, além do pessário (evidência nível B), também a cerclagem e a progesterona parecem ser efetivas na prevenção da prematuridade quando se apresenta colo uterino curto (≤ 25 mm) (evidência nível A para cerclagem e para progesterona).

A percepção de sinergismo com a progesterona parece-nos de grande importância em associação com o uso de pessário e corrobora a necessidade de que ambos os tratamentos exerçam papéis distintos na prevenção: um eminentemente mecânico (pessário) e outro bioquímico-hormonal (progesterona). Assim, sua associação parece-nos justificada, por serem mecanismos de ação distintos, caracterizando uma conduta integrada no tratamento da prematuridade, sendo recomendada a dose de 200 mg/dia, via vaginal, a partir de 16 semanas até 36 semanas de gestação (evidência nível A).

Sabe-se que a infecção local é um fator importante na gênese da prematuridade. Alterações da microbiota vaginal podem favorecer a ascensão bacteriana para a cavidade amniótica; quando concentradas sobre o orifício interno do colo uterino, estas bactérias são capazes de modificar a consistência do colo uterino por induzir a liberação de metaloproteinases (MMP 2 e 8) pelas células epiteliais e estromais,[5] aumentando a fragilidade da cérvice em um período precoce da gestação. O prin-

cipal fator concentrador bacteriano sobre o colo uterino é a presença do *sludge* intra-amniótico (SIA).[6,7,10] Nesse sentido, o Setor de Rastreamento do Parto Prematuro da UNIFESP avaliou a influência da antibioticoterapia em pacientes com SIA utilizando cefalexina (500 mg, via oral, a cada seis horas) e clindamicina (300 mg, via oral, a cada seis horas) por sete dias, entre 18 e 24 semanas (evidência nível C), tendo sido constatada sua influência positiva na prevenção de parto prematuro,[10] com *odds ratio* de 0,24 (intervalo de confiança [IC] de 95%, 0,06 a 0,99). Devido à gravidade de complicações tal qual colite pseudomembranosa, pelo uso de clindamicina, temos recomendado o uso de probiótico durante o tratamento com antibiótico (evidência nível D).

A Tabela 21.1 resume as principais condutas utilizadas pelo Setor de Rastreamento do Parto Prematuro do Departamento de Obstetrícia da Escola Paulista de Medicina (EPM) da UNIFESP para prevenção do parto prematuro.

Tabela 21.1 Condutas do Setor de Prevenção do Parto Prematuro do Departamento de Obstetrícia da EPM/UNIFESP para prevenção do parto prematuro.

Quadro	Conduta
História típica de insuficiência cervical	Cerclagem cervical entre 14 e 16 semanas após ultrassonografia morfológica do primeiro trimestre
Antecedente de insucesso de cerclagem vaginal particularmente em casos de cirurgia ou lesão do colo uterino	Cerclagem abdominal entre 12 e 14 semanas após ultrassonografia morfológica do primeiro trimestre

(Continua)

Tabela 21.1 Condutas do Setor de Prevenção do Parto Prematuro do Departamento de Obstetrícia da EPM/UNIFESP para prevenção do parto prematuro. *(Continuação)*

Quadro	Conduta
Gestante considerada de alto risco pelo antecedente de parto prematuro espontâneo	Progesterona vaginal 200 mg a partir de 16 semanas e pessário cervical se colo uterino curto ($\leq$ 25 mm)
Gestante considerada de baixo risco pela história obstétrica com colo uterino curto ($\leq$ 25 mm) no segundo trimestre	Progesterona vaginal 200 mg associada a pessário cervical
Gestante com colo uterino curto ($\leq$ 25 mm) e sinal de *sludge*	Progesterona vaginal 200 mg, pessário cervical, antibiótico (cefalexina e clindamicina) e probiótico
Colo uterino dilatado com exposição das membranas ovulares	Amniorredução, cerclagem cervical, progesterona e antibiótico
	*Considerar a possibilidade de associar pessário após ter realizado cerclagem cervical

CONCLUSÃO

A pluralidade etiológica do parto prematuro gera dificuldades em se estabelecer procedimento único que possa predizer o nascimento antes de 37 semanas e, por consequência, em se estabelecer tratamento preventivo adequado. A redução das taxas de parto prematuro é o principal desafio da assistência obstétrica, particularmente em áreas carentes de recursos, sendo fundamental identificar aquelas mulheres que apresentam maior risco de ter um filho prematuro e tomar medidas preventivas antes ou durante a gestação. Consideram-se as seguintes ações para prevenção do parto prematuro:

1. Realização de ultrassonografia transvaginal do colo uterino para todas as gestantes entre 18 e 24 semanas.

2. Cerclagem uterina eletiva (12 a 14 semanas) para pacientes com insuficiência istmocervical (história clínica compatível).

3. Progesterona 200 mg, via vaginal, para pacientes de alto risco a partir de 16 semanas.

4. Cerclagem uterina eletiva até 26 semanas ou pessário associado a progesterona entre 18 e 24 semanas com colo uterino $\leq$ 25 mm para pacientes de alto risco para parto prematuro: história de parto prematuro espontâneo anterior e/ou abortamento tardio, cirurgias prévias no colo uterino,

malformação uterina, doenças do colágeno (síndrome de Marfan).

5. Pessário cervical para pacientes com colo curto incidental (≤ 25 mm) diagnosticado por ultrassonografia entre 18 e 24 semanas.

6. Uso de antibiótico (cefalexina associado com clindamicina) para pacientes com SIA e colo uterino curto e/ou de alto risco para parto prematuro.

7. Cerclagem uterina de emergência (até 26 semanas) para casos de bolsa protrusa, sem sinais de infecção. Uso de pessário cervical associado pode ser preconizado, mas ainda carece de comprovação de benefício.

PONTOS-CHAVE

- Apesar dos avanços em assistência obstétrica, a taxa de nascimentos prematuros tem aumentado nos últimos anos, representando hoje 10 a 15% do total de nascimentos. A prematuridade, portanto, continua sendo a principal causa de morbidade e mortalidade neonatal.

- Entre as várias intervenções possíveis para reduzir a prematuridade, o uso de progesterona, a cerclagem cervical e o pessário cervical têm demonstrado eficácia.

- Pacientes com história típica de insuficiência istmocervical devem ser submetidas à cerclagem do colo uterino pela técnica de McDonald entre 12 e 16 semanas de gestação, após a realização de ultrassonografia morfológica do primeiro trimestre (evidência nível B).

- Em pacientes com história clínica de prematuridade espontânea anterior, deve-se iniciar progesterona vaginal, 200 mg/dia, a partir de 16 semanas (evidência nível A).

- Em pacientes com diagnóstico ultrassonográfico de colo uterino curto (≤ 25 mm), em geral assintomáticas, entre 18 e 24 semanas, o uso de pessário cervical apresenta nível de evidência B, e a progesterona vaginal, 200 mg/dia, apresenta nível de evidência A, podendo ser utilizados em associação.

- Pacientes com dilatação cervical e exteriorização das membranas ovulares, ou mesmo sua protrusão, abaixo de 26 semanas devem ser submetidas a uma cerclagem do colo uterino de urgência, preferencialmente pela técnica de McDonald (evidência B). Alguns serviços têm preconizado, ainda sem evidências, a associação de pessário cervical no momento da cirurgia.

- Durante a gestação, a cerclagem por via abdominal deve ser realizada em gestantes com antecedente de falência da cerclagem cervical realizada por via vaginal (evidência C), entre 12 e 14 semanas, principalmente em casos de cirurgia do colo uterino.

- Para pacientes com sinal de SIA e colo uterino de comprimento ≤ 25 mm ou consideradas de alto risco para prematuridade em função do antecedente obstétrico, recomenda-se antibioticoterapia com cefalexina (500 mg, via oral, a cada seis horas, por sete dias) associada a clindamicina (300 mg, via oral, a cada seis horas, por sete dias) (evidência nível C).

REFERÊNCIAS BIBLIOGRÁFICAS

1. Goldenberg RL, Culhane JF, Iams JD, Romero R. Epidemiology and causes of preterm birth. Lancet. 2008;371:75-84.

2. March of Dimes, PMNCH, Save the Children, WHO. Born too soon: the global action report on preterm birth. Howson CP, Kinney MV, Lawn JE, editors. Geneva: World Health Organization; 2012.

3. Iams JD, Goldenberg RL, Meis PJ, Mercer BM, Moawad A, Das A et al. The length of the cervix and the risk of spontaneous premature delivery. N Engl J Med. 1996;334:567-72.

4. To MS, Skentou CA, Royston P, Yu CK, Nicolaides KH. Prediction of patient-specific risk of early preterm delivery using maternal history and sonographic measurement of cervical length: a population-based prospective study. Ultrasound Obstet Gynecol. 2006;27:362-7.

5. Witkin SS, Mendes-Soares H, Linhares IM, Jayaram A, Ledger WJ, Forney LJ. Influence of vaginal bacteria and D- and L-lactic acid isomers on vaginal extracellular matrix metalloproteinase inducer: Implications for protection against upper genital tract infections. mBio. 2013;4:e00460-13.

6. Romero R, Miranda J, Chaiworapongsa T, Korzeniewski SJ, Chaemsaithong P, Gotsch F et al. Prevalence and clinical significance of sterile intra-amniotic inflammation in patients with preterm labor and intact membranes. Am J Reprod Immunol. 2014;72(5):458-74.

7. Hatanaka AR, Mattar R, Kawanami TE, França MS, Rolo LC, Nomura RM et al. Amniotic fluid "sludge" is an independent risk factor for preterm delivery. J Matern Fetal Neonatal Med. 2016;29(1):120-5.

8. Alfirevic Z, Owen J, Carreras Moratonas E, Sharp AN, Szychowski JM, Goya M. Vaginal progesterone, cerclage or cervical pessary for preventing preterm birth in symptomatic singleton pregnant women with a history of preterm birth and a sonographic short cervix. Ultrasound Obstet Gynecol. 2013;41:146-51.

9. Romero R, Conde-Agudelo A, Da Fonseca E, O'Brien JM, Cetingoz E, Creasy GW et al. Vaginal progesterone for preventing preterm birth and adverse perinatal outcomes in singleton gestations with a short cervix: a meta-analysis of individual patient data. Am J Obstet Gynecol. 2018;218(2):161-80.

10. Hatanaka AR, Franca MS, Hamamoto TENK, Rolo LC, Mattar R, Moron AF. Antibiotic treatment for patients with amniotic fluid "sludge" to prevent spontaneous preterm birth: a historically controlled observational study. Acta Obstet Gynecol Scand. 2019;98(9):1157-63.

capítulo 22

Em que Idade Gestacional os Corticosteroides Devem Ser Usados para Redução de Sequelas?

▶ Rodrigo Pauperio Soares de Camargo

DESTAQUES

O corticosteroide antenatal é terapêutica bem estabelecida para evitar sequelas advindas do parto pré-termo entre 24 e 34 semanas. Discute-se seu uso na prematuridade tardia e em idade gestacional no limite da viabilidade. Discute-se também em quais casos o corticosteroide deve ser usado.

INTRODUÇÃO

O parto prematuro é a principal causa de morbidade e mortalidade perinatal e a principal causa de internação do recém-nascido em unidade de terapia intensiva. A prematuridade está presente em aproximadamente 12% dos nascimentos, sendo responsável por cerca de 70% das mortes neonatais e de 35% da mortalidade infantil, bem como por sequelas neurológicas.[1-3]

O uso antenatal de corticosteroides é uma das principais terapias para redução da morbimortalidade por prematuridade. Entre os seus benefícios está a diminuição das taxas de síndrome do desconforto respiratório, de hemorragia intraventricular e de enterocolite necrotizante.[4]

No final da década de 1960, estudo com ovelhas identificou pela primeira vez o efeito da dexametasona na maturação pulmonar de prematuros. Pouco tempo depois, surgiu o primeiro ensaio clínico randomizado em humanos, o qual verificou redução da incidência de síndrome do desconforto respiratório e de mortalidade perinatal.[5]

A partir de então, numerosos outros estudos replicaram esses achados preliminares, confirmando a diminuição da síndrome do desconforto respiratório e da mortalidade neonatal após a administração de corticosteroides. Cerca de 20 anos se passaram, e os médicos ainda não estavam certos sobre a melhor conduta a ser adotada; até o final da década de 1980, não havia consenso entre os órgãos governamentais americanos. Já na década de 1990, metanálise com mais de 3.000 gestantes demonstrou claramente o benefício dos corticosteroides na redução da síndrome do desconforto respiratório; foi possível verificar também diminuição da hemorragia intraventricular, da enterocolite necrotizante e da morte neonatal.[3-6]

FARMACOLOGIA E DOSAGEM

Os corticosteroides de preferência entre os protocolos assistenciais e de pesquisa são a betametasona e a dexametasona, pois possuem atividade idêntica à biológica, atravessam a placenta em sua forma ativa, não têm atividade mineralocorticoide e apresentam efeito imunossupressor fraco; além disso, sua ação tem duração maior que a do cortisol e da metilprednisolona.

No tratamento com um único ciclo de corticosteroide (Tabela 22.1), utiliza-se fosfato ou acetato de betametasona em duas doses intramusculares de 12 mg a cada 24 horas (num total de 24 mg) ou fosfato de dexametasona em quatro doses intramusculares de 6 mg a cada 12 horas (total de 24 mg).[2-7] Esses regimes foram escolhidos por serem comparáveis aos níveis fisiológicos de cortisol. Estudos com

seguimento de 12 anos mostram que a terapia com corticosteroide não afeta o crescimento físico ou o desenvolvimento psicomotor dos indivíduos. O tratamento indicado para mulheres com risco de parto prematuro resulta em diminuição importante da morbidade e da mortalidade neonatal, além de gerar considerável economia de custos em saúde.[5] Os efeitos benéficos dos corticosteroides são maiores após as primeiras 24 horas de início do tratamento e permanecem por sete dias.

EVIDÊNCIAS ATUAIS: PERÍODOS DE UTILIZAÇÃO

A expansão mundial do uso de corticosteroides para prevenção de morbidade e mortalidade perinatal ocorreu entre 1994 e 2000, após importantes conferências e apoio de autoridades em saúde. Hoje em dia, não há mais controvérsias sobre o tratamento de mulheres com parto prematuro até 34 semanas de gestação com um ciclo de corticosteroide.[3]

Evidências atuais reforçam a importância do uso de um único ciclo de corticosteroide antenatal em mulheres com risco de parto prematuro para acelerar a maturação pulmonar fetal, podendo ser considerado de rotina para casos em que o parto prematuro é programado diante das condições clínicas maternas e fetais. A principal janela de utilização é para mulheres grávidas entre 24 semanas + 0/7 dias e 33 semanas + 6/7 dias de gestação sob o risco de parto prematuro dentro dos sete dias seguintes, incluindo aquelas com rotura de membranas e gestações múltiplas (Tabela 22.1). O tratamento também pode ser realizado em mulheres grávidas com 23 semanas de gestação sob o risco de parto prematuro dentro dos sete dias seguintes, com base na decisão da família, independentemente do estado de rotura das membranas e do número de fetos. A administração de betametasona pode ser considerada também em mulheres grávidas entre 34 semanas + 0/7 dias e 36 semanas + 6/7 dias de gestação sob o risco de parto prematuro no prazo de sete dias e que não tenham recebido tratamento prévio com corticosteroides antenatais nesta gestação (Tabela 22.1). A repetição de uma única dose de resgate de corticosteroide deve ser considerada em mulheres com menos de 33 semanas de gestação que correm risco de parto prematuro dentro de sete dias e cujo ciclo anterior de corticosteroide tenha sido administrado há mais de 14 dias. Corticosteroide de resgate pode ser administrado após sete dias do ciclo anterior, se o quadro clínico assim sugerir.[3,7,8]

RISCO DE CICLOS MÚLTIPLOS

Já existe um consenso, desde os anos 2000, de que ciclos múltiplos repetidos de corticosteroide não trazem benefícios bem estabelecidos, com alguns riscos apontados. Ensaios clínicos estão em andamento para avaliar potenciais benefícios e riscos de vários regimes de corticosteroide. A recomendação é que ciclos repetidos de corticosteroide, incluindo terapias de resgate, devem ser reservados para pacientes inscritos em ensaios clínicos. Os dados atuais sobre benefícios e riscos são insuficientes para apoiar o uso rotineiro da repetição.[3]

Em 2010, uma dose de resgate de corticosteroide foi aprovada pelo Royal College of Obstetricians and Gynaecologists (RCGO), no Reino Unido.[8] Em 2011, o American College of Obstetricians and Gynecologists (ACOG) lançou recomendação de administrar uma dose de resgate se houvesse histórico de um único ciclo anterior com idade gestacional inferior a 33 semanas e se houvesse probabilidade clínica de parto prematuro nos sete dias seguintes.[3,7]

TRABALHO DE PARTO AVANÇADO

Num cenário em que a possibilidade de aguardar o pico de efeito de 24 horas seja improvável (trabalho de parto prematuro muito avançado), uma primeira dose de corticosteroides deve ser administrada de toda a forma, pois existe evidência de alguma melhora dos resultados perinatais e recomendação de autoridades em saúde.[3,8]

Próximo ao termo (36 a 39 semanas)

Diante da falta de evidências sobre a segurança do uso de esteroides após 36 semanas de gravidez, o RCOG, no Reino Unido, recomenda que, em vez de administrar corticosteroides, as cesarianas devam ser adiadas até as 39 semanas.[8,9]

Prematuridade tardia

Recém-nascidos prematuros tardios (34 a 36 semanas + 6/7 dias de gestação) estão sob o risco de algumas morbidades, incluindo a síndrome do desconforto respiratório, pois a maturação pulmonar continua desde o período pré-termo tardio até a primeira infância. Estudos recentes confirmaram os achados prévios de ensaios clínicos randomizados de que corticosteroides administrados além de 34 semanas não reduzem a síndrome do desconforto respiratório. Por sua vez, outros quatro estudos recentes sugerem que a betametasona pode ser benéfica em mulheres grávidas com alto risco de parto prematuro tardio, entre 34 e 36 semanas + 6/7 dias de gestação, que não receberam tratamento prévio com corticosteroides. Entre eles, o maior estudo duplo-cego randomizado, com 2.831 pacientes avaliadas, encontrou diminuição significativa da síndrome do desconforto respiratório, da taquipneia transitória do recém-nascido, da apneia, do uso de surfactante pós-natal e da necessidade pós-natal de ressuscitação imediata, além de redução da mortalidade nas primeiras 72 horas após o nascimento. Recentemente, o ACOG passou a recomendar a administração de um único ciclo de betametasona para mulheres grávidas entre 34 e 36 semanas + 6/7 dias de gestação sob o risco de parto prematuro dentro de sete dias e que não tenham recebido um ciclo prévio de corticosteroide. Mesmo assim, não há consenso internacional quanto ao uso de corticosteroide após as 34 semanas de gestação.[3-8]

Periviabilidade (20 a 26 semanas)

Estudos com grandes bases de dados neonatais documentam que o parto prematuro na periviabilidade, que ocorre entre 20 semanas + 0/7 dias e 25 semanas + 6/7 dias de gestação, apresenta altas taxas de mortalidade e morbidade mesmo diante de ampla aplicação de intervenções comprovadamente eficazes em idades gestacionais mais avançadas, como um curso único de corticosteroides. Duas metanálises recentes confirmaram que os dados publicados não demonstram que os corticosteroides melhorem os resultados com menos de 26 semanas de gestação. No entanto, esses resultados são limitados pelo pequeno número de recém-nascidos nos limites de viabilidade incluídos nos ensaios clínicos publicados. Dados de uma coorte observacional revelaram redução da mortalidade e da melhora do desenvolvimento neurológico em recém-nascidos avaliados entre 18 e 22 meses após o nascimento, os quais haviam sido expostos a corticosteroides e nasceram entre 23 semanas + 0/7 dias e 25 semanas + 6/7 dias de gestação. A exposição a corticosteroides diminuiu a incidência de morte, de hemorragia intraventricular, de leucomalácia periventricular e de enterocolite necrotizante em lactentes nascidos entre 23 semanas + 0/7 dias e 25 semanas + 6/7 dias de gestação. No período de 22 semanas + 0/7 dias até 22 semanas + 6/7 dias de gestação, nenhuma diferença significativa desses desfechos foi observada.[3,8,10]

ROTURA PREMATURA DE MEMBRANAS

Nos casos de rotura prematura de membranas, estudos sugerem que um ciclo único de corticosteroide não está associado a risco aumentado de infecção materna ou neonatal, independentemente da idade gestacional. Na ausência de corioamnionite, evidências indicam que a administração de corticosteroides em pacientes com bolsa rota até 34 semanas tanto é segura quanto recomendável. No entanto, o parto não deve ser postergado diante de corioamnionite clínica, sob o pretexto de se permitir tanto a administração de corticosteroides quanto de se respeitar o seu tempo mínimo de atuação. Nesse contexto, um único ciclo de corticosteroide é recomendado para mulheres grávidas com rotura de membranas entre 24 semanas + 0/7 dias e 33 semanas + 6/7 dias de gestação.

GESTAÇÃO MÚLTIPLA

Os efeitos de um ciclo único de corticosteroide estão bem estabelecidos em gestações múltiplas. Embora o número de gestações gemelares estudadas seja relativamente pequeno, há evidências de um efeito salutar dos corticosteroides na síndrome do desconforto respiratório neonatal. É também importante (mais do que nos casos de gestação única) que o tratamento ocorra dentro de um a sete dias antes do parto (em vez de 10 ou 14 dias), de modo a ter o efeito máximo na síndrome do desconforto respiratório. A menos que exista contraindicação formal, um único ciclo de corticosteroide deve ser administrado a todas as gestantes entre 24 semanas + 0/7 dias e 33 semanas + 6/7 dias de gestação e com risco de parto dentro de sete dias, independentemente do número de fetos. Mesmo com a ausência de dados específicos, é razoável estender isso para que os corticosteroides possam ser administrados em mulheres grávidas a partir de 23 semanas + 0/7 dias, não importanto o número de fetos.[3]

PRÉ-ECLÂMPSIA GRAVE E SÍNDROME DE HELLP

Na pré-eclâmpsia grave e/ou na síndrome de HELLP, o ciclo único de corticosteroide é benéfico para recém-nascidos com programação de parto prematuro terapêutico. Nesse contexto, um único ciclo de corticosteroide é recomendado para mulheres grávidas com pré-eclâmpsia grave e/ou síndrome de HELLP entre 24 semanas + 0/7 dias e 33 semanas + 6/7 dias de gestação. Também pode ser considerado em mulheres grávidas a partir de 23 semanas + 0/7 dias de gestação que estão sob o risco de parto prematuro dentro de sete dias por pré-eclâmpsia grave e/ou síndrome de HELLP.[3,11]

RESTRIÇÃO DO CRESCIMENTO INTRAUTERINO

O efeito da administração de corticosteroides na restrição do crescimento fetal é controverso, com grandes estudos de coorte revelando taxas significativamente mais baixas de síndrome do desconforto respiratório, de hemorragia intraventricular e de mortalidade perinatal. Assim, a utilização de corticosteroides diante de restrição do crescimento fetal deve ser individualizada. No maior estudo de coorte, houve maior sobrevida e menor índice de incapacidade aos dois anos de idade com tratamento com esteroides. Até o momento, evidências indicam que o benefício dos esteroides maternos na restrição do crescimento fetal supera os possíveis efeitos adversos.[3]

RISCO A LONGO PRAZO

A preocupação de que os corticosteroides possam ter o potencial de afetar adversamente os resultados do desenvolvimento neurológico de filhos de mulheres expostas a esteroides veio de pesquisas que avaliaram animais e de estudos que utilizaram múltiplos ciclos de corticosteroide. Um desses estudos apontou que ciclos repetidos, em especial quatro ou mais ciclos de corticosteroide, podem estar associados a desenvolvimento de paralisia cerebral.

No entanto, numerosos estudos não mostraram evidências de danos a longo prazo, particularmente no que se refere a um único ciclo de corticosteroide administrado antes de 34 semanas de gestação. Os únicos dados disponíveis sobre os resultados neurocognitivos de longo prazo após a administração tardia de corticosteroides em comparação com placebo vêm do estudo inicial com corticosteroides. O neurodesenvolvimento dessa coorte, que foi exposta a corticosteroides entre 31 e 35 semanas de gestação, foi acompanhado por 31 anos,

Tabela 22.1 Resumo das recomendações de uso de corticosteroide antenatal e períodos de utilização.

Período	Recomendação
24 a 34 semanas – trabalho de parto prematuro, rotura prematura de membranas e parto prematuro terapêutico (**protocolo**)	Betametasona em duas doses intramusculares de 12 mg a cada 24 horas (num total de 24 mg) Ou Fosfato de dexametasona em quatro doses intramusculares de 6 mg a cada 12 horas (total de 24 mg)
23 semanas – familiares orientados, decididos a consentir à equipe manter a vida do feto	Risco de parto prematuro (próximos sete dias) – com base na decisão da família, independentemente do estado de rotura das membranas e do número de fetos
34 a 36 semanas + 6 dias de gestação	Risco de parto prematuro (próximos sete dias) – que não tenham recebido tratamento prévio com corticosteroides antenatais nesta gestação
26 a 33 semanas – repetição de meio ciclo de betametasona (12 mg)	Risco de parto prematuro dentro de sete dias – cujo ciclo anterior de corticosteroides tenha sido administrado há mais de 14 dias
24 a 36 semanas – ciclos múltiplos repetidos de corticosteroide	Não se deve prescrever – não trazem benefícios bem estabelecidos, e alguns riscos são apontados

tendo sido avaliadas a função cognitiva, a memória operacional e a atenção, entre outras avaliações neurocognitivas, e nenhuma diferença foi encontrada entre os grupos de exposição; os autores concluíram que a exposição pré-natal a um único ciclo de betametasona não provoca o funcionamento cognitivo, a memória operacional, a atenção, as doenças psiquiátricas e a qualidade de vida (saúde) na idade adulta e que, desse modo, obstetras devem continuar a usar um único ciclo de betametasona pré--natal para prevenção da síndrome do desconforto respiratório neonatal.[3,7]

SEPSE

Uma consideração final em relação aos riscos do uso de corticosteroides é que, no contexto dos cuidados críticos maternos (unidade de terapia intensiva), o uso de um ciclo de corticosteroide não é contraindicado, mesmo em caso de sepse materna.[3,11]

REFERÊNCIAS BIBLIOGRÁFICAS

1. American College of Obstetricians and Gynecologists. Practice Bulletin nº 171: management of preterm labor. Obstet Gynecol. 2016;128(4):e155-64.

2. Briceño-Pérez C. Maduración pulmonar fetal: prevención exitosa de complicaciones y muertes perinatales. Caracas: Amolca; 2008.

3. American College of Obstetricians and Gynecologists. ACOG Committee Opinion Number 713: antenatal corticosteroid therapy for fetal lung maturation. Obstet Gynecol. 2017;130(2):493-4.

4. Jobe A, Goldenberg R. Antenatal corticosteroids: an assessment of anticipated benefits and potential risks. Am J Obstet Gynecol. 2018;219:62-74.

5. Liggins G, Howie R. A controlled trial of antepartum glucocorticoid treatment for prevention of the respiratory distress syndrome in premature infants. Pediatrics. 1972;50:515-25.

6. Crowley P. Antenatal corticosteroid therapy: a meta-analysis of the randomized trials, 1972 to 1994. Am J Obstet Gynecol. 1995;173:322-35.

7. National Institutes of Health Consensus Development Panel. Antenatal corticosteroids revisited: repeat courses: National Institutes of Health Consensus Development Conference Statement, August 17-18, 2000. Obstet Gynecol. 2001; 17(2):1-10.

8. Royal College of Obstetricians and Gynaecologists. Antenatal corticosteroids to prevent respiratory distress syndrome: green top guideline number 7. London: RCOG; Oct. 2010.

9. Sotiriadis A, Makrydimas G, Papatheodorou S, Ioannidis JPA. Corticosteroids for preventing neonatal respiratory morbidity after elective caesarean section at term. Cochrane Database Syst Rev. 2009;(4)CD006614.

10. American College of Obstetricians and Gynecologists. Obstetric Care Consensus nº 4: periviable birth. Obstet Gynecol. 2016;127:e157-69.

11. American College of Obstetricians and Gynecologists. Practice bulletin nº 170: critical care in pregnancy. Obstet Gynecol. 2016;128:e147-54.

capítulo 23

Tocólise e Neuroproteção

▶ Adriana Gomes Luz   ▶ Tabata Regina Zumpano Dias

DESTAQUES

- Complicações da prematuridade são uma grande preocupação. O parto prematuro está associado a 50% das morbidades neonatais e a 50 a 75% da mortalidade neonatal em todo o mundo. Apesar dos avanços no cuidado de pacientes obstétricas na última década, a prematuridade apresenta números crescentes na maioria dos países industrializados, incluindo o Brasil.
- Estudos randomizados já demonstraram que drogas tocolíticas podem atrasar o parto por 48 horas até sete dias, mas não são capazes de retardar o parto para 37 semanas.
- O uso de tocolíticos está indicado na intenção de permitir a realização de corticoterapia para maturação pulmonar fetal e/ou a transferência materna a um centro com estrutura para atender um recém-nascido prematuro, quando necessário.
- A neuroproteção fetal com sulfato de magnésio tem sido recomendada para diminuição das injúrias de sistema nervoso central.
- O uso de sulfato de magnésio para neuroproteção fetal pode ser recomendado nas gestações abaixo de 32 semanas na iminência de parto ou parto terapêutico.

INTRODUÇÃO

Segundo publicação de 2012 da Organização Mundial da Saúde, em colaboração com o Fundo das Nações Unidas para a Infância (UNICEF), 11,9% dos partos no Brasil são prematuros. E os dados do Sistema de Informação sobre Nascidos

Vivos (SINASC) mostram que recém-nascidos prematuros representam cerca de 10 a 12,3% dos nascidos vivos no Brasil. Esse número vem aumentando desde 2000 e coloca o Brasil entre os dez países com maior número de nascimentos prematuros.[1,2]

O parto pré-termo é a principal causa de morbimortalidade neonatal.[3] Setenta e cinco por cento dos partos prematuros são espontâneos, decorrentes, na sua maioria, de trabalho de parto prematuro e bolsa rota pré-termo. Aproximadamente 25% dos partos prematuros são causados por interrupção programada do parto; destes, mais da metade é resultado de pré-eclâmpsia, sofrimento fetal crônico, restrição do crescimento intrauterino e insuficiência placentária.[4] Apesar de avanços no atendimento a recém-nascidos prematuros, sua sobrevivência está associada a riscos substanciais de comprometimento do desenvolvimento neurológico. Clinicamente, os resultados neurológicos adversos mais frequentes associados ao parto prematuro são paralisia cerebral e prejuízo cognitivo. Outros efeitos adversos incluem cegueira, surdez e atraso no desenvolvimento escolar. Mais de 50% dos bebês muito prematuros apresentam dificuldades de aprendizagem ou motoras ou dificuldades escolares, quando comparados com cerca de 20% do grupo de controle com peso normal ao nascimento.

Identificar mulheres com contrações pré-termo que vão desenvolver partos prematuros é um processo inexato, embora o trabalho de parto prematuro seja uma das razões mais comuns para a hospitalização de mulheres grávidas. A identificação precisa das mulheres no trabalho de parto prematuro verdadeiro permite a aplicação adequada de intervenções que podem melhorar o prognóstico neonatal: corticosteroide antenatal, profilaxia da infecção por estreptococos do grupo B, sulfato de magnésio para neuroproteção e transferência para um centro apropriado de cuidados ao recém-nascido (se necessário). Tão importante quanto isso, a identificação precisa de mulheres que não estão realmente em trabalho de parto prematuro pode evitar intervenções desnecessárias e, às vezes, dispendiosas em aproximadamente 50% das pacientes com suspeita de trabalho de parto prematuro que subsequentemente terminam a termo sem terapia tocolítica.[5]

O uso antenatal de corticosteroides para tratamento de fetos prematuros é uma das intervenções antenatais mais importantes no cuidado obstétrico.[6]

A tocólise é um recurso disponível no cuidado dessas mulheres com o objetivo de prolongar a gestação.[7] O uso dos tocolíticos não tem associação clara com a redução da mortalidade perinatal ou neonatal,[8] mas seu benefício está relacionado à inibição das contrações uterinas temporariamente, permitindo a administração dos corticosteroides e reduzindo o risco de complicações neonatais por prematuridade.[7,9]

DIAGNÓSTICO

O diagnóstico de trabalho de parto prematuro baseia-se em critérios clínicos de contrações uterinas dolorosas regulares acompanhadas de alteração cervical (dilatação e/ou apagamento). Sangramento vaginal e/ou rotura de membranas nesse cenário aumentam a certeza diagnóstica.[10] Como os achados clínicos do parto prematuro são pouco preditivos do diagnóstico, o diagnóstico exagerado é comum até que o parto esteja bem estabelecido.

Classicamente, devem ocorrer duas ou três contrações em dez minutos, acompanhadas de dilatação cervical superior a 1 a 2 cm, ou esvaecimento maior que 80%. Casos duvidosos devem ser observados por período mais prolongado, em ambiente hospitalar, e pode-se lançar mão de outros recursos diagnósticos, como a ultrassonografia transvaginal para medida do colo do útero e a pesquisa da fibronectina fetal. Casos duvidosos com comprimento do colo do útero < 20 mm na ultrassonografia transvaginal ou 20-30 mm e fibronectina fetal positiva também podem ser conduzidos como trabalho de parto prematuro.

TRATAMENTO

Para gestações ≥ 34 semanas, as mulheres sem dilatação cervical progressiva e apagamento após um período de observação de quatro a seis horas podem receber alta hospitalar, desde que o bem-estar fetal seja confirmado (por exemplo, cardiotocografia normal/reativa/classe I) e que complicações obstétricas associadas a parto prematuro, como descolamento de placenta, corioamnionite e rotura prematura de membranas, sejam excluídas.

Para gestações < 34 semanas e dilatação cervical < 3 cm, como dito anteriormente, a medição ultrassonográfica transvaginal do comprimento do colo uterino e a análise laboratorial do nível de fibronectina cervicovaginal ajudam a apoiar ou excluir o diagnóstico de trabalho de parto prematuro, conforme descrito na Figura 23.1. Para mulheres com diagnóstico de trabalho de parto prematuro, são administrados medicamentos tocolíticos por até 48 horas, antibióticos para quimioprofilaxia de estreptococos do grupo B (quando apropriado) e corticosteroides para maturação pulmonar fetal, entre outros benefícios. Sulfato de magnésio é administrado para neuroproteção fetal para gestações entre 24 e 32 semanas.

TOCÓLISE

As drogas uterolíticas são utilizadas para inibir o trabalho de parto prematuro há cerca de meio século. Desde então, apenas duas drogas foram desenvolvidas especificamente com esse objetivo: o atosibano (antagonista do receptor de ocitocina) e a ritodrina (agonista beta-adrenérgico). Outras drogas foram adaptadas para a tocólise.[11]

Para muitas mulheres que se apresentam em trabalho de parto prematuro, a realização de tocólise pode não ser apropriada. O trabalho de parto pode, por exemplo, estar muito avançado ou talvez o prolongamento da gestação seja perigoso para a mulher ou para o feto, como quando do há descolamento de placenta.[12] Os tocolíticos devem ser utilizados apenas na ausência de contraindicações, tais como estado fetal não tranquilizador, restrição fetal severa, infecção intra-amniótica, anomalias fetais letais e morbidades maternas complicadas.[11-13]

O uso dos tocolíticos está associado ao prolongamento da gestação por até sete dias, mas sem efeito significativo no parto pré-termo e sem efeito claro na morbimortalidade peri e neonatal.

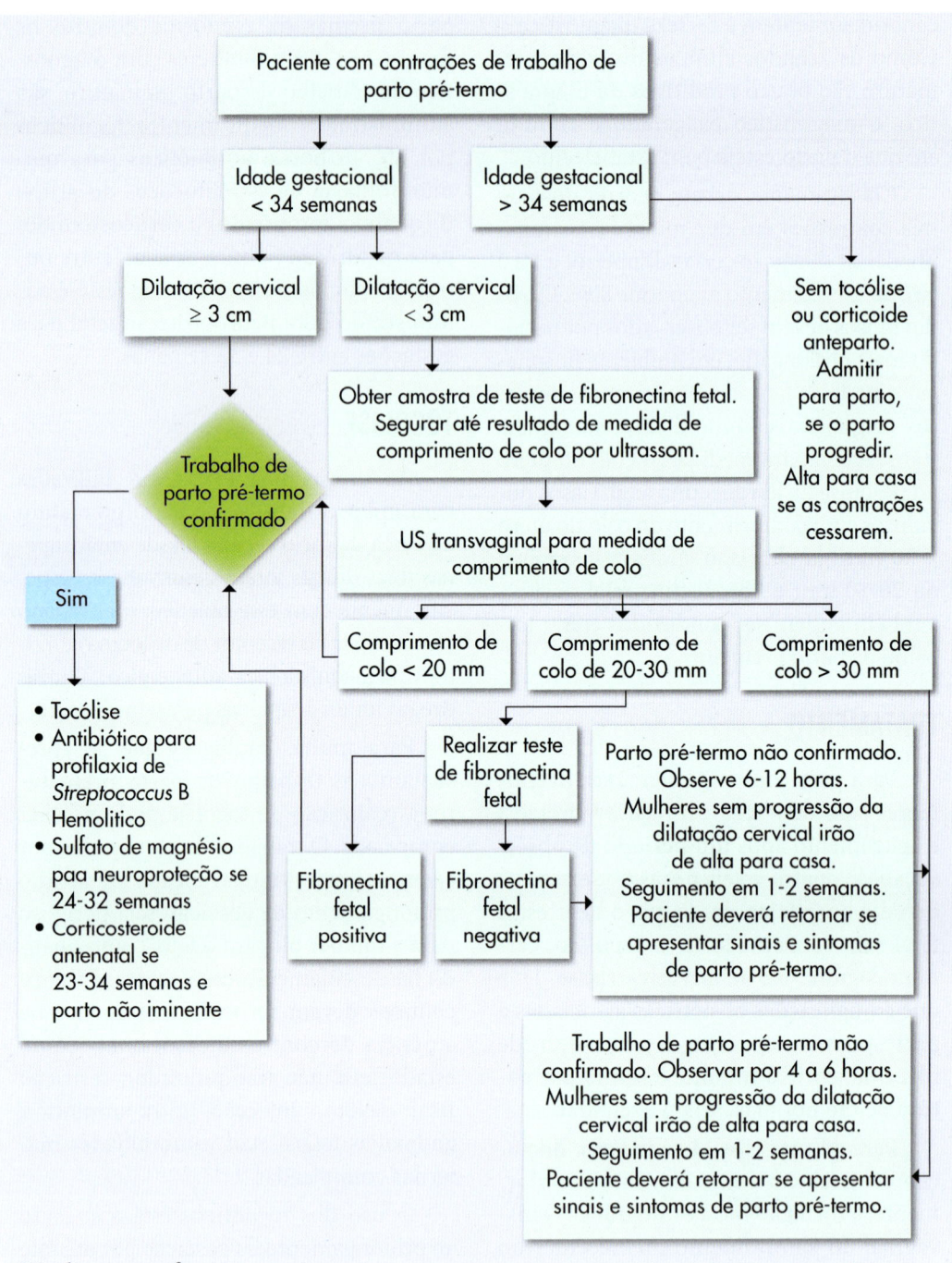

US: ultrassonografia.

FIGURA 23.1 Fluxograma de manejo de trabalho de parto prematuro.
Adaptada de: © 2019 UpToDate Inc. e/ou suas afiliadas. Todos os direitos reservados.

Existem muitos grupos de tocolíticos, e a decisão sobre o agente a ser usado para cada mulher deve basear-se em diversos fatores, que incluem idade gestacional, condições médicas, custo, experiência pessoal e disponibilidade comercial.[11-13] O tocolítico ideal é aquele que prolonga temporariamente a gestação, permitindo o uso de corticosteroides e/ou a transferência materna para centro com cuidado neonatal especializado (quando necessário), com mínimo ou nenhum efeito colateral adverso para a mãe e para o feto. Cada tocolítico tem um mecanismo único de ação, com efeitos colaterais e grau de complexidade específicos para sua administração. Muitas classes de drogas já foram utilizadas para a tocólise, entre elas: betamiméticos, sulfato de magnésio, inibidores de prostaglandinas, bloqueadores do canal de cálcio, doadores de óxido nítrico e antagonistas dos receptores de ocitocina.

Bloqueadores do canal de cálcio (BCC), como a nifedipina, inibem a captação do cálcio pelas células miometriais, levando ao relaxamento da musculatura lisa. Nifedipina é geralmente bem tolerada, e os principais efeitos colaterais leves relatados são náusea, rubor, cefaleia e palpitações. No entanto, podem ocorrer efeitos mais graves, como edema pulmonar, fibrilação atrial e hipotensão, porém são muito raros. Os efeitos colaterais fetais envolvem hipotensão materna e hipoperfusão placentária. Redução significativa de morbidade neonatal é observada com seu uso.[14] Existem vários protocolos de administração do medicamento por via oral, e não há posologia bem definida. A dose mais recomendada é de uma cápsula de 10 mg via oral a cada 20 minutos até se obter o cessar das contrações, utilizando-se, no máximo, três cápsulas em uma hora. A manutenção deve ser feita com comprimidos de 20 mg a cada oito horas, por 48 horas.[15]

Betamiméticos (terbutalina) são agonistas beta-adrenérgicos e estimulam a enzima adenilciclase nas células musculares lisas. Dessa forma, há diminuição da disponibilidade do cálcio intracelular e supressão da contratilidade miometrial. Os efeitos colaterais maternos mais comuns são taquicardia, edema pulmonar e hiperglicemia. Por essa razão, a mulher deve ser constantemente monitorizada. Além disso, essa medicação é contraindicada em mulheres com mau controle de algumas doenças, como diabetes ou cardiopatias, e também deve ser descontinuada se a frequência cardíaca maternal chegar a 120 batimentos por minuto ou se a mulher relatar dor torácica ou dispneia. Terbutalina pode causar efeitos colaterais fetais e neonatais, especialmente hipoglicemia e taquicardia. Não se observaram benefícios claros na redução da taxa de óbito perinatal ou neonatal ou mesmo na síndrome do desconforto respiratório com o seu uso.[16] Por esses motivos, a terbutalina está cada vez mais em desuso como opção tocolítica, e muitos *guidelines* internacionais contraindicam seu uso.

Inibidores de prostaglandinas, como a indometacina, restringem a enzima cicloxigenase, que sintetiza prostaglandinas por meio do ácido araquidônico. Os efeitos colaterais mais comuns são náusea, vômitos, gastrite e disfunção plaquetária. Indometacina é contraindicada acima de 32 semanas devido ao risco de fechamento prematuro do ducto arterioso e oligoâmnio. Não foram observados benefícios evidentes do uso de indometacina em comparação com placebo ou outros agentes tocolíticos.[17]

Antagonistas dos receptores de ocitocina, representados pelo atosibano, agem na célula miometrial uterina e nas glândulas mamárias e causam poucos efeitos colaterais (como náusea, vômito e cefaleia) se comparados aos BCC e aos betamiméticos. Antagonistas dos receptores de ocitocina não demonstraram ser superiores como agentes tocolíticos quando comparados com placebo, betamiméticos ou BCC em relação ao prolongamento da gestação ou aos resultados neonatais.[18] Atualmente, essa medicação não se encontra com facilidade nos hospitais públicos do Brasil, em razão do alto custo. Como é uma droga produzida para inibição do trabalho de parto prematuro, o esquema terapêutico deve seguir as orientações da bula.

O sulfato de magnésio reduz os níveis de cálcio intra e extracelular, o que diminui a contratilidade uterina. A administração deve ser monitorada regularmente devido ao risco de intoxicação, podendo causar letargia, náusea, hiporreflexia e depressão respiratória. Revisão de 2002 da Cochrane concluiu que o sulfato de magnésio não é efetivo em retardar o parto e seu uso está associado a aumento da mortalidade perinatal.[19] Por esse motivo, também é uma droga que não deve apresentar-se como opção tocolítica.

O uso prolongado de tocólise não se mostrou efetivo,[13,20] portanto deve ser descontinuado assim que as contrações uterinas tiverem cessado ou que o objetivo da tocólise for atingido, com realização de curso completo de corticosteroides e/ou transferência materna, quando

necessário. A literatura não é clara sobre a indicação da associação de tocolíticos;[20] dessa forma, a associação não é recomendada.

Recomendações do National Institute for Health and Care Excellence (NICE) e do American College of Obstetricians and Gynecologists (ACOG)

1. Levar em conta os seguintes fatores quando da decisão de se iniciar tocólise:[21]

   - se a mulher está em trabalho de parto prematuro suspeito ou diagnosticado;
   - idade gestacional na apresentação;
   - benefício provável dos corticosteroides maternos;
   - disponibilidade de cuidados neonatais (necessidade de transferência para outra unidade);
   - preferência da mulher.

2. Considerar nifedipina para tocólise em mulheres entre 24 semanas + 0 dia e 25 semanas + 6 dias de gestação com membranas íntegras e suspeita de trabalho de parto prematuro.

3. Oferecer nifedipina para tocólise a mulheres entre 26 semanas + 0 dia e 33 semanas + 6 dias de gestação com membranas íntegras e suspeita ou diagnóstico de trabalho de parto prematuro.

4. Se a nifedipina for contraindicada, oferecer antagonistas do receptor de ocitocina para tocólise.

5. Não oferecer betamiméticos para tocólise.

NEUROPROTEÇÃO COM SULFATO DE MAGNÉSIO

1. Para mulheres com parto prematuro iminente (≤ 31 semanas + 6 dias), a administração de sulfato de magnésio anteparto deve ser considerada para neuroproteção fetal (I-A).

2. Embora haja controvérsia sobre a idade gestacional mais avançada, o sulfato de magnésio anteparto para neuroproteção fetal deve ser considerado desde a viabilidade até ≤ 33 semanas + 6 dias (II-1B).

3. Se o sulfato de magnésio anteparto for iniciado para neuroproteção fetal, a tocólise deve ser descontinuada (III-A).

4. O sulfato de magnésio deve ser suspenso caso o parto não ocorra em até 24 horas (II-2B).

5. Para mulheres com parto prematuro iminente, o sulfato de magnésio anteparto para neuroproteção fetal deve ser administrado em uma dose de 4 g, via intravenosa, por 30 minutos, seguida de 1 g/h de infusão de manutenção até o nascimento (II-2B).

6. Para o nascimento pré-termo terapêutico por indicações fetais ou maternas, o sulfato de magnésio deve ser iniciado idealmente dentro de quatro horas antes do nascimento, em uma dose de 4 g, intravenosa, durante 30 minutos, seguida de uma infusão de manutenção de 1 g/h até o nascimento (II-2B).

7. Não há evidências suficientes de que retratamento deva ser realizado (III-L).

8. O parto não deve ser adiado a fim de se administrar sulfato de magnésio para neuroproteção fetal se houver indicações maternas e/ou fetais para parto de emergência (III-E).

9. Quando o sulfato de magnésio é administrado para neuroproteção fetal, os profissionais de saúde devem usar protocolos estabelecidos para monitorar mulheres que estejam recebendo sulfato de magnésio para pré-eclâmpsia/eclâmpsia (III-A).

Em mulheres que receberam sulfato de magnésio, é preciso monitorar os sinais clínicos de toxicidade por magnésio pelo menos a cada 1 hora (dentro das 4 horas), registrando reflexos de pulso, pressão arterial, frequência respiratória e tendão profundo (por exemplo, patelar).

Recomendações da Associação de Obstetrícia e Ginecologia do Estado de São Paulo (SOGESP)

1. O uso de sulfato de magnésio para neuroproteção fetal deve ser recomendado em idade gestacional abaixo de 32 semanas nas seguintes condições:

   ▪ trabalho de parto em fase ativa com 4 cm ou mais de dilatação, com falha ou sem indicação de tocólise;

   ▪ dilatação de 4 cm ou mais com progressão cervical documentada;

   ▪ rotura prematura pré-termo das membranas com trabalho de parto ativo;

   ▪ parto prematuro terapêutico por indicação materna ou fetal.

2. O sulfato de magnésio pode ser administrado antes que as drogas tocolíti-

cas tenham sido eliminadas da circulação materna. Caso a escolha da tocólise seja por BCC (nifedipina), **não** há contraindicação do uso de sulfato de magnésio para neuroproteção fetal.

3. Caso exista indicação urgente de parto por causa materna e/ou fetal, o parto **não** deve ser adiado para administração antenatal de sulfato de magnésio para neuroproteção fetal.

4. A monitorização dos níveis séricos de magnésio **não** é necessária, mas a monitorização clínica (verificação de pulso, pressão sanguínea, frequência respiratória, reflexos patelares e controle de diurese/hora durante as 4 horas da realização da medicação, não sendo necessária a sondagem vesical para controle de diurese.

5. A administração de sulfato de magnésio para neuroproteção deve ser intravenosa nas doses de ataque e manutenção.

6. É preciso manter o sulfato de magnésio por um período máximo de 24 horas.

7. O neonatologista deve estar ciente do uso de sulfato de magnésio.

CONCLUSÃO

O uso de tocolíticos na tentativa de bloquear o parto prematuro, embora apresente aspectos controversos, ainda constitui medida terapêutica de valor a ser tentada, sobretudo em idades gestacionais mais precoces (antes de 34 semanas) (B). É importante, para o uso dessas substâncias, o correto diagnóstico de trabalho de parto prematuro, bem como

a certeza da idade gestacional, associada a uma avaliação materna e fetal qualificada, visto que podem ocorrer efeitos adversos (B). Entre os principais agentes tocolíticos na atualidade, destacam-se a nifedipina e o atosibano. A eficácia dessas drogas é muito semelhante, não sendo possível destacar recomendação unânime ao uso de uma delas. A terbutalina, apesar de seu efeito tocolítico reconhecido, associa-se a múltiplos efeitos colaterais (A). O prolongamento da terapia, ou manutenção da tocólise, por mais de 48 horas ainda não possui evidência científica que o justifique, devendo ser considerado apenas em casos selecionados (B). O uso da progesterona por via vaginal parece ser a opção mais segura com esse objetivo (A).

Dadas a segurança relativa do sulfato de magnésio para a gestante, a falta de risco evidente de mortalidade infantil associada a seu uso e a familiaridade da maioria dos obstetras com sua administração, ele deve ser considerado para neuroproteção no cenário de parto prematuro antes de 32 semanas + 0 dia de idade gestacional. No entanto, ainda não há evidências suficientes sobre o melhor esquema terapêutico e o limite superior de idade gestacional.

PONTOS-CHAVE

- No trabalho de parto prematuro confirmado em gestação < 34 semanas, realiza-se tocólise por até 48 horas, com antibióticos para quimioprofilaxia de estreptococos do grupo B (quando apropriado) e corticosteroides para maturação pulmonar fetal.

- Os tocolíticos devem ser utilizados apenas na ausência de contraindicações.

- O tocolítico ideal é aquele que prolonga temporariamente a gestação, permitindo o uso de corticosteroides e/ou a transferência materna para centro com cuidado neonatal especializado, quando necessário, com mínimo ou nenhum efeito colateral adverso para a mãe e para o feto.

- O uso de sulfato de magnésio para neuroproteção fetal deve ser recomendado nas gestações abaixo de 32 semanas.

- A administração de sulfato de magnésio para neuroproteção deve ser intravenosa nas doses de ataque e manutenção.

- Deve-se manter o sulfato de magnésio por um período máximo de 24 horas.

- O neonatologista deve estar ciente do uso de sulfato de magnésio.

REFERÊNCIAS BIBLIOGRÁFICAS

1. Victora C, Barros F, Matijasevich A, Silveira M. Pesquisa para estimar a prevalência de nascimentos pré-termo no Brasil e explorar possíveis causas [Internet]. UNICEF; 2013 [acesso em 2013].

2. Passini R Jr, Cecatti JG, Lajos GJ, Tedesco RP, Nomura ML, Dias TZ et al. Brazilian multicentre study on preterm birth (EMIP): prevalence and factors associated with spontaneous preterm birth. PLoS One. 2014;9(10):e109069.

3. Blencowe H, Cousens S, Oestergaard MZ, Chou D, Moller AB, Narwal R et al. National, regional, and worldwide estimates of preterm birth rates in the year 2010 with time trends since 1990 for selected countries: a systematic analysis and implications. Lancet. 2012 Jun 9;379(9832):2162-72.

4. Ananth CV, Vintzileos AM. Maternal-fetal conditions necessitating a medical intervention resulting in preterm birth. Am J Obstet Gynecol. 2006 Dec; 195(6):1557-63.

5. Haas DM, Imperiale TF, Kirkpatrick PR, Klein EW, Zollinger TW, Golichowski AM. Tocolytic therapy: a meta-analysis and decision analysis. Obstet Gynecol 2009;113(3):585-94.

6. Bonanno C, Wapner RJ. Antenatal corticosteroids in the management of preterm birth: are we back where we started? HHS Public Access. 2015;39(1):47-63.

7. Haas DM, Caldwell DM, Kirkpatrick P, McIntosh JJ, Welton NJ. Tocolytic therapy for preterm delivery: systematic review and network meta-analysis. BMJ. 2012;345:e6226.

8. Nijman TA, van Vliet EO, Koullali B, Mol BW, Oudijk MA. Antepartum and intrapartum interventions to prevent preterm birth and its sequelae. Semin Fetal Neonatal Med. 2016;21(2):121-8.

9. Roberts D, Dalziel S. Antenatal corticosteroids for accelerating fetal lung maturation for women at risk of preterm birth. Cochrane Database Syst Rev. 2006;(3):CD004454.

10. National Institute for Health and Care Excellence. Guideline NG25: preterm labour and birth [Internet]. [accessed 2020 Jan 26]. Nov. 2015; updated Aug 2019. Available from: https://www.nice.org.uk/guidance/ng25/.

11. Bittar RE, Zugaib M. Management of preterm labor. Rev Bras Ginecol Obstet. 2009;31(8):415-22.

12. Duley L, Bennett P. RCOG Green-Top Guideline nº Ib: tocolysis for women in preterm labour. Royal College of Obstetricians and Gynaecologists; Feb 2011.

13. Van Vliet EO, Boormans EM, de Lange TS, Mol BW, Oudijk MA. Preterm labor: current pharmacotherapy options for tocolysis. Exp Opin Pharmacoth. 2014;15(6):787-97.

14. Conde-Agudelo A, Romero R, Kusanovic JP. Nifedipine in the management of preterm labor: a systematic review and metaanalysis. Am J Obstet Gynecol. 2011;204(2):134.e1-20.

15. Federação Brasileira das Associações de Ginecologia e Obstetrícia; Comissões Nacionais Especializadas em Ginecologia e Obstetrícia. Manual de orientação: gestação de alto risco. São Paulo; 2011.

16. Anotayanonth S, Subhedar NV, Garner P, Neilson JP, Harigopal S. Betamimetics for inhibiting preterm labour. Cochrane Database Syst Rev. 2004;(4):CD004352.

17. Reinebrant HE, Pileggi-Castro C, Romero CL, Dos Santos RA, Kumar S, Souza JP et al. Cyclo-oxygenase (COX) inhibitors for treating preterm labour. Cochrane Database Syst Rev. 2015;(6):CD001992.

18. Flenady V, Reinebrant HE, Liley HG, Tambimuttu EG, Papatsonis DN. Oxytocin receptor antagonists for inhibiting preterm labour. Cochrane Database Syst Rev. 2014;(6):CD004452.

19. Crowther CA, Hiller JE, Doyle LW. Magnesium sulphate for preventing preterm birth in threatened preterm labour (Review). Cochrane Database Syst Rev. 2002;4: Cd001060.

20. Thornton JG. Maintenance tocolysis. BJOG. 2005;112(Suppl 1):118-21.

21. Iams JD. Prediction and early detection of preterm labor. Obstet Gynecol. 2003;101(2):402-12.

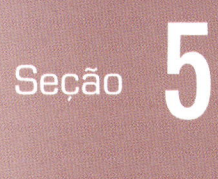

Seção **5**

Trombofilia e Tromboembolismo na Gravidez

▶ Venina Isabel Poço Viana Leme de Barros

Trombofilia é um estado causado por alterações hereditárias ou adquiridas do sistema hemostático, as quais aumentam o risco de trombose.

O ciclo gravídico puerperal é um estado de trombofilia em que o risco de tromboembolismo venoso (TEV) aumenta de 5 a 30 vezes. O principal sítio de trombose venosa na gravidez são os membros inferiores, particularmente o membro inferior esquerdo. A trombose proximal, ou seja, de femoral e ilíacas, é mais comum na gravidez, o que aumenta o risco de embolia pulmonar (EP). A EP é mais frequente no puerpério, sendo causa importante de mortalidade materna, principalmente em países desenvolvidos. Na cidade de São Paulo, já é a quinta causa de mortalidade materna.

Os principais fatores de risco para trombose na gravidez podem ser divididos em preexistentes, obstétricos e transitórios (Royal College of Obstetricians and Gynaecologists, RCOG). Os fatores de risco preexistentes mais estudados são: antecedente de TEV, morbidades clínicas como anemia falciforme, doenças reumatológicas autoimunes em atividade (lúpus eritematoso sistêmico, doença mista do tecido conectivo, síndrome antifosfolípide), doenças inflamatórias intestinais em atividade (doença de Crohn, retocolite ulcerativa), cardiopatias (próteses valvares mecânicas, hipertensão pulmonar severa, fibrilação ou *flutter* atrial, dilatação importante de câmaras cardíacas), neoplasias malignas (câncer de estômago, pâncreas e pulmão) e presença de trombofilias de alto risco para TEV (homozigose para fator V de Leiden e protrombina mutante, síndrome antifosfolípide e associação de trombofilias). Outros fatores preexistentes de menor risco seriam: história familiar de TEV em parentes de primeiro grau não provocado (ou não relacionado a) por uso de estrogênio, câncer ativo na gravidez, quimioterapia, idade ≥ 35 anos (se ≥ 40 anos, risco maior), obesidade (se índice de massa corporal [IMC] ≥ 40kg/m², risco maior), trombofilia de baixo risco conhecida (sem TEV), paridade ≥ 3, varizes de grosso calibre e tabagismo.

Os fatores de risco obstétricos são: pré-eclâmpsia grave e precoce (< 34 semanas), natimortos (sem diabetes ou malformações), gravidez múltipla e hemorragia pós-parto (> 1 litro ou necessidade de transfusão). Outros fatores obstétricos mais controversos seriam: técnicas de reprodução assistida, cesárea eletiva, cesárea em trabalho de parto, trabalho de parto prolongado (> 24 horas) e nascimento pré-termo < 37 semanas na gestação atual.

Os principais fatores de risco transitórios para TEV são: imobilização no leito por período superior a uma semana com IMC ≥ 30 kg/m², qualquer procedimento cirúrgico na gravidez (exceto curetagem e reparo imediato do períneo), hiperêmese, síndrome de hiperestímulo (somente no primeiro trimestre), infecção sistêmica atual, desidratação e imobilização no leito.

Assim, todas as gestantes devem ser avaliadas idealmente para risco de TEV numa consulta antenatal ou no início do pré-natal, sendo reavaliadas em caso de mudanças no quadro clínico, e sempre devem ser avaliadas na hospitalização e/ou no pós-parto.

As trombofilias devem ser investigadas nas seguintes situações: pacientes com história de TEV prévia na gestação ou em uso de anticoncepcionais; antecedente familiar de TEV em parentes de primeiro grau; morbidade obstétrica prévia: abortamento de repetição (investigar síndrome antifosfolípide [SAF]), descolamento prematuro da placenta e natimortos sem malformações ou história de diabetes mal controlado (investigar SAF e trombofilias genéticas); insuficiência placentária precoce antes de 34 semanas (investigar SAF); pré-eclâmpsia grave e precoce (investigar SAF).

As trombofilias hereditárias a serem investigadas são: fator V de Leiden, protrombina mutante, deficiência de fatores fibrinolíticos (proteína C, S e antitrombina) e homocisteína. As trombofilias adquiridas são: investigação de anticorpos antifosfolípides (anticardiolipina IgG e IgM, anticoagulante lúpico e beta-2-glicoproteína I) e h omocisteína. Trombofilias hereditárias, como fator V de Leiden e protrombina mutante, podem ser investigadas na gravidez, na vigência de tratamento do TEV e no pós-parto. Já as trombofilias por deficiência de fatores fibrinolíticos, bem como os anticorpos antifosfolípides, podem estar falsamente positivas na gravidez e na vigência de TEV. Assim, essas condições devem ser investigadas idealmente três meses após o parto/término da gravidez e também após três meses da resolução do quadro agudo de TEV.

A anticoagulação na gravidez e no pós-parto deve ser realizada idealmente com heparina de baixo peso molecular (Bates *et al.*, 2012), mas pode ser realizada com heparina não fracionada (maior risco de plaquetopenia e osteopenia). A varfarina não deve ser utilizada na gravidez (risco teratogênico no primeiro trimestre e de hemorragia cerebral fetal), podendo ser usada na amamentação. Os novos anticoagulantes orais diretos não devem ser utilizados nem na gravidez nem na amamentação (aguardam conclusão de estudos de teratogênese e hemorragia fetal, em razão da grande passagem transplacentária e no leite).

O diagnóstico de TEP deve ser suspeitado nas pacientes com queixa de dispneia súbita, hemoptise e dor torácica, principalmente naquelas com risco para TEV não tratadas. O diagnóstico diferencial inclui broncopatias e/ou pneumopatias, edema agudo de pulmão e cardiopatias. Assim, radiografia de tórax, gasometria arterial e eletrocardiograma devem ser solicitados. Os métodos de imagem a serem solicitados vão depender da disponibilidade do serviço, da vontade da paciente e da presença ou não de instabilidade hemodinâmica. O mais utilizado tem sido a angiotomografia de tórax, seguida de métodos de ventilação/perfusão pulmonar ou mesmo Dopplervelocimetria de membros inferiores para detecção de trombose venosa profunda. A solicitação do dímero D tem pouco ou nenhum valor presuntivo devido ao fato de já se achar alterado na gravidez e no puerpério recente.

O risco de TEV é maior nos primeiros 15 dias pós-parto, mas pode estender-se até três meses. Assim, anticoagulação profilática, quando indicada, deve ser mantida por pelo menos 10 a 15 dias pós-parto. Pacientes de alto risco devem ser anticoaguladas por seis semanas, e os casos de muito alto risco, até três meses pós-parto. Pacientes que tiveram TEV na gravidez devem receber anticoagulação terapêutica por no mínimo três meses e idealmente por seis meses. Se o TEV ocorreu próximo ao parto, a anticoagulação terapêutica deve ser mantida pelo menos até três meses pós-parto (discussão conjunta com hematologista).

REFERÊNCIAS BIBLIOGRÁFICAS

1. Royal College of Obstetricians and Gynaecologists. Green-Top Guideline 37A: reducing the risk of venous thromboembolism during pregnancy and the puerperium. London; 2015. p.1-40.

2. Knight M. Antenatal pulmonary embolism: risk factors, management and outcomes. BJOG. 2008;115(4):453-61.

3. Jackson E, Curtis KM, Gaffield ME. Risk of venous thromboembolism during the postpartum period: a systematic review. Obstet Gynecol. 2011;117(3):691-703.

4. Simcox LE, Ormesher L, Tower C, Greer IA. Thrombophilia and pregnancy complications. Int J Mol Sci. 2015;16(12):28418-28.

5. Saccone G, Berghella V, Maruotti GM, Ghi T, Rizzo G, Simonazzi G et al. Antiphospholipid antibody profile based obstetric outcomes of primary antiphospholipid syndrome: the PREGNANTS study. Am J Obstet Gynecol. 2017 May;216(5):525.e1-525.e12.

6. Middeldorp S. Pregnancy failure and heritable thrombophilia. Semin Hematol. 2007 Apr;44(2):93-7.

7. American College of Obstetricians and Gynecologists Women's Health Care Physicians. ACOG Practice Bulletin nº 138: inherited thrombophilias in pregnancy. Obstet Gynecol. 2013 Sep;122(3):706-17.

8. Bates SM, Greer IA, Middeldorp S, Veenstra DL, Prabulos A-M, Vandvik PO. VTE, thrombophilia, antithrombotic therapy, and pregnancy: antithrombotic therapy and prevention of thrombosis, 9th ed: American College of Chest Physicians Evidence-Based Clinical Practice Guidelines. Chest. 2012;141(2 Suppl):e691S-e736S.

9. Sultan AA, West J, Tata LJ, Fleming KM, Nelson-Piercy C, Grainge MJ. Risk of first venous thromboembolism in and around pregnancy: a population-based cohort study. Br J Haematol. 2012;156(3):366-73.

10. Knight M, Kenyon S, Brocklehurst P, Neilson J, Shakespeare J, Kurinczuk J. Saving lives, improving mothers' care: lessons learned to inform future maternity care from the UK and Ireland Confidential Enquiries into maternal deaths and morbidity 2009-2012. Headington: University of Oxford; National Perinatal Epidemiology Unit; 2014.

11. Skeith L, Carrier M, Kaaja R, Martinelli I, Petroff D, Schleußner E et al. A meta-analysis of low-molecular-weight heparin to prevent pregnancy loss in women with inherited thrombophilia. Blood. 2016 Mar 31;127(13):1650-5.

12. Brasil. Prefeitura do Município de São Paulo. Área técnica da saúde integral da mulher: 20 anos de atividade do Comitê de Mortalidade Materna do município de São Paulo [Internet]. São Paulo: PMSP; 2012. [acesso em 26 jan 2020]. Disponível em: http://www.prefeitura.sp.gov.br/cidade/secretarias/upload/saude/RELATORIODE20ANOS.pdf.

13. Bates SM, Middeldorp S, Rodger M, James AH, Greer I. Guidance for the treatment and prevention of obstetric-associated venous thromboembolism. J Thromb Thrombolysis. 2016 Jan;41(1):92-128.

14. Stevens SM, Woller SC, Bauer KA, Kasthuri R, Cushman M, Streiff M et al. Guidance for the evaluation and treatment of hereditary and acquired thrombophilia. J Thromb Thrombolysis. 2016 Jan;41(1):154-64.

15. Rodger MA, Gris JC, de Vries JIP, Martinelli I, Rey É, Schleussner E et al. Low-molecular--weight heparin and recurrent placenta-mediated pregnancy complications: a meta-analysis of individual patient data from randomised controlled trials. Lancet. 2016;388(10060):2629-41.

16. University of Toronto, Canadian Medical Association, St. Michael's Hospital. Choosing Wisely Canada: don't order thrombophilia testing in women with early pregnancy loss [Internet]. Toronto: Canadian Medical Association; 2017. [accessed 2020 Jan 26]. Available from: https://choosingwiselycanada.org/hematology/.

17. Greer IA, Nelson-Piercy C. Low-molecular-weight heparins for thromboprophylaxis and treatment of venous thromboembolism in pregnancy: a systematic review of safety and efficacy. Blood. 2005 Jul 15;106(2):401-7.

18. Boyle V. Vitamin D and pregnancy. Obstet Gynaecol Reprod Med. 2014;24(10):315-6.

19. Von Websky K, Hasan AA, Reichetzeder C, Tsuprykov O, Hocher B. Impact of vitamin D on pregnancy-related disorders and on offspring outcome. J Steroid Biochem Mol Biol. 2018 Jun;180:51-64.

capítulo 24

Pesquisa de Trombofilia na Gestação: em Quem e Quando Realizar

▶ Venina Isabel Poço Viana Leme de Barros

INTRODUÇÃO

Embora a patogênese do tromboembolismo venoso (TEV) não se encontre ainda totalmente elucidada, há claras evidências de que o processo seja influenciado pela interação complexa de fatores genéticos e ambientais, os quais recebem a designação genérica de **fatores de risco**. A caracterização dos fatores de risco representa passo crucial para uma melhor compreensão da patogênese da trombose. Fatores de risco para o TEV diferem dos fatores de risco para trombose arterial. Hipertensão arterial, tabagismo, dislipidemia e diabetes, por exemplo, que são fatores de risco estabelecidos para trombose arterial, não o são para trombose venosa. Alguns estudos, porém, indicam que pacientes com TEV prévia seriam de maior risco para eventos arteriais no futuro.[1]

Fatores de risco clássicos para TEV incluem: idade avançada,[2] imobilização prolongada,[3] cirurgias,[4] fraturas e trauma,[5] câncer,[6] hospitalização,[7,8] uso de contraceptivos orais e terapêutica de reposição hormonal,[9,10] gestação e puerpério,[11] infecção[12,13] e síndrome antifosfolípide.[14] Essas condições são fatores adquiridos de hipercoagulabilidade.

Ao longo das últimas décadas, progresso expressivo ocorreu no entendimento dos mecanismos fisiopatológicos envolvidos na ocorrência do TEV. Numerosas anormalidades associadas à hiperatividade do sistema de coagulação e predisposição a manifestações trombóticas foram identificadas, e a descrição desses estados de hipercoagulabilidade modificou substancialmente nossa visão sobre a doença trombótica venosa. O avanço mais significativo foi a confirmação do conceito de que condições de hipercoagulabilidade herdadas estão presentes em grande proporção de pacientes com trombose venosa e embolia pulmonar. Com efeito, estima-

-se que mais de 60% da predisposição para trombose seja atribuível a componentes genéticos.[11] Esses novos conceitos culminaram na introdução do termo **trombofilia** a fim de descrever uma predisposição aumentada, usualmente genética, para a ocorrência de TEV.

As trombofilias hereditárias são alterações genéticas que afetam a quantidade ou a função de proteínas do sistema de coagulação.[15] Foram descritas a partir da década de 1960 com a identificação da deficiência de antitrombina;[16] porém, na década de 1980, com o avanço das técnicas moleculares, foram descritas as demais trombofilias, respectivamente deficiência de proteína C,[17] deficiência de proteína S,[18] fator V de Leiden[19] e protrombina mutante.[20] O fator de risco mais importante para uma mulher que sofre de TEV relacionada à gravidez é a história pessoal prévia de TEV.[21] O segundo fator de risco mais comum é a trombofilia,[22] que está presente em 8 a 15% da população branca. Embora a maioria dos pacientes com trombofilias nunca desenvolva TEV, pelo menos 20% e possivelmente mais de 50% das pacientes grávidas com diagnóstico de TEV apresentam trombofilia.[23]

Apesar da baixa incidência na população, as trombofilias hereditárias podem também ser causa importante de recidiva do tromboembolismo.[24] O TEV é uma das principais causas de mortalidade hospitalar evitável no mundo, bem como uma causa significativa de mortalidade materna evitável.[25,26] Assim, praticamente todos os protocolos de prevenção de TEV hospitalar incluem as trombofilias como fator de risco.[22,27,28] As recomendações para pesquisa de trombofilias são apresentadas na Tabela 24.1. O risco de TEV de cada trombofilia hereditária está descrito na Tabela 24.2.[29]

Tabela 24.1 Recomendações para pesquisa de trombofilias.[24, 30, 31]

Trombofilias hereditárias	Trombofilias adquiridas
TEV não provocado	TEV não provocado
TEV em pacientes < 50 anos, inclusive provocado	Trombose arterial em pacientes com < 50 anos
TEV em pacientes com fator de risco pequeno (terapia estrogênica, por exemplo)	TEV em sítios não usuais (veias esplâncnicas, por exemplo)
TEV de repetição	Perda fetal tardia (sem malformações ou diabetes gestacional)

(Continua)

Tabela 24.1 Recomendações para pesquisa de trombofilias.[24, 30, 31]   (*Continuação*)

Trombofilias hereditárias	Trombofilias adquiridas
Necrose de pele associada ao uso de antagonistas da vitamina K	Trombose na gravidez e no pós-parto Abortamento de repetição Morbidade obstétrica relacionada à placenta*
Purpura fulminans em crianças ou neonatos	Lúpus eritematoso sistêmico
História familiar de TEV recorrente	TTPA alargado em indivíduos assintomáticos
Antecedente de familiar assintomático com trombofilia de alto risco	TEV provocado em paciente jovem

TEV: tromboembolismo venoso; TTPA: tempo de tromboplastina parcial ativada.

*Morbidade obstétrica relacionada à placenta: pré-eclâmpsia antes de 34 semanas, insuficiência placentária antes de 34 semanas (crescimento fetal restrito, Dopplervelocimetria de artéria umbilical alterado, oligoâmnio), descolamento prematuro da placenta.

Beaseado em: Rybstein *et al*.; 2018 e Kwon *et al*.; 2016.[24, 30]

Tabela 24.2 Risco de TEV nas diferentes trombofilias hereditárias.[11]

Trombofilia hereditária	Risco de TEV na gravidez (%)	Risco de TEV na gravidez com TEV prévia (%)
Fator V de Leiden Heterozigose	0,5 a 3,1	10
Fator V de Leiden Homozigose	2,2 a 14	17
Protrombina mutante Heterozigose	0,4 a 2,6	> 10
Protrombina mutante Homozigose	2 a 4	> 17
Fator V de Leiden/ protrombina mutante Dupla heterozigose	4 a 8,2	> 20
Deficiência de antitrombina	0,2 a 11,6	40
Deficiência de proteína C	0,1 a 1,7	4 a 17
Deficiência de proteína S	0,3 a 6,6	0 a 22

TEV: tromboembolismo venoso.

Adaptado de Silverman; 2018.[11]

TROMBOFILIAS HEREDITÁRIAS

Fator V de Leiden (FV: Q506)

Descrito em 1994 por Dalhback,[19] na cidade de Leiden, caracteriza-se por mutação no gene localizado no cromossomo 1 e que codifica o fator V, tornando-o resistente à ação das proteínas C e S. Em um ensaio de tempo de tromboplastina parcial ativada (TTPA) modificado, os autores observaram que a adição de PC ativada ao plasma de alguns pacientes com TEV não resultava no prolongamento esperado do tempo de coagulação, fenômeno à época descrito como resistência à proteína C ativada (RPCA).[19] O fator V de Leiden (FVL) é primariamente de herança autossômica dominante, sendo uma das formas mais comuns de trombofilia; em média 30% das pacientes não gestantes com tromboembolismo são heterozigotos para essa alteração.[32] A frequência da forma heterozigota na população é de 5%, e a da forma homozigota, de 0,1%. A forma homozigota, apesar de rara, confere risco superior de TEV, que varia de 9 a 100 vezes.[33]

A anormalidade do FVL, bem como a mutação da protrombina G20210A<A, originou-se de um único evento mutacional que ocorreu há cerca de 21.000 a 30.000 anos, isto é, após a divergência entre africanos e não africanos e entre caucasoides e mongoloides na evolução humana.[34] A persistência da mutação, em associação com sua alta prevalência em populações caucasianas, sugere a existência de pressão seletiva positiva ligada ao FVL. Evidência para apoiar essa hipótese foi relatada em estudo recente que revelou índice de complicações hemorrágicas intraparto significativamente menor em mulheres portadoras do FVL em comparação a não portadoras. Assim, especula-se que a mutação do FVL possa ter conferido vantagem seletiva no passado, quando o risco hemorrágico decorrente de condições primitivas de vida poderia ser minimizado na presença da mutação. Por outro lado, o efeito deletério da mutação (trombose) pode ter-se tornado aparente apenas mais recentemente, em função da sua interação com fatores adquiridos para TEV que surgiram na sociedade moderna, tais como intervenções cirúrgicas, anticoncepcionais orais, terapêutica de reposição hormonal, envelhecimento da população, entre outros.[34]

A associação do FVL com tipagem sanguínea não O também aumenta o risco de TEV nesses pacientes.[35,36]

Grupos de risco

A mutação do fator V de Leiden deve ser investigada em pacientes com as seguintes características:[37]

- história pregressa de TEV, que engloba trombose venosa profunda ou embolia pulmonar, principalmente se recorrente, em particular em mulheres que apresentaram TEV na gestação ou no pós-parto, ou em uso de contraceptivos contendo estrogênio;
- história familiar de TEV de repetição.

Protrombina mutante (G20210A)

A mudança de G para A no nucleotídeo de posição 20210 do gene que codifica a protrombina (fator II), descrita por Poort *et al.* em 1996,[20] cursa com elevação nos níveis séricos de protrombina, que é pró-coagulante. Esse polimorfismo é o segundo mais frequente na população feminina.[38] A heterozigose para essa mutação é encontrada em 3% da população, causando elevação de 150% nos níveis séricos de protrombina, aumentando o risco de trombose.[38,39] Cerca de 20% dos fenômenos tromboembólicos na gestação devem-se a essa alteração.[40] No entanto, o risco de trombose de uma gestante assintomática portadora dessa mutação é em média apenas de 0,5% (variando de 0,4 a 2,6%).[39] A homozigose para o gene G20210A confere risco de tromboembolismo tão alto quanto a homozigose para o fator V de Leiden.[10,39] A presença de antecedente pessoal de TEV tanto para heterozigose como para homozigose, para a mutação, eleva o risco de TEV na gravidez em valores superiores a 10%. A associação da FVL em homozigose e protrombina mutante, embora rara (1/10.000 pacientes), tem efeito sinergético sobre o risco de hipercoagulabilidade, com risco muito alto de TEV na gravidez (*odds ratio* [OR] de 21,2; intervalo de confiança [IC] de 95%, 1,6 a 89).[10]

Deficiência de anticoagulantes naturais

Durante a ativação do sistema de coagulação, proteases séricas com atividade pró-coagulante são geradas sequencialmente, o que culmina na formação de um coágulo estável de fibrina. A atividade dessas proteases é inibida por um grupo de proteínas denominadas anticoagulantes naturais ou inibidores fisiológicos da coagulação. A antitrombina (AT), a proteína C (PC) e a proteína S (PS) são componentes cruciais do sistema anticoagulante. Defeitos genéticos nesses inibidores da coagulação resultam em risco trombótico elevado.

Deficiência de antitrombina

A deficiência de antitrombina (AT) é a mais trombogênica das trombofilias, com risco de 70 a 90% de trombose ao longo da vida.[41] A AT é um membro da superfamília de proteínas designadas serpinas (*serine proteinase inhibitors*). Ela é o principal inibidor da trombina, mas também exibe efeitos inibitórios sobre outros fatores da coagulação, tais como os fatores IXa, Xa, XIa and XIIa. Adicionalmente, a AT acelera a dissociação do complexo fator VIIa-fator tecidual e impede sua religação.

A deficiência de AT foi a primeira anormalidade hereditária associada a trombose familiar. Em 1965, Egeberg[16] descreveu uma família norueguesa na qual indivíduos com níveis plasmáticos de AT diminuídos apresentaram fenômenos trombóticos. Desde então, numerosos estudos relataram achados clínicos e laboratoriais semelhantes, estabelecendo o conceito de que a deficiência de AT é um fator de risco genético para trombofilia. Na deficiência de AT, homens e mulheres são igualmente afetados. É conceito estabelecido que a deficiência heterozigótica de AT é associada a risco aumentado de TEV. O estado homozigótico para a deficiência é extremamente raro, e assume-se que seja incompatível com a vida.[41]

A deficiência de AT é considerada uma anormalidade rara, não obstante os dados sobre sua prevalência na população geral variem de 0,2/1.000 a 11/1.000 em diferentes estudos ou de 0,07 a 0,15% da população geral. Essa deficiência resulta de numerosas mutações pontuais, deleções e inserções, sendo geralmente transmitida de forma autossômica dominante. A prevalência de deficiência de AT é baixa, ao redor de um caso para cada 1.000 a 5.000 indivíduos, e está presente em apenas 1% das pacientes com tromboembolismo. Em pacientes com deficiência de AT, o risco de desenvolvimento de trombose na gestação e no puerpério é da ordem de 6,09 (IC de 1,58 a 23,43) em revisões mais recentes, sugerindo fortemente anticoagulação na gestação e no pós-parto.[42]

Deficiência de proteínas C e S

A deficiência de proteínas C[43] e S[44] resulta de várias mutações e é de herança autossômica recessiva, sendo a prevalência, respectivamente, de 0,2 a 0,5%[45] e 0,08%.[46]

Deficiências de PC e PS levam a defeitos no sistema anticoagulante do sangue e serão aqui discutidas em conjunto. A PC é ativada após a ligação da trombina a seu receptor no endotélio (a trombomodulina). A PC ativada cliva e inativa os fatores Va e VIIIa da coagulação, inibindo, portanto, a formação do coágulo de fibrina. A PS atua como cofator não enzimático da PC ativada, aumentando a eficiência dessas reações. Tendo em vista suas funções, é previsível que deficiências de PC e PS sejam ligadas a estados de hipercoagulabilidade e risco aumentado para ocorrência de TEV. De fato, na década de 1980, defeitos genéticos levando à deficiência de PC e PS foram pela primeira vez reconhecidos como causas hereditárias de trombofilia.

A estimativa de prevalência da deficiência de PC na população geral é de aproximadamente 1/300. Dados recentes sobre a prevalência da deficiência de PS na população geral apontam para frequências entre 0,03% e 0,13%. Heterozigose para deficiência de PC e PS é associada a risco aumentado de TEV em diferentes populações. Como no caso da deficiência de AT, as informações sobre prevalência e risco trombótico das deficiências heterozigóticas de PC e PS variam em diferentes estudos. Em geral, estudos familiares originam estimativas de riscos mais elevadas em comparação a estudos caso-controle. Acredita-se que as deficiências de PC e PS, em estado heterozigótico, sejam associadas a riscos trombóticos semelhantes, aproximadamente dez vezes maiores do que em não portadores dessas deficiências.

Homozigose para as deficiências de PC e PS é usualmente associada a um fenótipo clínico grave conhecido como *purpura fulminans*, caracterizado por quadro de trombose maciça de microcirculação que se manifesta logo após o nascimento, embora formas menos graves de deficiência homozigótica de PC de início tardio tenham sido também descritas.

A heterogeneidade dos defeitos moleculares em casos de deficiência de AT, PC e PS representa importante obstáculo para a aplicação de métodos moleculares na investigação desses estados trombofílicos. Com efeito, a análise dos genes de AT, PC e PS não é utilizada na rotina de investigação de casos de TEV, e, mesmo no futuro próximo, é pouco provável que a pesquisa de mutações nesses genes faça parte das ferramentas diagnósticas utilizadas para elucidação da etiologia de casos de trombofilia. Assim, como mencionado anteriormente, o diagnóstico das deficiências de AT, PC e PS é estabelecido mediante determinação plasmática da atividade e das concentrações do antígeno, usando métodos funcionais e imunológicos, respectivamente.

Deve ser ressaltado que, embora as deficiências de AT, PC e PS sejam fatores de risco independentes para a ocorrência de TEV, em conjunto essas três anormalidades são detectadas em 5 a 15% dos casos de TEV. Dessa forma, pode-se afirmar que são causas bem estabelecidas, mas relativamente raras, de doença trombótica venosa.

Hiper-homocisteinemia

Hiper-homocisteinemia (elevação anormal das concentrações plasmáticas do aminoácido homocisteína) é um fator de risco estabelecido para ocorrência de trombose venosa, sendo associado a um aumento de risco trombótico da ordem de duas a quatro vezes, segundo alguns autores.[47] No entanto, dois estudos randomizados (ensaios controlados com placebo) não conseguiram mostrar uma redução significativa no risco de tromboembolismo pela diminuição da homocisteína plasmática.[48] Fatores genéticos e adquiridos interagem para determinar as concentrações de homocisteína no plasma; por essa razão, classifica-se hiper-homocisteinemia como um fator de risco "misto" de TEV. A hiper-homocisteinemia associa-se a um maior risco de trombose venosa e arterial por mecanismos complexos que envolvem alterações endoteliais, de função plaquetária e de fibrinólise.[49] A homocisteína é um produto intermediário na conversão de metionina em cisteína,

transformação essa que pode depender da enzima metilenotetraidrofolato redutase (MTHFR). Quando a MTHFR está deficiente, há acúmulo de homocisteína. O principal defeito na MTHFR é uma mutação pontual (C677T), com troca de C por T no nucleotídeo de posição 677, resultando na substituição da alanina pela valina, tornando a MTHFR termolábil e de menor eficiência enzimática. Recentemente foi descrita outra alteração (A1298C), mas sem estudos que a relacionem a resultados obstétricos insatisfatórios. Homozigose para MTHFR C677T e A1298C está presente, respectivamente, em 10 a 16% e 4 a 6% de uma amostra populacional.[50] As mutações da MTHFR, bem como da transcobalamina, não estão associadas a risco aumentado de trombose.[51]

Além da MTHFR, a cistationina β-sintetase (CBS), as vitaminas B12, B6 e o ácido fólico são cofatores para a transformação da homocisteína em cisteína, podendo suas deficiências também ocasionar hiper-homocisteinemia. Na gestação, são considerados normais níveis de homocisteína de até 15 μmol/L;[49] quando de 16 a 24 μmol/L, considera-se hiper-homocisteinemia leve; de 25 a 100 μmol/L, moderada; e maior que 100 μmol/L, grave.[48] A incidência de níveis altos de homocisteína em geral é inferior a 1% da população.[47] Causas adquiridas de hiper-homocisteinemia incluem deficiências nutricionais de vitamina B12, vitamina B6 e folato, idade avançada, insuficiência renal crônica e uso de medicações antifólicas (metotrexato e trimetoprima) ou outras drogas (ciclosporina, corticosteroides, fenitoína).[51,52]

Aumento dos níveis plasmáticos de fatores da coagulação

As concentrações plasmáticas do fator VIII da coagulação refletem a influência combinada de fatores hereditários e adquiridos. Por exemplo, genes codificando os grupos sanguíneos ABO e o fator de von Willebrand influenciam os níveis de fator VIII. Adicionalmente, agregação familiar de níveis elevados de fator VIII (não ligada ao grupo sanguíneo ou ao fator de von Willebrand) foi também descrita, apontando para a existência de componentes genéticos desconhecidos determinando as concentrações plasmáticas do fator VIII da coagulação. Dentre os fatores adquiridos que influenciam os níveis de fator VIII, destaca-se a inflamação, pois o fator VIII comporta-se como uma proteína de fase aguda.[53]

Níveis elevados de fator VIII representam um fator de risco estabelecido para TEV e correspondem a 20% dos pacientes com TEV.[54] No Leiden Thrombophilia Study, níveis plasmáticos de 150 UI/dL foram associados a um aumento de aproximadamente cinco vezes no risco de trombose venosa.[55] Entretanto, nenhuma anormalidade molecular específica foi até o momento identificada no gene do fator VIII que explique os níveis plasmáticos elevados ou o aumento de risco trombótico. Alguns estudos relacionam o aumento do fator VIII com complicações da gravidez ligadas à placenta (descolamento prematuro da placenta, pré-eclâmpsia grave, óbito fetal e crescimento fetal restrito).[55] Outros autores, porém, não demonstraram esa associação.[56]

QUAIS AS TROMBOFILIAS MAIS ESTUDADAS? QUANDO SUA INVESTIGAÇÃO DEVE SER REALIZADA? A GRAVIDEZ PODE INTERFERIR NA PESQUISA DE TROMBOFILIAS?

As trombofilias hereditárias ou genéticas mais estudadas são: deficiências de antitrombina e de proteínas C e S, fator V de Leiden e mutação do gene da protrombina. A hiper-homocisteinemia e o aumento do fator VIII podem ser hereditários ou adquiridos.[11]

A investigação de trombofilias deve ser indicada em pacientes jovens com antecedente de tromboembolismo venoso e/ou com antecedente familiar de tromboembolismo venoso antes dos 50 anos em parentes de primeiro grau.[10,11] A investigação de trombofilias deve idealmente ser realizada na ausência de gravidez. As provas funcionais para diagnóstico das trombofilias (proteínas C, S e antitrombina) podem estar alteradas na gestação e até 12 semanas pós-parto. Já os testes genéticos (fator V de Leiden e gene mutante da protrombina) podem ser realizados no ciclo gravídico puerperal (Tabela 24.3).

INVESTIGAÇÃO DE TROMBOFILIAS E MORBIDADE OBSTÉTRICA

A pesquisa de trombofilias hereditárias nos casos de antecedente de morbidade obstétrica é bastante controversa ainda na literatura, pois a tromboprofilaxia, nesses casos, não mostrou ser eficaz para reduzir a recorrência de tais eventos adversos.[11,57]

Aproximadamente 1 a 5% de todas as gestações são complicadas por condições

Tabela 24.3 Como e quando realizar a pesquisa laboratorial de trombofilias.[39]				
Quadro	Método de pesquisa	Na gestação?	Quadro agudo de trombose?	Na vigência de anticoagulação?
Fator V de Leiden	Resistência à proteína C ativada (segunda geração)	Sim	Sim	Não
	Se alterada: PCR (análise de DNA)	Sim	Sim	Sim
Protrombina mutante	Análise de DNA	Sim	Sim	Sim
Deficiência de proteína C	Atividade da proteína C (< 65%)	Sim	Não	Não
Deficiência de proteína S	Ensaio funcional (< 55%)	Não recomendado	Não	Não
Deficiência de antitrombina	Atividade de antitrombina (< 60%)	Sim	Não	Não
Hiper-homocisteinemia	Quimiluminescência/ cromatografia líquida	Sim	Sim	Sim
Síndrome antifosfolípide	Dosagem de anticardiolipina IgG e IgM, anticoagulante lúpico, beta-2-glicoproteína I (IgG e IgM)	Sim, mas pode haver títulos flutuantes de anticardiolipina	Não	Sim, mas pode alterar o anticoagulante lúpico

PCR: reação em cadeia da polimerase (*polymerase chain reaction*).
Adaptada de ACOG; 2018.

graves como pré-eclâmpsia, síndrome de HELLP (*haemolysis, elevated liver enzymes and low platelets* = hemólise, enzimas hepáticas elevadas e baixa contagem de plaquetas), restrição grave do crescimento fetal e natimortos. Em geral, essas condições são chamadas de morbidades relacionadas à placenta e se associam a uma má invasão trofoblástica das arteríolas espiraladas maternas, levando à insuficiência placentária. Os mecanismos dessa insuficiência uteroplacentária são ainda desconhecidos e provavelmente multifatoriais (causas imunológicas, genéticas e que englobam fatores de coagulação estão envolvidas).[56]

Provavelmente, esses tipos de morbidade obstétrica dependem também de mudança de estilo de vida saudável e podem ser multifatoriais em muitos casos.[58] Talvez por essa razão somente a anticoagulação não resolva toda a morbidade obstétrica.[59] Nessa situação, devem ser investigados os anticorpos antifosfolípides.

No momento, não há recomendação para pesquisa de trombofilias hereditárias nos casos de abortamento de repetição.[60] A pesquisa dos anticorpos antifosfolípides está indicada nesses casos.

REFERÊNCIAS BIBLIOGRÁFICAS

1. Katz, M., Califf, R. M., Sun, J. L., McMurray, J. J. V., Thomas, L., & Lopes, R. D. (2015). Venous thromboembolism and cardiovascular risk: Results from the NAVIGATOR trial. *American Journal of Medicine*, *128*(3), 297–302. https://doi.org/10.1016/j.amjmed.2014.08.022

2. Eichinger, S., Evers, J. L. H., Glasier, A., La Vecchia, C., Martinelli, I., Skouby, S.,Volpe, A. (2013). Venous thromboembolism in women: A specific reproductive health risk. *Human Reproduction Update*, *19*(5), 471–482. https://doi.org/10.1093/humupd/dmt028

3. Kahn, S. R., Lim, W., Dunn, A. S., Cushman, M., Dentali, F., Akl, E. A., Murad, M. H. (2012). Prevention of VTE in nonsurgical patients. Antithrombotic therapy and prevention of thrombosis, 9th ed: American College of Chest Physicians evidence-based clinical practice guidelines. *Chest*, *141*(2 SUPPL.). https://doi.org/10.1378/chest.11-2296

4. Cantrell, L. A., Garcia, C., & Maitland, H. S. (2018). Thrombosis and Thromboprophylaxis in Gynecology Surgery, *00*(00).

5. Yumoto, T., Naito, H., Yamakawa, Y., Iida, A., Tsukahara, K., & Nakao, A. (2017). Venous thromboembolism in major trauma patients: a single-center retrospective cohort study of the epidemiology and utility of D-dimer for screening. *Acute Medicine & Surgery*, *4*(4), 394–400. https://doi.org/10.1002/ams2.290

6. Khorana, A A & Connolly, G. C. (2009). Assessing risk of venous thromboembolism in the patient with cancer. *Journal of Clinical Oncology*. https://doi.org/10.1200/JCO.2009.22.3271

7. Abdul Sultan, A, West, J, Tata, L J, Fleming, K M, Nelson-Piercy, C., & Grainge, M. J. (2013). Risk of first venous thromboembolism in pregnant women in hospital: population based cohort study from England. *Bmj*, *347*(nov07 15), f6099–f6099. https://doi.org/10.1136/bmj.f6099

8. Heit, J A, Crusan, D J, Ashrani, A.A, Petterson, T. M., & Bailey, K. R. (2017). Effect of a near-universal hospitalization-based prophylaxis regimen on annual number of venous thromboembolism events in the US. *Blood*, *130*(2), 109–114. https://doi.org/10.1182/blood-2016-12-758995

9. Sandset, PM (2013). Mechanisms of hormonal therapy related thrombosis. *Thrombosis Research*, *131*(SUPPL.1), S4–S7. https://doi.org/10.1016/S0049-3848(13)70009-4

10. Croles, FN, Nasserinejad, K, Duvekot, J J, Kruip, M. J., Meijer, K., & Leebeek, F. W. (2017). Pregnancy, thrombophilia, and the risk of a first venous thrombosis: systematic review and bayesian meta-analysis. *BMJ (Clinical Research Ed.)*, *359*, j4452. https://doi.org/10.1136/bmj.j4452

11. Silverman, N. S. (2018). Clinical Management Guidelines for Obstetrician – Gynecologists: Inherited Thrombophilias in Pregnancy, *132*(138), 18–34.

12. Kaplan, D., Charles Casper, T., Gregory Elliott, C., Men, S., Pendleton, R. C., Kraiss, L. W., Rondina, M. T. (2015). VTE incidence and risk factors in patients with severe sepsis and septic shock. *Chest*, *148*(5), 1224–1230. https://doi.org/10.1378/chest.15-0287

13. Schmidt, M., Horvath-Puho, E., Thomsen, R. W., Smeeth, L., & Sørensen, H. T. (2012). Acute infections and venous thromboembolism. *Journal of Internal*

Medicine, 271(6), 608–618. https://doi. org/10.1111/j.1365-2796.2011.02473.x

14. Ruffatti, A., Salvan, E., Ross, T. Del, Gerosa, M., Andreoli, L., Maina, A., Meroni, P. L. (2014). Treatment strategies and pregnancy outcomes in antiphospholipid syndrome patients with thrombosis and triple antiphospholipid positivity: A European multicentre retrospective study. *Thrombosis and Haemostasis, 112*(4), 727–735. https://doi.org/10.1160/TH14-03-0191

15. Stevens, S. M., Woller, S. C., Bauer, K. A., Kasthuri, R., Cushman, M., Streiff, M., Douketis, J. D. (2016). Guidance for the evaluation and treatment of hereditary and acquired thrombophilia. *Journal of Thrombosis and Thrombolysis, 41*(1), 154–164. https://doi.org/10.1007/s11239-015-1316-1

16. Egeberg O (1965) Inherited antithrombin deficiency causing thrombophilia. Thromb Diath Haemorrh 13:516–530

17. Griffin JH, Evatt B, Zimmerman TS, Kleiss AJ, Wideman C (1981) Deficiency of protein C in congenital thrombotic disease. J Clin Invest 68:1370–1373

18. Comp PC, Esmon CT (1984) Recurrent venous thromboembolism in patients with a partial deficiency of protein S. N Engl J Med 311:1525–1528

19. Dahlback B, Hildebrand B (1994) Inherited resistance to acti- vated protein C is corrected by anticoagulant cofactor activity found to be a property of factor V. Proc Natl Acad Sci USA 91:1396–1400

20. Poort SR, Rosendaal FR, Reitsma PH, Bertina RM (1996) A common genetic variation in the 3'-untranslated region of the prothrombin gene is associated with elevated plasma prothrombin levels and an increase in venous thrombosis. Blood 88:3698–3703

21. Pabinger I, Grafenhofer H, Kyrle PA, Quehenberger P, Mannhalter C, Lechner K, et al. Temporary increase in the risk for recurrence during pregnancy in women with a history of venous thromboembolism. Blood. 2002;100(3):1060–2.

22. Bates, S. M., Greer, I. A., Middeldorp, S., Veenstra, D. L, Prabulos, A.-M., & Vandvik, P. O. (2012). VTE, Thrombophilia, Antithrombotic Therapy, and Pregnancy. *Chest, 141*(2), e691S–e736S. https://doi. org/10.1378/chest.11-2300

23. Marik PE, Plante LA. Venous thromboembolic disease and pregnancy. *N Engl J Med.* 2008 Nov 6. 359(19):2025-33

24. Rybstein, M. D., & Desancho, M. T.(2018). Hypercoagulable States and Thrombophilias : Risks Relating to Recurrent Venous Thromboembolism. Semin Intervent Radiol 35:99–104.

25. Kearon C, Akl EA, Comerota AJ et al (2012) Antithrombotic therapy for VTE disease. Chest 141:e419S–e494S

26. Kourlaba, G., Relakis, J., Kontodimas, S., Holm, M. V., & Maniadakis, N. (2016). A systematic review and meta-analysis of the epidemiology and burden of venous thromboembolism among pregnant women. *International Journal of Gynecology and Obstetrics.* https://doi. org/10.1016/j.ijgo.2015.06.054

27. Zhou, H., Peng, L., Yan, Y., Yi, Q., Tang, Y., & Shen, Y. (2012). Validation of the Caprini risk assessment model in Chinese hospitalized patients with venous thromboembolism . *Thrombosis Research, 130*(5), 735–740. https://doi.org/10.1016/j.thromres.2012.08.001

28. Bastos e Rezende (2013). Tromboprofilaxia : recomendações médicas e programas hospitalares,

29. Simcox LE, Ormesher L, Tower C, Greer IA. Thrombophilia and pregnancy complications. Vol. 16, International Journal of Molecular Sciences. 2015. p. 28418–28.

30. Kwon, A. J., Roshal, M., & Desancho, M. T. (2016). Clinical adherence to thrombo-

philia screening guidelines at a major tertiary care hospital. *Journal of Thrombosis and Haemostasis, 14*(5), 982–986. https://doi.org/10.1111/jth.13284

31. Ormesher L, Simcox L, Tower C, Greer IA. Management of inherited thrombophilia in pregnancy. Women's Heal. 2016;12(4):433–41.

32. Arruda, V. R., Annichino-Bizzacchi, J. M., Costa, F. F. and Reitsma, P. H. (1995), Factor V Leiden (FVQ 506) is common in a Brazilian population. Am. J. Hematol., 49: 242-243. doi:10.1002/ajh.2830490312

33. Rosendaal, F. R., & Reitsma, P. H. (2009). Genetics of venous thrombosis. *Journal of Thrombosis and Haemostasis, 7*(SUPPL. 1), 301–304. https://doi.org/10.1111/j.1538-7836.2009.03394.x

34. Zivelin, A., Mor-Cohen, R., Kovalsky, V., Kornbrot, N., Conard, J., Peyvandi, F., Seligsohn, U. (2006). Prothrombin 20210G>A is an ancestral prothrombotic mutation that occurred in whites approximately 24 000 years ago. *Blood, 107*(12), 4666–4668. https://doi.org/10.1182/blood-2005-12-5158

35. Lima, M. B. P. L. V, de Oliveira-Filho, A. B., Campos, J. F., Melo, F. C. B. C., Neves, W. B. Das, Melo, R. A. M., & Lemos, J. A. R. (2009). Increased risk of venous thrombosis by AB alleles of the ABO blood group and Factor V Leiden in a Brazilian population. *Genetics and Molecular Biology, 32*(2), 264–267. https://doi.org/10.1590/S1415-47572009000200010

36. Paiva, S. G., Sabino, A. P., Carvalho, M. G., Ribeiro, D. D., Gomes, K. B., Santos, M. S., Fernandes, A. P. (2009). Polymorphisms in exons 6 and 7 of the ABO locus and their association with venous thrombosis in young Brazilian patients. *Blood Coagulation and Fibrinolysis, 20*(2), 122–128. https://doi.org/10.1097/MBC.0b013e328323da99

37. Kujovich JL. Factor V Leiden Thrombophilia. 1999 May 14 [Updated 2018 Jan 4]. In: Adam MP, Ardinger HH, Pagon RA, et al., editors. GeneReviews® [Internet]. Seattle (WA): University of Washington, Seattle; 1993-2018. Available from: https://www.ncbi.nlm.nih.gov/books/NBK1368/

38. Dziadosz, M., & Baxi, L. V. (2016). Global prevalence of prothrombin gene mutation G20210A and implications in women's health. *Blood Coagulation & Fibrinolysis, 27*(5), 481–489. https://doi.org/10.1097/MBC.0000000000000562

39. Thromboembolism in pregnancy. ACOG Practice Bulletin No.196. American College of Obstetricians and Gynecologists. Obstet Gynecol 2018;132:e1–17.

40. Gerhardt A, Scharf RE, Beckmann MW, Struve S, BenderHG, Pillny M, et al.(2000) Prothrombin and factor V mutations in women with a history of thrombosis during pregnancy and the puerperium. N Engl J Med 342:374–80

41. Patnaik, M. M., & Moll, S. (2008). Inherited antithrombin deficiency: A review. *Haemophilia, 14*(6), 1229–1239. https://doi.org/10.1111/j.1365-2516.2008.01830.x

42. Rhéaume, M., Weber, F., Durand, M., & Mahone, M. (2016). Pregnancy-Related Venous Thromboembolism Risk in Asymptomatic Women With Antithrombin Deficiency. *Obstetrics & Gynecology, 127*(4), 649–656. https://doi.org/10.1097/AOG.0000000000001347

43. Griffin JH, Evatt B, Zimmerman TS, Kleiss AJ, Wideman C (1981) Deficiency of protein C in congenital thrombotic disease. J Clin Invest 68:1370–1373

44. Comp PC, Nixon RR, Cooper DW, Esmon CT (1984) Familial protein S deficiency is associated with recurrent thrombosis. J Clin Invest 74:2082–2088

45. Miletich J, Sherman L, Broze G Jr. Absence of thrombosisin subjects with het-

erozygous protein C deficiency.N Engl J Med 1987;317:991–6.

46. Franco, R. F., & Reitsma, P. H. (2001). Genetic risk factors of venous thrombosis. *Human Genetics*, 109(4), 369–384. https://doi.org/10.1007/s004390100593

47. Morelli, V. M., Lourenço, D. M., D'Almeida, V., Franco, R. F., Miranda, F., Zago, M. A., Kerbauy, J. (2002). Hyperhomocysteinemia increases the risk of venous thrombosis independent of the C677T mutation of the methylenetetrahydrofolate reductase gene in selected Brazilian patients. *Blood Coagulation and Fibrinolysis*, 13(3), 271–275. https://doi.org/10.1097/00001721-200204000-00014

48. Ray, J. G. (2008). Hyperhomocysteinemia: No longer a consideration in the management of venous thromboembolism. *Current Opinion in Pulmonary Medicine*, 14(5), 369–373. https://doi.org/10.1097/MCP.0b013e328307ee38

49. Brezovska-Kavrakova, J., Krstevska, M., Bosilkova, G., Alabakovska, S., Panov, S., & Orovchanec, N. (2013). Hyperhomocysteinemia and of Methylenetetrahydrofolate Reductase (C677T) Genetic Polymorphism in Patients with Deep Vein Thrombosis. *Materia Socio-Medica*, 25(3), 170–174. https://doi.org/10.5455/msm.2013.25.170-174

50. Peng F, Labelle LA, Rainey BJ, Tsongalis GJ. Single nucleotide polymorphisms in the methylenetetrahydrofolate reductase gene are common in US Caucasian and Hispanic American populations. Int J Mol Med 2001;8:509–11.

51. Pereira, A. C., Lourenço, D. M., Maffei, F. H., Morelli, V. M., Rollo, H. A., Zago, M. A., Franco, R. F. (2007). A transcobalamin gene polymorphism and the risk of venous thrombosis. The BRATROS (Brazilian Thrombosis Study). *Thrombosis Research*, 119(2), 183–188. https://doi.org/10.1016/j.thromres.2006.01.008

52. Oliveira, L. R. de, & Fonseca, J. R. (2018). Simultaneous pulmonary thromboembolism and superior mesenteric venous thrombosis associated with hyperhomocysteinemia secondary to pernicious anemia-induced vitamin B12 deficiency. *Hematology, Transfusion and Cell Therapy*, 40(1), 79–81. https://doi.org/10.1016/j.htct.2017.11.004

53. Koster, T., Vandenbroucke, J. P., Rosendaal, F. R., Briët, E., Rosendaal, F. R., & Blann, A. D. (1995). Role of clotting factor VIII in effect of von Willebrand factor on occurrence of deep-vein thrombosis. *The Lancet*, 345(8943), 152–155. https://doi.org/10.1016/S0140-6736(95)90166-3

54. Kyrle, P. A., Minar, E., Hirschl, M., Bialonczyk, C., Stain, M., Schneider, B., Eichinger, S. (2000). High Plasma Levels of Factor VIII and the Risk of Recurrent Venous Thromboembolism. *New England Journal of Medicine*, 343(7), 457–462. https://doi.org/10.1056/NEJM200008173430702

55. Rimon, E., Ascher-Landsberg, J., Carmi, N., Many, A., Deutsch, V., & Kupferminc, M. J. (2012). Severe pregnancy complications are associated with elevated factor VIII plasma activity. *Blood Coagulation and Fibrinolysis*, 23(3), 184–188. https://doi.org/10.1097/MBC.0b013e32834ee15b

56. Witsenburg, C. P. J., Rosendaal, F. R., Middeldorp, J. M., Van Der Meer, F. J. M., & Scherjon, S. A. (2005). Factor VIII levels and the risk of pre-eclampsia, HELLP syndrome, pregnancy related hypertension and severe intrauterine growth retardation. *Thrombosis Research*, 115(5), 387–392. https://doi.org/10.1016/j.thromres.2004.09.009

57. Rodger MA, Gris JC, de Vries JIP, Martinelli I, Rey É, Schleussner E, et al. Low-molecular-weight heparin and recurrent placenta-mediated pregnancy complications: a meta-analysis of individual patient

data from randomised controlled trials. Lancet. 2016;388(10060):2629–41.

58. Bogaerts, A. F. L., Devlieger, R., Nuyts, E., Witters, I., Gyselaers, W., Guelinckx, I., & Van Den Bergh, B. R. H. (2013). Anxiety and depressed mood in obese pregnant women: A prospective controlled cohort study. *Obesity Facts*, 6(2), 152–164. https://doi.org/10.1159/000346315

59. Rasmark Roepke, E., Hellgren, M., Hjertberg, R., Blomqvist, L., Matthiesen, L., Henic, E., Strandell, A. (2018). Treatment efficacy for idiopathic recurrent pregnancy loss - a systematic review and meta-analyses. *Acta Obstetricia et Gynecologica Scandinavica*, 97(8), 921–941. https://doi.org/10.1111/aogs.13352

60. University of Toronto, Canadian Medical Association, St. Michael's Hospital. Choosing Wisely Canada: don't order thrombophilia testing in women with early pregnancy loss. [Internet]. Toronto: Canadian Medical Association; 2017. Disponível em: https://choosingwiselycanada.org/hematology/. Acesso em: 25/06/2019.

capítulo 25

Trombofilias na Gestação: Como Investigar

▶ Érica Rades

INTRODUÇÃO

Na gestação ocorrem várias modificações pró-coagulantes fisiológicas, tais como aumento dos níveis de fibrinogênio, fator von Willebrand e fatores II, VII, VIII, IX e X, bem como diminuição nos níveis das proteínas anticoagulantes (proteína S, proteína C e antitrombina). Dessa forma, a gravidez está associada a um potencial trombótico aumentado, com atividade anticoagulante e fibrinólise diminuídas.

Trombofilia é definida como uma alteração da hemostasia que predispõe o indivíduo a evento trombótico. As trombofilias adquiridas e hereditárias têm sido associadas a risco aumentado de tromboembolismo materno e resultados adversos da gestação, embora existam controvérsias a respeito dessas associações. É importante identificar quais pacientes devem ser pesquisadas para trombofilias e quais testes devem ser realizados.

As trombofilias deverão ser investigadas nas pacientes com história prévia ou atual de tromboembolismo venoso (TEV), antecedente familiar de TEV em parente de primeiro grau com menos de 50 anos e familiares com trombofilias.

Pensando em morbiletalidade obstétrica, a investigação das trombofilias hereditárias tem sido realizada pelos mesmos critérios clínicos da síndrome antifosfolípide (SAF), mas essa conduta necessita de evidência científica e racionalização de exames de alto custo, pois o mecanismo fisiopatológico e os resultados do tratamento evidenciados para a SAF ainda não encontraram o mesmo respaldo científico para as trombofilias hereditárias.

TROMBOFILIAS HEREDITÁRIAS

As trombofilias hereditárias incluem as mutações do fator V (fator V de Leiden) e do fator II (protrombina). Outras trombofilias mais raramente encontradas são as deficiências de proteínas anticoagulantes, tais como as proteínas C, S e antitrombina. Por outro lado, a hiper-homocisteinemia é uma trombofilia que pode ser genética ou adquirida. As trombofilias hereditárias citadas têm padrão de herança autossômica dominante.

A mutação no gene do fator V (fator V de Leiden) resulta da substituição do aminoácido glutamina por arginina na posição 506 do gene do fator V. Essa mutação leva à proteólise do fator V pela proteína C ativada. A mutação heterozigota está presente em 5 a 9% da população branca descendente de europeus, sendo rara em asiáticos e africanos.[1]

A mutação no gene da protrombina, por sua vez, leva à substituição da guanina por adenina na posição 20210 do fator II, causando hiperprotrombinemia. Está presente em 3% da população branca europeia, sendo rara em indivíduos de origem africana, asiáticos ou descendentes de nativos americanos.[2]

A deficiência de proteína S (PS) pode ser decorrente de mais de 130 mutações já descritas, ocorrendo em 0,03 a 0,13% da população.[3] Já a deficiência de proteína C (PC) resulta de mais de 160 mutações descritas, e sua prevalência é de 0,2% da população caucasiana.[4] E, por fim, a deficiência de antitrombina pode ser decorrente de mais de 250 mutações que podem acarretar diminuição em seus títulos e em sua atividade, tendo alto poder trombogê-

nico. Por ser extremamente rara, acometendo somente 0,01 a 0,05% da população,[5] e não se observa associação com as complicações gestacionais.[6]

A hiper-homocisteinemia pode ser hereditária – quando resultante da mutação C677T no gene da metilenotetraidrofolato redutase (MTHFR) –, adquirida ou ambas. A mutação heterozigota está presente em 34 a 37% da população branca europeia, e a homozigota, em 11%,[7] e essa última é a principal causa de hiper-homocisteinemia. Vitaminas B6, B12 e/ou ácido fólico são necessários ao metabolismo da homocisteína, e também pode ocorrer hiper-homocisteinemia na deficiência desses cofatores. As mutações da MTHFR não têm sido associadas a aumento do risco de trombose. Níveis elevados de homocisteína inicialmente apresentaram alto risco para trombofilias, mas possivelmente a suplementação de ácido fólico em larga escala nos países desenvolvidos levou à diminuição acentuada dessa associação.

Uma variedade de outras trombofilias tem sido descrita, entre elas: outras mutações do gene do plasminogênio (PAI-1) e de outros fatores de coagulação, além de deficiência da proteína Z. Essas mutações teriam um discretíssimo efeito trombogênico, podendo colaborar no risco das pacientes que apresentam outras trombofilias maiores.

SÍNDROME ANTIFOSFOLÍPIDE

Caracteriza-se por hipercoagulabilidade mediada por autoanticorpos que desencadeiam tromboses vasculares sistêmicas e tromboses placentárias pela diminuição da anexina V, um anticoagulante presente em vilos placentários, levando a abortos recorrentes precoces ou tardios, óbitos fetais intrauterinos, restrição do crescimento fetal, doença hipertensiva específica da gestação, prematuridade e descolamento prematuro de placenta.

Os critérios diagnósticos foram definidos pela Sociedade Internacional de Trombose e Hemostasia, na presença de pelo menos um critério clínico e um laboratorial.[8]

Critérios clínicos

Trombose vascular

- Um ou mais episódios de trombose profunda arterial, venosa ou pequenos vasos.

Morbidade obstétrica

- Um ou mais óbitos fetais (fetos sem malformações) após dez semanas de gestação.
- Um ou mais partos prematuros até 34 semanas como consequência de pré-eclâmpsia, eclâmpsia ou insuficiência placentária.
- Três ou mais abortamentos espontâneos inexplicados antes de dez semanas, excluindo-se outras causas de abortamento habitual.

Critérios laboratoriais

- Anticoagulante lúpico (AL) positivo em duas ou mais ocasiões.

Tabela 25.1 Trombofilias hereditárias e adquiridas.

Primária (hereditária)	Secundária (adquirida)
Deficiência de antitrombina	Gestação
Deficiência de proteína C	Imobilidade
Fator V de Leiden	Estado pós-operatório
Mutação 20210 da protrombina	Pílula anticoncepcional
Desordens da geração de plasmina	Terapia hormonal
Disfibrinogenemia	Síndrome antifosfolípide
Hiper-homocisteinemia	Hiper-homocisteinemia grave
Aumento da concentração plasmática de fibrinogênio e fatores de coagulação*	Síndrome nefrótica
	Desordens mieloproliferativas
	Induzida por heparina
	Trombocitopenia
	Hemoglobinúria paroxística noturna
	Doença de Behçet
	Risco de TEV aumenta com a idade

TEV: Tromboembolismo venoso
* parcialmente determinado pelo ambiente

- Anticorpo anticardiolipina (aCL) IgG e/ou IgM em títulos médios ou altos (> 40 GPL ou MPL, ou > pct99), medido por ensaio de imunoabsorção enzimática (ELISA, *enzyme-linked immunosorbent assay*).

- Anticorpo anti-β_2-glicoproteína-I (anti-B$_2$-GPI) IgG e/ou IgM positivo, medido por ELISA.

- Testes devem ser positivos em pelo menos duas ocasiões com intervalos superiores a 12 semanas.

Rastreamento (*screening*)

Fator V de Leiden e mutação da protrombina

Em nosso meio, faz-se a detecção da mutação por meio da reação em cadeia da polimerase (PCR, *polymerase chain reaction*) das formas heterozigotas e homozigotas; essas últimas são extremamente raras e com maior risco tromboembólico. Esses testes podem ser utilizados durante a gestação.

Proteína C

Utiliza-se o método cromogênico, que determina a atividade da proteína no soro. Os valores de normalidade dependem dos valores de corte utilizados (e estão entre 66 e 128%).

Por ser uma proteína dependente de vitamina K, seus valores podem estar alterados na deficiência dessa vitamina em quadros de hepatopatias, fase aguda de trombose, uso de cumarínicos e gestação.

Proteína S

A deficiência é geralmente causada por um gene sem expressão, levando a uma diminuição dos níveis totais de proteína S ou, mais comumente, a mutações que resultam em diminuição da atividade e dos níveis antigênicos da proteína S livre.

Os métodos utilizados em nosso meio avaliam a atividade da proteína e estão sujeitos a grande variabilidade por conta dos níveis flutuantes de proteína S na gestação. Dessa forma, o teste deve ser realizado preferencialmente fora do período gravídico puerperal.

Antitrombina

Considerada a mais trombogênica das trombofilias, as modificações fisiológicas da gravidez podem aumentar o risco de trombose nas pacientes com essa mutação.

O diagnóstico é realizado por método cromogênico, e a atividade normal da antitrombina (AT) encontra-se entre 79 e 131%.

Quando a atividade da AT está entre 70 e 85%, o risco de trombose venosa na gestação gira em torno de 0,2 a 0,4%. E, quando os níveis encontrados estão abaixo de 60%, o risco de trombose na gestação pode chegar a 40%.[9]

Homocisteína

A concentração de homocisteína total no plasma é medida por cromatografia, sendo considerados normais níveis em jejum entre 5 e 16 µmol/L. Hiper-homocisteinemia leve apresenta níveis entre 16 e 24 µmol/L; moderada, níveis de 25 a 100 µmol/L; e grave, acima desse valor.

Atualmente, a dosagem de homocisteína e a pesquisa por PCR da MTHFR têm sido desencorajadas, uma vez que não se associam a eventos trombóticos nem a complicações gestacionais.[10]

Síndrome antifosfolípide

Os antifosfolípides são imunoglobulinas que interferem nas provas de coagulação *in vitro* dependentes de fosfolipídeos (por exemplo: tempo de tromboplastina parcial ativada [TTPA] e tempo do veneno de víbora de Russell diluído). Esses anticorpos não inibem especificamente alguns dos fatores de coagulação; ao contrário, parecem estar dirigidos a epítopos desses fosfolipídeos.

Anticoagulante lúpico

Em testes como TTPA, tempo de protrombina (TP), teste do veneno de víbora de Russel ou teste do tempo de Kaolin, os resultados são qualitativos, ou seja, positivos ou negativos.

Anticorpos anticardiolipina reagem aos fosfolipídeos carregados negativamente e são detectados por testes imunoenzimáticos (ELISA) usando-se cardiolipina purificada na matriz fosfolipídea. Os resultados são quantitativos, e os títulos são médios ou altos quando acima de 40 GPL (AcLIgG) ou 40 MPL (AcLIgM).

Anticardiolipina anti-β_2-glicoproteína-I é um inibidor da coagulação dependente de fosfolipídeo e medido por ELISA. Os anticorpos IgG ou IgM em títulos superiores ao percentil 99 são considerados positivos.

Esses exames podem ser realizados na gravidez com acurácia, e resultados confirmatórios devem ser positivos após 12 semanas.

Anticorpos como anticardiolipina IgA e anti-β_2-glicoproteína-I IgA, e ainda aqueles contra outros fosfolipídeos (por exemplo, antifosfatidilserina), não fazem parte dos critérios diagnósticos da SAF e não deveriam ser solicitados.

Tabela 25.2 Diagnóstico de trombofilias na gestação.

Trombofilia	Metodologia do teste	Teste confiável na gravidez?	Teste confiável durante trombose aguda?	Teste confiável na vigência de anticoagulação?
Fator V de Leiden	Análise de DNA por PCR	Sim	Sim	Sim
Mutação da protrombina (G20210)	Análise de DNA por PCR	Sim	Sim	Sim
Deficiência de proteína C	Atividade de proteína C (< 65%)	Sim	Não	Não

(Continua)

Tabela 25.2 Diagnóstico de trombofilias na gestação. *(Continuação)*

Trombofilia	Metodologia do teste	Teste confiável na gravidez?	Teste confiável durante trombose aguda?	Teste confiável na vigência de anticoagulação?
Deficiência de proteína S	Teste funcional (< 55%)	Não*	Não	Não
Deficiência de antitrombina	Atividade de antitrombina (< 60%)	Sim	Não	Não
Síndrome antifosfolípide	AcL e anti-β_2-GPI IgG/IgM ELISA	Sim**	Não	Sim**
Síndrome antifosfolípide	Anticoagulante lúpico	Sim**	Não	Não

PCR: reação em cadeia da polimerase.

*Se o rastreamento na gravidez for necessário, os pontos de corte para o antígeno da proteína S livre no segundo e terceiro trimestres foram identificados como menores que 30% e menores que 24%, respectivamente.

**Se a pesquisa for realizada na gestação ou na vigência de anticoagulação, deve-se repetir no puerpério ou ao término da medicação.

CONCLUSÃO

Trombofilias são alterações da hemostasia que predispõem o indivíduo a eventos trombóticos. Aquelas adquiridas e hereditárias aumentam o risco de tromboembolismo na gestação e no puerpério, estando as adquiridas associadas a complicações gestacionais.

Screening universal não tem boa relação custo/efetividade e não deve ser indicado em razão da baixa incidência de tromboembolismo na gestação e da falta de estudos que comprovem a eficácia da tromboprofilaxia. Por sua vez, *screening* das trombofilias hereditárias e adquiridas em mulheres com história pessoal de TEV é prudente.

Quanto à morbidade obstétrica, os dados existentes permitem diagnosticar e tratar pacientes com SAF, mas são inconsistentes com a pesquisa e o tratamento relativos às pacientes com trombofilias hereditárias.

REFERÊNCIAS BIBLIOGRÁFICAS

1. Ridker PM, Miletich JP, Hennekens CH, Buring JE. Ethnic distribution of factor V Leiden in 4047 men and women: implications for venous thromboembolism screening. JAMA. 1997;277(16):1305-7.

2. Gerhardt A, Scharf RE, Beckmann MW, Struve S, Bender HG, Pillny M, Sandmann W, Zotz RB. Prothrombin and factor V mutations in women with a history of thrombosis during pregnancy and the puerperium. N Engl J Med. 2000;342(6):374-80.

3. Gandrille S, Borgel D, Sala N, Espinosa-Parrilla Y, Simmonds R, Rezende S et al. Protein S deficiency: a database of mutations: summary of the first update. Thromb Haemost. 2000;84(5):918.

4. Tait RC, Walker ID, Reitsma PH, Islam SI, McCall F, Poort SR et al. Prevalence of protein C deficiency in the healthy population. Thromb Haemost. 1995;73(1):87-93.

5. Lane DA, Bayston T, Olds RJ, Fitches AC, Cooper DN, Millar DS et al. Antithrombin mutation database: 2nd (1997) update. For the Plasma Coagulation Inhibitors Subcommittee of the Scientific and Standardization Committee of the International Society on Thrombosis and Haemostasis. Thromb Haemost. 1997;77(1):197-211.

6. Kupferminc MJ, Eldor A, Steinman N, Many A, Bar-Am A, Jaffa A et al. Increased frequency of genetic thrombophilia in women with complications of pregnancy. N Engl J Med. 1999;340(1):9-13.

7. Ray JG, Shmorgun D, Chan WS. Common C677T polymorphism of the methylenetetrahydrofolate reductase gene and the risk of venous thromboembolism: meta-analysis of 31 studies. Pathophysiol Haemost Thromb. 2002;32(2):51-8.

8. Miyakis S, Lockshin MD, Atsumi T, Branch DW, Brey RL, Cervera R et al. International consensus statement on an update of the classification criteria for definite antiphospholipid syndrome (APS). J Thromb Haemost. 2006;4(2):295-306.

9. Zotz RB, Gerhardt A, Scharf RE. Inherited thrombophilia and gestational venous thomboembolism. Best Pract Res Clin Haematolol. 2003;16(2):243-59.

10. Lonn E, Yusuf S, Arnold MJ, Sheridan P, Pogue J, Micks M et al. Homocysteine lowering with folic acid and B vitamins in vascular disease. N Engl J Med. 2006;354(15):1567-77.

capítulo 26

Profilaxia:
Uso Racional de Heparinas

▶ Ana Maria Kondo Igai

TROMBOFILIAS HEREDITÁRIAS

Sabemos que mulheres com trombofilias hereditárias apresentam uma condição genética na qual o risco de trombose venosa profunda (TVP) na gestação está aumentado em 80% e o de tromboembolismo venoso (TEV), em 20%. Esse elevado risco está associado ao estado de hipercoagulabilidade presente na gestante, elevando, assim, o risco de fenômenos tromboembólicos.

As alterações gravídicas do sistema hemostático que elevam esse risco são: aumento dos fatores de coagulação (II, VII,VIII, X e fibrinogênio), diminuição da atividade da proteína S, aumento da resistência à proteína C ativada no segundo e terceiro trimestre de gestação, além de aumento dos níveis e da atividade dos inibidores da fibrinólise (TAFI, PAI-1 e PAI-2).[1]

Em gestantes e puérperas, o risco de tromboembolismo é quatro a cinco vezes maior em relação a não gestantes. Estima-se que ele ocorra cerca de uma a quatro vezes a cada 1.000 gestações.[2]

DIAGNÓSTICO

As trombofilias hereditárias mais prevalentes são o fator V de Leiden e a mutação da protrombina (presente em 50 a 60% dos casos). As outras trombofilias são: deficiência de proteína S, de proteína C e antitrombina.[3]

Em quem considerar a pesquisa de trombofilias hereditárias?

1. Pacientes com histórico pessoal de TVP/TEV com ou sem fator recorrente de risco (fatores recorrentes de risco: gestação ou uso de anticoncepcionais hormonais; fatores

não recorrentes: cirurgia ou imobilização).

2. História familiar em parente de primeiro grau.

Segundo os principais protocolos – American College of *Chest* Physicians (CHEST), *American College of Obstetricians and Gynecologists* (ACOG), American Society of Hematology (ASH) e Royal College of Obstetricians and Gynaecologists (RCOG) –, não se recomenda a pesquisa, até o presente momento, para eventos obstétricos adversos com história pessoal de: perda fetal, descolamento prematuro de placenta, pré-eclâmpsia e restrição do crescimento fetal. Não se conseguiu demonstrar, ainda, um forte nível de evidência que justifique a pesquisa de trombofilias hereditárias.

Quando realizar a pesquisa?

1. Depois de algum evento trombótico, preferencialmente após seis semanas.
2. Não pesquisar em gestantes; aguardar seis semanas ou, preferencialmente, dois meses após o parto.
3. Quando a paciente não estiver medicada com anticoagulantes ou hormônios.

TRATAMENTO

Para estabelecer o tratamento, há de se considerar o tipo de trombofilia:

- Trombofilias de alto risco: deficiência de antitrombina; síndrome antifosfolípide; fator V de Leiden e mutação da protrombina em homozigose; defeito combinado do fator V de Leiden e mutação da protrombina.

- Trombofilias de baixo risco: fator V de Leiden e mutação da protrombina em heterozigose; deficiência de proteínas S e C.

Anticoagulação profilática e suas indicações

Trombofilias de baixo risco sem história pessoal de TVP/TEV:

- **Anteparto:** apenas vigilância, sem profilaxia medicamentosa.
- **Pós-parto:** apenas vigilância ou profilaxia com heparina de baixo peso molecular (HBPM) ou heparina não fracionada (HNF), se em associação com fatores de risco como: parto cesárea, obesidade, imobilização prolongada e infecções.

Trombofilias de baixo risco com história familiar de parente de primeiro grau com TVP/TEV:

- **Anteparto:** profilaxia com HBPM ou HNF; alguns protocolos recomendam apenas a vigilância.
- **Pós-parto:** profilaxia com HBPM ou HNF; alguns protocolos indicam dose intermediária de HBPM ou HNF.

Trombofilias de baixo risco com evento de trombose prévio:

- **Anteparto:** profilaxia com HBPM ou HNF; alguns protocolos indicam dose intermediária de HBPM ou HNF.
- **Pós-parto:** profilaxia com HBPM ou HNF; alguns protocolos indi-

cam dose intermediária de HBPM ou HNF.

Trombofilias de alto risco sem evento de trombose prévio:

- **Anteparto:** profilaxia com HBPM ou HNF; alguns protocolos indicam dose intermediária de HBPM ou HNF.
- **Pós-parto:** profilaxia medicamentosa; alguns protocolos indicam dose intermediária de HBPM ou HNF.

Situações que requerem dose não profilática

Trombofilias de alto risco com evento de trombose prévio ou parente de primeiro grau afetado sem uso continuado de anticoagulantes:

- **Anteparto:** dose intermediária de HBPM ou HNF.
- **Pós-parto:** dose intermediária de HBPM ou HNF.

Alguns protocolos recomendam dose profilática ou ajustada de HBPM ou HNF.

Trombofilias com dois ou mais episódios de trombose (não recebendo anticoagulação):

- **Anteparto:** dose intermediária de HBPM ou HNF; alguns protocolos recomendam dose ajustada de HBPM ou HNF.
- **Pós-parto:** dose intermediária de HBPM ou HNF; alguns protocolos indicam dose ajustada de HBPM ou HNF.

Trombofilias com dois ou mais eventos de trombose prévios (recebendo anticoagulação prolongada):

- **Anteparto:** dose terapêutica de HBPM ou HNF.
- **Pós-parto:** manter dose terapêutica de HBPM ou HNF até a mudança para anticoagulante oral, de acordo com o médico especialista que acompanhará a paciente.

Por quanto tempo manter a profilaxia?

A profilaxia deve ser mantida por pelo menos seis semanas pós-parto nos casos em que a paciente tenha recebido medicação no anteparto.

Dose profilática (uso subcutâneo)

- **HBPM:**
  - Enoxaparina 40 mg ou 60 mg (se peso acima de 90 kg)/dia.
  - Dalteparina 5.000 UI/dia.
- **HNF:**
  - 5.000 a 7.500 UI de 12/12 horas no primeiro trimestre.
  - 7.500 a 10.000 UI de 12/12 horas no segundo trimestre.
  - 10.000 UI de 12/12 horas no terceiro trimestre se o tempo de tromboplatina parcial ativada (TTPA) não estiver elevado.

Dose intermediária de HBPM

- Enoxaparina 40 mg de 12/12 horas ou 1 mg/kg de peso uma vez ao dia.
- Dalteparina 5.000 UI de 12/12 horas.

SÍNDROME ANTIFOSFOLÍPIDE

Doença de caráter autoimune com a existência de eventos de trombose venosa ou arterial e/ou perdas fetais na presença de anticorpos antifosfolípides (anticardiolipina, anticoagulante lúpico, anti-β_2-glicoproteína-I) persistentes por 12 semanas (ou mais) da detecção inicial. Pode ser uma síndrome primária ou associada a doenças autoimunes sistêmicas, como o lúpus eritematoso sistêmico ou outras patologias.

Para a definição de morbidade obstétrica, utilizam-se os critérios de Sapporo:[4]

- Uma ou mais mortes fetais inexplicadas, de feto morfologicamente normal, constatadas por meio de exame ultrassonográfico antenatal ou verificadas no período pós-natal, em gestação com mais de dez semanas.

- Um ou mais partos pré-termo antes de 34 semanas de gestação, de recém-nascidos normais, em decorrência de pré-eclâmpsia grave, eclâmpsia ou eventos consistentes com insuficiência placentária.

- Três ou mais perdas fetais consecutivas e espontâneas, não explicadas, com idade gestacional inferior a dez semanas, constatada ausência de anormalidades maternas anatômicas e hormonais e de anomalias cromossômicas maternas e paternas.

Para estabelecer o diagnóstico de síndrome antifosfolípide (SAF), é necessária a presença de um critério clínico (trombose venosa ou arterial e/ou critérios obstétricos) associada a uma positividade de anticorpos antifosfolípides.

Os mecanismos pelos quais os anticorpos antifosfolípides atuam na gestação não estão bem estabelecidos. Provavelmente, ocorre ativação da interface endotelial, o que leva a uma alteração plaquetária, desencadeando o processo de coagulação e ativação de complemento com ação direta no trofoblasto.

Tratamento da síndrome antifosfolípide

1. Em SAF definida por critérios laboratoriais e morbidade obstétrica (perda fetal em gestação de dez semanas ou mais ou, ainda, três ou mais perdas em gestação inferior a dez semanas) sem histórico de trombose venosa ou arterial:
   - **Anteparto:** dose profilática de HBPM mais aspirina em baixa dose (de 100 a 150 mg/dia).
   - **Pós-parto:** dose profilática de HBPM e aspirina em baixa dose por um período de seis semanas.

2. Em SAF definida por critérios laboratoriais e clínicos com parto pré-termo antes de 34 semanas de gestação por pré-eclâmpsia grave/eclâmpsia ou insuficiência placentária, sem história de trombose venosa ou arterial:
   - **Anteparto:** aspirina em baixa dose;[5] nos casos em que houve falha da aspirina e tenha sido encontrada extensa vasculopatia ou trombose em sítio placentário, associar HBPM.
   - **Pós-parto:** alguns protocolos recomendam, em partos vaginais,

apenas compressão pneumática de membros inferiores (enquanto no hospital) com aspirina em baixa dose por seis semanas pós-parto. O uso de meias elásticas deve ser recomendado nos casos em que se optou pelo uso de aspirina apenas.

- **Parto cesáreo:** recomenda-se HBPM em dose profilática por seis semanas pós-parto. Nos casos em que se indicou a associação de HBPM e aspirina no período anteparto, manter o mesmo esquema por seis semanas pós-parto.

3. Pacientes com critérios laboratoriais presentes, sem eventos de trombose ou morbidade obstétrica:

- **Anteparto:** aspirina em baixa dose.
- **Pós parto:**
  - **Parto vaginal:** compressão intermitente de membros inferiores (enquanto em hospital) mais aspirina; para a alta, recomendar meias elásticas mais aspirina em baixa dose por seis semanas.
  - **Parto cesáreo:** dose profilática de HBPM e aspirina em baixa dose por seis semanas pós-parto.

CONCLUSÃO

O principal fator para uso de heparina na gravidez é a história de TEV anterior ou atual. Pacientes com diagnóstico de SAF devem receber aspirina e heparina. Além disso, a dose a ser administrada e o período da gravidez e/ou do puerpério variam conforme o grau de trombofilia da paciente, se de alto ou de baixo risco.

REFERÊNCIAS BIBLIOGRÁFICAS

1. Lockwood CJ. Pregnancy associated changes in hemostatic system. Clin Obstet Gynecol. 2006;48:836-43.

2. Heit JA, Kobbervig CE, James AH, Petterson TM, Bailey KR, Melton LJ 3rd. Trends in the incidence of venous thromboembolism during pregnancy or postpartum period: a 30-year population-based study. Ann Intern Med. 2005;143:697-706.

3. ACOG Practice Bulletin nº 197: inherited thrombophilias in pregnancy. Obstet Gynecol. 2018;132(1):e18-34.

4. Miyakis S, Lockshin MD, Atsumi T, Branch DW, Brey RL, Cervera R et al. International consensus statement on an update of the classification criteria for definite antiphospholipid syndrome (APS). J Thromb Haemost. 2006;4:295-306.

5. Roberge S, Nicolaides K, Demers S, Hyett J, Chaillet N, Bujold E. The role of aspirin dose on the prevencion of preeclampsia and fetal growth restriction: systematic review and meta-analysis. Am J Obstet Gynecol. 2017;216:110-20.

capítulo 27

Diagnóstico e Tratamento do Tromboembolismo Venoso

▶ André Luiz Malavasi Longo de Oliveira ▶ Marcos Arêas Marques
▶ Adilson Ferraz Paschoa

INTRODUÇÃO

A obstetrícia moderna enfrenta o dilema da dualidade sangramento–tromboembolismo. Se, num passado não muito remoto, o grande temor dos que assistiam a parturiente era a hemorragia acidental – muitas vezes fatal, hoje esse receio é acrescido de mais um complicador: o tromboembolismo venoso (TEV).[1]

Em países que controlaram as causas clássicas de morte materna direta, como infecção puerperal, eclâmpsia e hemorragia, o TEV desponta como a principal causa de morte materna.[2] Na sua forma mais letal, embolia pulmonar (EP), o TEV apresenta uma grande barreira que dificulta o seu diagnóstico durante a gestação, causada em parte pela limitação ao uso de métodos de imagem que dependem de radiação.[3]

A gestante apresenta os três componentes etiopatogênicos da tríade de Virchow:

1. estase, devido à compressão das veias cava e ilíaca comum esquerda pelo útero gravídico e à diminuição do tônus venoso por causa da ação miorrelaxante da progesterona;
2. hipercoagulabilidade, secundária à indução da síntese hepática dos fatores VII, VIII e X de coagulação pelo estriol placentário, aumento do fibrinogênio e do inibidor do ativador do plasminogênio tipos I e II, e diminuição da síntese de proteína S;
3. lesão endotelial, que ocorre na nidação, remodelação endovascular das artérias uteroespiraladas e com a dequitação.[4]

Durante a gestação, o risco de TEV aumenta de cinco a dez vezes, podendo chegar a 20 vezes no puerpério, quando comparado ao de mulheres não gestantes de mesma idade.[5] Após esse período, sua frequência diminui rapidamente, apesar do risco residual que persiste por até 12 semanas pós-parto.[6]

A trombose venosa profunda (TVP) de membros inferiores é responsável por 75 a 80% dos episódios de TEV na gestação. Aproximadamente 2/3 das TVPs ocorrem no período antenatal e distribuem-se igualmente nos três trimestres. Entretanto, de 43 a 60% dos episódios de EP ocorrem nas primeiras seis semanas do puerpério.[7] Nas gestantes, as TVPs predominam ainda mais no membro inferior esquerdo (90% *versus* 55%) e no segmento ileofemoral (72% *versus* 9%), quando comparadas às não gestantes. Esse fato pode ser explicado pela acentuação da compressão da veia ilíaca comum esquerda pela artéria ilíaca comum direita contra a quinta vértebra lombar, causada pelo útero gravídico.[4]

A prevalência de TEV é de 0,5 a 2,2 casos para cada 1.000 partos, dependendo da população estudada.[8] A incidência absoluta de TEV na gestação e no puerpério foi de 107 por 100.000 mulheres-ano no Reino Unido (RU)[9] e de 175 por 100.000 mulheres-ano na Dinamarca e no Canadá.[10] No Brasil, não há dados oficiais sobre a mortalidade materna por TEV.[7] A EP permanece como a principal causa de morte materna direta no RU; porém, houve queda significativa de mortalidade materna por EP no parto vaginal (de 1,56 por 100.000 partos em 2003 a 2005 para 0,70 por 100.000 partos em 2006 a 2008). Isso ocorreu após a aplicação da primeira versão (2004) das diretrizes do Royal College of Obstetricians and Gynaecologists (RCOG) para redução do risco de TEV durante a gestação e o puerpério.[11] A prevenção do TEV na gestação, embasada em diretrizes, levando em conta os fatores de risco presentes, e a consequente instituição de profilaxia mecânica e/ou farmacológica constituem a melhor estratégia para reduzir essa nefasta intercorrência.[7]

As questões que devem ser consideradas por todo obstetra em atenção ao TEV na gestação são:

1. Quais os fatores de risco da gestante para TEV na gestação atual?
2. Os fatores de risco apresentados pela gestante para TEV na gestação atual indicam a tromboprofilaxia?
3. Quais os riscos do uso de anticoagulantes (tromboprofilaxia farmacológica) para a gestante e seu concepto?
4. Quais os riscos do uso de anticoagulantes (tromboprofilaxia farmacológica) durante a amamentação?
5. Como deve ser prevenido e tratado o TEV na gestação?

FATORES DE RISCO

Obesidade

A obesidade é um importante fator de risco para TEV na gestação, e esse risco cresce à medida que o índice de massa corporal (IMC) aumenta.[12] A obesidade (IMC > 30 kg/m²) é associada a aumento de 14,9 vezes do risco de EP e TVP.[13] O sobrepeso materno (IMC entre 25 e 29,9 kg/m²) é um fator de risco muito comum, porém fraco, para TEV relacionado à gestação. Entre as gestantes que morreram de EP no RU entre 2003 e 2008, a proporção de obesas (IMC de 30 kg/m² ou mais) foi de 60%.[11]

Idade

Dados extraídos de estudos do tipo caso-controle sugerem aumento de risco de duas vezes para mulheres com mais de 35 anos.[14] Em estudo conduzido no RU, em que se utilizou uma coorte ampla de mulheres fora da gestação, aquelas com idade entre 35 e 44 anos apresentaram risco 50% maior de TEV quando comparadas com aquelas entre 25 e 34 anos. A ocorrência de TEV não aumentou com a idade no período anteparto; contudo, mulheres em fase puerperal, entre 35 e 44 anos, apresentaram risco 70% superior quando comparadas àquelas entre 25 e 34 anos (o que corresponde a aumento de risco absoluto de 1,6 por 1.000 pessoas-anos).[9] Um estudo coreano similar observou que o aumento da faixa etária não se correlacionou a aumento do risco de TEV.[15] De modo geral, considera-se a idade de 35 anos ou mais um fator de risco antenatal e puerperal.[16]

Trombofilias

Existe forte associação entre trombofilias hereditárias e TEV, o que torna a detecção dessas mutações uma estratégia na prevenção de TEV na gestação (Tabela 27.1). No entanto, é controverso se existe uma associação entre trombofilias herdadas e trombose uteroplacentária que ocasione perda fetal, pré-eclâmpsia, restrição do crescimento fetal ou descolamento prematuro de placenta.[17]

Essa possível associação tem resultado em rastreamento indiscriminado de trombofilias em gestantes, apesar de, até a presente data, não haver nenhuma confirmação sobre os benefícios do uso de heparina para prevenção dessas intercorrências.[18]

Imobilidade e viagens de longa distância

Os dados sobre imobilidade e viagens de longa distância em gestantes são limitados, sendo necessária a extrapolação de estudos de populações não gestantes.[19] As diretrizes relativas a cuidados antenatais do Instituto Nacional de Excelência em Saúde e Cuidados (NICE, National Institute of Health and Care Excellence)[20] e as recomendações do RCOG sobre viagens aéreas durante a gestação estabelecem que voos com duração superior a quatro horas aumentam o risco de TEV. Estudo caso-controle norueguês apontou aumento do risco de TEV em gestantes com IMC > 25 kg/m² e imobilização anteparto (definida como restrição ao leito por tempo igual ou superior a uma semana antes do parto ou antes do diagnóstico de TEV), mostrando efeito multiplicador sobre o risco de TEV anteparto e pós-parto (risco: 40,1 e 62,3, respectivamente).[12]

Tabela 27.1 Risco de TEV com diferentes trombofilias.

Trombofilia	Prevalência na população geral (%)	% de risco absoluto de TEV por gestação (sem história)	% de risco absoluto de TEV por gestação (TEV prévio)	Porcentagem de todos os TEVs	Referências
Fator V de Leiden (heterozigoto)	1 a 15	0,5 a 1,2	10	40	18-21
Fator V de Leiden (homozigoto)	< 1	4	17	2	18-21
Mutação da protrombina (heterozigoto)	2 a 5	< 0,5	> 10	17	18-21
Mutação da protrombina (homozigoto)	< 1	2 a 4	> 17	0,5	18-21
Fator V de Leiden (heterozigoto) com mutação da protrombina (heterozigoto)	0,01	4 a 5	> 20	1 a 3	18-21
Deficiência de antitrombina (< 50%)	0,02	3 a 7	40	1	18, 22, 23
Deficiência de proteína C (< 50%)	0,2 a 0,4	0,1 a 0,8	4 a 17	14	18, 22, 24
Deficiência de proteína S fração livre (< 55%)	0,03 a 0,13	0,1	0 a 22	3	16, 18, 25, 26

TEV: tromboembolismo venoso.

Admissão hospitalar

A admissão hospitalar durante a gravidez é associada a aumento de 18 vezes do risco de TEV em comparação ao risco basal fora do hospital, e o risco permanece elevado após o parto, seis vezes maior, nos 28 dias seguintes. Na internação hospitalar, o risco é maior no terceiro trimestre de gravidez e em mulheres com mais de 35 anos.[21]

Outros fatores de risco

Algumas comorbidades têm sido associadas ao aumento do risco de TEV durante a gestação, entre elas: doença intestinal inflamatória, infecção do trato urinário, lúpus eritematoso sistêmico, cardiopatias, hipertensão arterial sistêmica induzida pela gestação ou pré-eclâmpsia e cirurgia antenatal não obstétrica.[22]

Na análise de dados de 1.475.301 altas em maternidades escocesas, Kane *et al.* encontraram os seguintes fatores de risco associados ao TEV: três ou mais gestações anteriores, hemorragia obstétrica e pré-eclâmpsia.[23]

A hiperêmese aumenta o risco de TEV pós-natal em 4,4 vezes. A correta utilização dessas informações tem profundas implicações para obstetras, já que muitos eventos tromboembólicos são fatais e ocorrem no primeiro trimestre, frequentemente antes do agendamento da primeira consulta de pré-natal, quando deveria ser instituída a profilaxia antenatal.[24] Outros fatores de risco para TEV e os respectivos riscos relativos estão listados na Tabela 27.2.

Tabela 27.2 Fatores de risco para TEV na gestação e risco relativo associado.[24]

Fator de risco	RR
TEV prévio	24,8
Idade > 35 anos	1,3
Obesidade	2,65
IMC > 30 kg/m^2	5,3
IMC > 25 kg/m^2	1,8
Ganho de peso > 21 kg durante a gestação	1,6
Multiparidade	4,03
Tabagismo antenatal (10 a 30 cigarros/dia)	2,1
Tabagismo pós-natal (10 a 30 cigarros/dia)	3,4
	(*Continua*)

Tabela 27.2 Fatores de risco para TEV na gestação e risco relativo associado.[21]
(*Continuação*)

Fator de risco	RR
Tabagismo na gestação	2,7
Anemia falciforme	6,7
Cardiopatia	7,1
Lúpus eritematoso sistêmico	8,7
Anemia	2,6
Veias varicosas	2,4
Imobilidade	7,7
Pré-eclâmpsia	3,1
Hiperêmese	4,4
Fertilização *in vivo*	4,2
Gestação gemelar	2,6
Gestação múltipla	4,2
Parto pré-maturo (< 37 semanas de gestação)	2,4
Natimorto	6,24
Hemorragia anteparto	2,3
Cesariana de emergência	2,7
Cesariana eletiva	1,3
Hemorragia pós-parto > 1 L	4,1
Hemorragia pós-parto > 1 L + cirurgia	12
Infecção pós-parto	4,1
Cesariana + infecção pós-parto	6,2
Transfusão	7,6

TEV: tromboembolismo venoso; RR: risco relativo; IMC: índice de massa corporal.

QUADRO CLÍNICO

A trombose venosa superficial (TVS) apresenta-se como um cordão palpável, quente, doloroso e hiperemiado no curso de uma veia superficial. Pode também se apresentar como uma massa tumoral com sinais inflamatórios, caracterizando a trombose em uma veia varicosa. A amplitude do processo é variável, atingindo desde pequenas tributárias até grande extensão dos troncos safenos nos membros inferiores.[25]

A TVP, por sua vez, pode ser oligo ou assintomática ou, então, apresentar grande sintomatologia. Na primeira situação, o trombo em geral é pequeno ou não aderente (flutuante), capaz de originar com frequência uma EP; na segunda situação, o trombo é firme, aderente à parede do vaso, provocando reação inflamatória acentuada, com menor propensão para EP. O acometimento do sistema profundo habitualmente ocorre nos locais sujeitos a fenômenos compressivos e à estase venosa, como planta do pé, panturrilha, face interna da coxa, região inguinal e pelve.[25]

Classicamente, a dor e o edema na extremidade acometida caracterizam o quadro clínico da TVP. A dor é precoce e se localiza no arco plantar, na panturrilha, no oco poplíteo, na face interna da coxa, na região inguinal ou no baixo ventre, estando correlacionada à localização do trombo. Na TVP da panturrilha, a dor pode ser provocada mediante a execução da dorsiflexão passiva do pé (sinal de Homans). Nas tromboflebites pélvicas, além da dor à palpação do baixo ventre e ao toque vaginal, podem ocorrer disúria, retenção de urina, tenesmo e desconforto à defecação. A temperatura do membro afetado comumente está elevada, em relação ao contralateral.[25]

O edema, também na dependência do nível da TVP, pode atingir dorso do pé, tornozelo, perna ou coxa, chegando, por vezes, ao quadril. No caso de tromboses em veias pélvicas, além de o edema se iniciar na raiz da coxa (edema rizomélico), a extremidade pode apresentar um aspecto pálido, com manchas azuladas entremeadas, quadro conhecido como *phlegmasia alba dolens* e descrito com certa frequência no período puerperal, quando ainda era usual manter a parturiente em repouso prolongado no leito. Edema unilateral da genitália externa pode estar presente nas tromboses pélvicas.[25]

A presença de manifestações sistêmicas, como mal-estar, inquietação, febre, taquicardia, dispneia, tosse, escarros hemoptoicos e dor torácica, deve ser considerada uma possibilidade de EP. Tais manifestações podem também ser fugazes e pouco intensas, nas pequenas embolias; ou duradouras e de forte impacto, nas grandes embolias, podendo evoluir, nesses casos, para *cor pulmonale* ou óbito.[25]

DIAGNÓSTICO

O diagnóstico clínico da TVS, mesmo na gestação, não oferece grandes dificuldades, pois as manifestações inflamatórias têm uma localização cutânea. O eco-Doppler colorido (EDC) do sistema venoso superficial tem papel de destaque, pois possibilita a visualização direta do trombo no interior do sistema venoso superficial (e da sua relação de proximidade com o sistema venoso profundo), bem como a visualização da sua extensão ou do acometimento simultâneo. Por essas razões, a sua utilização rotineira é defendida por vários autores.[26]

O diagnóstico clínico da TVP na gestação pode oferecer algumas dificuldades, uma vez que a dor e o edema nas extremidades inferiores são comuns na gestante e, portanto, o diagnóstico fundamentado apenas em sintomas e sinais não é confiável. Sem dúvida, o EDC veio para diminuir as dificuldades no diagnóstico da TVP, porém tem menor sensibilidade e especificidade no diagnóstico de TVP ilíaca na gestação.[27] A angiorressonância magnética é o método que pode ser utilizado, eventualmente, para diagnóstico de tromboflebites pélvicas e TVP ilíaca na gestante.[28]

O diagnóstico da EP é feito com a cintilografia de ventilação/perfusão, podendo ser atualmente substituída pela angiotomografia helicoidal, mais prática e menos trabalhosa que a cintilografia tradicional.[28] Apesar de ser um exame que utiliza radiação ionizante, as evidências clínicas mais recentes defendem que, com as técnicas radiológicas atuais, os riscos fetais são mínimos, não devendo a gestante ser privada dos benefícios do diagnóstico na suspeita de EP.[25]

Embora o dímero D seja um exame útil para exclusão do diagnóstico de TVP ou EP na população não gestante, há uma limitação de seu uso em gestantes, pois apresenta aumento progressivo deste marcador no decorrer da gestação. No entanto, diante de um resultado negativo, exclui-se TEV.[25]

TRATAMENTO CLÍNICO

O tratamento da TVS deve incluir medidas que reduzam a estase e aumentem a velocidade de fluxo venoso e medidas que têm por objetivo produzir o alívio dos sintomas e sinais flogísticos. Entre as primeiras estão a deambulação e o repouso em Trendelenburg, de fácil aplicação e aceitação mais ampla, especialmente na gravidez. Na deambulação, há ativação da bomba da panturrilha e da bomba plantar, favorecendo o aumento da velocidade do fluxo venoso e, possivelmente, uma maior atividade do sistema fibrinolítico.[25] De maneira equivalente, o repouso em Trendelenburg favorece o retorno venoso pela drenagem gravitacional que, da mesma forma, pode incrementar a atividade fibrinolítica. A eficácia de gel ou pomada à base de heparinoides é discutida, embora na prática ambos ofereçam certo alívio nas manifestações inflamatórias. A aplicação de calor úmido, como compressas mornas e bolsas térmicas, parece exercer ação analgésica e anti-inflamatória, devendo ser considerada.

Segundo o American College of Chest Physicians (ACCP), a anticoagulação na fase aguda da TVP ou da EP deve ser feita preferencialmente com heparina de baixo peso molecular (HBPM) – no Brasil, a enoxaparina. Essa preferência deve-se principalmente pela menor incidência de efeitos colaterais da HBPM, como sangramento, osteoporose e plaquetopenia, quando comparada à heparina não fracionada (HNF).[29] Apesar de existirem duas posologias para o tratamento de doença tromboembólica (DTE) com enoxaparina na população não grávida (1,5 mg/kg em dose única diária ou 1 mg/kg de 12 em 12 horas, ambas subcutâneas), nas gestantes a posologia de 12 em 12 horas é preferencial em razão do aumento de 50% da taxa de filtração glomerular, pois mantém com mais estabilidade o nível sérico desejado da HBPM (anti-Xa entre 0,6 e 1,0 U/mL).[22,30]

As pacientes devem ser mantidas em anticoagulação plena por toda a gestação e permanecer assim até seis semanas de puerpério ou completar um período mínimo de três meses de tratamento.[29]

No puerpério, pode-se manter a dose de HBPM usada durante a gestação ou substituí-la pela varfarina oral, mantendo o uso concomitante da HBPM até que se atinja o nível terapêutico do *international normalized ratio* (INR), entre dois e três, em duas dosagens consecutivas.[25]

O uso prolongado de heparina pode causar osteoporose e trombocitopenia induzida por heparina (TIH), um fenômeno imunológico. As plaquetas devem ser monitoradas regularmente a cada sete dias no primeiro mês e mensalmente a seguir. Se a contagem de plaquetas for inferior a 100.000/mm^3 ou houver queda de 50% na contagem plaquetária prévia, a heparina deve ser suspensa. A TIH é uma situação grave, e, apesar da plaquetopenia, essas pacientes têm risco paradoxalmente aumentado para TVP, EP e trombose arterial. Nessa situação, é recomendado o uso do fondaparinux.[29,31]

Para minimizar o risco de osteoporose, recomenda-se aumentar a dieta de cálcio em 1,5 g/dia e administrar carbonato de cálcio 250 mg, duas vezes ao dia, além de manter os níveis maternos de vitamina D acima de 30 ng/mL.[7,25,31]

O estímulo à deambulação e o uso de meias elásticas de compressão graduada (MECG) são medidas adicionais a serem adotadas logo que a paciente tiver condições de executá-las.

Na impossibilidade de uso da HBPM, deve-se usar a HNF, em *bolus* endovenoso, na dose de 5.000 UI ou 80 UI/kg. A seguir, administração por infusão contínua, por meio de bomba, de 18 a 22 UI/kg/h, procurando-se manter o aumento do tempo de tromboplastina parcial ativada (TTPA) de 1,5 a 2,5 vezes o padrão. Após o período de cinco a dez dias, o tratamento pode prosseguir, durante o resto da gestação, com a HNF subcutânea, a cada 12 horas, em doses ajustadas para manter o TTPA (seis horas após a injeção) na faixa terapêutica, podendo-se usar como posologia inicial diária a dose de 200 UI/kg (para pacientes com menos de 70 kg), de 225 UI/kg (para pacientes entre 71 e 84 kg) ou de 250 UI/kg (para pacientes acima de 85 kg), dividindo-se em duas tomadas, não devendo ser ultrapassada a dose de 20.000 UI/dia. Alcançada a posologia ideal, o monitoramento do TTPA poderá ser feito a cada uma ou duas semanas.[7,25]

As heparinas não atravessam a barreira placentária, sendo seguras para o feto.[7,29,31] As contraindicações ao uso de heparinas estão listadas na Tabela 27.3.

O uso de varfarina na gestação pode induzir descolamento prematuro da placenta, embriopatia, anormalidades do sistema nervoso central (SNC) e sangramento fetal. A embriopatia varfarínica é caracterizada por hipoplasia nasal e/ou não consolidação das epífises e está associada com exposição à varfarina entre seis e 12 semanas de gestação.[25] As anormalidades do SNC associadas ao uso de varfarina incluem displasia da linha média dorsal com agenesia do corpo caloso, atrofia da linha média cerebelar, displasia da linha média ventral com atrofia óptica e amau-

Tabela 27.3 Contraindicações ao uso de heparinas.
Distúrbio conhecido de sangramento (como hemofilia, doença de von Willebrand ou coagulopatia adquirida)
Hemorragia ativa pré-natal ou pós-parto
Mulheres consideradas com maior risco de hemorragia grave (como placenta prévia)
Trombocitopenia (contagem de plaquetas $< 75 \times 109/L$)
Acidente vascular cerebral agudo nas quatro semanas precedentes (hemorrágico ou isquêmico)
Doença renal grave (taxa de filtração glomerular [TFG] < 30 mL/min/1,73 m^2)
Doença hepática grave (tempo de protrombina acima da faixa normal ou varizes conhecidas)
Hipertensão não controlada (pressão arterial sistólica > 200 mmHg ou diastólica > 120 mmHg)

rose, além de hemorragia. Ao contrário da embriopatia varfarínica, as anormalidades do SNC podem ocorrer após a exposição varfarínica em qualquer fase da gestação. A varfarina é segura na amamentação.[31]

Duas abordagens podem ser adotadas para diminuir o risco de complicações trombóticas e de embriopatia varfarínica em mulheres que necessitam de anticoagulação prolongada e que desejam engravidar. A primeira é continuar a terapêutica varfarínica e realizar testes de gravidez frequentes; tão logo a gravidez é diagnosticada, e antes da sexta semana de gestação, a terapêutica com HBPM deve ser introduzida. A outra é suspender a varfarina e iniciar HBPM logo que a decisão de tentar engravidar seja tomada.[29,31]

CONDUTA NO PARTO

Para possibilitar a suspensão temporária da HBPM, o parto deve ser programado entre 37 e 40 semanas. A HBPM em dose profilática deve ser suspensa 12 horas antes do parto; e nas doses intermediária ou plena, deve ser suspensa 24 horas antes, medida que permitirá a raquianestesia ou a anestesia peridural. A via de parto é obstétrica, não havendo contraindicação à maturação artificial do colo nem à indução do trabalho de parto. Sendo parto vaginal ou cesárea, a paciente deve permanecer com uso de MECG durante o procedimento. Pacientes em uso de HBPM devem ser orientadas a não administrar a dose do fármaco caso apresentem contrações ou perda de líquido, dirigindo-se ao hospital ao qual estão referenciadas.[25]

A HNF deve ser suspensa 24 horas antes da indução do parto.[32] O TTPA deve ser checado antes do parto para confirmar sua normalização com a interrupção da HNF. Se o TTPA estiver acima do controle uma vez e meia, o efeito da HNF pode ser revertido com sulfato de protamina (1 mg neutraliza 1.000 UI de HNF). A infusão intravenosa de HNF pode ser iniciada após a interrupção da HNF subcutânea em pacientes consideradas de alto risco para DTE. Essa infusão deve ser interrompida de quatro a seis horas antes do momento previsto para o parto, com a expectativa de que o TTPA esteja dentro dos limites normais no parto.[25]

PROFILAXIA

A estratificação de risco de TEV na gestação baseia-se na avaliação de cada paciente e deve ser realizada em todas as mulheres antes da gestação e logo que engravidam, recomendando-se repeti-la ao longo do pré-natal, diante do eventual surgimento de novos fatores de risco. As preferências e as considerações da gestante devem ser levadas em conta no momento da escolha da tromboprofilaxia.[33]

As recomendações sugeridas aqui dependem de variações individuais entre pacientes e têm o intuito de informar, e não de substituir, o julgamento clínico do médico, que, em última análise, deve determinar o tratamento apropriado para cada indivíduo. Com uma abordagem profilática apropriada, a incidência de TEV em gestantes pode diminuir, evitando-se, assim, suas complicações agudas e crônicas.

Como os protocolos divergem em algumas circunstâncias, a exposição combinada das diversas condutas permite que o juízo clínico auxilie na opção por aquela que pareça a mais adequada a cada caso.

A seguir, foram sintetizadas as diretrizes das entidades mais relevantes nas áreas de diagnóstico, profilaxia e tratamento do TEV na gestação: American College of Obstetricians and Gyn ecologists (ACOG),[34] Society of Obstetricians and Gynaecologists of Canada (SOGC),[33] Royal College of Obstetricians and Gynaecologists (RCOG)[1] Tabela 27.4 e Tabela 27.5 e American College of Chest Physicians (ACCP).[29] A Tabela 27.6 apresenta a dosagem de heparinas sugerida para profilaxia de TEV em gestantes, de acordo com a SOCG.[33]

Tabela 27.4 Fatores de risco preexistentes, obstétricos e transitórios para TEV: protocolo do RCOG.[1]

Fatores de risco preexistentes	Marcar	Pontos
TEV anterior (exceto um único evento relativo a cirurgia de grande porte)	☐	4
TEV prévio provocado por cirurgia de grande porte	☐	3
Trombofilia conhecida de alto risoco	☐	3
Comorbidades médicas como câncer, insuficiência cardíaca, lúpus eritematoso sistêmico ativo, poliartropatia inflamatória ou doença intestinal inflamatória, nefrose, *diabetes mellitus* tipo 1 com nefropatia, doença falciforme, uso atual de drogas intravenosas	☐	3
História familiar de TEV não provocado ou relacionado a estrogênio em parente de primeiro grau	☐	1

(Continua)

Tabela 27.4 Fatores de risco preexistentes, obstétricos e transitórios para TEV: protocolo do RCOG.[1] *(Continuação)*

	Marcar	Pontos
Trombofilia de baixo risco conhecida (sm TEV)	☐	1[a]
Idade (> 35 anos)	☐	1
Obesidade	☐	1 ou 2[b]
Paridade ≥ 3	☐	1
Hábito de fumar	☐	1
Veias varicosas grossas	☐	1
Fatores de risco obstétricos	**Marcar**	**Pontos**
Pré-eclâmpsia na gravidez atual	☐	1
TRA/FIV (somente pré-natais)	☐	1
Gravidez múltipla	☐	1
Cesariana em trabalho de parto	☐	2
Cesariana eletiva	☐	1
Parto cirúrgico com rotação ou na cavidade mediana	☐	1
Trabalho de parto prolongado (> 24 horas)	☐	1
HPP (> 1 L ou transfusão)	☐	1
Nascimento pré-termo < 37 + 0 semanas na gravidez atual	☐	1
Natimorto na gravidez atual	☐	1
Fatores de risco transitórios	**Marcar**	**Pontos**
Qualquer procedimento cirúrgico durante a gravidez ou o puerpério, exceto reparação imediata do períneo, como apendicetomia ou esterilização pós-parto	☐	3
Hiperêmese	☐	3
SHO (apenas no primeiro trimestre)	☐	4
Infecção sistêmica atual	☐	1
Imobilidade, desidratação	☐	1
Total	☐	

TEV tromboembolismo venoso; TRA: ecnologia reprodutiva assistida; FIV: fertilização *in vitro*; HPP: hemorraria pós-parto; SHO: síndrome da hiperestimulação ovariana.

[a] Se a trombofilia conhecida de baixo risco ocorre em uma mulher com história familiar de TEV em parente de primeiro grau, a tromboprofilaxia pós-parto deve continuar por 6 semanas.

[b] IMC ≥ 30 = 1; IMC ≥ 40 = 2.

Tabela 27.5 Conduta de acordo com escore: protocolo do RCOG.[1]

Se a pontuação total pré-natal for ≥ 4, considerar tromboprofilaxia a partir do primeiro trimestre.

Se a pontuação total pré-natal for 3, considerar tromboprofilaxia a partir de 28 semanas.

Se a pontuação total pós-parto for ≥ 2, considerar tromboprofilaxia durante pelo menos dez dias.

Se a paciente foi hospitalizada pré-parto, considerar tromboprofilaxia.

Se a hospitalização foi prolongada (≥ 3 dias) ou a paciente voltou ao hospital durante o puerpério, considerar tromboprofilaxia.

Tabela 27.6 Doses sugeridas de HBPM e HNF na profilaxia de TEV na gestação pela SOCG.[30]

Dose profilática de HNF
5.000 UI, SC, duas vezes ao dia
Dose intermediária de HNF
10.000 UI, SC, duas vezes ao dia
Dose profilática de HBPM
Dalteparina 5.000 UI uma vez ao dia
Enoxaparina 40 mg uma vez ao dia
Dose intermediária de HBPM
Dalteparina 5.000 UI duas vezes ao dia ou 10.000 UI uma vez ao dia
Enoxaparina 80 mg uma vez ao dia ou 40 mg duas vezes ao dia

HBPM: heparina de baixo peso molecular; HNF: heparina não fracionada; SC: subcutânea.

PREVENÇÃO DE TROMBOEMBOLISMO VENOSO EM GESTANTES QUE NUNCA APRESENTARAM EVENTO TROMBOEMBÓLICO PRÉVIO

Heterozigose para fator V de Leiden ou para protrombina mutante

Anteparto

- **ACOG:** vigilância clínica ou profilaxia com HBPM ou HNF.
- **SOGC:** vigilância clínica.

- **RCOG:** considerar profilaxia desde o início da gestação se houver mais três fatores de risco adicionais; considerar profilaxia a partir de 28 semanas se houver mais dois fatores de risco adicionais.
- **ACCP:** vigilância clínica.

Pós-parto

- **ACOG:** vigilância clínica ou anticoagulação se houver fatores de risco.

- **SOGC:** vigilância clínica ou profilaxia de seis semanas se houver um ou mais fatores de risco.
- **RCOG:** considerar profilaxia durante pelo menos dez dias se houver um outro fator de risco; considerar estender por seis semanas em caso de história familiar de TEV.
- **AACP:** vigilância clínica se não houver história familiar; seis semanas de profilaxia com HBPM (em dose profilática ou intermediária) ou antagonistas de vitamina K com INR ajustado de 2,0 a 3,0 se houver histórico familiar de TEV.

Deficiência de proteína C ou S

Anteparto

- **ACOG:** vigilância clínica ou profilaxia com HBPM ou HNF.
- **SOGC:** vigilância clínica.
- **RCOG:** consultar o especialista local; considerar profilaxia pré-natal com HBPM.
- **ACCP:** vigilância clínica.

Pós-parto

- **ACOG:** vigilância clínica ou anticoagulação se houver fatores de risco.
- **SOGC:** vigilância clínica ou profilaxia de seis semanas se houver outros fatores de risco.
- **RCOG:** seis semanas de profilaxia.
- **ACCP:** vigilância clínica se não houver história familiar; seis semanas de profilaxia pós-parto com HBPM em dose profilática ou intermediária se houver histórico familiar de TEV.

Heterozigosidade composta

Anteparto

- **ACOG:** profilaxia com HBPM ou HNF.
- **SOGC:** profilaxia com HBPM.
- **RCOG:** consultar o especialista local; considerar profilaxia pré-natal.
- **ACCP:** vigilância clínica.

Pós-parto

- **ACOG:** anticoagulação.
- **SOGC:** seis semanas de HBPM em dose profilática.
- **RCOG:** seis semanas de profilaxia.
- **ACCP:** vigilância clínica se não houver história familiar; seis semanas de profilaxia com HBPM (em dose profilática ou intermediária) ou antagonistas de vitamina K com INR ajustado de 2,0 a 3,0 se houver histórico familiar de TEV.

Homozigose para fator V de Leiden ou para protrombina mutante

Anteparto

- **ACOG:** profilaxia com HBPM ou HNF.
- **SOGC:** profilaxia com HBPM.
- **RCOG:** consultar o especialista local; considerar profilaxia pré-natal.
- **AACP:** vigilância clínica se não houver história familiar; seis semanas de profilaxia pós-parto com HBPM em dose profilática ou intermediária se houver histórico familiar de TEV.

Pós-parto

- **ACOG:** anticoagulação.
- **SOGC:** seis semanas de profilaxia.

- **RCOG:** seis semanas de profilaxia.
- **ACCP:** vigilância clínica se não houver história familiar; seis semanas de profilaxia com HBPM (em dose profilática ou intermediária) ou antagonistas de vitamina K com INR ajustado de 2,0 a 3,0 se houver histórico familiar de TEV.

Deficiência de antitrombina

Anteparto

- **ACOG:** profilaxia com HBPM ou HNF.
- **SOGC:** profilaxia com HBPM.
- **RCOG:** consultar o especialista local; considerar profilaxia pré-natal.
- **ACCP:** vigilância clínica.

Pós-parto

- **ACOG:** anticoagulação.
- **SOGC:** seis semanas de HBPM em dose profilática.
- **RCOG:** seis semanas de profilaxia.
- **ACCP:** vigilância clínica se não houver história familiar; seis semanas de profilaxia com HBPM (em dose profilática ou intermediária) ou antagonistas de vitamina K com INR ajustado de 2,0 a 3,0 se houver histórico familiar de TEV.

Síndrome antifosfolípide

Anteparto

- **ACOG:** vigilância clínica ou heparina profilática.
- **SOGC:** dose intermediária ou terapêutica de HBPM.
- **RCOG:** considerar profilaxia pré-natal durante a gravidez se houver três outros fatores de risco ou mais; consi-

derar profilaxia a partir de 28 semanas se houver dois outros fatores de risco.

Pós-parto

- **ACOG:** seis semanas de anticoagulação.
- **SOGC:** seis semanas de HBPM em dose profilática.
- **RCOG:** seis semanas de profilaxia.

PREVENÇÃO DE RECORRÊNCIA DE TROMBOEMBOLISMO VENOSO

Episódio único de tromboembolismo venoso sem uso de anticoagulação de longa duração e com trombofilia conhecida

Heterozigose do fator V de Leiden ou mutação do gene 20210 da protrombina

Anteparto

- **ACOG:** dose profilática ou intermediária de HBPM, dose profilática de HNF ou observação clínica.
- **SOGC:** dose profilática de HNF ou HBPM (preferencialmente).
- **RCOG:** dose profilática de HBPM por toda a gestação.
- **ACCP:** baixo risco de recorrência (episódio único associado a risco transitório não relacionado à gestação ou ao uso de estrógeno): observação clínica; risco moderado a alto (episódio único de TEV não provocado, TEV relacionado à gestação ou ao uso de estrógeno ou, então, múltiplos TEVs não provocados) sem anticoagulação de longa duração: dose profilática ou intermediária de HBPM.

Pós-parto

- **ACOG:** dose intermediária de HBPM ou de HNF ou anticoagulação com antagonistas da vitamina K (AVK) por quatro a seis semanas.
- **SOGC:** dose profilática de HNF ou HBPM (preferencialmente) por seis semanas.
- **RCOG:** dose profilática de HBPM ou anticoagulação com AVK.
- **ACCP:** dose profilática ou intermediária de HBPM ou anticoagulação com AVK por seis semanas.

Deficiência de proteína C ou S
Anteparto

- **ACOG:** dose profilática ou intermediária de HBPM, HNF ou observação clínica.
- **SOGC:** dose profilática de HNF ou HBPM (preferencialmente).
- **RCOG:** dose profilática de HBPM por toda a gestação.
- **ACCP:** baixo risco de recorrência: observação clínica; risco moderado a alto sem anticoagulação de longa duração: dose profilática ou intermediária de HBPM.

Pós-parto

- **ACOG:** anticoagulação com AVK ou dose intermediária de HBPM ou HNF por quatro a seis semanas.
- **SOGC:** dose profilática de HNF ou HBPM (preferencialmente) por seis semanas.
- **RCOG:** dose profilática de HBPM ou anticoagulação com AVK por seis semanas.

- **ACCP:** dose profilática ou intermediária de HBPM por seis semanas.

Heterozigose composta
Anteparto

- **ACOG:** dose profilática, intermediária ou ajustada de HBPM ou HNF.
- **SOGC:** dose intermediária ou terapêutica de HNF ou HBPM (preferencialmente).
- **RCOG:** dose profilática de HBPM.
- **ACCP:** baixo risco de recorrência de TEV: observação clínica.

Pós-parto

- **ACOG:** dose intermediária ou ajustada de HBPM, HNF ou anticoagulação com AVK por quatro a seis semanas.
- **SOGC:** dose profilática de HNF ou HBPM (preferencialmente) por seis semanas.
- **RCOG:** dose profilática de HBPM ou anticoagulação com AVK por pelo menos seis semanas.
- **ACCP:** dose profilática ou intermediária de HBPM ou anticoagulação com AVK por seis semanas.

Deficiência de antitrombina
Anteparto

- **ACOG:** dose profilática, intermediária ou ajustada de HBPM ou de HNF.
- **SOGC:** dose intermediária ou terapêutica de HNF ou HBPM (preferencialmente).
- **RCOG:** manejo com médico especialista em anticoagulação ou trombose na gestação; considerar a dosagem sérica antenatal do fator anti-Xa e a

possibilidade de reposição de anti-trombina no início do trabalho de parto ou antes da cesariana; se os níveis de anti-Xa forem dosados, deve-se realizar teste que não use anti-trombina exógena com alvo no pico de quatro horas após a administração de 0,5 a 1,0 UI/mL: dose alta de HBPM (50%, 75% ou 100% da dose plena ajustada por peso).

- **ACCP:** baixo risco de recorrência: observação clínica; risco moderado a alto sem anticoagulação de longa duração: dose profilática ou intermediária de HBPM.

Pós-parto

- **ACOG:** dose profilática ou intermediária de HBPM, HNF ou anticoagulação com AVK por quatro a seis semanas.
- **SOGC:** dose profilática de HNF ou HBPM (preferencialmente) por seis semanas.
- **RCOG:** HBPM (50%, 75% ou 100% da dose plena ajustada por peso) por seis semanas ou até o retorno da anticoagulação oral.
- **ACCP:** dose profilática ou intermediária de HBPM ou anticoagulação com AVK.

Síndrome do anticorpo antifosfolipídeo
Anteparto

- **ACOG:** anticoagulação com heparina por toda a gestação.
- **SOGC:** dose intermediária ou terapêutica de HNF ou HBPM (preferencialmente).

- **RCOG:** manejo com médico especialista em anticoagulação ou trombose na gestação: profilaxia com dose alta de HBPM (50%, 75% ou 100% da dose plena ajustada por peso).
- **ACCP:** baixo risco de recorrência: observação clínica; risco moderado a alto de recorrência sem anticoagulação de longa duração: dose profilática ou intermediária de HBPM.

Pós-parto

- **ACOG:** seis semanas de anticoagulação com heparina.
- **SOGC:** dose profilática de HNF ou HBPM (preferencialmente) por seis semanas.
- **RCOG:** dose alta de HBPM (50%, 75% ou 100% da dose plena ajustada por peso) ou até o retorno da anticoagulação oral.
- **ACCP:** dose profilática ou intermediária de HBPM ou anticoagulação com AVK.

Tromboembolismo venoso prévio associado a fator de risco transitório não relacionado a estrógeno, sem trombofilia conhecida

Anteparto

- **ACOG:** observação clínica.
- **SOGC:** dose profilática de HNF ou HBPM (preferencialmente).
- **RCOG:** se o TEV foi provocado por cirurgia de grande porte, a tromboprofilaxia com HBPM pode ser iniciada a partir de 28 semanas, desde que não haja outros fatores de risco; se o

TEV original tiver relação com fatores de risco transitórios, exceto cirurgia de grande porte, a HBPM deve ser administrada por toda a gestação.

- **ACCP:** baixo risco de recorrência: observação clínica.

Pós-parto

- **ACOG:** terapia anticoagulante pós--parto.
- **SOGC:** dose profilática de HNF ou HBPM (preferencialmente) por seis semanas.
- **RCOG:** dose profilática de HBPM ou anticoagulação com AVK por pelo menos seis semanas.
- **ACCP:** dose profilática ou intermediária de HBPM ou anticoagulação com AVK por seis semanas, se não houver deficiência de proteína C ou S.

Tromboembolismo venoso prévio associado à gestação ou ao uso de estrógeno

Anteparto

- **ACOG:** dose profilática de HBPM ou HNF.
- **SOGC:** dose profilática de HNF ou HBPM (preferencialmente).
- **RCOG:** tromboprofilaxia com HBPM.
- **ACCP:** risco moderado a alto de recorrência sem anticoagulação de longa duração: dose profilática ou intermediária de HBPM.

Pós-parto

- **ACOG:** terapia anticoagulante pós--parto.

- **SOGC:** dose profilática de HNF ou HBPM (preferencialmente) por seis semanas.
- **RCOG:** profilaxia com HBPM ou anticoagulação com AVK por pelo menos seis semanas.
- **ACCP:** dose profilática ou intermediária de HBPM ou anticoagulação com AVK por seis semanas, se não houver deficiência de proteína C ou S.

Tromboembolismo venoso prévio não provocado

Anteparto

- **ACOG:** dose profilática de HBPM ou HNF.
- **SOGC:** dose profilática de HNF ou HBPM (preferencialmente).
- **RCOG:** dose profilática de HBPM.
- **ACCP:** risco moderado a alto de recorrência de TEV sem anticoagulação de longa duração: dose profilática ou intermediária de HBPM.

Pós-parto

- **ACOG:** terapia anticoagulante pós--parto.
- **SOGC:** dose profilática de HNF ou HBPM (preferencialmente) por seis semanas.
- **RCOG:** dose profilática de HBPM ou AVK por pelo menos seis semanas.
- **ACCP:** dose profilática ou intermediária de HBPM ou anticoagulação com AVK por seis semanas, se não houver deficiência de proteína C ou S.

Dois ou mais episódios de tromboembolismo venoso sem uso de anticoagulação de longa duração

Anteparto

- **ACOG:** dose profilática ou terapêutica de HBPM ou HNF.
- **SOGC:** dose profilática de HNF ou HBPM (preferencialmente).
- **RCOG:** acompanhamento com especialista em trombose na gravidez: dose alta de HBPM (50%, 75% ou 100% da dose ajustada por peso).
- **ACCP:** risco moderado a alto de recorrência sem anticoagulação de longa duração: dose profilática ou intermediária de HBPM.

Pós-parto

- **ACOG:** anticoagulação pós-parto por quatro a seis semanas.
- **SOGC:** dose profilática de HNF ou HBPM (preferencialmente) por seis semanas.
- **RCOG:** dose alta de HBPM (50%, 75% ou 100% da dose plena ajustada por peso) por seis semanas.
- **ACCP:** dose profilática ou intermediária de HBPM ou anticoagulação com AVK por seis semanas, se não houver deficiência de proteína C ou S.

Dois ou mais episódios de tromboembolismo venoso com uso de anticoagulação de longa duração

Anteparto

- **ACOG:** dose terapêutica de HBPM ou HNF.

- **SOGC:** dose profilática de HNF ou HBPM (preferencialmente).
- **RCOG:** as mulheres devem ser alertadas sobre os riscos do uso de AVK para o feto e aconselhadas a interromper tais medicações e a mudar para HBPM assim que a gestação se confirmar (o ideal seria com duas semanas de atraso menstrual e antes de seis semanas de gravidez): dose alta de HBPM (50%, 75% ou 100% da dose plena ajustada por peso).
- **ACCP:** em caso de uso de longa duração de AVK, e se a paciente for candidata à substituição por HBPM, sugerem-se a realização frequente de testes de gravidez e a substituição de AVK por HBPM somente quando se confirmar a gravidez. Recomenda-se dose ajustada ou 75% da dose terapêutica de HBPM.

Pós-parto

- **ACOG:** retomar a anticoagulação de longa duração.
- **SOGC:** retomar a anticoagulação de longa duração.
- **RCOG:** dose alta de HBPM (50%, 75% ou 100% da dose plena ajustada por peso) por seis semanas ou até o retorno da anticoagulação oral. Pode-se reiniciar o uso de AVK no caso de mulheres que recebem anticoagulação de longa duração com esse agente quando o risco de sangramento se reduzir, usualmente de cinco a sete dias pós-parto.
- **ACCP:** sugere-se a retomada da anticoagulação de longa duração em vez da administração de dose profilática de HBPM.[31]

PREVENÇÃO DE TROMBOEMBOLISMO VENOSO ASSOCIADO À CESARIANA

Embora o risco de TEV associado à cesariana seja baixo, a ocorrência de TEV passa a ser significativa quando há relação com outros fatores de risco, devendo-se indicar a instituição de tromboprofilaxia.[35]

- **ACOG:** compressão pneumática intermitente (CPI) antes da cesariana se a paciente não fizer uso de tromboprofilaxia.[36]

- **SOGC:** recomenda-se profilaxia farmacológica no pós-parto diante das seguintes situações: TEV prévio, trombofilia de alto risco (síndrome antifosfolípide [SAF], deficiência de antitrombina, homozigose do fator V de Leiden ou mutação do gene G20210A da protrombina ou, ainda, trombofilias combinadas), restrição ao leito antes do parto por sete ou mais dias, sangramento maior que 1 L no periparto ou no pós-parto, transfusão de hemoderivados, cirurgia pós-parto e infecção no periparto ou no pós-parto.[33] Deve-se considerar o uso de profilaxia farmacológica na ocorrência de duas ou mais das seguintes situações: IMC ≥ 30 kg/m² na primeira consulta pré-natal, tabagismo > 10 cigarros/dia, pré-eclâmpsia, restrição do crescimento fetal, placenta prévia, cesariana de emergência, sangramento maior que 1 L no periparto ou no pós-parto ou transfusão de hemoderivados, trombofilia de baixo risco (deficiência de proteínas C ou S, heterozigose do fator V de Leiden ou mutação 20210A do gene da protrombina), doença cardíaca materna, lúpus eritematoso sistêmico, anemia falciforme, doença inflamatória intestinal, varizes de membros inferiores, diabetes gestacional, parto prematuro, parto de natimorto; ou três ou mais dos seguintes fatores de risco: idade > 35 anos, paridade ≥ 2, qualquer técnica de reprodução assistida, gestação múltipla, descolamento prematuro de placenta, rotura prematura de membranas, cesariana eletiva ou câncer materno. As mulheres com fatores de risco persistentes devem receber tromboprofilaxia no mínimo por seis semanas pós-parto; as mulheres com fatores de risco transitórios no anteparto e no intraparto devem receber tromboprofilaxia até a alta hospitalar ou até duas semanas após o parto.[33]

- **RCOG:** cesariana de emergência, dez dias após o parto, com dose profilática de HBPM; para todas as outras pacientes submetidas a cesariana, considerar dez dias de HBPM em dose profilática se houver outros fatores de risco.[1]

- **ACCP:** na ausência de fatores de risco adicionais, não utilizar profilaxia além de deambulação precoce; no caso de um fator de risco maior ou de dois ou mais fatores de risco menores (um menor se houver cesariana de emergência), sugere-se profilaxia com HBPM após o parto enquanto a paciente permanecer no hospital (se houver contraindicação de anticoagulação, usar profilaxia mecânica com meias elásticas ou CPI); no caso de risco altíssimo com fatores de risco adicionais que persistem no puerpério, combinar HBPM com meias elásticas e/ou CPI; as pacientes selecionadas de alto risco com fatores de risco adicionais que persistem no puerpério devem receber até seis semanas de extensão de profilaxia após a alta hospitalar.[29]

Uso de compressão pneumática intermitente em profilaxia de tromboembolismo venoso na gestação

O uso de CPI em profilaxia de TEV é um recurso efetivo e de baixo custo. Para que seja plenamente efetivo, é necessária a associação de meias antitrombo com o sistema de bombeamento ascendente e utilizado em pelo menos 80% do tempo e por no mínimo 48 a 72 horas. É um recurso válido para o pós-operatório de puérperas com risco elevado de TEV (escore do RCOG ≥ 2) com contraindicação ao uso de tromboprofilaxia farmacológica ou como adjuvante dessa.[36]

REFERÊNCIAS BIBLIOGRÁFICAS

1. Royal College of Obstetricians and Gynaecologists. Thrombosis and embolism during pregnancy and the puerperium: acute management (Green-Top Guideline nº 37b) [Internet]. 2015 Apr 13 [accessed 2020 Jan 28]. Available from: rcog.org.uk/en/guidelines-research-services/guidelines/gtg37b/.

2. Say L, Chou D, Gemmill A, Tuncalp O, Moller AB, Daniels J et al. Global causes of maternal death: a WHO systematic analysis. Lancet Glob Health. 2014;2(6):e323-33.

3. Chan WS, Ray JG, Murray S, Coady GE, Coates G, Ginsberg JS. Suspected pulmonary embolism in pregnancy: clinical presentation, results of lung scanning, and subsequent maternal and pediatric outcomes. Arch Intern Med. 2002;162(10):1170-5.

4. Simcox LE, Ormesher L, Tower C, Greer IA. Pulmonary thrombo-embolism in pregnancy: diagnosis and management. Breathe (Sheff). 2015;11(4):282-9.

5. Greer IA. Thrombosis in pregnancy: updates in diagnosis and management. Hematology Am Soc Hematol Educ Program. 2012;2012:203-7.

6. Kamel H, Navi BB, Sriram N, Hovsepian DA, Devereux RB, Elkind MS. Risk of a thrombotic event after the 6-week postpartum period. N Engl J Med. 2014;370(14):1307-15.

7. Oliveira ALML, Marques MA. Profilaxia de tromboembolismo venoso na gestação. J Vasc Bras. 2016;15(4):293-301.

8. Heit JA, Kobbervig CE, James AH, Petterson TM, Bailey KR, Melton LJ 3rd. Trends in the incidence of venous thromboembolism during pregnancy or postpartum: a 30-year population-based study. Ann Intern Med. 2005;143(10):697-706.

9. Sultan AA, West J, Tata LJ, Fleming KM, Nelson-Piercy C, Grainge MJ. Risk of first venous thromboembolism in and around pregnancy: a population-based cohort study. Br J Haematol. 2012;156(3):366-73.

10. Virkus RA, Lokkegaard EC, Bergholt T, Mogensen U, Langhoff-Roos J, Lidegaard O. Venous thromboembolism in pregnant and puerperal women in Denmark 1995-2005: a national cohort study. Thromb Haemost. 2011;106(2):304-9.

11. Lewis G, editor. The Confidential Enquiry into Maternal and Child Health. Saving mothers' lives: reviewing maternal deaths to make motherhood safer: 2003-2005. The Seventh Report of the Confidential

Enquiries into Maternal Deaths in the United Kingdom. London: CEMACH; 2007. 266 p.

12. Jacobsen AF, Skjeldestad FE, Sandset PM. Incidence and risk patterns of venous thromboembolism in pregnancy and puerperium: a register-based case-control study. Am J Obstet Gynecol. 2008;198(2):233.e1-7.

13. Larsen TB, Sorensen HT, Gislum M, Johnsen SP. Maternal smoking, obesity, and risk of venous thromboembolism during pregnancy and the puerperium: a population-based nested case-control study. Thromb Res. 2007;120(4):505-9.

14. Lindqvist P, Dahlback B, Marsal K. Thrombotic risk during pregnancy: a population study. Obstet Gynecol. 1999;94(4):595-9.

15. Franco RF, Reitsma PH. Genetic risk factors of venous thrombosis. Hum Genet. 2001;109(4):369-84.

16. Nelson-Piercy C. Handbook of obstetric medicine. New York: Informa Healthcare; 2010.

17. Scifres CM, Macones GA. The utility of thrombophilia testing in pregnant women with thrombosis: fact or fiction? Am J Obstet Gynecol. 2008;199(4):344.e1-7.

18. American College of Obstetricians and Gynecologists Women's Health Care Physicians. ACOG Practice Bulletin nº 138: inherited thrombophilias in pregnancy. Obstet Gynecol. 2013;122(3):706-17.

19. Anderson FA Jr., Spencer FA. Risk factors for venous thromboembolism. Circulation. 2003;107(23 Suppl 1):I9-16.

20. National Collaborating Centre for Women's and Children's Health (UK). National Institute for Health and Clinical Excellence: Guidance. Antenatal care: routine care for the healthy pregnant woman. London: RCOG Press; 2008.

21. Sultan AA, Tata LJ, West J, Fiaschi L, Fleming KM, Nelson-Piercy C et al. Risk factors for first venous thromboembolism around pregnancy: a population-based cohort study from the United Kingdom. Blood. 2013;121(19):3953-61.

22. Bates SM, Greer IA, Pabinger I, Sofaer S, Hirsh J. Venous thromboembolism, thrombophilia, antithrombotic therapy, and pregnancy: American College of Chest Physicians Evidence-Based Clinical Practice Guidelines (8th Edition). Chest. 2008;133(6 Suppl):844S-86S.

23. The Health Survey for England [Internet]. The National Archives [accessed 2020 Jan 28]. Available from: http://webarchive.nationalarchives.gov.uk/20131205100653/http://www.archive2.official-documents.co.uk/document/deps/doh/survey03/summ02.htm.

24. Liu S, Rouleau J, Joseph KS, Sauve R, Liston RM, Young D et al. Epidemiology of pregnancy-associated venous thromboembolism: a population-based study in Canada. J Obstet Gynaecol Can. 2009;31(7):611-20.

25. Montenegro CAB, Rezende Filho J. Rezende: obstetrícia fundamental. São Paulo: GEN; 2017.

26. Jorgensen JO, Hanel KC, Morgan AM, Hunt JM. The incidence of deep venous thrombosis in patients with superficial thrombophlebitis of the lower limbs. J Vasc Surg. 1993;18(1):70-3.

27. Ginsberg J, Kearon C, Hirsh J. Critical decisions in thrombosis and homeostasis. Ontario: BC Decair; 1998. p. 32.

28. James AH. Thromboembolism in pregnancy: recurrence risks, prevention and management. Curr Opin Obstet Gynecol. 2008;20(6):550-6.

29. Bates SM, Greer IA, Middeldorp S, Veenstra DL, Prabulos AM, Vandvik PO et al. VTE, thrombophilia, antithrombotic therapy, and pregnancy: antithrombotic therapy and prevention of thrombosis, 9th ed: American College of Chest Physicians

Evidence-Based Clinical Practice Guidelines. Chest. 2012;141(2 Suppl):e691S--736S.

30. De Stefano V, Grandone E, Martinelli I. Recommendations for prophylaxis of pregnancy-related venous thromboembolism in carriers of inherited thrombophilia. Comment on the 2012 ACCP guidelines. J Thromb Haemost. 2013;11(9):1779-81.

31. Bates SM, Middeldorp S, Rodger M, James AH, Greer I. Guidance for the treatment and prevention of obstetric-associated venous thromboembolism. J Thromb Thrombolysis. 2016;41(1):92-128.

32. Royal College of Obstetricians and Gynaecologists. Reducing the risk of thrombosis and embolism during pregnancy and the puerperium (Green-Top Guideline nº 37). London: RCOG Press; 2009.

33. Chan WS, Rey E, Kent NE, VTE in Pregnancy Guideline Working Group, Corbett T, David M et al. Venous thromboembolism and antithrombotic therapy in pregnancy. J Obstet Gynaecol Can. 2014;36(6):527-53.

34. James A, Committee on Practice Bulletins-Obstetrics. Practice Bulletin nº 123: thromboembolism in pregnancy. Obstet Gynecol. 2011;118(3):718-29.

35. Royal College of Obstetricians and Gynaecologists. Thrombosis and embolism during pregnancy and the puerperium: acute management (Green-Top Guideline nº 37b) [Internet]. 2015 Apr 13 [accessed 2020 Jan 28]. Available from: rcog.org.uk/en/guidelines-research-services/guidelines/gtg37b/.

36. Feng JP, Xiong YT, Fan ZQ, Yan LJ, Wang JY, Gu ZJ. Efficacy of intermittent pneumatic compression for venous thromboembolism prophylaxis in patients undergoing gynecologic surgery: a systematic review and meta-analysis. Oncotarget. 2017;8(12):20371-9.

capítulo 28

Trombofilias na Gestação – Vitalidade Fetal e Parto

▶ Egle Couto

TROMBOFILIAS ADQUIRIDA E HEREDITÁRIA

A trombofilia, ou seja, maior tendência à trombose, pode ser resultado de fatores adquiridos e/ou hereditários. O principal representante da trombofilia adquirida é a síndrome antifosfolípide (SAF). Na trombofilia hereditária, fatores associados a complicações na gravidez, em alguns estudos, são o fator V de Leiden (FVL), a mutação G20210A no gene da protrombina e a deficiência das proteínas C (DPC), S (DPS) e da antitrombina (DAT).

Síndrome antifosfolípide

A SAF é uma doença autoimune sistêmica caracterizada por trombose arterial ou venosa e/ou perda gestacional na presença persistente de anticorpos antifosfolípides (AAF). Pode ocorrer como condição primária ou estar associada ao lúpus eritematoso sistêmico (LES) ou outra doença autoimune. Os principais tipos de AAF associados a complicações na gravidez são o anticoagulante lúpico e os anticorpos anticardiolipina e anti-β2-glicoproteína-1.

A patogênese da morbidade gestacional na SAF não é completamente entendida, mas envolve plaquetas e ativação de células endoteliais, além do efeito pró-coagulante dos AAF. Apesar de a trombose uteroplacentária com insuficiência vascular ser um dos mecanismos para resultados gestacionais adversos, nem todas as placentas afetadas demonstram sinais de trombose ou infarto. Os AAF parecem ter efeito direto na função do trofoblasto, reduzindo sua viabilidade, sincicialização e capacidade de invasão, como mostrado em estudos *in vitro*.[1] Além disso, os AAF podem afetar a produção de hormônios e moléculas sinalizadoras pelas células do trofoblasto e, também, estimular a coagulação e a ativação do complemento.

Trombofilia hereditária

São condições genéticas que aumentam o risco de doença tromboembólica. Durante a gestação, o potencial trombogênico aumenta, pelo estado de hipercoagulação produzido por alterações fisiológicas em vários fatores de coagulação. As potenciais sequelas desse estado de hipercoagulação são a trombose venosa profunda (TVP) e o tromboembolismo pulmonar (TEP); a trombose arterial é rara. Foi sugerida associação modesta da trombofilia hereditária com resultados gestacionais adversos, mas essa associação permanece controversa. Há hipótese de que a trombofilia poderia aumentar o risco de trombose na interface materno-fetal, resultando em complicações mediadas pela placenta, como perda gestacional, pré-eclâmpsia, restrição do crescimento intrauterino (RCIU) e descolamento prematuro de placenta (DPP).

Estudos prospectivos não encontraram associação entre complicações gestacionais e trombofilia hereditária, embora estudos retrospectivos tenham sugerido associação entre FVL, mutação da protrombina, DPC, DPS e a perda fetal após dez semanas, especialmente a não recorrente após 20 semanas.[2,3]

A literatura é ampla sobre a associação entre trombofilia hereditária materna e aborto espontâneo recorrente e óbito fetal. Apesar de a maioria dos grandes estudos prospectivos não encontrar associação entre trombofilia hereditária e perda fetal precoce ou tardia, estudos caso-controle e de coorte retrospectivos frequentemente relataram associação, particularmente para perda fetal tardia.[2] Embora haja diferenças evidentes na definição das perdas entre os dois estudos, ambos mostram associação mais forte entre trombofilia e perda fetal tardia e isolada do que com perdas precoces.

De modo subsequente a essas análises, foi avaliada a associação específica entre FVL e mutação da protrombina e a perda fetal tardia, o que também indicou associação mais consistente com perda fetal tardia do que precoce.[4]

Não parece haver associação consistente entre trombofilia e RCIU, como demonstrado em duas metanálises.[5,6] Evidências sugerem que a trombofilia hereditária não tem associação com maior risco de pré-eclâmpsia,[7] e também não foi demonstrada associação consistente entre trombofilia e DPP.[6]

Dadas a alta incidência de trombofilia na população e a baixa incidência de tromboembolismo venoso (TEV), a triagem universal na gravidez não é indicada. Portanto, uma estratégia seletiva para a pesquisa é necessária. A American Academy of Pediatrics (AAP) e o American College of Obstetricians and Gynecologists (ACOG) recomendam que a triagem de trombofilias seja considerada nas seguintes circunstâncias: história pessoal de TEV associada a riscos não recorrentes, como fraturas, cirurgias e imobilização prolongada; parente em primeiro grau com história de TEV antes dos 50 anos, na ausência de outros fatores de risco.

A ACOG[8] destaca que os testes para trombofilia hereditária em mulheres que tiveram perda fetal recorrente ou DPP não são recomendados, porque não há evidência clínica suficiente de que a heparina profilática anteparto previna a recorrência. Da mesma forma, a pesquisa não é recomendada para mulheres com história de RCIU e pré-eclâmpsia. O American College of Chest Physicians (ACCP) também recomenda não testar mulheres com complicações gestacionais prévias.[9] Entretanto, a pesquisa dos AAF pode ser apropriada em mulheres que tiveram perda fetal ou pré-eclâmpsia de início precoce.

AVALIAÇÃO DA VITALIDADE FETAL

Não há dados de qualidade sobre recomendações para a monitorização materna e fetal em gestantes com trombofilia. Como em todas as gestações com maior risco de complicações, a frequência de consultas e os cuidados no pré-natal de mulheres com SAF são definidos para permitir intervenção imediata no caso de complicações maternas ou fetais, como na pré-eclâmpsia. Além dos cuidados pré-natais de rotina, incluem-se:

- Contagem de plaquetas, creatinina sérica, razão proteína/creatinina urinária, alanina aminotransferase (ALT) e aspartato aminotransferase (AST), para comparação no caso de SAF ou outras complicações durante a evolução da gestação.
- Pesquisa dos anticorpos anti-Ro/SSA e anti-La/SSB. Tais anticorpos podem ter implicações sobre o feto, com alterações e bloqueio cardíaco.

- Ultrassonografia antes de 20 semanas de gestação, idealmente no primeiro trimestre; ultrassonografias seriadas a cada quatro semanas, a partir do final do segundo trimestre, para avaliar crescimento fetal e volume de líquido amniótico.
- Avaliação do bem-estar fetal com controle diário dos movimentos fetais e cardiotocografia e/ou perfil biofísico fetal uma ou duas vezes por semana, a partir de 32 semanas de idade gestacional.

Nos casos de RCIU, oligoâmnio ou pré-eclâmpsia, a conduta é a mesma de gestações sem SAF.

As técnicas atualmente empregadas para acessar o bem-estar fetal envolvem achados biofísicos, como frequência cardíaca fetal, movimentos corpóreos, respiratórios e produção de líquido amniótico. Esses achados auxiliam a avaliação anteparto, para prevenir a morte fetal e evitar intervenções desnecessárias, que são as metas do ACOG e da AAP.

Testes negativos anteparto geram segurança, porque a morte fetal até uma semana após resultado normal é rara. Os valores preditivos negativos, para a maioria dos testes descritos, são de 99,8% ou maiores. Por outro lado, estimativas de valores preditivos positivos para testes com resultado anormal são baixas, variando de 10 a 40%.[10]

Movimentos fetais

A atividade fetal passiva não estimulada começa com sete semanas e se torna mais coordenada no final da gravidez. Entre 20 e 30 semanas, os movimentos corporais fetais tornam-se organizados, e o feto começa a mostrar ciclos de reatividade. Os ciclos sono-vigília parecem ser determinantes fundamentais da atividade fetal e não dependem dos ciclos maternos. Os ciclos de sono fetal variam de 20 a 75 minutos.[11]

O volume de líquido amniótico é importante para a atividade fetal. Sherer *et al.*[12] avaliaram o número de movimentos fetais em 465 gestações em relação ao volume de líquido amniótico. Observaram redução da atividade fetal com a redução do volume de líquido e sugeriram que o espaço uterino restrito poderia limitar os movimentos fetais.

Sadovsky *et al.*[13] classificaram os movimentos fetais em três categorias, de acordo com a percepção materna e registros independentes, utilizando sensores elétricos. Foram descritos movimentos fracos, fortes e de rolamento. Conforme a gravidez avança, a taxa de movimentos fracos diminui, movimentos mais vigorosos aumentam por várias semanas e, então, suas taxas diminuem até o termo. Presumivelmente, a redução do líquido amniótico e do espaço é responsável pela redução da atividade ao termo.

A redução da atividade, entretanto, pode ser prenúncio de morte fetal. Para quantificar os movimentos fetais, métodos clínicos incluem uso de tocodinamômetro, visualização com ultrassonografia e percepção subjetiva materna.

A maioria dos autores relatou excelente correlação entre os movimentos percebidos pela mãe e os movimentos documentados por instrumentação. Rayburn[14] mostrou que 80% de todos os movimentos observados durante monitorização ultrassonográfica foram percebidos pela mãe. Movimentos que duram mais de 20 segundos parecem ser mais bem identificados do que episódios curtos. Vários protocolos de contagem de movimentos fetais foram utilizados, mas nenhum chegou ao número ótimo de movimentos ou à duração ideal.

Movimentos respiratórios fetais

Após décadas de incerteza sobre como o feto respira normalmente, Dawes *et al.*[15] mostraram fluxos de fluido traqueal em fetos de ovelhas, indicando movimentos respiratórios. Esses movimentos da parede torácica eram diferentes daqueles após ao nascimento. A base fisiológica do reflexo de respiração não é completamente entendida, mas a troca de líquido amniótico parece ser essencial para o desenvolvimento pulmonar normal. Vários investigadores examinaram os movimentos respiratórios fetais utilizando ultrassonografia para determinar o quanto eles podem refletir a saúde fetal. Outras variáveis, além de hipo xia, podem afetar os movimentos respiratórios fetais, incluindo hipoglicemia, estímulo sonoro, fumo, amniocentese, trabalho de parto prematuro, idade gestacional, frequência cardíaca fetal e trabalho de parto.

Como os movimentos respiratórios são episódicos, a interpretação quando a respiração está ausente deve ser cuidadosa. Há clara variação, pois a atividade respiratória diminui substancialmente durante a noite e aumenta após as refeições maternas. A ausência total de respiração pode ser vista em alguns fetos normais por até 122 minutos, indicando que a avaliação para diagnosticar ausência de movimentos respiratórios pode requerer longos períodos de observação. A respiração fetal tornou-se um componente do perfil biofísico fetal.

Cardiotocografia

Freeman[16] e Lee *et al.*[17] introduziram o *nonstress test* (NST) para descrever a taxa de aceleração da frequência cardíaca em resposta aos movimentos corporais, como sinal de saúde fetal. Atualmente, é o teste primário mais utilizado para avaliar o bem-estar fetal. Ele também foi incorporado ao perfil biofísico fetal.

Influências autonômicas são mediadas por impulsos simpáticos ou parassimpáticos dos centros cerebrais para elevar ou reduzir a frequência cardíaca fetal. A variabilidade batimento a batimento também está sob controle do sistema nervoso autônomo. Consequentemente, perdas patológicas das acelerações na frequência cardíaca fetal podem ser vistas com a redução da variabilidade batimento a batimento. A perda de tal reatividade, entretanto, é comumente associada a ciclos de sono fetal. Pode também ser causada por depressão central pelo uso de medicações ou fumo. O NST é baseado na hipótese de que a frequência cardíaca de um feto que não está em acidose (como resultado de hipoxia ou depressão neurológica) acelera temporariamente em resposta ao movimento. Os movimentos fetais durante o teste são identificados pela percepção materna e registrados. Conforme a hipoxia se desenvolve, as acelerações da frequência cardíaca fetal diminuem.

Os critérios para definição de um NST normal diferem quanto a número, amplitude e duração de acelerações e quanto à duração do teste. A definição recomendada pelo ACOG[10] requer duas ou mais acelerações de 15 batimentos por minuto ou mais, acima da linha de base, cada uma durando 15 segundos ou mais, e todas ocorrendo dentro de 20 minutos após o início do teste. Também é recomendável que acelerações com ou sem movimentos fetais sejam aceitas, e que traçados mais longos, para suplantar os períodos de sono fetal, sejam realizados antes de concluir que a reatividade fetal é insuficiente. Embora o número normal e a amplitude das acelerações pareçam refletir o bem-estar fetal, sua ausência não prediz invariavelmente o comprometimento fetal. Na verdade, alguns investigadores relataram taxas de falso positivo de até 90%. Como fetos saudáveis podem não se mover por períodos superiores a 75 minutos, alguns consideraram que uma duração mais longa do NST poderia aumentar o valor preditivo positivo de um teste anormal, ou seja, não reativo.

O resultado anormal nem sempre indica hipoxia, e pode ser visto durante o sono fetal, mas existem padrões que predizem grave risco fetal. Visser *et al.*[18] descreveram a cardiotocografia terminal, que incluiu:

1. oscilação de base de menos de cinco batimentos por minuto;
2. ausência de acelerações;
3. desacelerações tardias com contrações uterinas espontâneas.

Definido arbitrariamente como sete dias, o intervalo entre os testes foi reduzido. De acordo com o ACOG,[10] testes mais frequentes são recomendados para mulheres com gravidez pós-data, gestação multifetal, diabetes gestacional, RCIU ou hipertensão na gestação. Nessas circunstâncias, alguns realizam os testes duas vezes por semana, com aumento da frequência no caso de deterioração das condições maternas, quando os testes podem ser realizados uma ou mais vezes por dia, como na pré-eclâmpsia grave longe do termo.

Volume de líquido amniótico

A avaliação do volume de líquido amniótico é indicada por sua inclusão em praticamente todos os esquemas de avaliação da saúde fetal. Isso se baseia no raciocínio de que a perfusão uteroplacentária reduzida pode levar a menor fluxo renal fetal, diminuindo a produção urinária e, consequentemente, levando ao oligoâmnio.

Perfil biofísico fetal

Manning *et al.*[19] propuseram o uso combinado de cinco variáveis biofísicas como meio mais acurado de avaliar a saúde fetal do que o uso de um elemento único. Os cinco componentes biofísicos avaliados são:

4. acelerações da frequência cardíaca fetal;
5. movimentos respiratórios;
6. movimentos fetais;
7. tônus fetal;
8. volume de líquido amniótico.

Variáveis normais recebem dois pontos, e anormais não recebem pontos. Assim, o escore mais alto a ser obtido é 10. Medicações maternas, como narcóticos e sedativos, podem reduzir o escore significativamente.

Manning *et al.*[20] avaliaram mais de 19.000 gestações utilizando o perfil biofísico e mostraram que mais de 97% tinham resultados normais. A taxa de falso negativo, definido como morte de um feto estruturalmente normal, foi aproximadamente 1 para 1.000 partos. As causas mais comuns identificáveis de morte fetal após o perfil biofísico normal incluíram hemorragia fetomaterna, acidentes de cordão umbilical e DPP.

Perfil biofísico modificado

O perfil biofísico demanda trabalho, tempo e pessoal treinado em ultrassonografia. Clark *et al.*[21] utilizaram o perfil biofísico abreviado como primeira linha de investigação em 2.628 gestações únicas. Especificamente, um NST com estímulo vibroacústico foi realizado duas vezes por semana e combinado com a determinação do índice de líquido amniótico (ILA), para o qual valores de 5 cm ou menos foram considerados anormais. Esse perfil biofísico abreviado requer aproximadamente dez minutos para ser realizado, e os autores concluíram ser um excelente método de avaliação da vitalidade, porque não houve mortes fetais inesperadas.

Nageotte *et al.*[22] também combinaram NST bissemanal e consideraram medidas de ILA de 5 cm ou menos anormais. Eles realizaram 17.429 perfis biofísicos modificados em 2.774 mulheres e concluíram que o teste foi um excelente instrumento de avaliação fetal. Miller *et al.*[23] relataram resultados de mais de 54.000 perfis biofísicos modificados realizados em 15.400 gestações de alto risco. Descreveram taxa de falso negativo de 0,8 por 1.000 e taxa de falso positivo de 1,5%.

Dopplervelocimetria

A velocidade do fluxo sanguíneo medida por ultrassonografia com Doppler reflete a impedância a jusante. Para fetos com RCIU, vários circuitos vasculares fetais, incluindo artéria umbilical, artéria cerebral média (ACM) e ducto venoso, foram avaliados como instrumentos para diagnóstico do bem-estar fetal.

A forma da onda foi inicialmente estudada em artérias umbilicais de gestações avançadas, e ondas anormais foram correlacionadas com hipovascularização dos vilos placentários. Dos pequenos canais arteriais placentários, 60 a 70% precisam estar obliterados antes de a onda se tornar anormal. Essa extensa patologia vascular placentária tem efeitos maiores na circulação fetal. De acordo com Trudinger,[24] como mais de 40% da ejeção ventricular fetal é direcionada para a placenta, a obliteração do canal vascular placentário aumenta a pós-carga e leva à hipoxemia fetal. Isso, por sua vez, leva à dilatação ventricular e à redistribuição do fluxo da ACM. Por fim, a pressão aumenta no ducto venoso devido à pós-carga do coração direito fetal. Clinicamente, ondas anormais de Doppler no ducto venoso são o achado final na progressão da deterioração por hipoxemia crônica.

A razão sístole-diástole (S/D) na artéria umbilical é considerada anormal se estiver acima do percentil 95 para a idade gestacional ou se o fluxo diastólico for reverso ou ausente, o que significa grande impedância ao fluxo da artéria umbilical. Resulta de vilos placentários pouco vascularizados e pode ser vista em casos extremos de RCIU. De acordo com Zelop et al.,[25] a mortalidade perinatal em fluxo diastólico final ausente foi de cerca de 10%, e para diástole reversa foi de 33%.

A Dopplervelocimetria da ACM recebeu especial atenção pelas observações de que o feto com hipoxia tenta proteger o cérebro por meio da redução da impedância cerebrovascular, com consequente aumento do fluxo sanguíneo. Não é recomendada como técnica primária para detectar comprometimento fetal; por outro lado, mostrou-se valiosa na detecção de anemia fetal severa em 165 fetos com aloimunização anti-D. Oepkes et al.[26] compararam, em estudo prospectivo, amniocentese seriada para medir os níveis de bilirrubina e Dopplervelocimetria do pico de velocidade sistólica da ACM. Concluíram que a Dopplervelocimetria poderia substituir a amniocentese com segurança, no manejo de gestações com aloimunização. A técnica é útil no diagnóstico de anemia fetal por várias causas.

Bilardo et al.[27] estudaram a Dopplervelocimetria de artéria umbilical e ducto venoso em 70 fetos com RCIU entre 26 e 33 semanas, tendo concluído que foi o melhor preditor do resultado perinatal. O fluxo negativo ou reverso no ducto venoso foi achado tardio, pois os fetos já haviam sofrido danos irreversíveis pela hipoxemia. Baschat et al.[28] avaliaram 604 fetos com RCIU, utilizando Dopplervelocimetria, e chegaram a conclusões similares; o fluxo ausente ou reverso no ducto venoso foi associado a colapso metabólico fetal generalizado.

A resistência vascular da circulação uterina diminui na primeira metade da gestação, devido à invasão dos vasos maternos pelo tecido trofoblástico. Esse processo pode ser detectado por meio de

Dopplervelocimetria, e o exame das artérias uterinas pode ser útil na avaliação de gestações com alto risco de insuficiência uteroplacentária. A persistência ou o desenvolvimento de padrões de alta resistência foram ligados a várias complicações gestacionais. Em estudo de 30.519 gestantes, Smith et al.[29] avaliaram a Dopplervelocimetria das artérias uterinas entre 22 e 24 semanas. A alta resistência ao fluxo foi associada a risco de óbito fetal antes de 32 semanas, DPP, pré-eclâmpsia e RCIU.

A previsão antenatal da saúde fetal tem sido foco de intenso interesse. Apesar da evolução contínua dos testes, a precisão da eficácia de qualquer método é limitada. A ampla gama de variações biológicas fetais normais torna a interpretação dos testes desafiadora. Mesmo com o surgimento de métodos de avaliação de complexidade crescente, resultados anormais não são absolutamente confiáveis, fazendo com que vários clínicos usem os testes antenatais para prever o bem-estar fetal, mais do que a doença fetal.

De acordo com o ACOG[10] (Tabela 28.1), um teste fetal normal fornece alta segurança de que o óbito fetal não ocorrerá em uma semana. As considerações mais importantes ao decidir quando iniciar os testes anteparto são o prognóstico de sobrevida neonatal e a gravidade da doença materna. Em geral, na maioria das gestações de alto risco, os testes se iniciam entre 32 e 34 semanas. Gestações com complicações mais graves podem precisar de testes a partir de 26 ou 28 semanas.

PARTO

A via de parto não é definida pela presença de trombofilia, mas, sim, pelas condições obstétricas. Na ausência de complicações maternas ou fetais que impeçam a via vaginal, o parto pode ocorrer, e geralmente a heparina não fracionada (HNF) ou a heparina de baixo peso molecular (HBPM) são suspensas no início do trabalho de parto. Menor lesão tecidual e possibilidade de deambulação precoce tornam o parto vaginal uma ótima possibilidade para mulheres com trombofilia.

Nos casos de indicação ou desejo materno pela cesariana, ela também pode ser

Tabela 28.1 Taxas de óbito fetal dentro de uma semana após avaliação normal de vitalidade fetal.

Teste fetal anteparto	Taxa de óbito fetal/1.000	Número
NST	1,9	5.861
Prova de Pose	0,3	12.656
Perfil biofísico	0,8	44.828
Perfil biofísico modificado	0,8	54.617

NST: *nonstress test*.

realizada, desde que os cuidados com a hemostasia sejam rigorosos, assim como no parto vaginal. A possibilidade de programação do parto e de suspensão da heparina faz com que algumas gestantes optem por essa via.

O risco de TVP e, especialmente, TEV fatal aumenta em mulheres após cesariana, quando comparado ao risco após parto vaginal. Considerando que 1/3 das gestantes nos Estados Unidos evoluem para cesariana, o TEP é causa maior de mortalidade materna.[30] A falta de dados de qualidade cria considerável variação nas recomendações feitas por ACOG, Royal College of Obstetricians and Gynaecologists (RCOG) e ACCP.

Na ausência de indicações para parto prematuro, recomenda-se o agendamento do parto (indução ou cesariana) para 39 semanas, a fim de controlar o tempo de suspensão das drogas antitrombóticas.

Gestantes que recebem dose terapêutica de HBPM podem tê-la substituída por HNF entre 36 e 37 semanas de modo a utilizar sua meia-vida mais curta, permitindo a administração de anestesia neuroaxial e minimizando o sangramento em caso de trabalho de parto espontâneo. As recomendações anestésicas são de pelo menos 24 horas de intervalo entre a última dose da HBPM terapêutica e a inserção de cateter peridural e pelo menos 12 horas para doses profiláticas. O propósito da conversão em HNF tem menos a ver com o risco de sangramento materno no momento do parto, e mais com o bloqueio neuroaxial complicado por hematoma epidural ou espinhal.

O hematoma epidural é uma complicação rara da anestesia espinhal, com incidência relatada de 1 para cada 200.000 a 250.000 partos. É mais comum após anestesia epidural do que espinhal e costuma ocorrer em situações de anomalias de coagulação ou administração de anticoagulantes. Quando surgem déficits neurológicos pela presença do hematoma, a cirurgia com descompressão é recomendada imediatamente.[31]

O ACCP recomenda que mulheres com parto planejado que recebem dose ajustada de HBPM ou HNF duas vezes por dia devem suspender a heparina 24 horas antes da indução de parto ou cesariana.[9] O ACOG[8] recomenda que HBPM ou HNF terapêutica seja descontinuada 24 a 36 horas antes da indução de parto ou cesariana. A American Society of Regional Anesthesia and Pain Medicine recomenda aguardar, para o bloqueio neuroaxial, 10 a 12 horas para dose profilática de HBPM e 24 horas para dose terapêutica.[32] Tal abordagem geralmente assegura que pacientes com trombose prévia não fiquem sem anticoagulantes por mais de 48 horas.

Os efeitos da heparina na perda sanguínea no parto dependem de: dose, via e período da administração; número e profundidade de incisões e lacerações; intensidade das contrações miometriais pós-parto; e presença de outros defeitos da coagulação.

A AAP e o ACOG[9] recomendam reiniciar HNF ou HBPM 4 a 6 horas após parto vaginal e 6 a 12 horas após cesariana. A administração intravenosa lenta de sulfato de protamina geralmente reverte o efeito da heparina de forma rápida e eficaz. Não deve ser administrado em doses maiores do que as necessárias para neutralizar a heparina, pois também possui efeito anticoagulante.

A aspirina em baixa dose pode ser suspensa após 36 semanas em mulheres sem história de trombose. A suspensão da aspirina em baixa dose 7 a 10 dias antes do parto evita o discreto aumento de sangramento observado quando se continua a droga.[33]

Em 2011, o ACOG[34] recomendou compressão pneumática antes da cesariana para todas as mulheres que não estavam recebendo tromboprofilaxia. Essa recomendação foi baseada primariamente no consenso e na opinião de especialistas. Para pacientes submetidas a cesariana com risco adicional para tromboembolismo, a compressão pneumática e a heparina podem ser recomendadas.

CUIDADOS NO PUERPÉRIO

Não há dados de qualidade para direcionar o manejo pós-parto de mulheres com SAF baseada em morbidade obstétrica, sem história de trombose, ou em mulheres com AAF isolados.

O estudo Nimes Obstetricians and Hematologists Antiphospholipid Syndrome avaliou mulheres com SAF baseada na história obstétrica, sem história de trombose, por uma média de 9,3 anos.[35] Comparadas com mulheres sem trombofilia, aquelas tiveram risco aumentado de TVP e acidente vascular cerebral, apesar do risco absoluto baixo. Em mulheres com morbidade gestacional associada à SAF, o diagnóstico em jovens, fatores concomitantes de risco cardiovascular, trombose de veias superficiais, doença cardíaca valvar e positividade para múltiplos AAF aumentam o risco da primeira trombose.

Mulheres com SAF e história de trombose arterial ou venosa apresentam alto risco de recorrência e geralmente são anticoaguladas com varfarina por período indefinido, e tal anticoagulação pode ser reiniciada 4 a 6 horas após o parto vaginal e 6 a 12 horas após cesariana, a menos que haja sangramento importante.

Os antagonistas da vitamina K não devem ser utilizados na gestação porque cruzam a placenta e podem causar óbito fetal e malformações por hemorragias, mas não se acumulam no leite materno e, assim como as heparinas, são seguros na amamentação.

A trombose venosa pós-parto é usualmente tratada com heparina intravenosa e varfarina oral, iniciadas simultaneamente. A dose inicial de varfarina é de 5 a 10 mg nos primeiros dois dias. Doses subsequentes são ajustadas para atingir uma Relação Normatizada Internacional (RNI) entre 2 e 3. Para evitar trombose paradoxal e necrose cutânea pelo efeito precoce antiproteína C da varfarina, são mantidas doses terapêuticas da HBPM ou HNF por 5 dias e até que o RNI se mantenha em nível terapêutico por 2 dias consecutivos.[34]

Entre os novos anticoagulantes, o dabigatran (Pradaxa®) inibe a trombina, já o rivaroxaban (Xarelto®) e o apixaban (Eliquis®) inibem o fator Xa. Poucos relatos avaliaram os novos anticoagulantes na gravidez, e os riscos na reprodução são desconhecidos.[9] O dabigatran cruza a placenta humana. Não se sabe o quanto desses agentes é excretado no leite materno. Pelo potencial de lesão fetal, deve-se considerar suspender a amamentação ou usar outro anticoagulante, como varfarina, no período pós-parto.[36]

REFERÊNCIAS BIBLIOGRÁFICAS

1. Tong M, Viall CA, Chamley LW. Antiphospholipid antibodies and the placenta: a systematic review of their in vitro effects and modulation by treatment. Hum Reprod Update. 2015;21(1):97-118.

2. Dizon-Townson D, Miller C, Sibai B, Spong CY, Thom E, Wendel G Jr et al. The relationship of the factor V Leiden mutation and pregnancy outcomes for mother and fetus. Obstet Gynecol. 2005;106(3):517-24.

3. Silver RM, Zhao Y, Spong CY, Sibai B, Wendel G Jr, Wenstrom K et al. Prothrombin gene G20210A mutation and obstetric complications. Obstet Gynecol. 2010;115(1):14-20.

4. Silver RM, Saade GR, Thorsten V, Parker CB, Reddy UM, Drews-Botsch C et al. Factor V Leiden, prothrombin G20210A, and methylene tetrahydrofolate reductase mutations and stillbirth: the Stillbirth Collaborative Research Network. Am J Obstet Gynecol. 2016;215(4):468.e1-17.

5. Facco F, You W, Grobman W. Genetic thrombophilias and intrauterine growth restriction: a metaanalysis. Obstet Gynecol. 2009;113(6):1206-16.

6. Alfirevic Z, Roberts D, Martlew V. How strong is the association between maternal thrombophilia and adverse pregnancy outcome? A systematic review. Eur J Obstet Gynecol Reprod Biol. 2002;101(1):6-14.

7. Lin J, August P. Genetic thrombophilias and preeclampsia: a meta-analysis. Obstet Gynecol. 2005;105(1):182-92.

8. American College of Obstetricians and Gynecologists Women's Health Care Physicians. Practice Bulletin nº 138: inherited thrombophilias in pregnancy. Obstet Gynecol. 2013;122(3):706-17.

9. Bates SM, Greer IA, Middledorp S, Veenstra DL, Prabulos AM, Vandvik PO. VTE, thrombophilia, antithrombotic therapy, and pregnancy: antithrombotic therapy and prevention of thrombosis, 9th ed: American College of Chest Physicians Evidence-Based Clinical Practice Guidelines. Chest. 2012;141(2 Suppl):e691S-e736S.

10. American College of Obstetricians and Gynecologists. Practice Bulletin nº 145: antepartum fetal surveillance. Obstet Gynecol. 2014;124(1):182-92.

11. Sajapala S, AboEllail MAM, Kanenishi K, Mori N, Marumo G, Hata T. 4D ultrasound study of fetal movement early in the second trimester of pregnancy. J Perinat Med. 2017;45(6):737-43.

12. Sherer DM, Spong CY, Minior VK, Salafia CM. Decreased amniotic fluid volume at < 32 weeks of gestation is associated with decreased fetal movements. Am J Perinatol. 1996;13(8):479-82.

13. Sadovsky E, Laufer N, Allen JW. The incidence of different types of fetal movements during pregnancy. Br J Obstet Gynaecol. 1979;86(1):10-4.

14. Rayburn WF. Clinical significance of perceptible fetal motion. Am J Obstet Gynecol. 1980;138(2):210-2.

15. Dawes GS, Fox HE, Leduc BM, Liggins GC, Richards RT. Respiratory movements and rapid eye movement sleep in the foetal lamb. J Physiol. 1972;220(1):119-43.

16. Freeman RK. The use of the oxytocin challenge test for antepartum clinical evaluation of uteroplacental respiratory function. Am J Obstet Gynecol. 1975;121(4):481-9.

17. Lee CY, Di Loreto PC, O'Lane JM. A study of fetal heart rate acceleration patterns. Obstet Gynecol. 1975;45(2):142-6.

18. Visser GH, Redman CW, Huisjes HJ, Turnbull AC. Nonstressed antepartum heart rate monitoring: implication of decelerations after spontaneous contractions. Am J Obstet Gynecol. 1980;138(4):429-35.

19. Manning FA, Platt LD, Sipos L. Antepartum fetal evaluation: development of a fetal biophysical profile. Am J Obstet Gynecol. 1980;136(6):787-95.

20. Manning FA, Morrison I, Harman CR, Lange IR, Menticoglou S. Fetal assessment based on fetal biophysical profile scoring: experience in 19,221 referred high-risk pregnancies. II. An analysis of false-negative fetal deaths. Am J Obstet Gynecol. 1987;157(4 Pt 1):880-4.

21. Clark SL, Sabey P, Jolley K. Nonstress testing with acoustic stimulation and amniotic fluid volume assessment: 5973 tests without unexpected fetal death. Am J Obstet Gynecol. 1989;160(3):694-7.

22. Nageotte MP, Towers CV, Asrat T, Freeman RK. Perinatal outcome with the modified biophysical profile. Am J Obstet Gynecol. 1994;170(6):1672-6.

23. Miller DA, Rabello YA, Paul RH. The modified biophysical profile: antepartum testing in the 1990s. Am J Obstet Gynecol. 1996;174(3):812-7.

24. Trudinger B. Doppler: more or less? Ultrasound Obstet Gynecol. 2007;29(3):243-6.

25. Zelop CM, Richardson DK, Heffner LJ. Outcomes of severely abnormal umbilical artery doppler velocimetry in structurally normal singleton fetuses. Obstet Gynecol. 1996;87(3):434-8.

26. Oepkes D, Seaward PG, Vandenbussche FP, Windrim R, Kingdom J, Beyene J et al. Doppler ultrasonography versus amniocentesis to predict fetal anemia. N Engl J Med. 2006;355(2):156-64.

27. Bilardo CM, Wolf H, Stigter RH, Ville Y, Baez E, Visser GH et al. Relationship between monitoring parameters and perinatal outcome in severe, early intrauterine growth restriction. Ultrasound Obstet Gynecol. 2004;23(2):119-25.

28. Baschat AA, Cosmi E, Bilardo CM, Wolf H, Berg C, Rigano S et al. Predictors of neonatal outcome in early-onset placental dysfunction. Obstet Gynecol. 2007;109(2 Pt 1):253-61.

29. Smith GC, Yu CK, Papageorghiou AT, Cacho AM, Nicolaides KH; Fetal Medicine Foundation Second Trimester Screening Group. Maternal uterine artery Doppler flow velocimetry and the risk of stillbirth. Obstet Gynecol. 2007;109(1):144-51.

30. Creanga AA, Syverson C, Seed K, Callaghan WM. Pregnancy related mortality in the United States, 2011-2013. Obstet Gynecol. 2017;130(2):366-73.

31. Pujic B, Holo-Djilvesi N, Djilvesi D, Palmer CM. Epidural hematoma following low molecular weight heparin prophylaxis and spinal anesthesia for cesarean delivery. Int J Obstet Anesth. 2019;37:118-21.

32. Horlocker TT, Wedel DJ, Rowlingson JC, Enneking FK. Executive summary: regional anesthesia in the patient receiving antithrombotic or thrombolytic therapy: American Society of Regional Anesthesia and Pain Medicine Evidence-Based Guidelines (Third Edition). Reg Anesth Pain Med. 2010;35(1):102-5.

33. Hirsh J, Guyatt G, Albers GW, Harrington R, Schunemann HJ. Executive summary: American College of Chest Physicians Evidende-Based Clinical Practice Guidelines (8th Edition). Chest. 2008;133(6 Suppl):71S-109S.

34. American College of Obstetricians and Gynecologists. Practice Bulletin nº 123: thromboembolism in pregnancy. Obstet Gynecol. 2011;118(3):718-29.

35. Gris JC, Bouvier S, Molinari N, Galanaud JP, Cochery-Nouvellon E, Mercier E et al. Comparative incidence of a first thrombotic event in purely obstetric antiphospholipid syndrome with pregnancy loss: the NOH-APS observational study. Blood. 2012;119(11):2624-32.

36. Burnett AE, Mahan CE, Vasquez SR, Oertel LB, Garcia DA, Ansell J. Guidance for the practical management of the directo oral anticoagulants (DOACs) in VTE treatment. J Thromb Thrombolysis. 2016;41(1):206-32.

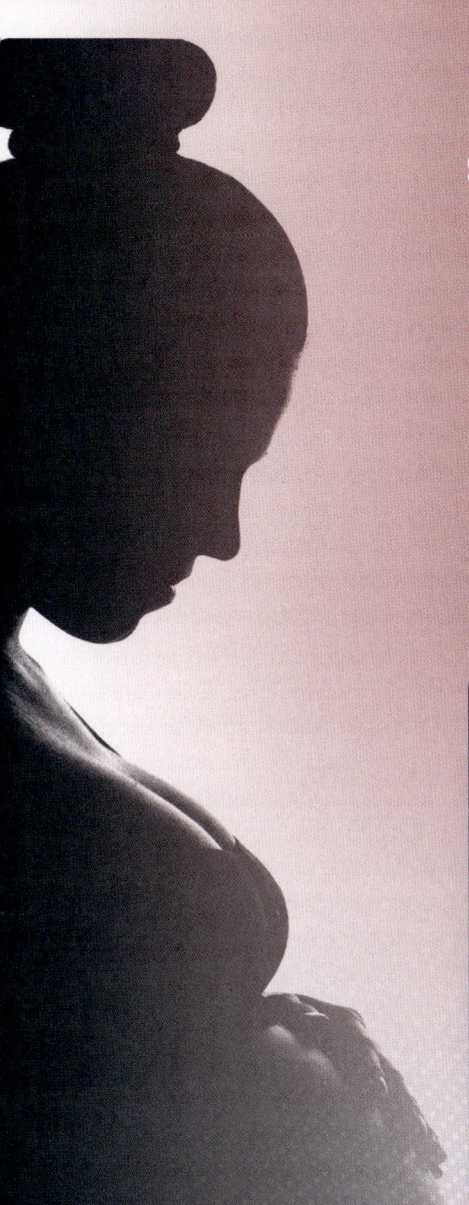

Seção **6**

SÍNDROMES HIPERTENSIVAS

SÍNDROMES HIPERTENSIVAS

▶ Soubhi Kahhale

Síndromes hipertensivas são as complicações mais frequentes na gestação e constituem, no Brasil, a primeira causa de morte materna, principalmente quando se instalam nas suas formas graves, como a eclâmpsia e a síndrome de HELLP. São ainda responsáveis por altas taxas de mortalidade perinatal, prematuridade e restrição do crescimento fetal. Pré-eclâmpsia representa, ainda, um risco para a saúde não apenas durante a gestação, envolvendo aumento do risco cardiovascular a longo prazo para a mulher e para as crianças que nascem de gestações acometidas de pré-eclâmpsia, por haver maior risco de síndromes metabólicas, doenças cardiovasculares e hipertensão sistêmica mais cedo em suas vidas. A incidência de pré-eclâmpsia tem-se elevado com o aumento global da idade materna, a obesidade e as técnicas de reprodução assistida, assim como as comorbidades que predispõem à pré-eclampsia, como diabetes, hipertensão e doenças renais.

A etiologia da pré-eclâmpsia ainda é desconhecida. Atualmente, aspectos imunológicos, genéticos e falha na invasão placentária são aceitos unanimemente. A demonstração de lesão endotelial, relacionada com resposta inflamatória exacerbada e envolvimento do estresse, constitui a mais recente teoria para a ocorrência de pré-eclâmpsia. Há aumento da reatividade e da permeabilidade vascular e ativação da coagulação, com danos principalmente para endotélio vascular, rins, sistema nervoso central, fígado e placenta; como resultado, as pacientes podem apresentar envolvimento de múltiplos órgãos com diferentes graus de gravidade. Parece-nos estar bem estabelecido que a pré--eclâmpsia ocorre na presença de tecido placentário. Episódios de hipoxia placentária resultam em estresse oxidativo com liberação de produtos trofoblásticos e excesso de fatores antiangiogênicos, como a endoglobina solúvel e a forma solúvel do receptor Flt-1 (sFlt-1, *fms-like tirosine kinase-1*), os quais são identificados precocemente na gestação. Como consequência da invasão trofoblástica inadequada, o trofoblasto pobremente perfundido elabora substâncias tóxicas que danificam o endotélio, levando à síndrome clínica pré-eclâmpsia. O êxito da placentação fisiológica depende da regulação dos fatores angiogênicos (fator de crescimento placentário = Pl GF, *placental growth factor*) e antiangiogênicos (sFlt-1). Os mais recentes trabalhos associam diminuição do PlGF e aumento do sFlt-1, assim como associam aumento da relação sFlt-1/PlGF e predição, diagnóstico e prognóstico de gestantes com pré-eclâmpsia.

O objetivo do tratamento da pré-eclâmpsia é prevenir as complicações materno-fetais, como descolamento prematuro de placenta, acidente vascular cerebral, edema agudo de pulmão, insuficiência renal, agravamento do quadro clínico para pré-eclâmpsia grave, síndrome de HELLP e eclâmpsia; para o lado fetal, parto prematuro e desconforto respiratório do recém-nascido. Sulfato de magnésio é a droga de escolha para o controle das convulsões eclâmpticas. O melhor tratamento para pré-eclâmpsia continua sendo o pré-natal correto, com diagnóstico e tratamento clínico precoces e atenção ao momento adequado para interrupção da gestação, que é o tratamento definitivo.

capítulo 29

Aspectos Práticos: Classificação Atual das Síndromes Hipertensivas

▶ Maria Rita de Souza Mesquita

INTRODUÇÃO

As síndromes hipertensivas que se manifestam na gestação, particularmente a pré-eclâmpsia, estão relacionadas a altas taxas de mortalidade e morbidade tanto para a mãe quanto para o concepto.[1,2] Entre as complicações maternas, descrevemos acidente vascular cerebral, insuficiência cardíaca, edema agudo de pulmão, convulsões, insuficiência renal e coagulação intravascular disseminada.[1,2] No que diz respeito ao nascituro, apuram-se elevadas taxas de complicações decorrentes da prematuridade.[1,2]

No mundo, estima-se incidência de pré-eclâmpsia em 3 a 5% das gestações. No Brasil, pode girar em torno de 1,5%, e na eclâmpsia 0,6%, mas tais valores podem ser influenciados de acordo com a região do país. Regiões menos favorecidas podem apresentar prevalência de eclâmpsia em torno de 8,1%, com taxa de mortalidade materna correspondente a 22%.[3,4]

CONCEITOS

Hipertensão arterial na gestação

Definida por nível de pressão arterial sistólica (PAS) de 140 mmHg ou mais e/ou nível de pressão arterial diastólica (PAD) de 90 mmHg ou mais, considerando-se PAS o primeiro som de Koro-tkoff, e PAD, o quinto som de Korotkoff, caracterizado por desaparecimento da bulha cardíaca. Nos casos de persistência das bulhas até o final da desinsuflação do manguito, considera-se para PAD o abafamento da bulha.[5] Em situações severas, diante de níveis ≥ 160 mmHg e/ou ≥ 110 mmHg, nova avaliação deverá ser realizada em 15 minutos. Estando o esfigmomanômetro de mercúrio indisponível, podem-se usar os aparelhos do tipo aneroide ou com base de cristal líquido. Acredita-se que a melhor alternativa seja o aparelho com cristal líquido automatizado, já que os aneroides necessitam de calibragem constante. Para circunferência braquial ≤ 33 cm, utiliza-se o manguito-padrão de 30 cm. Se acima de 33 cm, está indicado o manguito de tamanho maior ou, na falta de adequação, a aplicação da tabela de correção de Maxwell[6-8] (Tabela 29.1).

Cabe ressaltar que, na gravidez, ocorrem alterações fisiológicas em relação aos níveis pressóricos. A PAS e, mais acentuadamente, a PAD diminuem no primeiro trimestre, alcançam o menor valor ao redor da 20ª semana e, posteriormente, elevam-se no último trimestre, atingindo os níveis pré-gestacionais em razão de progressiva redução da resistência periférica mediada pela ação da progesterona. Essa redução ocorre, as vezes com maior intensidade, nas gestantes com hipertensão arterial crônica, o que promove retardo no diagnóstico, além de erroneamente configurar um quadro de hipertensão gestacional ou pré-eclâmpsia, quando na realidade estamos diante de pré-eclâmpsia sobreposta à hipertensão crônica.[9]

Tabela 29.1 Correção da pressão arterial segundo a circunferência do braço.[8]

Circunferência do braço	Correção PAS (mmHg)	Correção PAD (mmHg)
20	+11	+7
22	+9	+6
24	+7	+4
26	+5	+3
28	+3	+2
30	0	0
32	−2	−1
34	−4	−3
36	−6	−4
38	−8	−6
40	−10	−7
42	−12	−9
44	−14	−10
46	−16	−11
48	−18	−13
50	−21	−14

PAS: pressão arterial sistólica; PAD: pressão arterial diastólica.

Desse modo, a medida deve ser feita com a gestante sentada, com um dos antebraços elevado na altura do átrio (metade do osso esterno), devendo ser repetida em um ou dois intervalos de cinco minutos.[6,7]

Proteinúria na gestação

Definida pela presença de pelo menos 300 mg de proteína em urina de 24 horas. Na prática clínica, há grande tendência a favor da substituição do exame de proteinúria de 24 horas, em decorrência da dificuldade de coleta adequada do material. Essa avaliação pode ser substituída pela relação proteína/creatinina (P/Cr) urinárias por ter sensibilidade suficiente na identificação de proteinúria significativa, além de representar exame de execução mais fácil e de menor custo. Considera-se alterada a relação ≥ 0,3 mg/dL.[7]

Na impossibilidade de se determinar a proteinúria pelos métodos anteriores, pode-se considerar a avaliação qualitativa de proteína em amostra de urina isolada (*dipstick*), considerando positiva a presença de apenas uma cruz de proteína, identificação compatível com cerca de 30 mg/dL. Se essa avaliação mostrar-se negativa, tal parâmetro é aceito como critério seguro para afastar a presença de proteinúria.

Na presença de proteinúria em fita, é fundamental a realização da razão P/Cr em amostra de urina isolada. Nesses casos, admitem-se como relação positiva valores ≥ 0,3 mg/dL, o que, em geral, corresponde a uma proteinúria significativa em 92% das vezes.[6,7]

Destaca-se que não é necessária a presença de proteinúria para o diagnóstico de pré-eclâmpsia e que valores > 5 g/24 horas (proteinúria maciça) estão associados a desfechos neonatais severos.[7]

CLASSIFICAÇÃO ATUAL DAS SÍNDROMES HIPERTENSIVAS SEGUNDO A INTERNATIONAL SOCIETY FOR THE STUDY OF HYPERTENSION IN PREGNANCY (2018)

A International Society for the Study of Hypertension in Pregnancy (ISSHP (2018)[7] propôs uma nova classificação tendo em vista as diferentes manifestações dos distúrbios hipertensivos na gestação (Tabela 29.2).

Tabela 29.2 Classificação dos distúrbios hipertensivos na gravidez segundo a ISSHP (2018).[7]

Hipertensão diagnosticada antes da gestação ou até a 20ª semana	Hipertensão diagnosticada após a 20ª semana

a) Hipertensão arterial crônica
  ■ Essencial
  ■ Secundária
b) Hipertensão do "avental branco"
c) Hipertensão mascarada
	a) Hipertensão gestacional transitória
	b) Hipertensão gestacional
	c) Pré-eclâmpsia ou sobreposição à hipertensão arterial crônica

Hipertensão arterial pré-gestacional ou diagnosticada até a 20ª semana

- **Hipertensão arterial crônica:** níveis de PAS ≥ 140 mmHg e/ou PAD ≥ 90 mmHg antes do período gestacional ou diagnosticados em até 20 semanas de gestação, sendo pertinente a realização de mais de uma aferição no intervalo de pelo menos quatro a seis horas. Na maioria das vezes, o fator causal consiste em hipertensão essencial habitualmente associada a história familiar, sobrepeso ou obesidade, destacando-se que causas secundárias são incomuns.[7]

- **Hipertensão do "avental branco":** é a pressão arterial elevada no atendimento em consultório (≥ 140 × 90 mmHg), mas que apresenta valores normais quando aferida em casa ou no trabalho (< 135 × 85 mmHg). Não é considerada condição totalmente benigna e apresenta maior risco de pré-eclâmpsia.[7]

- **Hipertensão mascarada:** caracterizada por pressão arterial normal em consulta na clínica ou no consultório, mas elevada em outras situações. O diagnóstico torna-se difícil, sendo geralmente obtido por meio de monitorização ambulatorial da pressão arterial (MAPA) ou monitorização residencial da pressão arterial (MRPA) por um período de 24 horas.[9]

Hipertensão arterial diagnosticada após a 20ª semana

- **Hipertensão gestacional transitória:** diagnosticada por níveis de PAS ≥ 140 mmHg e/ou PAD ≥ 90 mmHg após

a 20ª semana em algumas avaliações durante as medidas diárias. Ressalta-se que em 20% dos casos pode evoluir para hipertensão gestacional ou pré-eclâmpsia; nessas situações, portanto, está recomendado acompanhamento durante toda a gestação.[7]

- **Hipertensão gestacional:** identificação de níveis pressóricos elevados após a 20ª semana – em grávidas previamente normotensas, sem evidências de danos encontrados na pré-eclâmpsia – e que se normalizam em até 12 semanas pós-parto. A persistência de alterações pressóricas após esse período caracteriza evolução para hipertensão arterial crônica. Segundo a ISSHP,[7] tal forma de hipertensão não deve ser considerada benigna, pois evolui para pré-eclâmpsia em 25% dos casos, além de estar relacionada a maior risco de alterações cardiológicas a longo prazo.

Pré-eclâmpsia ou sobreposição à hipertensão arterial crônica

- **Pré-eclâmpsia:** identificada por PAS ≥ 140 mmHg e/ou PAD ≥ 90 mmHg após a 20ª semana de gestação, acompanhada por uma ou mais das seguintes condições:

1. Proteinúria: não é fundamental para a comprovação de pré-eclâmpsia, mas, em geral, está presente em 75% dos casos.

2. Outras disfunções orgânicas maternas, incluindo:
   - alteração renal aguda (creatinina ≥ 90 μmol/L; 1 mg/dL);

- alterações hepáticas (transaminases elevadas > 40 UI/L) com ou sem dor epigástrica ou em quadrante superior direito;
- alterações neurológicas (eclâmpsia, alteração do estado mental, cegueira, acidente vascular cerebral, clônus grave, cefaleia, escotoma visual persistente);
- alterações hematológicas (plaquetas < 150.000/μL, coagulação intravascular disseminada, hemólise).

3. Disfunção uteroplacentária (restrição do crescimento fetal, alteração no Doppler da artéria umbilical ou natimortalidade).[7]

- **Pré-eclâmpsia sobreposta à hipertensão arterial crônica:** diagnosticada quando, em presença de hipertensão arterial crônica, evidenciam-se:

1. surgimento ou piora da proteinúria detectada na primeira metade da gravidez;
2. necessidade de associação de anti-hipertensivos ou incremento das doses terapêuticas iniciais;
3. disfunção de órgãos-alvo.[7]

Cabe ressaltar que, embora a classificação proposta pela ISSHP (2018)[7] seja a mais atual, ela traz diferenciações em relação ao parecer do American College of Obstetricians and Gynecologists (ACOG), de 2013,[10] o que dificulta seu uso em nosso meio do ponto de vista prático (Tabela 29.3).

REFERÊNCIAS BIBLIOGRÁFICAS

1. Steegers EA, von Dadelszen P, Duvekot JJ, Pijnenborg R. Pre-eclampsia. Lancet. 2010;376(9741):631-44.
2. ACOG Practice Bulletin nº 202: gestational hypertension and preeclampsia. Obstet Gynecol. 2019;202(133):e1-e25.
3. Abalos E, Cuesta C, Grosso AL, Chou D, Say L. Global and regional estimates of preeclampsia and eclampsia: a systematic review. Eur J Obstet Gynecol Reprod Biol. 2013;170(1):1-7.
4. Ramos JGL, Sass N, Martins Costa AH. Preeclampsia. Rev Bras Ginecol Obstet. 2017;39:496-512.
5. Report of the National High Blood Pressure Education Program Working Group on High Blood Pressure In Pregnancy. Am J Obstet Gynecol. 2000;183(1):S1-22.
6. Peraçoli JC, Borges VTM, Ramos JGL. Pré-eclâmpsia/eclâmpsia. In: Fernandes CE, Silva de Sá MF. Tratado de obstetrícia. São Paulo: Elsevier; 2019. v. 2.
7. Brown MA, Magee LA, Kenny LC, Karumanchi A, McCarthy FP, Saito S et al. Hypertensive disorders of pregnancy: ISSHP

Tabela 29.3 Classificação dos distúrbios hipertensivos segundo o ACOG.[10]

1. Hipertensão arterial crônica
2. Pré-eclâmpsia/eclâmpsia
3. Hipertensão gestacional
4. Hipertensão arterial crônica superposta por pré-eclâmpsia

classification, diagnosis, and management recommendations for international practice. Hypertension. 2018;72(1):24-43.

8. Maxwell MH, Waks AU, Schroth PC, Karam M, Dornfeld LP. Error in blood-pressure measurement due to incorrect cuff size in obese patients. Lancet. 1982;2(8288):33-6.

9. Malachias MVB, Souza WKSB, Plavnik LF, Rodrigues CIS, Brandão AA, Neves MFT et al. 7ª Diretriz Brasileira de Hipertensão Arterial. Arq Bras Cardiol. 2016;107(3 Supl 3):1-83.

10. American College of Obstetrics and Gynecologists; Task Force on Hypertension in Pregnancy. Hypertension in pregnancy. Report of the American College of Obstetrics and Gynecologists' Task Force on Hypertension in Pregnancy. Obstet Gynecol. 2013;122(5):1122-31.

capítulo 30

Implicações da Classificação das Síndromes Hipertensivas da Gestação para a Prática Clínica

▶ José Carlos Peraçoli   ▶ Joélcio Francisco Abbade

INTRODUÇÃO

Desde 1972, procura-se estabelecer uma classificação das síndromes hipertensivas da gestação que contemple as necessidades da pesquisa, assim como da prática clínica.[1] Em 1998, Davey e MacGillivray[2] identificaram aspectos dessa dificuldade e afirmaram que a falta de unanimidade na abordagem da classificação de determinada doença resulta do desconhecimento de sua verdadeira causa, da ausência de achados clínicos ou de testes que identifiquem com clareza as formas de sua manifestação, bem como da falta de adoção de nomenclatura de consenso.

Em medicina, as dificuldades, confusões e críticas quanto às classificações geralmente surgem pela falha em diferenciar protocolos retrospectivos (usados somente após a obtenção de todos os dados) dos prospectivos (que se fundamentam em um conjunto de dados limitados) para uso nas tomadas de decisão. Embora uma única classificação possa servir a ambos os protocolos, geralmente a terapêutica inicia-se antes do diagnóstico final.[3]

A definição exata de uma doença é importante para que se consiga avaliar seus riscos e comparar resultados de diferentes centros de investigação. Assim, uma definição é considerada útil quando é de fácil aplicação e reproduzível em qualquer meio ambiente, sem necessidade de conhecimento ou equipamento especializado. Essa definição será precisa quando se relacionar à etiologia e à manifestação clínica da doença.[4]

Segundo o consenso do National High Blood Pressure Education Program (NHBPEP),[5] a classificação ideal deve identificar gestantes hipertensas que apresentam alto risco de morbimortalidade materna e/ou perinatal e que necessitam de cuidados intensivos para controle da doença, diferenciando-as daquelas de baixo risco, que podem ser controladas como a população normal. Ainda mais, deve diferenciar os mecanismos fisiopatológicos envolvidos. Uma classificação deve, portanto, ser prática para o uso rotineiro dos profissionais de saúde, refletir a fisiopatologia da doença e ser adotada pelos pesquisadores.

De acordo com Traquilli *et al.*,[6] nunca houve consenso definitivo sobre a classificação e os critérios diagnósticos dos distúrbios hipertensivos da gestação. Essa incerteza provavelmente determinou diferenças de resultados, entre os diversos centros, sobre as taxas de mortalidade materna e os desfechos perinatais para os diferentes distúrbios hipertensivos que ocorrem na gestação, particularmente a pré-eclâmpsia.

Nesse contexto, em se tratando das síndromes hipertensivas, especificamente as formas gestacionais (hipertensão gestacional e pré-eclâmpsia), é válido lembrar que desconhecemos sua etiologia e que, pela complexidade da doença, ainda não temos sua fisiopatologia definitiva. Assim, ainda existem divergências entre as diferentes sociedades que ditam normas de definição da pré-eclâmpsia e de classificação das síndromes hipertensivas.

Por sua vez, algumas orientações são pertinentes e merecem ser acatadas.

A consideração mais importante quanto à classificação das síndromes hiperten-sivas da gestação, segundo o consenso do NHBPEP,[5] é diferenciar hipertensão que antecede a gestação daquela que é condição específica da gestação. Na primeira, a hipertensão arterial é o aspecto fisiopatológico básico da doença; na segunda, é a má adaptação do organismo materno à gestação, sendo a hipertensão arterial apenas uma de suas manifestações. Nesse contexto, são diferentes o controle e o impacto dessas condições sobre a mãe e o feto.

Como o valor da pressão arterial é requisito básico para a definição de hipertensão arterial, deve-se aplicar de maneira universal uma padronização para sua aferição. Deve-se aferir a pressão arterial nas seguintes condições: após alguns minutos de repouso, estando a paciente sentada, com uso de manguito adequado e posicionado na altura do coração, realizando-se mais de uma medida com intervalo de pelo menos quatro a seis horas, com pressão arterial diastólica identificada pelo quinto som Korotkoff. Em caso de paciente obesa, sem disponibilidade de manguito adequado, usam-se tabelas de correção[7,8] (Tabela 30.1).

É importante lembrar que o valor da pressão arterial geralmente se reduz no início da gestação, atingindo seu mínimo em torno da 20ª semana, com diminuição dos valores em até 10 a 15 mmHg na pressão arterial diastólica.[9,10] Essa redução ocorre também, e as vezes com maior intensidade, nas gestantes com hipertensão arterial crônica.[11] Assim, se a gestante desconhece ser hipertensa, esse diagnóstico será feito apenas na segunda metade da gestação, configurando-se em muitos casos a hipertensão gestacional ou a pré-eclâmpsia, quando na realidade estamos diante de pré-eclâmpsia sobreposta à hipertensão crônica.

Em 2013, o American College of Obstetricians and Gynecologists (ACOG)[12] propôs uma classificação para as síndromes hipertensivas da gestação considerada básica, precisa e prática, sendo utilizada por muitos serviços até os dias atuais (Tabela 30.2).

Tabela 30.1 Correção da pressão arterial segundo a circunferência do braço da paciente.[7,8]

Circunferência do braço	Correção PA sistólica (mmHg)	Correção PA diastólica (mmHg)
20	+ 11	+7
22	+ 9	+6
24	+ 7	+4
26	+ 5	+3
28	+ 3	+2
30	0	0
32	−2	−1
34	−4	−3
36	−6	−4
38	−8	−6
40	−10	−7
42	−12	−9
44	−14	−10
46	−16	−11
48	−18	−13
50	−21	−14

PA: pressão arterial.

Tabela 30.2 Classificação das síndromes hipertensivas segundo o ACOG.[12]

Hipertensão arterial crônica

Pré-eclâmpsia/eclâmpsia

Hipertensão gestacional

Hipertensão arterial crônica superposta por pré-eclâmpsia

Em 2018, a International Society for the Study of Hypertension in Pregnancy (ISSHP)[13] apresentou uma nova classificação (Tabela 30.3), trazendo os conceitos das diferentes formas de manifestação das síndromes hipertensivas (descritos mais adiante), os quais são fundamentais para se aplicar essa classificação.

- **Hipertensão arterial crônica:** presença de hipertensão relatada pela gestante ou identificada antes da 20ª semana de gestação.

- **Hipertensão do "avental branco":** essa síndrome refere-se à pressão arterial elevada em consultório/clínica ($\geq$ 140 × 90 mmHg), mas que apresenta valores normais quando aferida em casa ou no trabalho (< 135 × 85 mmHg). Não é uma condição totalmente benigna e apresenta risco de ocorrência de pré-eclâmpsia. Segundo Butalia et al.,[14] uma em cada quatro pacientes com pressão arterial elevada em consultório ou clínica tem hipertensão do "avental branco". Esse diagnóstico pode ser evitado, em grande parte, substituindo-se a aferição feita pelo médico por aferição feita pela enfermeira, preferencialmente usando leituras repetidas da pressão arterial.[15] Recomenda-se que essas mulheres passem por monitorização residencial da pressão arterial (MRPA) ou, se possível, monitorização ambulatorial da pressão arterial (MAPA) de 24 horas, antes que se aceite o diagnóstico de verdadeira hipertensão essencial.[14]

- **Hipertensão mascarada:** uma forma de hipertensão arterial mais difícil de diagnosticar, caracterizada por pressão arterial que é normal em consulta na clínica ou no consultório, mas elevada em outros momentos, mais comumente diagnosticada por MAPA[16] (Tabela 30.4) ou MRPA de 24 horas.

- **Hipertensão gestacional:** identificação de hipertensão arterial em gestante previamente normotensa, porém sem proteinúria ou manifestação de outros sinais/sintomas relacionados à pré-eclâmpsia. Essa forma de hipertensão deve desaparecer até 12 semanas após o parto. Assim, diante da persistência de valores pressóricos elevados, deve ser reclassificada como hipertensão arterial crônica, que deixou de ser diagnosticada pelas altera-

Tabela 30.3 Classificação dos distúrbios hipertensivos da gravidez segundo a ISSHP.[13]

Hipertensão conhecida antes da gravidez ou presente nas primeiras 20 semanas	Hipertensão que surge a partir de 20 semanas
Hipertensão arterial crônica	Hipertensão gestacional transitória
• Essencial	Hipertensão gestacional
• Secundária	Pré-eclâmpsia
Hipertensão do "avental branco"	• Isolada
Hipertensão mascarada	• Sobreposta à hipertensão crônica

Tabela 30.4 Valores de referência para definição da hipertensão arterial por MAPA e MRPA.[16]

Categoria	PAS (mmHg)		PAD (mmHg)
Consultório	≥ 140	e/ou	≥ 90
MAPA	≥ 135	e/ou	≥ 85
Vigília	≥ 120	e/ou	≥ 70
24 horas	≥ 130	e/ou	≥ 80
MRPA	≥ 135	e/ou	≥ 85

PAS: pressão arterial sistólica; PAD: pressão arterial diastólica; MAPA: monitorização ambulatorial da pressão arterial; MRPA: monitorização residencial da pressão arterial.

ções fisiológicas da primeira metade da gestação.

- **Hipertensão gestacional transitória:** hipertensão arterial que surge no 2º ou 3º trimestre, diferindo da hipertensão do avental branco que deve estar presente desde a primeira metade da gestação. Essa forma de hipertensão se associa a 40% de risco em desenvolver hipertensão gestacional verdadeira ou pré-eclâmpsia durante a restante da gestação, fato que destaca a importância de acompanhar cuidadosamente essas mulheres.
- **Pré-eclâmpsia:** hipertensão arterial em gestante previamente normotensa, após a 20ª semana de gestação, associada a proteinúria significativa. Na ausência de proteinúria, também se considera pré-eclâmpsia quando a hipertensão estiver acompanhada de comprometimento sistêmico ou disfunção de órgãos-alvo (trombocitopenia, disfunção hepática, insuficiência renal, edema pulmonar, iminência de eclâmpsia ou eclâmpsia) ou de sinais de comprometimento placentário (restrição do crescimento fetal e/ou alterações Dopplervelocimétricas).

- **Pré-eclâmpsia sobreposta à hipertensão arterial crônica:** esse diagnóstico é estabelecido em algumas situações específicas:

1. quando, após a 20ª semana de gestação, verifica-se o surgimento ou a piora de proteinúria já detectada na primeira metade da gravidez (sugere-se atenção se o aumento for pelo menos o triplo do valor inicial);
2. quando gestantes com hipertensão arterial crônica necessitam de associação de anti-hipertensivos ou aumento das doses terapêuticas iniciais;
3. na ocorrência de disfunção de órgãos-alvo.

A pré-eclâmpsia também pode ser subclassificada em relação à idade gestacional em que é feito o diagnóstico:[17]

- precoce (< 34 semanas de gestação);
- tardia ($\geq$ 34 semanas);
- pré-termo (< 37 semanas);
- de termo ($\geq$ 37 semanas).

Essas subclassificações não são mutuamente exclusivas. Seu início precoce está associado a maior risco de morbi-mortalidade materna e perinatal de curto e longo prazos.[18,19]

A assistência a gestantes com pré-eclâmpsia pré-termo tem como desafio o equilíbrio entre a necessidade de se alcançar a maturação fetal e os riscos, para mãe e feto, de se continuar a gestação por mais tempo. Esses riscos incluem progressão para eclâmpsia, ocorrência de descolamento prematuro da placenta e síndrome de HELLP. Por sua vez, a resolução da gestação pré-termo se associa a maiores taxas de mortalidade infantil, a aumento da morbidade resultante de restrição do crescimento fetal, trombocitopenia, displasia broncopulmonar e paralisia cerebral, bem como a aumento do risco de várias doenças crônicas na vida adulta, particularmente diabetes tipo 2, doença cardiovascular e obesidade.[17]

Outra subclassificação, da maior importância em termos de conduta, é a identificação da hipertensão sem ou com sinais de gravidade (antes sob denominação leve e grave, respectivamente). Segundo o ACOG[12] e Brown *et al.* (ISSHP),[13] devem-se substituir os termos "leve" e "grave" por "sem" e "com sinais de gravidade", uma vez que a pré-eclâmpsia pode tornar-se uma grande ameaça para a mãe e para o feto/recém-nascido em qualquer fase de sua evolução, e a classificação em leve ou grave pode ser errônea ou enganosa para profissionais menos experientes.

Considera-se a hipertensão com sinais de gravidade quando a gestante manifesta pelo menos uma das seguintes situações:

- **Crise hipertensiva:** pressão arterial ≥ 160 e/ou 110 mmHg, confirma-da por aferição com intervalo de 15 minutos, preferencialmente após período de repouso e com a paciente sentada.

- **Sinais de iminência de eclâmpsia:** alterações clínicas do sistema nervoso central (cefaleia, obnubilação, torpor, alteração de comportamento), visuais (escotomas, fosfenas, fotofobia, turvação/embaçamento da visão, perda da visão) e gástricas (dor epigástrica ou no hipocôndrio direito, náuseas, vômitos).

- **Eclâmpsia:** desenvolvimento de convulsão tônico-clônica em pacientes com diagnóstico de pré-eclâmpsia, sem antecedente de comprometimento neurológico.

- **Síndrome de HELLP:** o termo HELLP deriva do inglês e refere-se à associação de intensa hemólise (*he-molysis*), comprometimento hepático (*elevated liver enzymes*) e consumo de plaquetas (*low platelets*) em pacientes com pré-eclâmpsia. Essas alterações são definidas por:

  - Hemólise: presença de esquizócitos e equinócitos em sangue periférico e/ou elevação das concentrações de desidrogenase lática (DHL) acima de 600 UI/L e/ou bilirrubinas indiretas acima de 1,2 mg/dL e/ou haptoglobina inferior a 0,3 g/L (padrão-ouro).

  - Comprometimento hepático determinado pela elevação dos valores de aspartato aminotransferase e/ou alanina aminotransferase (acima de duas vezes o valor de normalidade).

- Plaquetopenia, definida por valores inferiores a 100.000/mm^3.

- Oligúria: diurese inferior a 500 mL/24 horas. A oligúria pode não se relacionar diretamente com o comprometimento da função renal, mas apresentar-se como decorrência de intenso extravasamento líquido para o terceiro espaço, identificado facilmente pela presença de edema intenso (anasarca).

- Insuficiência renal aguda: creatinina sérica ≥ 1,2 mg/dL.

- Edema pulmonar: relaciona-se a intenso comprometimento endotelial pulmonar, associado ou não a insuficiência cardíaca e/ou hipertensão arterial grave, manifestando-se com maior frequência diante dessas associações.

No histórico de classificação das síndromes hipertensivas, houve a preocupação de se encontrar aquela que representasse o consenso e tivesse aplicação prática, de modo que pudesse ser utilizada em qualquer situação, independentemente das condições de menor ou maior desenvolvimento do local que presta assistência à gestante hipertensa. Esse objetivo, entretanto, ainda não foi alcançado, e a última classificação da ISSHP,[13] ao incluir mais especificações na classificação do ACOG,[12] coloca-nos mais dificuldades para seu uso no dia a dia.

No ensino da graduação, com o objetivo de formar o médico geral, e mesmo na pós-graduação *lato sensu* (residência médica), acreditamos ser viável, sem riscos de comprometer a gestante, usar um organograma que enfatize, na sua primeira abordagem, a formulação da hipótese diagnóstica de hipertensão arterial, indicando a forma de sua manifestação e a gravidade.

Assim, propomos que se mantenha a classificação do ACOG,[12] por ser mais simples e factível em larga escala de uso, e que, com base nela, se complete a classificação abordando os critérios de pré-eclâmpsia precoce e tardia e a sua gravidade (sem ou com sinais de gravidade) (Figura 30.1). Nesse enfoque, ao confirmar o diagnóstico de hipertensão arterial, ele deve ser completo.

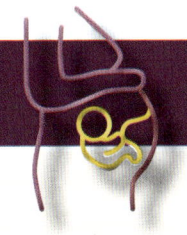

EXEMPLOS

- Gestação de 35 semanas + pré-eclâmpsia tardia com sinais de gravidade (iminência de eclâmpsia).

- Gestação de 16 semanas + hipertensão arterial crônica sem sinais de gravidade.

- Gestação de 28 semanas + hipertensão arterial crônica superposta por pré-eclâmpsia sem sinais de gravidade.

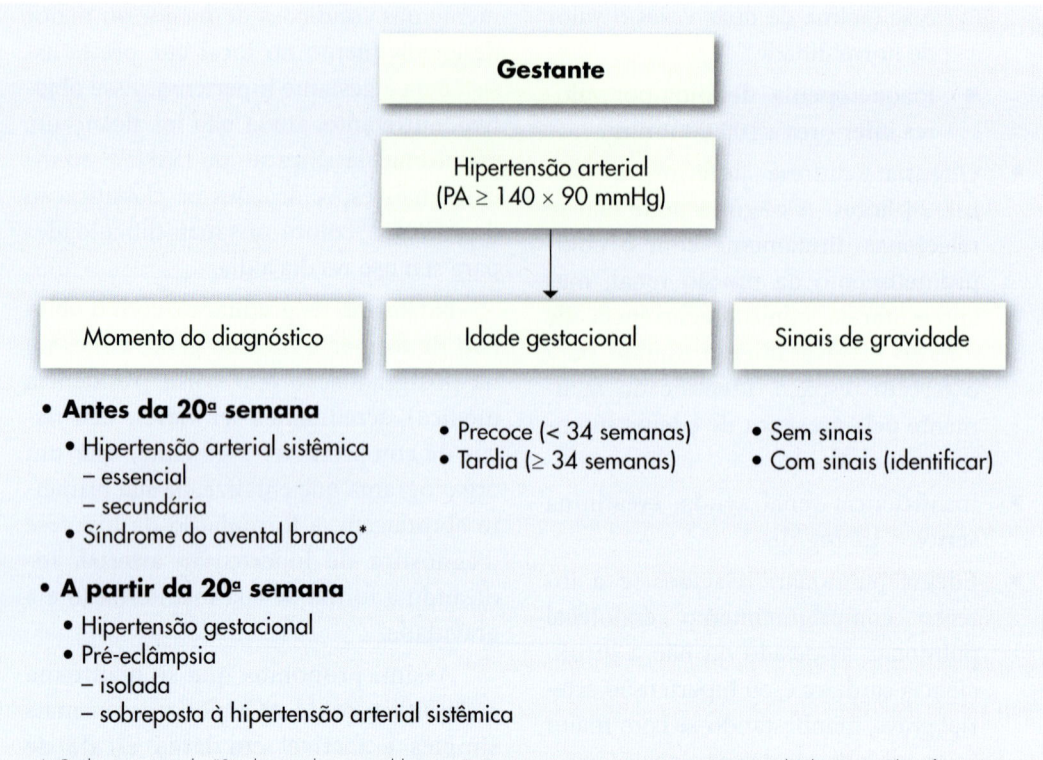

Gestante

Hipertensão arterial
(PA ≥ 140 × 90 mmHg)

| Momento do diagnóstico | Idade gestacional | Sinais de gravidade |

Momento do diagnóstico

- **Antes da 20ª semana**
  - Hipertensão arterial sistêmica
    - essencial
    - secundária
  - Síndrome do avental branco*

- **A partir da 20ª semana**
  - Hipertensão gestacional
  - Pré-eclâmpsia
    - isolada
    - sobreposta à hipertensão arterial sistêmica

Idade gestacional

- Precoce (< 34 semanas)
- Tardia (≥ 34 semanas)

Sinais de gravidade

- Sem sinais
- Com sinais (identificar)

* O diagnóstico de "Síndrome do avental branco" não precisa ser necessariamente incluído nessa classificação, embora deva ser lembrado pelo risco de ser um precursos de pré-eclâmpsia; assim, impõe-se que essas gestantes realizem controle da pressão arterial regularmente.

PA: pressão arterial.

FIGURA 30.1 Cronograma de classificação das síndromes hipertensivas para aplicação clínica.

REFERÊNCIAS BIBLIOGRÁFICAS

1. Hughes EC. Obstetric-gynecologic terminology. Philadelphia: F.A. Davis; 1972. p. 412-23.

2. Davey DA, MacGillivray I. The classification and definition of the hypertensive disorders of pregnancy. Am J Obstet Gynecol. 1988;158:892-8.

3. Lilford RJ. Classification of hypertensive disorders of pregnancy. Lancet. 1989;2:112-3.

4. Walker JJ. A simplified definition of pregnancy hypertension for clinical practice. In: Walker JJ, Gant NF, editors. Hypertension in pregnancy. London: Chapman & Hall Medical; 1997. p. 3-38.

5. National High Blood Pressure Education Program Working Group Report on High Blood Pressure in Pregnancy. Am J Obstet Gynecol. 1990;163:1691-712.

6. Tranquilli AL, Dekker G, Magee L, Roberts J, Sibai BM, Steyn W et al. The classification, diagnosis and management of

the hypertensive disorders of pregnancy: a revised statement from the ISSHP. Pregnancy Hypertens. 2014;4:97-104.

7. Maxwell MH, Waks AU, Schroth PC, Karam M, Dornfeld LP. Error in blood-pressure measurement due to incorrect cuff size in obese patients. Lancet. 1982;2(8288):33-6.

8. São Paulo (Estado). Secretaria da Saúde. Coordenadoria de Planejamento em Saúde. Assessoria Técnica em Saúde da Mulher. Atenção à gestante e à puérpera no SUS –SP: manual técnico do pré natal e puerpério/organizado por Karina Calife, Tania Lago, Carmen Lavras–São Paulo: SES/SP, 2010.234p.: il.+ CD-ROM. link: www.saude.sp.gov.br/resources/ses/perfil/gestor/destaques/atencao-a-gestante-e-a-puerpera-no-sus-sp/manual-tecnico-do-pre-natal-e-puerperio/manual_tecnicoii.pdf

9. MacGillivray I, Rose GA, Rowe B. Blood pressure survey in pregnancy. Clin Sci. 1969;37:396-407.

10. Page EW, Christianson R. The impact of mean arterial pressure in the middle trimester upon the outcome of pregnancy. Am J Obstet Gynecol. 1976;125:740-5.

11. Chesley LC, Annito JE. Pregnancy in the patient with hypertensive disease. Am J Obstet Gynecol. 1947;53:372-81.

12. American College of Obstetricians and Gynecologists; Task Force on Hypertension in Pregnancy. Hypertension in pregnancy. Report of the American College of Obstetricians and Gynecologists' Task Force on Hypertension in Pregnancy. Obstet Gynecol. 2013;122:1122-31.

13. Brown MA, Magee LA, Kenny LC, Karumanchi A, McCarthy FP, Saito S et al.

The hypertensive disorders of pregnancy: ISSHP classification, diagnosis & management recommendations for international practice. Pregnancy Hypertens. 2018;13:291-310.

14. Butalia S, Audibert F, Côté AM, Firoz T, Logan AG, Magee LA et al. Hypertension Canada's 2018 guidelines for the management of hypertension in pregnancy. Can J Cardiol. 2018;34:526-31.

15. Brown MA, Lindheimer MD, de Swiet M, Van Assche A, Moutquin JM. The classification and diagnosis of the hypertensive disorders of pregnancy: statement from the International Society for the Study of Hypertension in Pregnancy (ISSHP). Hypertens Pregnancy. 2001;20:9-14.

16. Malachias MVB, Souza WKSB, Plavnik LF, Rodrigues CIS, Brandão AA, Neves MFT et al. 7ª Diretriz Brasileira de Hipertensão Arterial. Arq Bras Cardiol. 2016;107(3 Supl 3):1-83.

17. Poon LC, Shennan A, Hyett JA, Kapur A, Hadar E, Divakar H et al. The International Federation of Gynecology and Obstetrics (FIGO) initiative on pre-eclampsia: a pragmatic guide for first-trimester screening and prevention. Int J Gynecol Obstet. 2019;145(Suppl 1):1-33.

18. Lisonkova S, Joseph KS. Incidence of preeclampsia: risk factors and outcomes associated with early-versus late-onset disease. Am J Obstet Gynecol. 2013;209:544. e1-12.

19. Lisonkova S, Sabr Y, Mayer C, Young C, Skoll A, Joseph KS. Maternal morbidity associated with early-onset and late-onset preeclampsia. Obstet Gynecol. 2014;124:771-81.

capítulo 31

Predição e Prevenção da Pré-Eclâmpsia

▶ Soubhi Kahhale   ▶ Marcelo Zugaib
▶ Javier Miguelez

INTRODUÇÃO

Síndromes hipertensivas são as complicações mais frequentes na gestação e estão associadas a desfechos desfavoráveis, tanto para a mãe quanto para o produto conceptual. Suas formas graves são responsáveis por um a cada sete óbitos maternos e constituem, no Brasil, a primeira causa de morte materna.[1] O impacto perinatal é também significativo, associado primariamente à insuficiência placentária e secundariamente à necessidade de parto prematuro iatrogênico. Estima-se que pelo menos um em cada cinco óbitos fetais e um em cada dez óbitos neonatais esteja relacionado à pré-eclâmpsia, além de seu impacto na morbidade materna e neonatal.

O interesse, em termos de saúde pública, de identificar precocemente as gestações com maior risco de desenvolver pré-eclâmpsia se deve à sólida evidência de que é possível prevenir boa parte dos casos mais graves com a administração de ácido acetilsalicílico (AAS) em dose baixa, uma medida profilática simples, acessível e segura.[2]

PREDIÇÃO

Para ser amplamente utilizado, um teste preditivo deve ser simples, barato e de fácil execução, não requerendo alta tecnologia e não sendo invasivo; também não deve causar desconforto ou risco para a gestante, deve ter alta sensibilidade e especificidade quando aplicado no primeiro trimestre e precisa ser validado em diferentes serviços. A despeito de avanços recentes, entendemos que nenhum teste descrito até o momento satisfaz plenamente esses critérios.

Há algumas décadas são conhecidos testes capazes de predizer, antes dos sinais e sintomas clínicos, as gestações que vão desenvolver pré-eclâmpsia: o teste de Gant (ou *roll-over test*), o teste de infusão da angiotensina II e a persistência da incisura protodiastólica no Doppler das uterinas após a 24ª semana de gestação. Entretanto, esses testes só têm validade no terceiro trimestre da gestação, época tardia para uma atitude preventiva.

Fatores maternos

A forma mais precoce de rastreamento das gestações com risco de desenvolvimento de pré-eclâmpsia é com a identificação de fatores de risco. Na Clínica Obstétrica da Faculdade de Medicina da Universidade de São Paulo, o AAS é indicado em doses baixas (100 mg/dia à noite) desde o primeiro trimestre nas gestantes: com história anterior de eclâmpsia e síndrome de HELLP, pré-eclâmpsia recorrente, hipertensão arterial crônica com morte perinatal, gestantes com nefropatias e doenças do colágeno, transplantadas renais e naquelas com síndrome de anticorpos antifosfolípides (Zugaib e Kahhale; 1991).

A identificação de pacientes que poderiam beneficiar-se da profilaxia para pré-eclâmpsia também pode ser realizada por meio da aplicação de questionários padronizados, na primeira consulta do pré-natal. Os dois modelos mais conhecidos (Tabela 31.1) são os preconizados pelo National Institute for Health and Care Excellence (NICE) e pelo American College of Obstetricians and Gynecologists (ACOG).

Apesar de simples, esses modelos têm desempenho insatisfatório: os critérios do ACOG mostram sensibilidade de 90% para a detecção dos casos que exigem a resolução da gestação antes de 37 semanas (pré-eclâmpsia pré-termo), porém à custa de elevadíssimos 64% de falsos positivos. O ACOG não recomenda o AAS nesses casos, reservando-o apenas àquelas pacientes com antecedente de pelo menos duas gestações com pré-eclâmpsia precoce (que exigiram a resolução da gestação antes de 34 semanas). Essa restrição derruba a taxa de detecção da pré-eclâmpsia pré-termo na população geral para apenas 5%. Já o modelo proposto pelo NICE tem sensibilidade de 39%, com 10% de falsos positivos, para a detecção de pré-eclâmpsia pré-termo.

A Fetal Medicine Foundation (FMF) propôs utilizar fatores maternos semelhantes aos do NICE, porém aplicando um modelo de regressão logística, que leva em conta a inter-relação entre os diversos fatores. No modelo proposto, a paciente seria classificada como de risco para pré-eclâmpsia quando o risco individual ultrapassasse determinado ponto de corte (por exemplo, 1 em 100), de forma semelhante à classificação utilizada no rastreamento de cromossomopatias no primeiro trimestre de gestação. Utilizando esse modelo, a FMF obteve uma sensível melhora no desempenho do teste: sensibilidade de 45%, para 10% de falsos positivos.[3]

Tabela 31.1 Fatores de risco considerados pelo *guideline* da NICE, no Reino Unido, e pelas recomendações do ACOG.

NICE*	ACOG#
Fatores de alto risco	**Fatores de alto risco**
História prévia de gestação com doença hipertensiva	História prévia de gestação com pré-eclâmpsia
Doença renal crônica	Doença renal crônica
Doença autoimune	Lúpus eritematoso sistêmico/trombofilia/SAF
Diabetes *mellitus*	Diabetes *mellitus*
Hipertensão crônica	Hipertensão crônica
Fatores moderados	**Fatores moderados**
Primeira gestação	Nuliparidade
40 anos de idade ou mais	Idade acima de 35 anos
Índice de IMC acima de 35 kg/m^2	IMC acima de 30 kg/m^2
Intervalo entre as gestações de dez anos ou mais	Fertilização *in vitro*
História familiar de pré-eclâmpsia	História familiar de pré-eclâmpsia
	Características demográficas: origem afro-americana, baixo *status* socioeconômico

NICE: National Institute for Health and Care Excellence; ACOG: American College of Obstetricians and Gynecologists; IMC: índice de massa corporal; SAF: síndrome antifosfolípide.

*Pelo menos um fator de alto risco ou a presença de dois fatores moderados classifica a gestação como de alto risco (NICE).

#Pelo menos um fator de alto risco ou a presença de vários fatores moderados classifica a gestação como de alto risco para pré-eclâmpsia (ACOG).

Fatores biofísicos

Medida da pressão arterial

O desempenho do modelo baseado em fatores maternos da FMF é ainda melhor se associado à medida da pressão arterial materna, chegando a uma sensibilidade de 51%, com a mesma taxa de falsos positivos (10%). Trata-se de modelo simples e fácil de adotar, e o algoritmo está disponível gratuitamente no *site** da instituição.[5]

Doppler das artérias uterinas

Embora o conhecimento atual sobre a fisiopatologia da pré-eclâmpsia seja in-

_____

* www.fetalmedicine.org [acesso em 30 jan 2020].

completo, acredita-se que o processo tenha duas etapas: a invasão trofoblástica incompleta no primeiro trimestre, seguida pela resposta materna à disfunção endotelial no segundo trimestre. A invasão trofoblástica em gestações normais leva à remodelação das artérias espiraladas e está associada à paulatina redução dos índices de resistência que se observa no Doppler das artérias uterinas à medida que aumenta a idade gestacional.

Sabe-se que o Doppler das artérias uterinas frequentemente revela índices de resistência elevados (acima do percentil 90) no primeiro trimestre em casos que prospectivamente desenvolveram pré-eclâmpsia. Trata-se, entretanto, de método de rastreamento de baixíssimo desempenho no primeiro trimestre: sensibilidade de apenas 24%, para 10% de falsos positivos. A avaliação qualitativa do Doppler das uterinas em nosso serviço (Liao; 2007) tem desempenho igualmente insatisfatório no primeiro trimestre e não deve ser estimulado (a presença de incisura protodiastólica é encontrada em até 43% das gestações normais).

Fatores bioquímicos

Sabe-se que a resposta materna à disfunção endotelial no segundo trimestre está associada a desbalanço entre fatores angiogênicos e antiangiogênicos. Em alguns casos, esse desbalanço pode iniciar-se precocemente, e o fator de crescimento placentário (Pl GF, *placental growth factor*), um fator angiogênico, é em geral reduzido já no primeiro trimestre em pacientes que prospectivamente desenvolveram pré-eclâmpsia. Mas, novamente, a avaliação isolada desse hormônio tem baixíssimo desempenho no primeiro tri-

mestre: sensibilidade de apenas 24%, para 10% de falsos positivos.

Fatores maternos + fatores biofísicos + fatores bioquímicos

Quando os fatores são avaliados em conjunto, usando-se um modelo de regressão logística que incorpora todas essas variáveis e suas interações (fatores de risco maternos, medida da pressão arterial, Doppler das artérias uterinas e PlGF), o desempenho do teste melhora substancialmente: a taxa de detecção de pré-eclâmpsia pré-termo sobe para 75%, mantendo-se os mesmos 10% de falsos positivos. Note-se que, para obter esse desempenho, é necessário aderir às técnicas de medida preconizadas pela FMF, seja na aferição da pressão arterial, que deve ser realizada por meio de aparelhos automatizados, calibrados e certificados, seja na medida do Doppler das artérias uterinas, que exige um treinamento rigoroso, pois deve obedecer a diversos critérios técnicos e passar por controle de qualidade (Figura 31.1).

A medida do PlGF nos parece importante para que o modelo tenha desempenho máximo, embora seja analito ainda pouco disponível em nosso meio, seja no sistema de saúde público, seja no suplementar, haja vista que ainda não foi incorporado ao rol da Agência Nacional de Saúde (ANS) e, portanto, poucos planos de saúde dão cobertura a esse exame. Em locais nos quais esses fatores não estejam todos acessíveis, a International Federation of Gynecology and Obstetrics (FIGO) recomenda fazer o rastreamento de pré-eclâmpsia com aqueles que estejam disponíveis.[4] Embora as taxas de detecção sejam inferiores (Tabela 31.2), é preferível

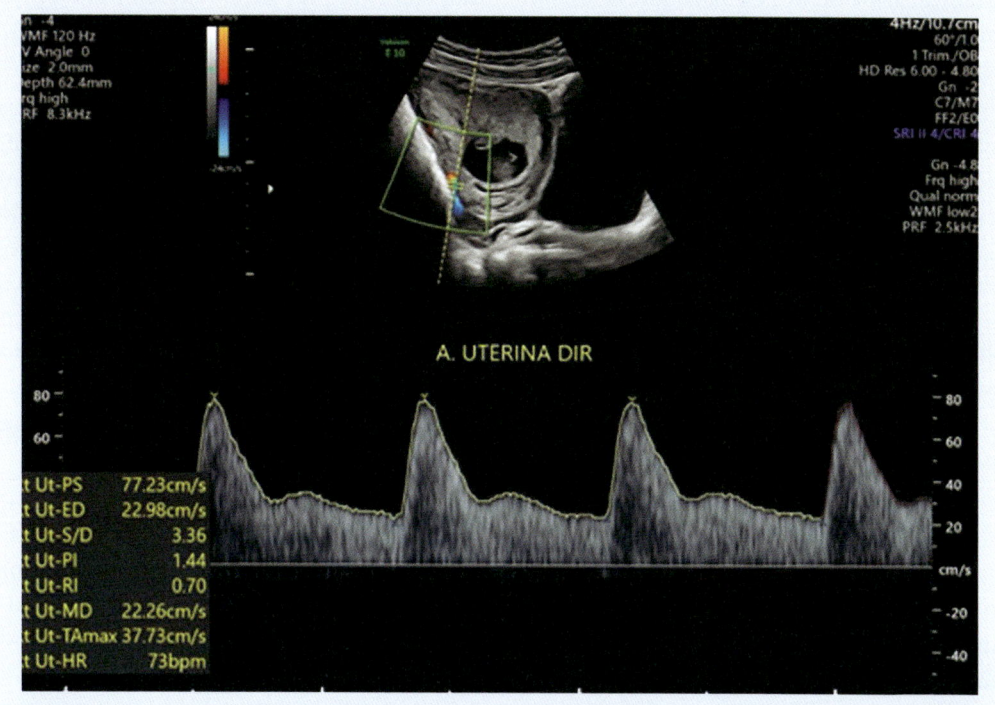

FIGURA 31.1 O Doppler das artérias uterinas no primeiro trimestre, segundo os critérios da Fetal Medicine Foundation, deve ser realizado pela via transabdominal, insonando a artéria uterina em corte sagital na transição entre o colo e corpo uterinos, com uma amostra de 2 mm, com ângulo de insonação próximo a zero (máximo de 30 graus), e o vaso deve apresentar velocidade de pico sistólico de no mínimo 60 cm/s.

Tabela 31.2 Taxas de detecção do rastreamento no primeiro trimestre para identificação dos casos de pré-eclâmpsia pré-termo (antes de 37 semanas), segundo o algoritmo da Fetal Medicine Foundation, fixando-se a taxa de falsos positivos em 10%.[3]

Método de rastreamento	Detecção
Fatores maternos	45%
Fatores maternos + pressão arterial	51%
Fatores maternos + pressão arterial + Doppler das uterinas	68%
Fatores maternos + pressão arterial + PLGF	66%
Fatores maternos + pressão arterial + Doppler das uterinas + PLGF	75%

PlGF: fator de crescimento placentário.

identificar pacientes de risco a não fazê-lo e, com isso, deixar de instituir as devidas medidas de prevenção.

Devemos ressalvar que esse modelo não demonstrou utilidade na identificação dos casos de pré-eclâmpsia que não exigem a antecipação do parto antes de 37 semanas (pré-eclâmpsia no termo). Especula-se que, nesse subgrupo de casos, a pré-eclâmpsia possa desenvolver-se na ausência de deficiência na invasão trofoblástica ou de ambiente antiangiogênico, sobretudo em pacientes com maior risco cardiovascular (por exemplo, hipertensas crônicas, nefropatas, trombofílicas, diabéticas e obesas).[5]

Pode-se argumentar, entretanto, que o prognóstico dos casos de pré-eclâmpsia no termo é melhor, sobretudo do ponto de vista perinatal, e que não há medidas profiláticas comprovadamente benéficas na prevenção desse subgrupo de casos. Assim, o modelo proposto seria eficaz em identificar os casos que mais se beneficiam da prevenção: aqueles em que o parto precisa ser antecipado antes de 37 semanas (pré-eclâmpsia pré-termo).

Note-se que, inversamente, nos casos mais graves (aqueles que exigiram a antecipação do parto antes das 32 semanas), o desempenho do rastreamento combinado foi superior (Tabela 31.3), com taxas de detecção de 90%. São também esses os casos que mais respondem à prevenção com o AAS. Ou seja, felizmente o rastreamento combinado para pré-eclâmpsia no primeiro trimestre funciona melhor nos casos em que é mais importante que funcione.[3]

O modelo de rastreamento que considera todos os fatores (maternos, biofísicos e bioquímicos) é recomendado por diversas sociedades médicas, destacando-se: International Society of Ultrasound in Obstetrics and Gynecology (ISUOG), FIGO[4] e International Society for the Study of Hypertension in Pregnancy (ISSHP), tendo sido validado em vários países, inclusive no Brasil.

Tabela 31.3 Taxas de detecção do rastreamento no primeiro trimestre para identificação dos casos de pré-eclâmpsia que exigiram a antecipação do parto antes de 32 semanas, segundo o algoritmo da Fetal Medicine Foundation, fixando-se a taxa de falsos positivos em 10%.[5]

Método de rastreamento	Detecção
Fatores maternos	53%
Fatores maternos + pressão arterial	61%
Fatores maternos + pressão arterial + Doppler das uterinas	83%
Fatores maternos + pressão arterial + PLGF	79%
Fatores maternos + pressão arterial + Doppler das uterinas + PLGF	90%

PIGF: fator de crescimento placentário.

PREVENÇÃO

O estudo ASPRE avaliou 26.941 pacientes em 13 hospitais de seis países usando o algoritmo completo da FMF, das quais 11% foram classificadas como de alto risco para pré-eclâmpsia. Um total de 1.776 pacientes foi randomizado para receber AAS 150 mg ou placebo.[2] O grupo tratado teve uma redução de 62% (1,6% *versus* 4,3%) nos casos de pré-eclâmpsia pré-termo e de 82% (0,4% *versus* 1,8%) nos casos de pré-eclâmpsia precoce (aqueles que exigiram a resolução da gestação antes de 34 semanas). Além disso, o grupo tratado apresentou uma redução de 68% no tempo de internação em unidade de terapia intensiva (UTI) neonatal (11,1 *versus* 31,4 dias, em média).[3]

Não houve redução da prevalência de pré-eclâmpsia no termo (22,3% *versus* 20,8%), tampouco houve redução da prevalência de pré-eclâmpsia no subgrupo de pacientes com antecedente de hipertensão arterial crônica. A redução da prevalência de pré-eclâmpsia foi menor nos casos com aderência menor (< 90%) ao tratamento (redução de 40% *versus* redução de 75%).[2] Se retiradas do estudo ASPRE as pacientes hipertensas crônicas e aquelas com baixa aderência ao tratamento, a redução da prevalência de pré-eclâmpsia no grupo tratado chegaria a 95%.[2]

O ACOG e o NICE recomendam que a profilaxia com AAS deva ser iniciada nas pacientes de risco antes de 16 semanas, embora não seja possível descartar algum efeito benéfico nas pacientes de risco que iniciam o pré-natal após essa idade gestacional. Não é recomendada a administração de AAS para toda a população, em particular para as gestantes identificadas como de baixo risco para pré-eclâmpsia. Isso se deve ao fato de que, embora raríssimos, os efeitos colaterais dessa medicação podem ser potencializados pelo seu uso indiscriminado. Ainda nesse contexto, a aderência ao tratamento e, portanto, sua eficácia tendem a ser baixas.

A FIGO, a ISUOG e a ISSHP recomendam que toda paciente identificada como de alto risco para pré-eclâmpsia no primeiro trimestre (risco maior que 1 em 200), usando-se o supramencionado algoritmo da FMF, deve receber profilaxia com AAS na dose de 150 mg à noite, iniciando seu uso entre 11 e 14 semanas e seis dias até 36 semanas. Apenas as pacientes com baixa ingesta de cálcio (< 800 mg/dia) se beneficiariam da suplementação de cálcio (1,5 a 2 g de cálcio/dia) no intuito de reduzir o impacto da pré-eclâmpsia. Outras medidas propostas para prevenção de pré-eclâmpsia não têm eficácia comprovada, entre as quais: repouso, dieta hipossódica, suplementação de magnésio, zinco, folato, ômega-3 e vitaminas C D e E.[4]

CONCLUSÃO

A pré-eclâmpsia é uma condição de alta relevância para a saúde pública no país. Nenhum teste no primeiro ou no segundo trimestre é capaz de predizer a ocorrência de todos os casos de pré-eclâmpsia. Entretanto, o modelo de rastreio no primeiro trimestre que combina fatores maternos, medida da pressão arterial, Doppler das uterinas e PlGF pode selecionar pacientes que se beneficiem da administração de AAS 150 mg/dia, resultando em diminuição significativa dos casos de pré-eclâmpsia que exigem a resolução da gestação antes de 37 semanas e reduzindo o tempo de internação em UTI neonatal nos casos tratados.[2]

Defendemos a implantação universal de predição e prevenção da pré-eclâmpsia. Embora o modelo da FMF tenha demonstrado boa relação custo/efetividade em países desenvolvidos, sua adoção universal pode esbarrar em dificuldades logísticas e materiais, principalmente em países com menos recursos, como o Brasil. A FIGO encoraja a adaptação desse modelo de rastreio à realidade local, utilizando, se necessário, um menor número de marcadores.[4] O mínimo obrigatório no caso do rastreio precoce de pré-eclâmpsia seriam os fatores maternos associados à medida da pressão arterial.[4]

No contexto da medicina suplementar, parece-nos importante utilizar também o Doppler das artérias uterinas e, se disponível, o PlGF. Estudos locais podem avaliar o custo e o benefício de incorporar também esses dois marcadores ao sistema de saúde público. Os desafios tendem a ser principalmente logísticos (padronização, treinamento, recrutamento das pacientes na idade gestacional correta etc.), e não somente de custo, que tende a se reduzir com a massificação dos testes. Mas estamos de acordo com a posição da FIGO: segundo essa instituição, recomendações pragmáticas, mesmo que não ideais, tendem a produzir maior impacto na saúde da população, pois sua implementação é mais disseminada.[4]

REFERÊNCIAS BIBLIOGRÁFICAS

1. Vega CE, Kahhale S, Zugaib M. Maternal mortality due to arterial hypertension in São Paulo City (1995-1999). Clinics (Sao Paulo). 2007;62(6):679-84.

2. Rolnik DL, Wright D, Poon LC, O'Gorman N, Syngelaki A, de Paco Matallana C et al. Aspirin versus placebo in pregnancies at high risk for preterm preeclampsia. N Engl J Med. 2017;377(7):613-22.

3. Tan MY, Syngelaki A, Poon LC, Rolnik DL, O'Gorman N, Delgado JL et al. Screening for pre-eclampsia by maternal factors and biomarkers at 11-13 weeks' gestation. Ultrasound Obstet Gynecol. 2018;52(2):186-95.

4. Poon LC, Shennan A, Hyett JA, Kapur A, Hadar E, Divakar H et al. The International Federation of Gynecology and Obstetrics (FIGO) initiative on pre-eclampsia: A pragmatic guide for first-trimester screening and prevention. Int J Gynaecol Obstet. 2019;145 Suppl 1:1-33.

5. Herraiz I, Llurba E, Verlohren S, Galindo A; Spanish Group for the Study of Angiogenic Markers in Preeclampsia. Update on the diagnosis and prognosis of pre-eclampsia with the aid of the sFlt-1/PlGF ratio in singleton pregnancies. Fetal Diagn Ther. 2018;43(2):81-9.

capítulo 32

Vitalidade Fetal do Ponto de Vista Prático

▶ Elizabeth Kazuko Watanabe
▶ Henri Augusto Korkes
▶ Ricardo de Carvalho Cavalli

INTRODUÇÃO

Dados internacionais indicam que, em todo o mundo, os quadros hipertensivos na gestação atingem de 8 a 10% das gestantes e que 4,6% das gestantes desenvolvem pré-eclâmpsia.[1] Em relação à pré-eclâmpsia, a prevalência varia de acordo com a idade gestacional, sendo menor antes de 34 semanas denominada pré-eclâmpsia precoce (0,3%) – do que com 34 semanas ou mais (2,7%) – denominada pré-eclâmpsia tardia.[2]

Segundo a Organização Mundial da Saúde, em dados publicados em 2011, os distúrbios hipertensivos da gestação constituem importante causa de morbidade materna grave, incapacidade de longo prazo e mortalidade materna e perinatal.[3]

As complicações fetais e neonatais resultam da hipoperfusão placentária e da frequente necessidade de parto pré-termo. Assim, para o feto, a pré-eclâmpsia pode causar restrição do crescimento fetal (RCF) e oligoâmnio, bem como parto pré-termo espontâneo ou induzido. Como resultado, aumenta-se a taxa de morbimortalidade perinatal.[4]

Aproximadamente 12 a 25% dos casos de RCF e fetos pequenos para a idade gestacional, bem como entre 15 e 20% dos partos pré-termo, têm associação com pré-eclâmpsia. Assim, as complicações associadas à prematuridade são consideráveis, incluindo mortes neonatais e morbidade grave neonatal a longo prazo.[5]

AVALIAÇÃO DA VITALIDADE FETAL

Entende-se por vitalidade fetal o conjunto de ações que podem ser realizadas em determinadas situações na gravidez com o intuito de avaliar o bem-estar fetal. Podem ser de natureza clínica, laboratorial ou biofísica.

Devido ao caráter hipóxico envolvido nas diversas síndromes hipertensivas na gestação, a avaliação da vitalidade fetal anteparto, nessas situações, pressupõe um modelo de insuficiência uteroplacentária (Figura 32.1) e deve incluir uma propedêutica armada completa na avaliação, utilizando-se de todos os métodos disponíveis para sua certificação.

É preciso sempre ter em mente que o objetivo-chave do teste anteparto para avaliação da vitalidade fetal deve ser permitir ao médico manter **as mãos afastadas do feto saudável** em vez de retirá-lo com base em empirismos, como os fatores de risco.[6]

ANAMNESE

O histórico de movimentação fetal, ou mobilograma, trata-se de método simples de investigação da vitalidade fetal e deve ser questionado em toda a consulta da gestante hipertensa. Existem várias formas descritas de orientações sobre a normalidade da movimen-

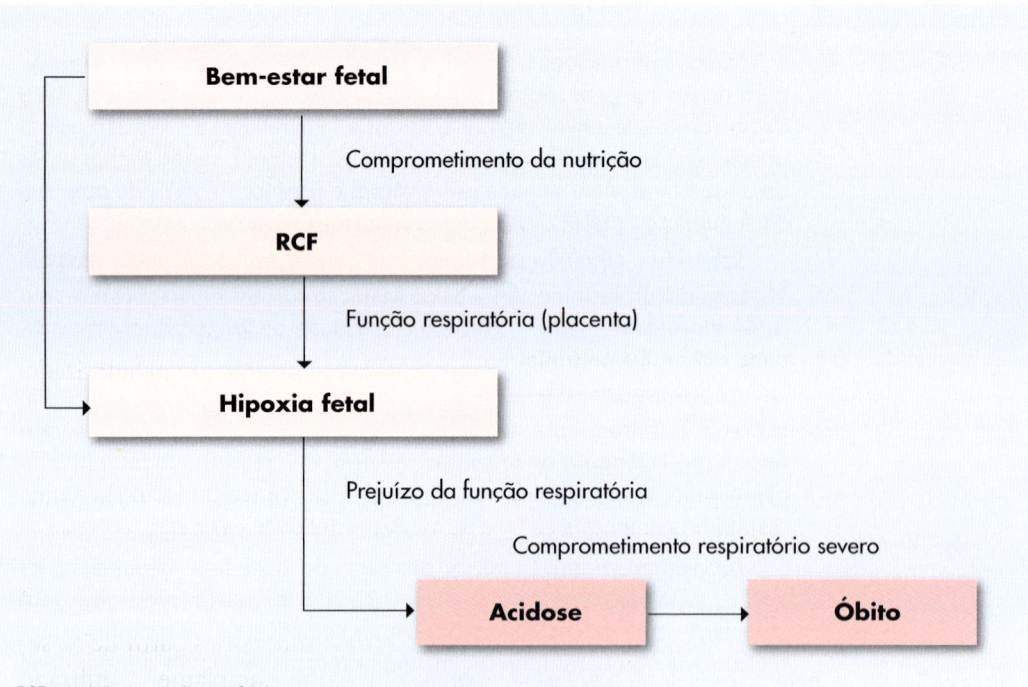

RCF: restrição do crescimento fetal.

FIGURA 32.1 História natural de insuficiência placentária.

tação fetal. Entre os diversos modelos de mobilogramas utilizados na prática clínica, recomenda-se, em geral, que a diminuição ou a ausência de movimentos fetais, após alimentação, não deva exceder duas horas, sendo este o limite para orientar a paciente a buscar atendimento médico.

EXAME FÍSICO

No exame físico obstétrico, deve-se realizar, de rotina, a medida da altura uterina, de forma padronizada e atenciosa, sempre em busca de fetos com suspeita clínica de RCF e/ou oligoâmnio. A altura uterina, corretamente aferida, deve ser plotada nas curvas conhecidas de altura uterina, e, em casos suspeitos, é necessário confirmar tais diagnósticos por meio de ultrassonografia.

Em toda consulta, também deve ser realizada a ausculta dos batimentos cardíacos fetais (BCF), após cuidadoso exame para localização do "foco" (melhor ponto de ausculta fetal). Para isso, localiza-se o dorso fetal por meio de palpação obstétrica, e, após traçado imaginário da linha de Ribemont-Dessaignes, procede-se à procura do foco em seu terço médio. Assim, podemos avaliar, após alguns instantes, a linha de base dos BCF, bem como a presença de desacelerações tardias ou variáveis (que podem estar associadas ao sofrimento fetal), sendo as desacelerações tardias aparentes apenas depois do início das contrações uterinas. Em casos de oligoâmnio, a compressão funicular pode ser evidenciada pelas desacelerações variáveis, mesmo na ausência de contrações uterinas.[7,8]

MÉTODOS BIOFÍSICOS

- Cardiotocografia
- Ultrassonografia
  - Dopplervelocimetria
  - A valiação do líquido amniótico
  - Perfil biofísico fetal

CARDIOTOCOGRAFIA

A cardiotocografia (CTG) consiste no registro simultâneo e contínuo de três variáveis: frequência cardíaca fetal (FCF), movimentos corpóreos fetais (MCF) e contrações uterinas. Tem a finalidade de avaliar a vitalidade do concepto. Pode ser realizada durante a gestação (CTG anteparto) ou durante o trabalho de parto (CTG intraparto). A CTG anteparto pode ser realizada de quatro formas:

1. CTG basal ou de repouso: sem qualquer estímulo fetal (Figura 32.2).
2. CTG estimulada: com aplicação de estímulo sonoro ou mecânico.
3. CTG com sobrecarga: com contrações induzidas por ocitocina ou estímulo mamilar.
4. CTG computadorizada: interpretação realizada por sistema computadorizado.

Indicações do exame

Não deve ser utilizado de forma rotineira, apenas diante de alguma intercorrência que implique risco para a oxigenação fetal, a partir de 26 semanas de gestação, com melhores indicações a partir de 32 semanas. O método é amplamente utilizado na prática clínica, mas carece de sensibilidade confiável, induzindo a prática de ce-

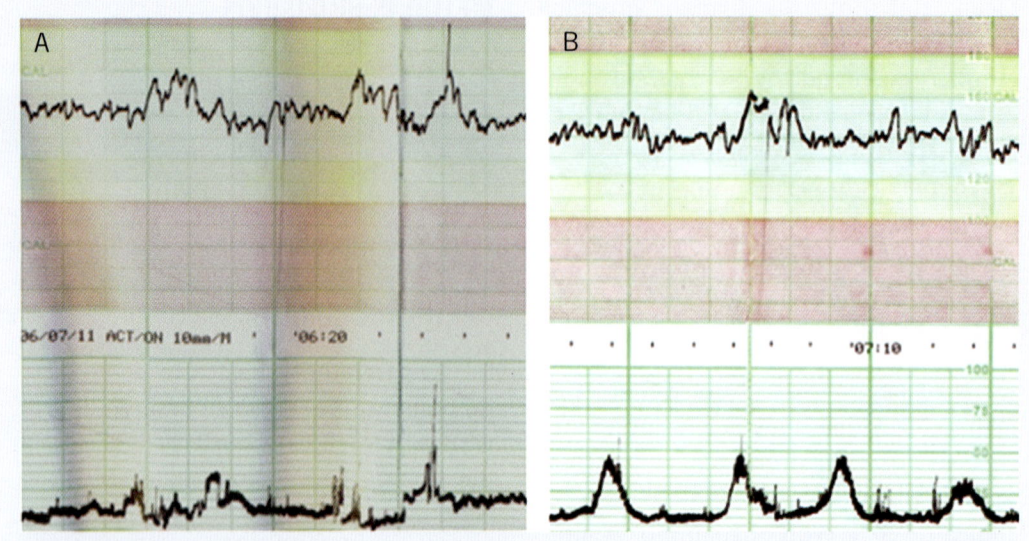

FIGURA 32.2 (A) CTG basal sem estímulo fetal. Note linha de base e variabilidade normais, além de várias acelerações transitórias. **(B)** CTG intraparto por meio de técnica externa. Note a manutenção das características normais do traçado mesmo durante as contrações.

sáreas desnecessárias. Para pacientes com quadros hipertensivos, deve ser indicada a CTG anteparto de repouso com duração de 20 minutos, realizando, se necessário, estímulo mecânico ou sonoro. Embora revisões sistemáticas não mostrem evidências de que a CTG anteparto em gestações de alto risco melhore o desfecho perinatal,[8] seu uso é amplamente difundido como grande ferramenta de vitalidade fetal.[9]

PADRONIZAÇÃO DO EXAME[10]

Alimentação

No máximo até duas horas antes do exame.

Tabagismo

Deve ser evitado antes da realização do exame.

Posição

Decúbito lateral, com elevação do dorso de 30 a 45 graus, posição semissentada ou sentada. Decúbito dorsal deve ser evitado pelo risco de hipotensão supina.

Posição dos transdutores

Transdutor de ultrassom (US) deve ser colocado sobre o foco fetal, com gel. O transdutor de pressão deve ser posicionado no fundo uterino, no lado oposto ao transdutor de US.

Marcação de movimentos

Orientar a grávida a acionar o marcador de eventos toda vez que perceber movimento fetal.

Medida da pressão arterial

Medir a pressão arterial no início do exame e também durante, quando o registro for anormal ou quando se observarem sinais de hipotensão supina.

Tempo de exame

Iniciar com CTG basal por no mínimo dez minutos. Se necessário, estimular. O tempo total pode ser de 20 minutos ou estender-se.

Velocidade do registro gráfico

Utilizar a velocidade de 1 cm/minuto, reduzindo o consumo de papel.

LINHA DE BASE DA FREQUÊNCIA CARDÍACA FETAL

Deve haver no mínimo dois minutos de traçado com linha de base identificável, não necessariamente contínuo, num segmento de dez minutos; do contrário, a linha de base nesse período será indeterminada. Nesse caso, o segmento anterior de dez minutos servirá para a determinação da linha de base (Tabela 32.1).[11]

Existem situações que podem cursar com aumento da frequência cardíaca fetal (taquicardia) ou sua redução (bradicardia).

A Tabela 32.2 traz as causas mais comuns associadas as alterações de linhas de base.

VARIABILIDADE DA LINHA DE BASE

Corresponde às flutuações da linha de base da FCF, irregulares em amplitude e duração, decorrentes da interação do sistema nervoso autônomo, por meio dos componentes simpático (acelerador) e parassimpático (desacelerador). A variabilidade é determinada num segmento de dez minutos, excluindo-se acelerações e desacelerações. O National Institute of Child Health (NICH, 2008)[11] não distingue as variabilidades de curta e longa duração porque, na prática, elas são visualmente analisadas da mesma maneira, classificando-se a variabilidade de acordo com a Tabela 32.3.

A amplitude normal da variabilidade é de 6 a 25 bpm, correspondendo a uma variabilidade moderada.[11]

A Tabela 32.4 traz as principais causas de alterações na linha de base, encontradas na pratica clinica.

Pode ser detectado um padrão especial de variabilidade da FCF, caracterizado por ritmo constante de ondas em forma de sino, denominado padrão sinusoidal, com amplitude de 5 a 15 bpm, que persiste por tempo de 20 minutos ou mais, encon-

Tabela 32.1 Classificação da linha de base.	
Normal	Linha de base entre 110 e 160 bpm
Taquicardia	Linha de base maior que 160 bpm
Bradicardia	Linha de base menor que 110 bpm

Tabela 32.2 Etiologia das alterações de linha de base.

Causas de taquicardia	Causas de bradicardia
▪ Febre materna	▪ Uso de betabloqueadores
▪ Hipoxemia aguda	▪ Arritmias cardíacas fetais (bloqueio atrioventricular)
▪ Infecção ovular	
▪ Uso de uterolítico betamimético	▪ Bloqueio anestésico (peridural)
▪ Alterações metabólicas maternas (tireotoxicose, diabetes descompensado)	▪ Hipoxia
▪ Taquicardia compensatória após desacelerações causadas por hipotensão materna ou hipertonia uterina	
▪ Uso de drogas parassimpaticolíticas (atropina)	
▪ Excessiva movimentação fetal	
▪ Taquiarritmias	

Tabela 32.3 Classificação da variabilidade da linha de base.

Acentuada	Amplitude maior que 25 bpm
Moderada	Amplitude entre 6 e 25 bpm
Mínima	Amplitude de 5 bpm ou menos
Ausente	Amplitude indetectável

Tabela 32.4 Etiologia das alterações de variabilidade da linha de base.

Causas de redução da variabilidade	Causas de aumento da variabilidade
▪ Hipoxia fetal	▪ Compressões repetidas do cordão
▪ Depressão do sistema nervoso central por fármacos (barbitúricos, opiáceos, tranquilizantes, sulfato de magnésio)	▪ Movimentação fetal excessiva
▪ Sono fisiológico fetal	
▪ Prematuridade	

trado principalmente na hidropisia fetal decorrente de aloimunização Rh, sendo considerado terminal e associado com elevada mortalidade perinatal. Rotura de vasa prévia, hemorragia fetomaterna, síndrome transfusor-transfundido, corioamnionite, sofrimento fetal e oclusão de cordão umbilical são também associados a esse padrão.

ACELERAÇÕES TRANSITÓRIAS

De acordo com o NICH (2008),[11] acelerações transitórias (AT) são definidas como ascenso abrupto da FCF, sendo o intervalo entre o início e o pico da aceleração inferior a 30 segundos. São consideradas satisfatórias AT com amplitude mínima de 15 bpm e duração mínima de 15 segundos para gestações acima de 32 semanas. Abaixo desse limite, consideram-se normais amplitude mínima de 10 bpm e duração mínima de 10 segundos.

A aceleração é considerada prolongada quando a duração é superior a 2 minutos e inferior a 10 minutos. Quando dura mais que 10 minutos, considera-se mudança da linha de base. As acelerações podem ser denominadas periódicas, quando relacionadas à contração uterina, e episódicas, quando ocorrem com o útero em repouso.

Uma hipótese bastante aceita em relação à fisiopatologia das AT seria a proximidade anatômica entre os centros cardiovasculares e as células corticais associadas à função motora. Quanto às acelerações relacionadas com a contração uterina, ocorreria a estimulação do sistema simpático como forma de compensação da hipotensão originada por compressão funicular.

DESACELERAÇÕES TRANSITÓRIAS

As desacelerações constituem quedas transitórias da FCF, desencadeadas por contração uterina, movimentação, hipoxia fetal ou hipotensão materna. Podem ser classificadas em episódicas e periódicas. São episódicas a espica e a desaceleração prolongada. Já as periódicas são representadas por desaceleração precoce, desaceleração tardia e desaceleração variável ou umbilical.

As características e os mecanismos das desacelerações são enunciados nos tópicos a seguir.

ESPICA

É a queda rápida da FCF, decorrente da compressão fugaz do cordão umbilical. Sua presença geralmente não tem valor clínico.

DESACELERAÇÃO PROLONGADA

Apresenta amplitude superior a 15 bpm e duração maior que 2 minutos e inferior a 10 minutos. Quando tem duração superior a 10 minutos, considera-se mudança da linha de base. Em geral é decorrente de hipotensão materna ou hipertonia uterina.

DESACELERAÇÃO PRECOCE

Resulta da compressão do polo cefálico durante a contração uterina (Figura 32.3). Caracteriza-se pela queda gradual simétrica da FCF, sendo o intervalo entre o início e a queda máxima (nadir) da desaceleração superior a 30 segundos. Na maioria das vezes, início, nadir e recuperação da desaceleração coincidem, respectivamente, com

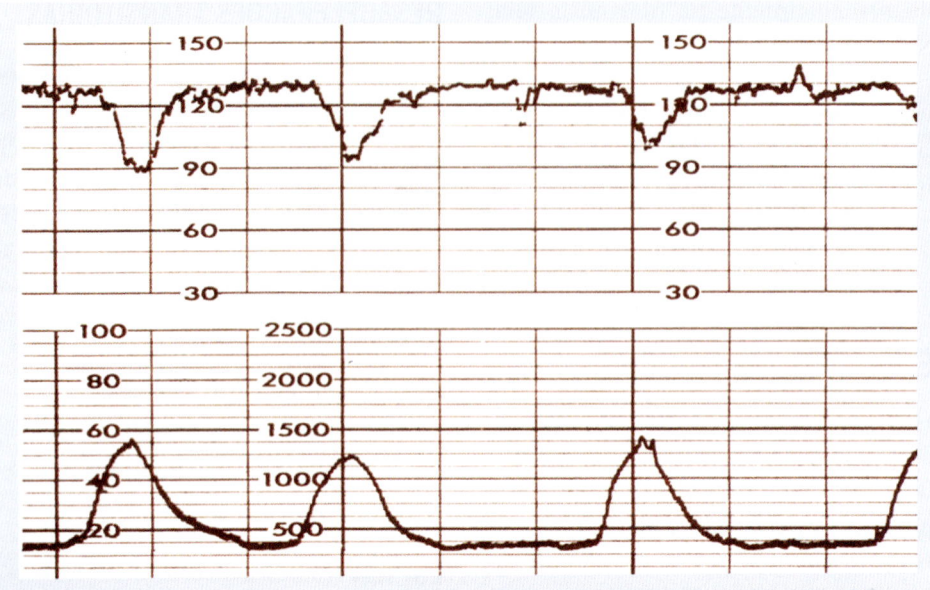

FIGURA 32.3 Desaceleração precoce ou DIP I. Note a coincidência entre o pico da contração e a queda máxima da desaceleração na contração uterina, sendo o intervalo entre o início e a queda máxima (nadir) da desaceleração superior a 30 segundos.

início, pico e término da contração.[11] Ocorre frequentemente no trabalho de parto, após a rotura das membranas, no final da dilatação e no período expulsivo, sendo considerada resposta vagal fisiológica fetal.

DESACELERAÇÃO TARDIA

Caracteriza-se pela decalagem, ou seja, um intervalo de 20 a 30 segundos entre o pico da contração e o nadir da desaceleração (Figura 32.4). É uma desaceleração gradual, ou seja, tem duração maior que 30 segundos do início ao nadir da desaceleração. Na maioria dos casos, início, nadir e recuperação da desaceleração ocorrem após começo, pico e final da contração.[11] São consequência de hipoxia fetal, resultante da diminuição do fluxo uteroplacentário durante a contração uterina.

DESACELERAÇÃO VARIÁVEL OU UMBILICAL

Caracteriza-se por queda e retorno da linha de base abruptamente, com intervalo inferior a 30 segundos entre o início e o nadir da desaceleração e entre o nadir e o término da desaceleração. A queda deve ser de no mínimo 15 bpm, com duração mínima de 15 segundos e inferior a 2 minutos.[11] Ocorre em qualquer fase da contração uterina, tendo aspecto variável, assemelhando-se às letras U, V ou W (Figura 32.5).

São fatores predisponentes: oligoâmnio, rotura das membranas, circulares de cordão, prolapso ou nós verdadeiros de cordão. Tem importância clínica quando apresenta mudanças no seu aspecto, sen-

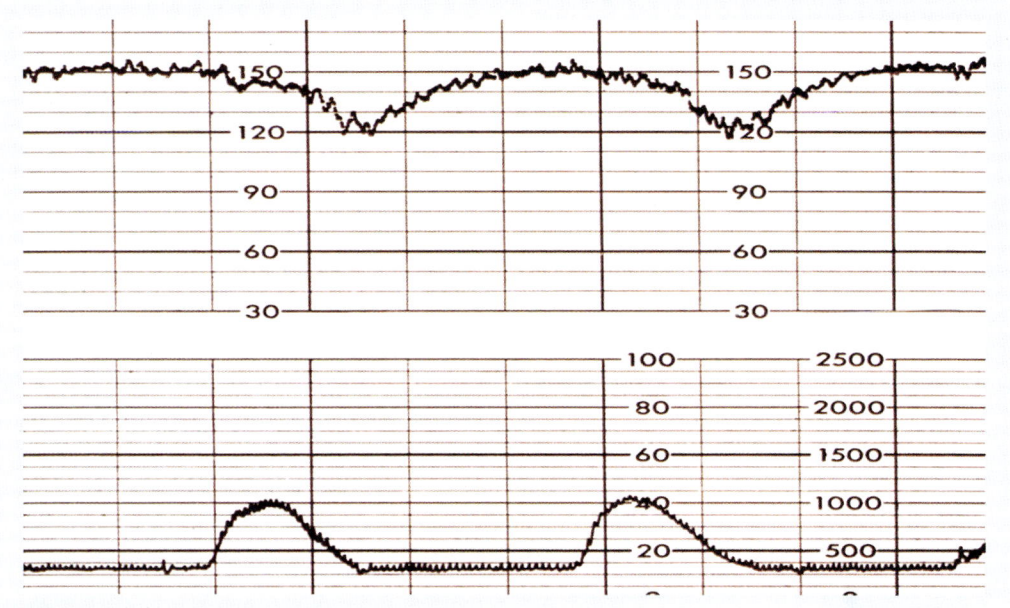

FIGURA 32.4 Presença de desacelerações tardias. Note o espaço de tempo entre o pico da contração e o nadir da desaceleração.

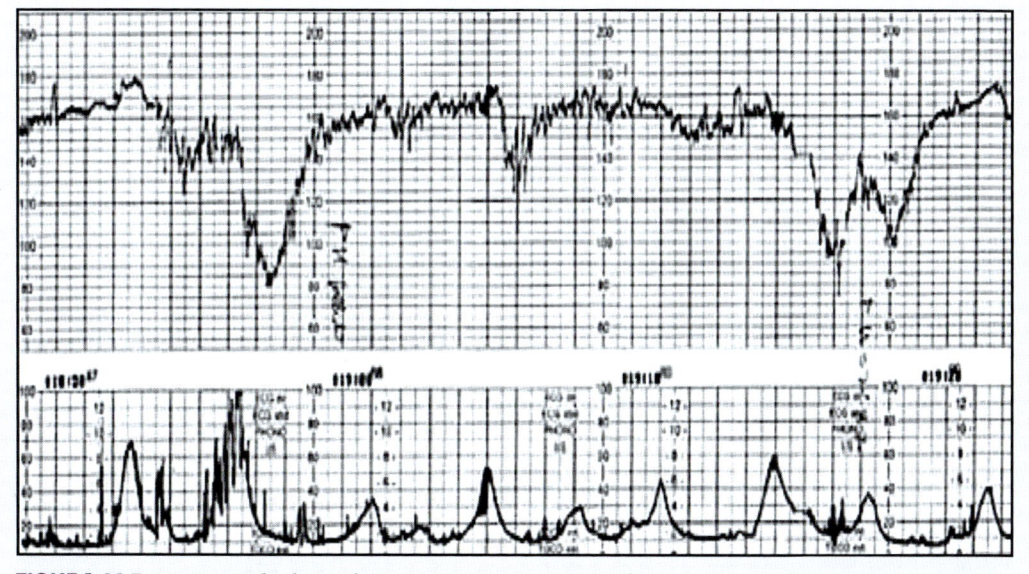

FIGURA 32.5 Presença de desacelerações variáveis. Note o formato das ondas em V e em W.

do considerada desfavorável ou de mau prognóstico quando apresentar as seguintes características: recuperação lenta, perda da variabilidade durante a desaceleração, ascensão da linha de base após a desaceleração (taquicardia compensatória ou *overshoot*), ausência das acelerações precedendo e sucedendo a desaceleração (acelerações ombro ou *shoulders*), mudança da linha de base após, desaceleração em forma de W, nadir inferior a 70 bpm e duração superior a 60 segundos.

São consideradas desacelerações recorrentes aquelas que acontecem em 50% ou mais das contrações uterinas, e as desacelerações intermitentes ocorrem em menos de 50% das contrações.[10]

CARDIOTOCOGRAFIA ANTEPARTO ESTIMULADA

Sempre realizada como complementar à CTG basal se o feto apresentar padrão suspeito ou patológico durante os 10 minutos iniciais. Deve-se manter o registro por mais 10 minutos após o estímulo. A finalidade é avaliar a reatividade cardíaca e motora fetal, visando reduzir os resultados falsos positivos do exame. A buzina Kobo® de bicicleta ou a estimulação mecânica do polo cefálico são os métodos mais utilizados, aplicando-se a fonte sonora na área correspondente ao polo cefálico fetal, exercendo-se leve pressão, durante 3 a 5 segundos.

Estudos randomizados e controlados trazem evidências de que o estímulo sonoro diminui o número de exames anormais e reduz o tempo de exame, porém são necessários mais estudos para determinar intensidade, frequência, duração e posição do estímulo ideal. Também é ne-

cessário avaliar eficácia, valor preditivo, segurança e resultados perinatais com a sua aplicação.[12] Por outro lado, não existem evidências de maior eficácia do estímulo mecânico como forma de redução de traçados anormais.[12]

DOPPLERVELOCIMETRIA

A avaliação hemodinâmica da circulação placentária, em ambos os compartimentos – materno, representado pelas artérias uterinas, e fetal, representado pelas artérias umbilicais –, constitui, indubitavelmente, exame relevante nos cuidados pré-natais na modernidade.[13,14]

Imprescindível assinalar que as indicações devem ser precisas e dirigidas a gestantes com doenças ou antecedentes que as incluam em grupo de alto risco para insuficiência placentária, como: síndromes hipertensivas, RCF,[15] natimortos anteriores, abortamentos tardios, colagenoses, diabetes com vasculopatias, cardiopatias graves, pneumopatias restritivas, síndrome antifosfolípide e trombofilias. Em revisão sistemática de 2017 que incluiu 10.667 gestantes de alto risco, principalmente complicadas por hipertensão arterial ou RCF, o uso do Doppler resultou em diminuição dos óbitos perinatais e do número de induções do trabalho de parto e de cesáreas, sem que tenham sido identificados efeitos adversos maternos ou fetais.[16]

AVALIAÇÃO DOPPLERVELOCIMÉTRICA
Artéria umbilical

É o principal vaso a ser analisado, pois reflete a circulação placentária. Sua onda de velocidade de fluxo (OVF) apresenta um pico de maior velocidade durante a sístole cardíaca (onda S ou A) e uma velocidade menor relacionada com a diástole (onda B). Pode estar ausente até a 15ª semana de gestação; após essa idade gestacional, ele passa a ser positivo e aumenta com o evoluir da gravidez. A partir do segundo trimestre, a ausência de fluxo diastólico final (diástole zero) ou fluxo reverso demonstra comprometimento grave na oxigenação fetal.

O Doppler da artéria umbilical traz informações sobre a perfusão da unidade fetoplacentária, e anormalidades na análise do fluxo surgem após comprometimento de 60 a 70% do território vascular placentário. Valores de índice alterados devem considerar tabelas com índice de resistência (IR) ou índice de pulsatilidade (IP) acima do percentil 95.

Em revisão sistemática de literatura publicada por Alfirevic *et al.*,[16] em 2011, foram avaliados 18 *trials* randomizados com inclusão de 10.000 pacientes, e os resultados obtidos com uso de Doppler da artéria umbilical, na avaliação da vitalidade fetal, demonstraram redução das mortes perinatais (risco relativo [RR] de 0,71; intervalo de confiança [IC] de 95%, 0,52 a 0,98); diminuição das taxas de indução do trabalho de parto (RR de 0,89; IC de 95%, 0,80 a 0,99); redução das taxas de cesárea (RR de 0,90; IC de 95%, 0,84 a 0,97), sem alteração de resultados nas taxas de parto instrumentado (RR de 0,95; IC de 95%, 0,80 a 1,14) e no índice de Apgar < 7 no quinto minuto (RR de 0,92; IC de 95%, 0,69 a 1,24).

Os autores concluíram que o Doppler da artéria umbilical não deve ser usada para rastreamento em gestações de risco habitual, mas deve estar disponível para auxílio **diagnóstico** e no **seguimento** de gestantes com suspeita de insuficiência placentária/RCF; anormalidades configuram indicação de resolução da gestação ou propedêutica avançada de vitalidade fetal.[16]

Artéria cerebral média

É utilizada para avaliar as alterações vasculares em fetos de alto risco, por meio de IR, IP e velocidade sistólica máxima. Na hipoxia fetal, observamos diminuição do IR e do IP na artéria cerebral média do feto abaixo dos valores das curvas de normalidade; valores de índice alterados devem considerar tabelas com IR ou IP abaixo do percentil 5. A vasodilatação cerebral faz parte do mecanismo de proteção fetal para órgãos nobres em situações de risco (adrenais, coronárias e cerebrais). Em fetos comprometidos por hemólise decorrente da sensibilização materna pelos antígenos Rh, a anemia leva a um hiperfluxo, com consequente aumento da velocidade sistólica máxima na artéria cerebral média. Valores acima de 1,5 MoM (múltiplos da mediana), segundo a curva de Mari *et al.* (1992),[17] apresentam sensibilidade em torno de 95% para anemia.

Relação cerebroplacentária

É a relação entre o IP da artéria cerebral média e o IP da artéria umbilical. Quando essa relação estiver abaixo do percentil 5 para as tabelas utilizadas, o quadro hemodinâmico é compatível com a centralização do fluxo. As dificuldades de circulação fetoplacentária são progressivas, sendo possível detectar características adaptativas nas diversas fases, com correlação com curvas de normalidade.

Ducto venoso

Faz a comunicação entre a veia umbilical e a veia cava inferior. Sua OVF apresenta padrão trifásico e unidirecional com onda "a" positiva em fetos normais. Quando o feto apresenta hipoxemia, inicialmente o fluxo aumenta. Com o agravamento da hipoxemia ocorre diminuição do fluxo na contração atrial, podendo até ser reverso. Sua avaliação pode ser feita pela morfologia da onda e pelo índice de pulsatilidade para veias (IPV). Valores acima do percentil 95 ou acima de 1,0 a 1,5 indicam comprometimento fetal grave. O ducto venoso também é utilizado para rastreamento de cromossomopatia no primeiro trimestre, avaliação de fetos anêmicos, cardiopatias fetais e RCF grave.

A Tabela 32.5 traz os principais achados encontrados em exames de Doppler e suas possíveis implicações clinicas.

AVALIAÇÃO DO LÍQUIDO AMNIÓTICO

Pode ser realizada de forma subjetiva ou por meio de métodos semiquantitativos, utilizando-se o índice de líquido amniótico (ILA), no qual se faz uma divisão imaginária do útero em quatro quadrantes, com a medida do maior bolsão vertical neles; a somatória constitui o ILA. O aumento do diagnóstico de oligoâmnio com a utilização dessa técnica levou a intervenções como indução do trabalho de

Tabela 32.5 Achados do Doppler e implicações clínicas.

Artérias umbilicais	▪ IR, IP ou A/B > percentil 95 da curva de normalidade ▪ Diástole zero ou reversa	▪ Placentação inadequada ou infartos placentários, caracterizando insuficiência placentária.
Artéria cerebral média	▪ IR, IP ou A/B < percentil 5 da curva de normalidade	▪ É a primeira a manifestar-se diante de hipoxemia. É preciso ter cuidado na análise da centralização fetal quando verificada isoladamente. Seus valores anormais não devem ser considerados indicativos de resolução obstétrica.
Relação cerebroplacentária	▪ RCP < do percentil 5	▪ Representa o estudo da resposta hemodinâmica fetal à hipoxemia.
Ducto venoso	▪ IPV acima do percentil 95 ▪ IPV de 1,0 a 1,5	▪ Possível insuficiência placentária grave associada à probabilidade de acidose fetal instalada.

IR: índice de resistência; IP: índice de pulsatilidade; RCP: relação cerebroplacentária; IPV: índice de pulsatilidade para veias.

parto ou indicação de cesáreas sem melhora do desfecho perinatal. A medida do maior bolsão é atualmente preconizada por revisões sistemáticas, considerando-se polidrâmnio quando está acima de 8 cm e oligoâmnio quando está abaixo de 2 cm até 20 semanas; acima de 20 semanas, considera-se oligoâmnio quando abaixo de 2 cm e polidrâmnio quando acima de 10 cm. Esses parâmetros também são utilizados nas gestações gemelares.[18]

Medida única do bolsão mais profundo[19]

Veja Tabela 32.6.

Índice de líquido amniótico[20]

Soma das dimensões do maior bolsão vertical de cada quadrante que não contenha cordão ou partes fetais, com o transdutor perpendicular ao solo.

Abaixo de 20 semanas: apenas dois bolsões inferiores (Tabela 32.7).

Estudos avaliando o uso do ILA em comparação com a medida do maior bolsão incluíram cinco *trials* randomizados controlados com 3.226 pacientes. Os resultados não indicaram diferença entre os dois métodos (bolsão e ILA) nas taxas de admissão em unidade de terapia intensiva neonatal (valores de

Tabela 32.6 Medida do maior bolsão vertical com pelo menos 1 cm de largura.

Volume de líquido amniótico	Bolsão mais profundo (cm)
Oligoâmnio	< 2
Normal	2 a 8
Polidrâmnio	> 8

Tabela 32.7 Avaliação do Índice de Líquido Amniótico por técnica de aferições de quadrantes.

Volume de líquido amniótico a termo	ILA (cm)
Reduzido (severo): oligoâmnio	≤ 5
Reduzido (moderado)	5,1 a 8,0
Normal	8,1 a 18
Elevado (moderado)	18,1 a 24
Elevado (severo)	> 24

ILA: índice de líquido amniótico.

pH fetal < 7,1; presença de mecônio no líquido amniótico) e nos valores do índice de Apgar < 7 no quinto minuto. Eles evidenciaram que o uso do ILA aumenta as taxas de diagnóstico de oligoâmnio (RR de 2,39; IC de 95%, 1,73 a 3,28), as taxas de indução de trabalho de parto (RR de 1,92; IC de 95%, 1,50 a 2,46) e as taxas de cesárea por sofrimento fetal agudo (RR de 1,46; IC de 95%, 1,08 a 1,96), com tendência atual de se utilizar a medida do maior bolsão para avaliação do líquido amniótico.[21]

PERFIL BIOFÍSICO FETAL

Consiste na análise de múltiplas variáveis biofísicas fetais combinadas com o objetivo de avaliar a vitalidade fetal.[22] Para obter o perfil, é necessário realizar CTG e ultrassonografia dinâmica a fim de avaliar reatividade cardíaca fetal, volume de líquido amniótico, movimentos respiratórios fetais, MCF e tônus fetal.

É avaliado com base em uma somatória de notas, de 0 a 10, sendo utilizados quatro parâmetros ultrassonográficos avaliados em 30 minutos e um parâmetro avaliado por CTG basal com duração de 30 minutos. Os parâmetros são definidos como agudos ou crônicos em função do tempo presumido de comprometimento fetal. A cada parâmetro á atribuída nota 0 ou 2. Quando não se atingem os valores citados para cada parâmetro, a nota é 0 (Tabelas 32.8 e 32.9).

Tabela 32.8 Parâmetros avaliados no perfil biofísico fetal.

Nome	Resultados/escore	Falso negativo	Falso positivo
CTG	Reativa ≥ 2 acelerações em 20 minutos (pode estender-se até 40 minutos) Não reativa: < 2 acelerações em 40 minutos	0,2 a 0,65%	55 a 90%
Perfil biofísico fetal	Para cada componente presente são atribuídos 2 pontos; escore máximo é 10/10 ■ Normal: ≥ 8/10 ou 8/8, excluindo CTG ■ Duvidoso: 6/10 ■ Anormal: ≤ 4/10	0,07 a 0,08%	40 a 50%
Perfil biofísico fetal modificado	■ Normal: CTG reativa e maior bolsão ≤ 2 cm ■ Anormal: CTG não reativa e/ou ILA ≤ 5 cm	0,08%	60%

CTG: cardiotocografia; ILA: índice de líquido amniótico.

Adaptada de Signore et al., 2011.

Tabela 32.9. Interpretação e conduta diante dos achados do perfil biofísico fetal.

	Interpretação	Conduta clínica
8 ou 10 com líquido amniótico normal	Baixo risco para hipoxemia aguda e crônica	Conduta expectante
8 com líquido amniótico normal	Risco para hipoxemia crônica	Indução do parto
6 e líquido amniótico normal	Possível hipoxemia aguda com baixo risco para hipoxemia crônica	Repetir em 6 horas Se persistir $\leq$ 6, resolução
6 com líquido amniótico anormal	Provável hipoxemia aguda e crônica	Resolução se feto viável
4, 2 ou 0	Provável hipoxemia crônica se líquido amniótico anormal	Resolução se feto viável

ILA: índice de líquido amniótico.

Embriogênese e hipoxia

O teste assume que o rendimento biofísico do sistema orgânico reflete a sua integridade funcional e que a ausência de rendimento desse sistema deve ser considerada evidência de disfunção orgânica até que se prove o contrário.

Representam os parâmetros avaliados no exame de perfil biofísico fetal:

- Reatividade cardíaca (cardiotocografia)
- Movimentos respiratórios
- Movimentos somáticos (corporais)
- Tônus fetal
- Avaliação do liquido amniótico (maior bolsão vertical)

IMPLICAÇÕES DO PERFIL BIOFÍSICO FETAL NA PRÁTICA OBSTÉTRICA BASEADA EM EVIDÊNCIAS

Estudos de revisão sistemática comparando o perfil biofísico fetal e a CTG isolada em gestações de alto risco não encontraram diferença no número de óbitos e no índice de Apgar, entretanto houve maior número de cesáreas e de induções do parto no grupo do perfil biofísico fetal.[23] Até o momento, não há evidências suficientes que suportem o uso do perfil biofísico fetal de rotina como teste de bem-estar em gravidez de risco elevado; no entanto, pode ser de grande valia em pacientes hipertensas ou com outras anormalidades placentárias, principalmente quando associado a outras alterações em exames de vitalidade fetal.[24]

REFERÊNCIAS BIBLIOGRÁFICAS

1. Abalos E, Cuesta C, Grosso AL, Chou D, Say L. Global and regional estimates of preeclampsia and eclampsia: a systematic review. Eur J Obstet Gynecol Reprod Biol. 2013;170(1):1-7.

2. Lisonkova S, Sabr Y, Mayer C, Young C, Skoll A, Joseph KS. Maternal morbidity associated with early-onset and late-onset preeclampsia. Obstet Gynecol. 2014;124(4):771-81.

3. World Health Organization. WHO recommendations for prevention and treatment of pre-eclampsia and eclampsia [Internet]. Geneva; 2011 [accessed 2020 Jan 31]. Available from: https://www.who.int/reproductivehealth/publications/maternal_perinatal_health/9789241548335/en/.

4. August P, Sibai BM. Preeclampsia: clinical features and diagnosis. UptoDate; Dec 2017.

5. Goldenberg RL, Rouse DJ. Prevention of premature birth. N Engl J Med. 1998; 339:313-20.

6. Garite TJ, Freeman RK, Linzey EM, Braly P. The use of amniocentesis in patients with premature rupture of membranes. Obstet Gynecol. 1979 Aug;54(2):226-30.

7. ACOG Practice Bulletin nº 106: intr apartum fetal heart rate monitoring: nomenclature, interpretation, and general management principles. 2009 Jul;114(1):192-202.

8. Grivell RM, Alfirevic Z, Gyte GML, Devane D. Antenatal cardiotocography for fetal assessment. Cochrane Database Syst Rev. 2015;(9):CD007863.

9. Santo S, Ayres-de-Campos D, Costa-Santos C, Schnettler W, Ugwumadu A, Da Graça LM. Agreement and accuracy using the FIGO, ACOG and NICE cardiotocography interpretation guidelines. Acta Obst Gynecol Scand. 2017;96(2):166-75.

10. Watanabe EK, Sass N, Henri Augusto Korkes Gustavo Mendonça André Eduardo Martins Marques Tania Regina Padovani. Cardiotocografia. In: Protocolo assistencial. São Paulo: Clínica Obstétrica da Pontifícia Universidade Católica de São Paulo; 2019;539-52.

11. Macones GA, Hankins GDV, Spong CY, Hauth J, Moore T. The 2008 National Institute of Child Health and Human Development Workshop Report on Electronic Fetal Monitoring. Update on definition, interpretation, and research guidelines. Obstet Gynecol. 2008;112:661-6.

12. Tan KH, Smyth RMD, Wei X. Fetal vibroacoustic stimulation for facilitation of tests of fetal wellbeing. Cochrane Database Syst Rev. 2013;(12):CD002963.

13. Arduini D, Rizzo G. Normal values of pulsatility index from fetal vessels: a cross-sectional study on 1556 healthy fetuses. J Perinatol Med. 1990;18:165-72.

14. Miyadahira S. Avaliação da função placentária por meio da dopplervelocimetria das artérias umbilicais: relação com os resultados dos exames de avaliação da vitalidade fetal e com os pós-natais [tese de livre-docência]. São Paulo: Faculdade de Medicina da Universidade de São Paulo; 2002.

15. Martinelli S, Zugaib M, Francisco RP, Bittar RE. Restrição do crescimento fetal. São Paulo: Federação Brasileira das Associações de Ginecologia e Obstetrícia; 2018. (Protocolo FEBRASGO de Obstetrícia nº 35; Comissão Nacional Especializada em Medicina Fetal.)

16. Alfirevic Z, Stampalija T, Dowswell T. Fetal and umbilical Doppler ultrasound in high-risk pregnancies. Cochrane Database Syst Rev. 2017;(6):CD007529.

17. Mari G, Deter RL.Middle cerebral artery flow velocity waveforms in normal and small-for-gestational-age fetuses. Am J Obstet Ginecol. V. 166, p.1262-70. 1992.

18. Santana EF, Peixoto AB, Traina E, Barreto EQ. Ultrassonografia no primeiro trimestre da gravidez. São Paulo: Federação Brasileira das Associações de Ginecologia e Obstetrícia; 2018. (Protocolo FEBRASGO de Obstetrícia nº 77; Comissão Nacional Especializada em Ultrassonografia.)

19. Chamberlain MB, Manning GA, Morrison I, et al: Ultrasound evaluation of amniotic fluid. I: The relationship of marginal and decreased amniotic fluid volume to perinatal outcome. Am J Obstet Ginecol 150:245, 1984.

20. Phelan JP, Smith CV, Broussard P, Small M. Amniotic fluid volume assessment with the four-quadrant technique at 36-42 weeks' gestation. J Reprod Med. 1987;32(7):540-2.

21. Nabhan AF, Abdelmoula YA. Amniotic fluid index versus single deepest vertical pocket: a meta-analysis of randomized controlled trials. International Journal of Gynaecology and Obstetrics: the Official Organ of the International Federation of Gynaecology and Obstetrics. 2009 Mar;104(3):184-188. DOI: 10.1016/j.ijgo.2008.10.018.

22. Manning FA, Platt LD, Sipos L. Antepartum fetal evaluation: development of a fetal biophysical profile. Am J Obstet Gynecol. 1980;136:787-95.

23. Lalor JG, Fawole B, Alfirevic Z, Devane D. Biophysical profile for fetal assessment in high risk pregnancies. Cochrane Database Syst Rev. 2008;(1):CD000038.

24. Watanabe EK, de Paula CFS, Barreto EQ, Henri Augusto Korkes Gustavo Mendonça André Eduardo Martins Marques Tania Regina Padovani. Perfil biofísico fetal. In: Protocolo assistencial. São Paulo: Clínica Obstétrica da Pontifícia Universidade Católica de São Paulo; 2019.

capítulo 33

Repercussões das Síndromes Hipertensivas a Longo Prazo: Responsabilidade do Tocoginecologista

▶ Vera Therezinha Medeiros Borges

INTRODUÇÃO

Historicamente, acreditava-se que os distúrbios hipertensivos na gestação eram autolimitados e que, não havendo tratamento clínico eficaz, a resolução da gestação era sua cura.

A partir da década de 1990, surgiram na literatura os primeiros estudos demonstrando que os distúrbios hipertensivos da gestação (principalmente hipertensão gestacional e pré-eclâmpsia) são sinalizadores de inúmeras patologias ao longo da vida da mulher, principalmente relacionadas a doenças cardiovasculares (hipertensão arterial crônica, coronariopatia, tromboembolismo, acidente vascular cerebral e insuficiência renal). Além disso, por se considerar a pré-eclâmpsia uma doença associada a processo inflamatório exacerbado, também predispõe a mulher ao desenvolvimento de síndromes metabólicas (diabetes, obesidade e dislipidemia), havendo correlação entre a doença cardiovascular e as síndromes metabólicas.[1-3]

Devemos ressaltar que a doença cardiovascular é a principal causa de morte entre homens e mulheres no mundo, e os fatores de risco, tais como hipertensão, diabetes melito, hipercolesterolemia e obesidade, afetam ambos os sexos, mas alguns deles podem ter repercussão diferenciada na mulher. Sendo os fatores de risco ajustados para a população, a mortalidade por doença cardiovascular é maior na mulher (20,9%) do que no homem (14,9%).[4]

ASSOCIAÇÃO DE RISCO CARDIOVASCULAR E SÍNDROMES HIPERTENSIVAS DA GESTAÇÃO

Hipertensão arterial crônica

As mulheres com antecedente de síndromes hipertensivas apresentam, em média, risco duas a dez vezes maior de desenvolver hipertensão arterial crônica no futuro,[5-8] o que foi confirmado por estudo de coorte dinamarquês de seguimento dessas mulheres até 20 anos. Nos primeiros dez anos pós-parto, o risco de apresentar hipertensão arterial crônica foi de três a dez vezes, e, após 20 anos, permaneceu risco duas vezes maior, quando em comparação com mulheres que tiveram gestação normotensa.[5]

Metanálise realizada por Heida *et al.* (2015)[6] encontrou risco relativo (RR) de 2,76 (intervalo de confiança [IC] de 95%, 1,63 a 4,69) de desenvolvimento de hipertensão arterial crônica no futuro em mulheres com história de pré-eclâmpsia, quando comparadas com mulheres normotensas.

Alguns estudos também correlacionaram a gravidade da síndrome hipertensiva com o risco de hipertensão arterial crônica após a gravidez.[5,7] Estudo de Behrens *et al.* (2017)[5] demonstrou que mulheres com pré-eclâmpsia grave apresentaram maior risco de desenvolver hipertensão após um ano do término da gravidez (RR = 6,45; IC de 95%, 5,35 a 7,78) do que mulheres com pré-eclâmpsia leve (RR de 5,25; IC de 95%, 4,64 a 5,94).

O risco de hipertensão arterial crônica também aumenta nos casos de pré-eclâmpsia recorrente, como demonstrado na metanálise de Brouwers *et al.* (2018),[9] na qual mulheres com antecedente de pré-eclâmpsia recorrente apresentaram maior risco de hipertensão arterial crônica após a gestação, quando comparadas com mulheres com gravidez normotensa subsequente após uma gravidez com pré-eclâmpsia (RR de 2,3; IC de 95%: 1,9 a 2,9).

Insuficiência renal

A microalbuminúria persistente funciona como marcador de insuficiência renal, sendo considerada fator de risco para doenças cardiovasculares.[10] Em estudo de metanálise, McDonald *et al.* (2010)[11] demonstraram que mulheres com antecedente de pré-eclâmpsia têm risco quatro vezes maior de apresentar microalbuminúria após sete anos do pós-parto, quando comparadas com mulheres normotensas durante a gestação (31% *versus* 7%, respectivamente).

Estudo canadense de acompanhamento de base populacional examinou o risco de doença renal terminal em mulheres durante um *follow-up* médio de 16 anos. Os autores demonstraram que o risco absoluto de doença renal terminal é muito baixo (0,15% para mulheres com antecedente de pré-eclâmpsia *versus* 0,03% para mulheres com antecedente de gestação normotensa).[12] Após ajuste parcial por idade e região, mulheres com antecedente de pré-eclâmpsia apresentaram maior risco de doença renal terminal após a gestação (RR de 4,7; IC de 95%, 3,6 a 6,0), seguidas por mulheres com história de hipertensão gestacional (RR de 3,3; IC de 95%, 2,1 a 5,1), em comparação a mulheres com antecedente de gestação normotensa. O risco de doença renal terminal aumenta com antecedente de pré-eclâmpsia recorrente, quando em comparação com um unico episódio.[13]

Dislipidemia

Alguns estudos demonstram que mulheres com antecedente de síndrome hipertensiva apresentam um perfil lipídico alterado após o parto quando comparadas com mulheres que tiveram gestação sem complicações, mesmo após o ajuste dos fatores confundidores relevantes.[7,14]

Diabetes

A literatura demonstra que, além de maior risco de resistência à insulina durante a gestação, as mulheres com história de pré-eclâmpsia apresentam maior risco de desenvolver diabetes no futuro. Wu *et al.* (2016),[15] em revisão sistemática e metanálise de 21 estudos, concluíram que mulheres com antecedente de pré-eclâmpsia apresentam maior risco (RR de 2,37; IC de 95%, 1,89 a 2,97) de desenvolver diabetes no futuro. Esse risco foi observado em estudos que acompanharam mulheres desde um período inferior a um ano após o parto (RR de 1,97; IC de 95%, 1,35 a 2,87) e persistiu por mais de dez anos pós-parto (RR de 1,95; IC de 95%, 1,28 a 2,97).[15]

Doença cardiovascular

Há inúmeras metanálises estimando o risco de doenças cardiovasculares em mulheres com antecedente de síndromes hipertensivas. Em geral, a maioria dos estudos relata que mulheres com antecedente de pré-eclâmpsia têm maior risco (em torno de duas vezes) de desenvolver doença cardiovascular, acidente vascular periférico, tromboembolismo, doença vascular periférica e de ir a óbito por causas cardiovasculares.[1,3,6]

A magnitude desse risco cardiovascular é dependente do tipo e da gravidade da doença hipertensiva, da idade gestacional quando do seu início e da recorrência.

Mulheres com antecedente de pré-eclâmpsia pré-termo tiveram maior risco de doença cardiovascular quando comparadas a mulheres com pré-eclâmpsia de termo (RR de 7,71; IC de 95%, 4,40 a 13,52 *versus* RR de 2,16; IC de 95%, 1,86 a 2,52),[1] o mesmo acontecendo quando a pré-eclâmpsia está associada com restrição do crescimento fetal ou parto prematuro em comparação a mulheres com apenas pré-eclâmpsia (RR de 3,3; IC de 95%: 2,37 a 4,57 *versus* RR de 5,38; IC de 95%, 3,74 a 7,74 *versus* RR de 2,14; IC de 95%, 1,73 a 2,65, respectivamente).[16]

Brouwers *et al.* (2018)[9] descreveram que mulheres com pré-eclâmpsia recorrente têm maior risco de desenvolver cardiopatia isquêmica (RR de 2,40; IC de 95%, 2,15 a 2,68), doença cerebrovascular (RR de 1,69; IC de 95%, 1,21 a 2,35), eventos cardiovasculares e com necessidade de hospitalização (RR de 1,57; IC de 95%, 1,31 a 1,90), quando comparadas a mulheres com gestação sem patologias.[9]

SEGUIMENTO PÓS-PARTO DE MULHERES COM ANTECEDENTE DE SÍNDROME HIPERTENSIVA

Vale ressaltar que 90% das mulheres têm pelo menos um fator de risco para o desenvolvimento de doenças cardiovasculares. Com relação às síndromes hipertensivas, estudos concluíram que essas mulheres apresentam fenótipo mais acentuado de risco para doenças cardiovasculares, principalmente aquelas que tiveram pré-eclâmpsia pré-termo e/ou com sinais de gravidade. Embora esses fatores estejam presentes em idade mais jovem, as mulheres desenvolverão doença cardiovascular em média 10 a 15 anos após os homens.[5] Esse fato proporciona uma janela de oportunidade para atuarmos com medidas preventivas e, assim, reduzirmos os fatores de risco cardiovascular, diminuindo os custos em saúde a longo prazo e fornecendo cuidados mais abrangentes para essas mulheres.

Devemos reconhecer que a maioria das mulheres considera o ginecologista-obstetra seu médico geral, e sabemos que muitos dos marcos de vida para as mulheres transmitem efeitos sobre o coração, particularmente a gravidez e a menopausa. O ginecologista-obstetra tem, portanto, papel fundamental na orientação de medidas preventivas ou até mesmo na investigação inicial e no encaminhamento para especialista (clínico geral ou cardiologista), quando necessário. Desse modo, nos casos de síndromes hipertensivas, especialmente pré-eclâmpsia pré-termo e/ou com sinais de gravidade, deve-se iniciar o *screening* cardiovascular logo após o parto.

Como e quando a avaliação de risco cardiovascular deve ser realizada, e por qual profissional, ainda não é algo bem estabelecido, pois as diretrizes não são uniformes, ressaltando-se que apenas metade das diretrizes aconselha avaliação de risco cardiovascular após a gravidez.

COMO PROCEDER PARA PROPORCIONAR, A LONGO PRAZO, MELHOR QUALIDADE DE VIDA ÀS MULHERES COM ANTECEDENTE DE SÍNDROME HIPERTENSIVA NA GESTAÇÃO?

O primeiro passo, e fundamental, é que o ginecologista-obstetra assuma esse papel. Assumida essa postura, ele deve informar todas as mulheres sobre o risco aumentado de doença cardiovascular no futuro e orientá-las sobre a necessidade de mudança de estilo de vida, representado por adoção de hábitos saudáveis e dieta adequada, principalmente para mulheres com excesso de peso.

Com relação ao seguimento após o parto, há divergências entre as diretrizes internacionais. A American Heart Association e o National Institute for Health and Care Excellence aconselham realizar avaliação cardiovascular inicial seis a oito semanas após o parto.[17,18] Já o American College of Obstetricians and Gynecologists, a European Society of Cardiology/European Society of Hypertension e a American Stroke Association recomendam a realização somente seis a doze meses após o parto.[19-21] Quanto ao seguimento após primeira avaliação, algumas diretrizes aconselham o acompanhamento anual da pressão arterial e dos parâmetros metabólicos,[20] enquanto outras recomendam avaliações a cada cinco anos.[5-8]

Segundo as diretrizes, após os 50 anos, todas as mulheres, incluindo aquelas que tiveram gestações com síndrome hipertensiva, devem fazer avaliação de risco. O grande desafio, entretanto, é criarmos a cultura para que as mulheres realmente participem de um programa de prevenção cardiovascular.

Acreditamos que o tocoginecologista deve ter a responsabilidade de orientar mulheres que tiveram gestação com síndrome hipertensiva a realizar um acompanhamento para prevenção de doenças cardiovasculares no futuro.

Além disso, sugerimos que a Associação de Obstetrícia e Ginecologia do Estado de São Paulo (SOGESP) inicie um trabalho com outras sociedades para elaboração de diretrizes e implementação de programas nacionais, com particularidades para a população brasileira, de acompanhamento cardiovascular direcionado a essas mulheres .

REFERÊNCIAS BIBLIOGRÁFICAS

1. Bellamy L, Casas JP, Hingorani AD, Williams DJ. Pre-eclampsia and risk of cardiovascular disease and cancer in later life: systematic review and meta-analysis. BMJ. 2007;335:974.

2. McDonald SD, Malinowski A, Zhou Q, Yusuf S, Devereaux PJ. Cardiovascular sequelae of preeclampsia/eclampsia: a systematic review and meta-analyses. Am Heart J. 2008;56:918-30.

3. Wu P, Haththotuwa R, Kwok CS, Babu A, Kotronias RA, Rushton C et al. Preeclampsia and future cardiovascular health: a systematic review and meta-analysis. Circ Cardiovasc Qual Outcomes. 2017;10:e003497.

4. Benjamin EJ, Blaha MJ, Chiuve SE, Cushman M, Das SR, Deo R et al. Heart disease and stroke statistics-2017 update: a report from the American Heart Association. Circulation. 2017;135:e146-603.

5. Behrens I, Basit S, Melbye M, Lykke JA, Wohlfahrt J, Bundgaard H et al. Risk of post-pregnancy hypertension in women with a history of hypertensive disorders of pregnancy: nationwide cohort study. BMJ. 2017;358:j3078.

6. Heida KY, Franx A, van Rijn BB, Eijkemans MJ, Boer MJ, Verschuren MW et al. Earlier age of onset of chronic hypertension and type 2 diabetes mellitus after a hypertensive disorder of pregnancy or gestational diabetes mellitus. Hypertension. 2015;66:1116-22.

7. Bokslag A, Teunissen PW, Franssen C, van Kesteren F, Kamp O, Ganzevoort W et al. Effect of early-onset preeclampsia on cardiovascular risk in the fifth decade of life. Am J Obstet Gynecol. 2017;216:523. e1-523.e7.

8. Benschop L, Duvekot JJ, Versmissen J, van Broekhoven V, Steegers EAP, Roeters van Lennep JE. Blood pressure profile 1 year after severe preeclampsia. Hypertension. 2018;71:491-8.

9. Brouwers L, van der Meiden-van Roest AJ, Savelkoul C, Vogelvang TE, Lely AT, Franx A et al. Recurrence of pre-eclampsia and the risk of future hypertension and cardiovascular disease: a systematic review and meta-analysis. BJOG. 2018;125:1642-4.

10. Melsom T, Solbu MD, Schei J, Stefansson VTN, Norvik JV, Jenssen TG et al. Mild albuminuria is a risk factor for faster GFR decline in the nondiabetic population. Kidney Int Rep. 2018;3:817-24.

11. McDonald SD, Han Z, Walsh MW, Gerstein HC, Devereaux PJ. Kidney disease after preeclampsia: a systematic review and meta-analysis. Am J Kidney Dis. 2010;55:1026-39.

12. Dai L, Chen Y, Sun W, Liu S. Association between hypertensive disorders during pregnancy and the subsequent risk of end-stage renal disease: a population-

-based follow-up study. J Obstet Gynaecol Can. 2018;40:1129-38.

13. Vikse BE, Irgens LM, Leivestad T, Skjaerven R, Iversen BM. Preeclampsia and the risk of end-stage renal disease. N Engl J Med. 2008;359:800-9.

14. Hermes W, Ket JC, van Pampus MG, Franx A, Veenendaal MV, Kolster C et al. Biochemical cardiovascular risk factors after hypertensive pregnancy disorders: a systematic review and meta-analysis. Obstet Gynecol Surv. 2012;67:793-809.

15. Wu P, Kwok CS, Haththotuwa R, Kotronias RA, Babu A, Fryer AA et al. Pre-eclampsia is associated with a twofold increase in diabetes: a systematic review and meta-analysis. Diabetologia. 2016;59:2518-26.

16. Riise HK, Sulo G, Tell GS, Igland J, Nygard O, Vollset SE et al. Incident coronary heart disease after preeclampsia: role of reduced fetal growth, preterm delivery, and parity. J Am Heart Assoc. 2017;6.

17. Mosca L, Benjamin EJ, Berra K, Bezanson JL, Dolor RJ, Lloyd-Jones DM et al. Effectiveness-based guidelines for the prevention of cardiovascular disease in women-2011 update: a guideline from the American Heart Association. Circulation. 2011;123:1243-62.

18. Visintin C, Mugglestone MA, Almerie MQ, Nherera LM, James D, Walkinshaw S et al. Management of hypertensive disorders during pregnancy: summary of NICE guidance. BMJ. 2010;341:c2207.

19. American College of Obstetricians and Gynecologists; Task Force on Hypertension in Pregnancy. Hypertension in pregnancy practice guideline. ACOG; 2013.

20. Regitz-Zagrosek V, Roos-Hesselink JW, Bauersachs J, Blomström-Lundgvist C, Cífková R, De Bonis M et al. 2018 ESC Guidelines for the management of cardiovascular diseases during pregnancy. Eur Heart J. 2018;39:3165-241.

21. Bushnell C, McCullough LD, Awad IA, Chireau MV, Fedder WN, Furie KL et al. Guidelines for the prevention of stroke in women: a statement for healthcare professionals from the American Heart Association/American Stroke Association. Stroke. 2014;45:1545-88.

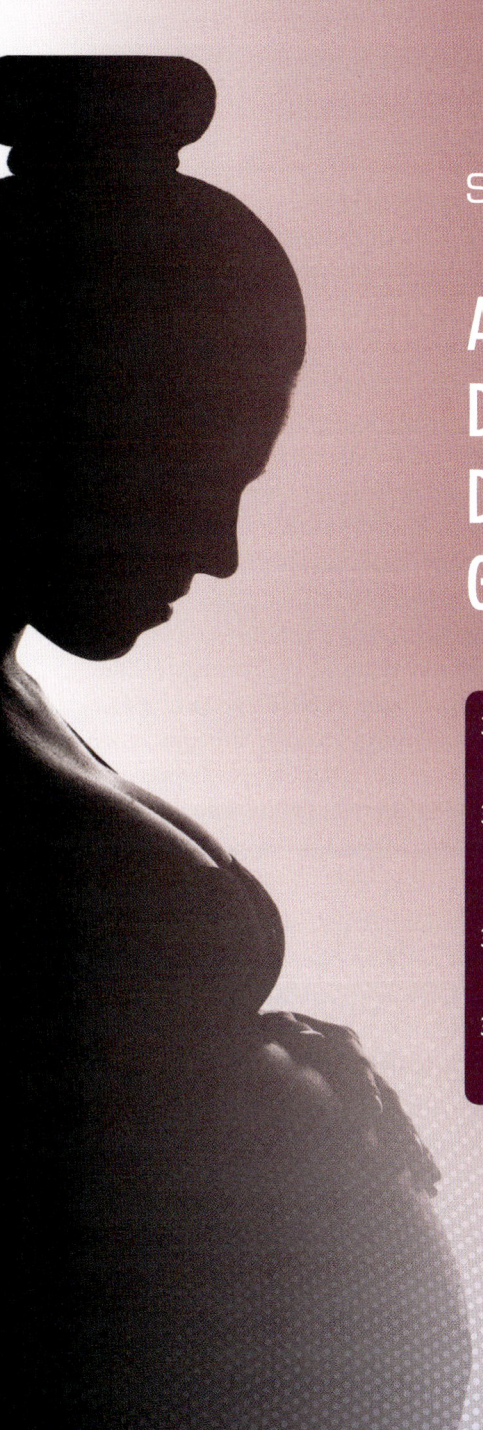

▶ Marilza Vieira Cunha Rudge

O QUE É DIABETES *MELLITUS* E QUAL A SUA RELEVÂNCIA GLOBAL

Diabetes *mellitus* (DM) é um distúrbio metabólico que resulta em hiperglicemia persistente. Tipicamente, é o resultado de defeitos na secreção ou na sensibilidade de insulina ou em ambas.

A hiperglicemia crônica, não tratada, tem o potencial de causar lesões graves em múltiplos órgãos, incluindo neuropatia, retinopatia e nefropatia, comprometendo a qualidade de vida dos pacientes. É doença sorrateira, silenciosa, e, muitas vezes, o diagnóstico é confirmado na investigação de uma dessas complicações graves, como as alterações micro e macrovasculares. O DM é uma das denominadas doenças não comunicáveis (NCD, *non-communicable diseases*), as quais, pela primeira vez, foram incluídas na Agenda Global 2030 para o Desenvolvimento Sustentável da Organização das Nações Unidas (ONU). Governantes têm, agora, o consenso de que as NCD são problemas oriundos da pobreza, da desigualdade e da justiça social, e eles reafirmam que esses aspectos são a prioridade para o desenvolvimento sustentável do planeta. No Congresso Mundial da International Federation of Gynecology and Obstetrics (FIGO) de 2018, no Rio de Janeiro, esse tema foi abordado e discutido de forma intensa pelos vários comitês ali representados.

As formas mais comuns de DM são: (i) DM tipo 1 (DM1), que se desenvolve pela destruição autoimune das células betapancreáticas, resultando em insuficiência insulínica; (ii) DM tipo 2 (DM2), com fisiopatologia multifacetada pela combinação de fatores genéticos e ambientais, o que aumenta a resistência periférica à insulina. Na fase inicial, há produção aumentada de insulina, mas segue-se falência do pâncreas com disfunção das células betapancreáticas. A hiperglicemia do DM2 é gradual e, frequentemente, sem os sinais clássicos de hiperglicemia, pois seu início é insidioso. Entretanto, esses pacientes podem desenvolver complicações micro e macrovasculares antes do diagnóstico da doença, o que torna obrigatória sua investigação periódica, de modo a prevenir tais complicações; (iii) DM gestacional (DMG), que é diagnosticado na gestação e decorre da falta de reserva pancreática funcional para atender às demandas fisiológicas da gestação. Está associada a resultado perinatal adverso, incluindo maior risco de cesárea e desenvolvimento de DM2 após a gestação; (iv) DM relacionado a outras causas, como MODY (*maturity-onset diabetes of the young*), doenças do pâncreas exócrino (fibrose cística e pancreatite) ou induzido por drogas ou produtos químicos (uso de glicocorticoide, tratamento de HIV/AIDS ou transplante de órgãos). Há ainda aqueles pacientes com hiperglicemia leve ou com alto risco para desenvolvimento de DM, denominados por alguns de pré-diabéticos ou pré-DM. Esse grupo de pacientes apresenta insulinorresistência e disfunção de células beta, mas seus níveis de hiperglicemia não atingem os pontos de corte do diagnóstico de DM2. Importante salientar que tanto as mulheres que desenvolvem DMG quanto esse grupo pré-DM têm maior risco de progredir para

DM2 em alguns anos. Assim, esses dados orientam a investigação anual de DM2 nessa população.[1-3]

IMPORTÂNCIA DO TEMA NO SÉCULO XXI: PREVALÊNCIA E CUSTO PARA O SISTEMA DE SAÚDE

A incidência de DM aumentou em todo o mundo e, hoje, é considerada a maior epidemia da história da humanidade. De acordo com a International Diabetes Federation (IDF), existem hoje 415 milhões de pessoas no mundo com DM. O mais grave para o Brasil é que três em cada quatro desses casos residem em países de baixa-média renda (LMIC, do inglês *low-and-middle-income countries*). As estimativas feitas pela IDF e pela Organização Mundial da Saúde (OMS), no início deste século, erraram grosseiramente para menos. Esses dados representam não apenas um interesse acadêmico, mas uma visão global da gravidade do problema, a qual, infelizmente, não está sendo usada para benefício e planejamento em saúde pública. As altas taxas dessa doença crônica representam ônus substancial para o sistema de saúde, com custos anuais estimados de US$ 245 bilhões nos Estados Unidos. O DM também confere elevada morbidade e mortalidade, com mais de 7 milhões de altas hospitalares e 14 milhões nas unidades de emergência. Atualmente, o DM é listado como a sétima principal causa de morte nos Estados Unidos.[4-8]

DIFERENÇAS NA EPIDEMIOLOGIA DOS DIFERENTES TIPOS DE DIABETES *MELLITUS* NA GESTAÇÃO E FORA DELA

Fora da gestação, a prevalência de DM2 vem aumentando globalmente, em paralelo com o aumento da obesidade. Na gestação, a maior prevalência é de DMG, o que representa uma janela de oportunidade para predizer o risco futuro de DM2 após DMG. Os médicos e, em especial, os tocoginecologistas não podem ignorar essa janela para diagnosticar precocemente a evolução de DMG para DM2. Impõe-se a necessidade de oferecer um programa de prevenção do DM2 a essas mulheres e a seus filhos. Diante desse panorama, nosso papel profissional e nossa responsabilidade médica e social são enormes. Nossos resultados no Centro de Investigação do Diabete Perinatal da Faculdade de Medicina de Botucatu/Universidade Estadual Paulista (UNESP) mostram que gestantes que foram diagnosticadas com DMG, e tratadas, apresentam risco elevado de desenvolver DM2 no período entre 5 e 11 anos após o parto (risco relativo [RR] de 2,56; intervalo de confiança [IC] de 95%, 1,73 a 3,79), de forma isolada ou associada a sobrepeso, obesidade, dislipidemia e resistência à insulina. Por outro lado, a normoglicemia, mantida na gestação, foi fator protetor para desenvolvimento de DM2. Assim, em termos epidemiológicos, há necessidade de estabelecer programas de *follow-up* em consultórios, nas Unidades Básicas de Saúde (UBS) e em todo sistema público e privado de saúde para todas as gestantes com DMG. Esses programas devem investigar anualmente a evolução para DM2 e, ao mesmo tempo, criar estratégias para acompanhar não apenas a mãe, mas também o seu filho. Essas crianças têm risco maior de obesidade e de DM2 na vida adulta. A promoção e a educação em saúde são cruciais no combate às NCD. A US Preventive Services Task Force (USPSTF) recomenda fazer o rastreamento em todos os adultos obesos ou com sobrepeso, com idade entre 40 e 70 anos. No entanto, todos os indivíduos com história familiar de DM2, antecedente pessoal de DM em situações de estresse ou DMG prévio devem ser rastreados em idades mais jovens.[9,10]

REFERÊNCIAS BIBLIOGRÁFICAS

1. Martinez LC, Sherling D, Holley A. The screening and prevention of diabetes mellitus. Prim Care.2019 Mar;46(1):41-52.

2. Bellamy L, Casas JP, Hingorani AD, Williams D. Type 2 diabetes mellitus after gestational diabetes: a systematic review and meta-analysis. Lancet. 2009;373(9677):1773-9.

3. American Diabetes Association. Classification and diagnosis of diabetes: standards of medical care in diabetes-2019. Diabetes Care. 2019 Jan;42(Suppl 1):S13-28.

4. Zimmet PZ. Diabetes and its drivers: the largest epidemic in human history? Clin Diabetes Endocrinol. 2017;3:1.

5. International Diabetes Federation. IDF diabetes atlas [Internet]. 7th ed. Brussels: IDF; 2015. [accessed 2015]. Available from: http://www.diabetesatlas.org.

6. International Diabetes Federation. IDF diabetes atlas [Internet]. 1st ed. Brussels: IDF; 2000. [accessed 2000]. Available from: http://www.diabetesatlas.org.

7. Wild S, Roglic G, Green A, Sicree R, King H. Global prevalence of diabetes - Estimates for the year 2000 and projections for 2030. Diabetes Care. 2004;27:1047-53.

8. Tabak A, Herder C, Rathmann W, Brunner EJ, Kivimäki M. Prediabetes: a high-risk state for diabetes development. Lancet. 2012;379(9833):2279-90.

9. Arantes MA, Rudge MVC. Follow-up metabólico e biométrico de pacientes com hiperglicemia na gestação e seus conceptos [tese de doutorado]. Programa de Pós-Graduação em Ginecologia e Obstetrícia da Faculdade de Medicina de Botucatu, Universidade Estadual Paulista; 2018.

10. US Preventive Services Task Force. Final recommendation statement: abnormal blood glucose and type 2 diabetes mellitus: screening [Internet]. USPSTF; 2018. [accessed 2020 Feb 1]. Available from: https://www.uspreventiveservicestaskforce.org/Page/Document/RecommendationStatementFinal/screening-for-abnormal-blood-glucose-and-type-2-diabetes.

capítulo 34

Diagnóstico de Diabetes *Mellitus* na Gestação

▶ Rosiane Mattar

INTRODUÇÃO

Nas últimas décadas, temos observado aumento acentuado do número de pessoas com diabetes *mellitus* (DM) em quase todos os países. Estima-se que aproximadamente 415 milhões de adultos apresentem DM em todo o mundo e que 318 milhões de adultos possuam risco elevado de desenvolver a doença no futuro por intolerância à glicose.[1] Isso provavelmente se deva às mudanças de condições de vida, como o consumo de alimentos industrializados, a facilidade de obtê-los, o sedentarismo proporcionado pelas alterações nas atividades profissionais e sociais, que determinaram aumento de pessoas com sobrepeso e obesidade, e a perspectiva de vida mais longa.

Pelos mesmos motivos, acrescentado ao fato de que as mulheres estão engravidando com mais idade, temos verificado aumento do número de mulheres com estados de hiperglicemia em graus variáveis.[2]

O diabetes *mellitus* gestacional (DMG) é o estado de hiperglicemia diagnosticado na gravidez, com exceção do DM na gestação ou *overt diabetes*.[3] Ele é, para as mulheres, o principal fator de risco para desenvolvimento de diabetes tipo 2 e síndrome metabólica no futuro e, para os conceptos, determina maior risco de piores desfechos perinatais e de obesidade, síndrome metabólica e diabetes na vida futura.[4]

Na atualidade, estima-se que um em cada seis nascimentos ocorra em mulheres com alguma forma de hiperglicemia durante a gestação, sendo 84% dos casos em razão de DMG.[3] Os outros 16% se devem a pacientes que começam a gravidez com diabetes prévio: tipo 1, tipo 2 ou outros. Essas mulheres, em geral, já têm o diagnóstico da patologia firmado antes da gestação.

No Brasil, as avaliações sobre frequência populacional de hiperglicemia na gestação são diversas e difíceis de estabelecer; estima-se, porém, que a prevalência de DMG no Sistema Único de Saúde (SUS) seja de aproximadamente 18%, utilizando-se os critérios diagnósticos atualmente propostos na literatura.[5,6]

Para diminuir os agravos determinados pelo DMG, o diagnóstico desse distúrbio é fundamental e deve ser considerado uma prioridade de saúde pública.

DIAGNÓSTICO

Para diagnóstico dos estados de hiperglicemia na gravidez, os exames laboratoriais são imprescindíveis, pois, na maioria das vezes, esses estados não determinam sintomatologia característica na gestante.

Alguns fatores, no entanto, estão associados a maior risco de DM e também de diabetes gestacional e devem ser pesquisados na primeira consulta de pré-natal (Tabela 34.1).

Quanto aos critérios laboratoriais, o diagnóstico de diabetes gestacional foi

---

Tabela 34.1 Fatores de risco para DMG.[7]

Idade: aumento progressivo do risco com o aumento da idade
Sobrepeso e obesidade
Antecedentes familiares de DM em parentes de primeiro grau

Antecedentes pessoais de alterações metabólicas:
- Síndrome dos ovários policísticos
- Dislipidemias
- Hipertensão arterial crônica
- Resistência insulínica (acantose nigricans ou alteração laboratorial)
- Doença cardiovascular aterosclerótica
- Uso de medicamentos hiperglicemiantes

Antecedentes obstétricos:
- Perdas gestacionais de causa não apurada
- DMG
- Polidrâmnio
- Macrossomia em gravidez anterior (peso ao nascimento $\geq$ 4.000 g)
- Óbito fetal/neonatal sem causa determinada
- Malformação fetal

DMG: diabetes *mellitus* gestacional; DM: diabetes *mellitus*.

sugerido pela primeira vez em 1964, por John B. O'Sullivan e Claire Mahan, com o objetivo de predizer a ocorrência de diabetes tipo 2, pelo uso do teste oral de tolerância à glicose com sobrecarga de 100 g (TOTG de 100 g) de glicose. Desde então, multiplicaram-se protocolos com testes de rastreamento e diagnóstico com critérios diferentes ao redor do mundo.

A ausência de consenso em relação ao diagnóstico de DMG e de padrões que avaliassem a relação entre os valores de referência para diagnóstico de DMG e os resultados perinatais motivaram a realização de um estudo populacional multicêntrico. HAPO (*Hiperglycemia and Adverse Pregnancy Outcomes*) foi um estudo observacional prospectivo que incluiu cerca de 25.000 gestantes, com realização de TOTG de 75 g com duração de duas horas (jejum, uma e duas horas pós-sobrecarga). O objetivo do estudo foi avaliar resultados adversos na gestação de acordo com diversos graus de hiperglicemia, tendo verificado correlação positiva entre os valores de glicemia materna e a frequência de resultados adversos (macrossomia, hipoglicemia neonatal, cesariana, dosagem de peptídeo C no cordão), observando que cada um dos valores de glicemia do teste era preditor independente da ocorrência de resultados neonatais adversos.[8]

Em 2010, a *International Association of the Diabetes and Pregnancy Study Groups* (IADPSG) realizou encontro de especialistas, com participação de várias sociedades médicas mundiais, e propôs um consenso para o diagnóstico de DMG.[7] Nele, foram definidos os conceitos de DM anterior à gestação, porém ainda não diagnosticado (*overt diabetes*), e de DMG propriamente dito.

Assim, caso a paciente apresente, na primeira consulta de pré-natal, critérios diagnósticos iguais àqueles predeterminados para o diagnóstico de diabetes fora da gestação (hemoglobina glicada $\geq$ 6,5%, glicemia de jejum $\geq$ 126 mg/dL ou glicemia ocasional $\geq$ 200 mg/dL), será considerada com diabetes pré-gestacional, diagnosticado pela primeira vez durante o pré-natal. A paciente receberá o diagnóstico de DMG quando a glicemia de jejum for $\geq$ 92 mg/ dL e $\leq$ 125 mg/dL ou quando pelo menos um dos valores do TOTG de 75 g, realizado entre 24 e 28 semanas de idade gestacional, for $\geq$ 92 mg/dL no jejum, $\geq$ 180 mg/dL na primeira hora ou $\geq$ 153 mg/dL na segunda hora.

Esses pontos de corte do TOTG de 75 g foram estabelecidos porque correspondem a aumento de risco de 1,75 para um dos desfechos adversos perinatais analisados.

Tendo em vista que esses critérios determinam aumento do número de pacientes com diagnóstico de DMG, vários países têm-se dedicado a analisar a melhor alternativa para o diagnóstico dessa entidade de acordo com as características de sua população, bem como avaliando os recursos disponíveis.

Em 2015, a Federação Internacional de Ginecologia e Obstetrícia (FIGO) analisou os critérios para diagnóstico de diabetes gestacional, considerando as dificuldades econômicas de cada país,[3] e publicou estudo em que aponta o Brasil como um dos oito países prioritários para definição de critérios para o diagnóstico de diabetes gestacional. Reconhece que, se houver condição econômica ideal, devem-se utilizar os critérios da IADPSG, que foram referendados pela Organização Mundial da Saúde (OMS), e recomenda que cada país analise e proponha a melhor forma possível de diagnóstico de diabetes gestacional, de acordo com os recursos disponíveis.

Levando em consideração essas recomendações da FIGO – e sabendo que o DMG é problema de saúde pública que determina elevada morbimortalidade materna e fetal –, a Federação Brasileira das Associações de Ginecologia e Obstetrícia (FEBRASGO) e a Sociedade Brasileira de Diabetes (SBD), com o apoio da Organização Pan-Americana da Saúde (OPAS) e do Ministério da Saúde, reuniram-se para estabelecer consenso nacional para o diagnóstico de DMG,[9] tendo como objetivo torná-lo universal no Brasil, proporcionando a todas as gestantes o diagnóstico de DMG e, conforme a disponibilidade econômica de cada região, o uso do teste com melhor sensibilidade/especificidade (que seria o TOTG 75 g com valores propostos pela IADPSG) ou de outras opções em áreas sem recursos técnicos ou financeiros.

Considerando, portanto, as especificidades do Brasil e a necessidade de se realizar diagnóstico de diabetes para o maior número possível de casos, foram propostas duas alternativas, para a população brasileira, de diagnóstico de diabetes na gravidez, na dependência de condições de financiamento e disponibilidade de exames.

Em situação de viabilidade financeira e disponibilidade técnica total, todas as mulheres devem realizar a glicemia de jejum na primeira consulta pré-natal, se esta ocorrer até 20 semanas de idade gestacional para o diagnóstico de DMG e de DM diagnosticado na gestação.

Com glicemia de jejum acima de 126 mg/dL se estabelecerá diagnóstico de DM na gestação. Se a glicemia de jejum ficar entre 92 e 125 se firmará o diagnóstico de DMG.

As gestantes com glicemia de jejum inferior a 92 mg/dL devem realizar o TOTG com 75 g de glicose de 24 a 28 semanas.

Se o pré-natal tiver início após 20 semanas, deve-se proceder ao TOTG entre 24 e 28 semanas ou o mais cedo possível. Em TOTG de 75 g, consideram-se os seguintes pontos de corte: 92 mg/dL para jejum, 180 mg/dL para uma hora e 153 mg/dL para duas horas; um único ponto alterado frimará o diagnóstico de DMG.

Dessa maneira, quase 100% dos casos de DMG serão identificados (Figura 34.1).[9]

Nos locais em que não houver disponibilidade técnica ou em que não há viabilidade financeira, todas as gestantes deverão fazer a glicemia de jejum no início do pré-natal para diagnóstico de DMG e de DM diagnosticado na gestação. Se o resultado se mostrar acima de 126 mg/dL se estabelecerá diagnóstico de DM na gestação. Se a glicemia de jejum ficar entre 92 e 125 se firmará o diagnóstico de DMG. Se a glicemia de jejum ficar entre 92 e 125 mg/dL, está firmado o diagnóstico de DMG. Gestantes com glicemia de jejum inferior a 92 mg/dL devem repetir a glicemia de jejum entre 24 a 28 semanas, utilizando-se os mesmos valores para diagnóstico. Estima-se que assim sejam detectados 86% dos casos (Figura 34.2).[9]

Ressalte-se que, nas pacientes com cirurgia bariátrica, é contraindicada a realização de TOTG, pois a introdução de alta dose de glicose repentinamente em pacientes com derivação intestinal pode provocar quadro de *dumping*. Sendo assim, o diagnóstico de DMG nessas pacientes deve ser realizado com perfil glicêmico, avaliando-se os níveis de glicemia em jejum e após refeições habituais.

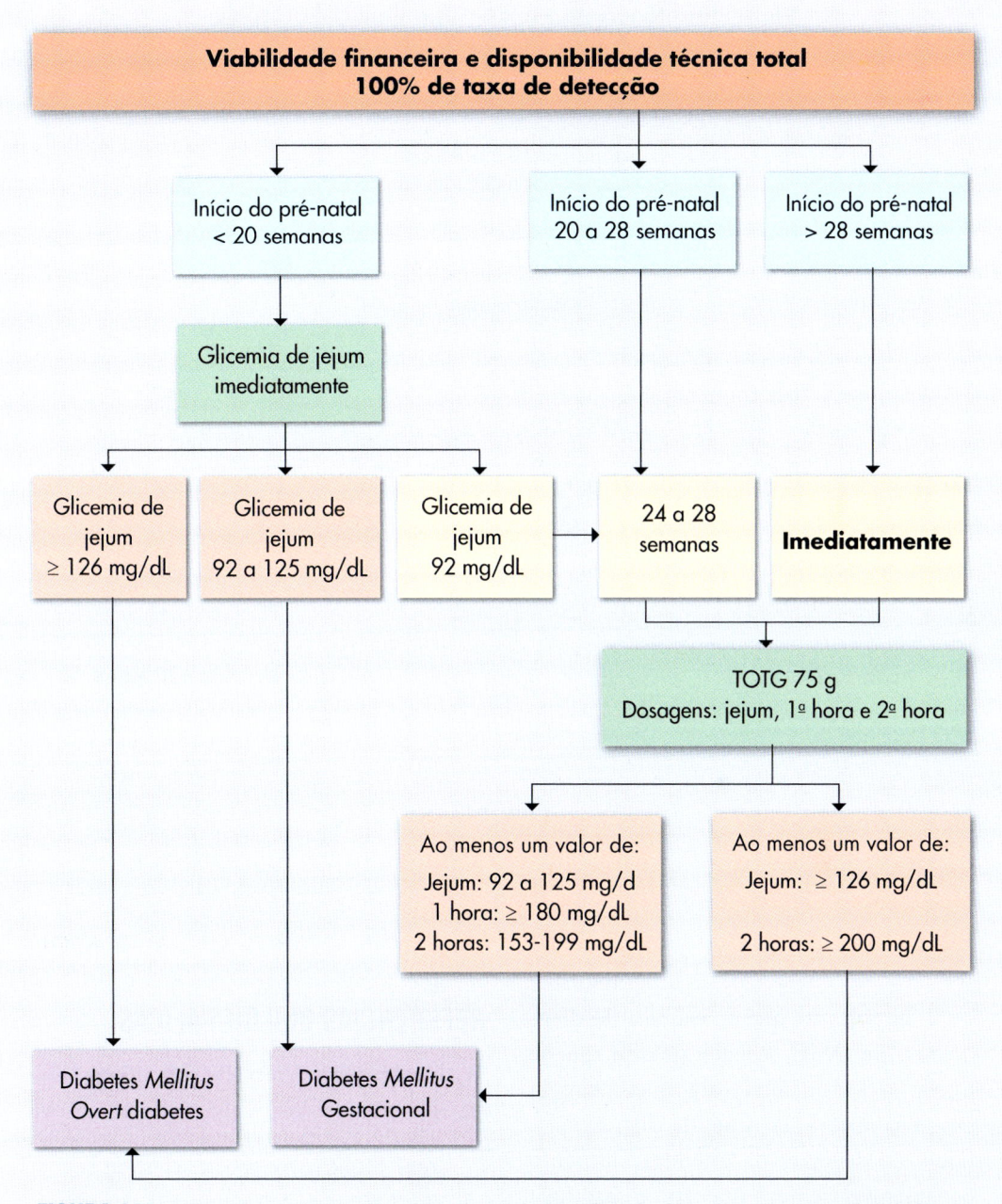

FIGURA 34.1 Diagnóstico de DMG em situação de viabilidade financeira e disponibilidade técnica total.[9]

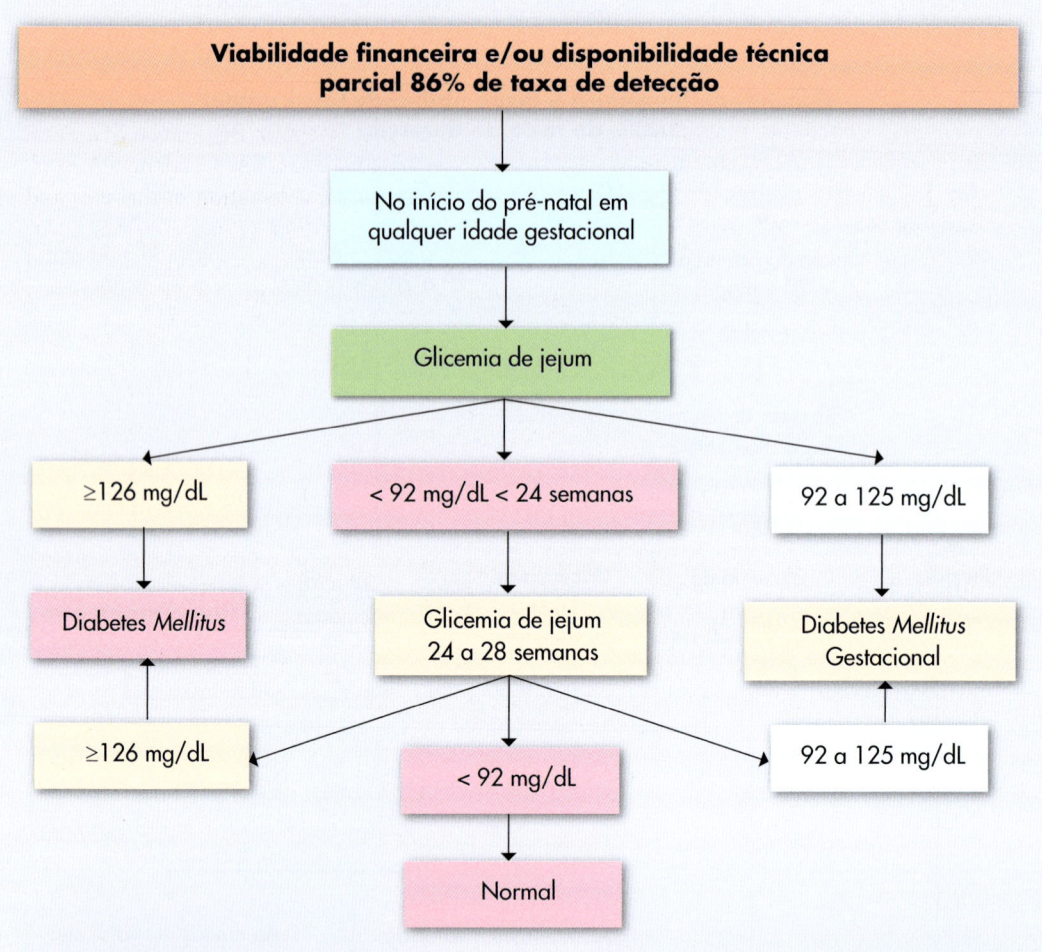

FIGURA 34.2 Diagnóstico de DMG em situação de viabilidade financeira e disponibilidade técnica parcial.[9]

É importante que a pesquisa do diagnóstico de DMG seja feita assim que se iniciar o pré-natal; e, algumas vezes, a pesquisa deverá ser repetida caso se verifique, no decorrer da gravidez, aumento considerável de peso materno e caso haja suspeita ou diagnóstico de líquido amniótico aumentado ou feto grande para a idade gestacional.

REFERÊNCIAS BIBLIOGRÁFICAS

1. International Diabetes Federation. IDF diabetes atlas [Internet]. 7th ed. Brussels: IDF; 2015. [accessed 2015]. Available from: http://www.diabetesatlas.org.

2. Flor L, Campos M, Oliveira A, Schramm J. Carga de diabetes no Brasil: fração atribuível ao sobrepeso, obesidade e excesso de peso. Rev Saúde Pública. 2015;49:1-11.

3. Hod M, Kapur A, Sacks DA, Hadar E, Agarwal M, Di Rienzo GC et al. The International Federation of Gynecology and Obstetrics (FIGO) Initiative on gestational diabetes mellitus: a pragmatic guide for diagnosis, management and care. Int J Gynaecol Obstet. 2015;131(Suppl 3):S173-211.

4. Yessoufou A, Moutairou K. Maternal diabetes in pregnancy: early and long-term outcomes on the offspring and the concept of "metabolic memory". Exp Diabetes Res. 2011;2011:218598.

5. Negrato CA, Montenegro RM, Mattar R, Zajdenverg L, Francisco RP, Pereira BG et al. Dysglycemias in pregnancy: from diagnosis to treatment. Brazilian consensus statement. Diabetol Metab Syndr. 2010 Apr 24;2:27.

6. Trujillo J, Vigo A, Reichelt A, Duncan BB, Schmidt MI. Fasting plasma glucose to avoid a full OGTT in the diagnosis of ges- tational diabetes. Diabetes Res Clin Pract. 2016;105(3):322-6.

7. International Association of Diabetes and Pregnancy Study Groups Consensus Panel, Metzger BE, Gabbe SG, Persson B, Buchanan TA, Catalano PA et al. International association of diabetes and pregnancy study groups recommendations on the diagnosis and classification of hyperglycemia in pregnancy. Diabetes Care. 2010;33(3):676-82.

8. Metzger BE, Lowe LP, Dyer AR, Trimble ER, Chaovarindr U, Coustan DR et al. Hyperglycemia and adverse pregnancy outcomes. N Engl J Med. 2008;358(19):1991-2002.

9. Organização Pan-Americana da Saúde, Ministério da Saúde, Federação Brasileira das Associações de Ginecologia e Obstetrícia, Sociedade Brasileira de Diabetes. Rastreamento e diagnóstico de diabetes mellitus gestacional no Brasil. Brasília, DF: OPAS; 2017. 32 p.

capítulo 35

Cuidados Maternos no Diabetes *Mellitus* Diferenciados por Tipo e Período Gestacional

▶ Iracema de Mattos Paranhos Calderon

TIPOS DE HIPERGLICEMIA E CUIDADOS PRECONCEPÇÃO

A hiperglicemia materna associada à gestação deve ser diferenciada em quatro tipos: diabetes *mellitus* tipo 1 (DM1) e tipo 2 (DM2), condições prévias à gestação, DM na gestação e diabetes *mellitus* gestacional (DMG), sendo os dois últimos diagnosticados exclusivamente durante o período gestacional.[1] Considerando que são os quatro tipos mais comuns, a abordagem deste capítulo será voltada aos cuidados maternos no período pré-gestacional, no início da gestação, no parto e no pós-parto.

Na preconcepção, existem cuidados maternos específicos para mulheres com DM1 ou DM2, incluindo: informação sobre a gravidez em planejamento, prescrição de anteconcepção efetiva neste período e avaliação do *status* glicêmico e de possíveis repercussões – níveis de hemoglobina glicada (HbA1c), índice de massa corporal (IMC) e lesões em órgãos-alvo (retina, rim, coração e tireoide). Além disso, é importante ajustar as drogas de uso contínuo e avaliar doenças e hábitos associados, tais como hipertensão arterial, cardiopatias, periodontites e tabagismo, e, finalmente, programar a gravidez e a assistência pré-natal.[1]

Na gestação inicial, por sua vez, além desses cuidados específicos, impõe-se a investigação do DM na gestação, preferencialmente antes da 20ª semana. Por fim, nos períodos de parto e pós-parto, os cuidados devem ser individualizados para o binômio mãe-feto/recém-nascido nas gestações complicadas por DM1, DM2, DM na gestação e DMG.[1]

ORIENTAÇÕES

As principais informações que devem ser dadas à paciente com DM1 ou DM2 e que deseja engravidar relacionam-se ao risco de complicações próprias da doença e obstétricas na gestação e no pós-parto. Deve-se orientar a mulher sobre o risco de episódios de hipo ou hiperglicemia e de cetoacidose diabética, assim como sobre o risco de agravamento de retinopatia e nefropatia preexistentes.

Alguns especialistas alertam para o fato de que a gravidez poderia ser contraindicada quando estão presentes gastropatia e/ou doença cardiovascular decorrentes de DM de longa evolução. Para feto e recém-nascido, os principais riscos seriam a restrição do crescimento fetal (RCF), principalmente relacionada com DM1, a macrossomia, mais comumente associada a DM2, as malformações, especialmente na presença de hiperglicemia no primeiro trimestre da gestação, e o risco aumentado (em 2,6 vezes) de resultados perinatais adversos, incluindo hipoglicemia e icterícia neonatal. Finalmente, a hiperglicemia do ambiente intrauterino aumenta significativamente o risco de desenvolvimento fetal futuro (teoria das origens desenvolvimentistas da saúde e da doença [DOHaD, *developmental origins of health and disease*], de Barker).[2,3]

A Tabela 35.1 sintetiza as principais complicações gestacionais associadas ao DM.[4,5]

Tabela 35.1 Complicações gestacionais em curto e longo prazo associadas ao DM.[4,5]

Maternas

Na preconcepção e na gravidez inicial
- Dificuldade para engravidar
- Abortos espontâneos de repetição

Na gravidez
- Pré-eclâmpsia
- Hipertensão gestacional
- Crescimento fetal excessivo (macrossomia, feto grande para a idade gestacional)
- Restrição do crescimento fetal (restrição do crescimento intrauterino, feto pequeno para a idade gestacional)
- Infecções do trato urinário
- Controle de glicose lábil/agravado
- Progressão/novo início de retinopatia diabética
- Piora de doença renal preexistente
- Trabalho de parto prematuro

(Continua)

Tabela 35.1 Complicações gestacionais em curto e longo prazo associadas ao DM.[4,5] (*Continuação*)

Maternas

No parto

- Tocotraumatismos
- Parto instrumental
- Cesárea
- Hemorragia pós-operatória
- Morte materna

No puerpério

- Infecção pós-parto
- Hemorragia pós-parto
- Tromboembolismo
- Dificuldade para iniciar e/ou manter a amamentação

Pós-parto a longo prazo

- Retenção hídrica e aumento de peso
- Agravamento do controle de glicose
- Risco de doença cardiovascular

Fetal/Neonatal

- Óbito
- Malformações congênitas
- Distocia do ombro no parto
- Síndrome do desconforto respiratório
- Cardiomiopatia
- Hipoglicemia
- Policitemia
- Hiperbilirrubinemia
- Hipocalcemia

Programação fetal (DOHaD)

- Obesidade, resistência insulínica, diabetes, hipertensão e doença cardiovascular
- Distúrbios de hiperatividade com déficit de atenção
- Distúrbios do espectro autista

DOHaD: teoria das origens desenvolvimentistas da saúde e da doença.

CONTROLE GLICÊMICO

O risco, a gravidade e o número de complicações estão diretamente relacionados ao nível de hiperglicemia materna e ao estágio da gravidez em que a exposição à hiperglicemia se inicia.[4,5]

Ainda não há evidências sobre os limites glicêmicos ideais, tanto para o período pre-concepção como para a gestação. Entretanto, foi definido por consenso que os limites recomendados seriam glicemia de jejum inferior a 95 mg/dL, uma hora pós-prandial inferior a 140 mg/dL e duas horas pós-prandial inferior a 120 mg/dL. Resultados de estudos observacionais sugerem que níveis médios de glicose mantidos entre 70 e 80 mg/dL aumentam o risco de recém-nascido pequeno para a idade gestacional (RN-PIG).[6]

Revisão recente orienta que duas medidas consecutivas de hemoglobina glicada (HbA1c) inferiores a 6,5%, com intervalo de três meses antes da concepção, aumentam as chances de melhores resultados, desde que também seja mantido um bom controle durante a gravidez. Isso requer intensificação do tratamento médico, inclusive com introdução de insulina quando a concepção é planejada. Além disso, devem-se evitar a hipoglicemia recorrente e a correção abrupta da hiperglicemia materna pelo risco de agravamento da retinopatia preexistente.[5]

AVALIAÇÃO NUTRICIONAL E ANTROPOMÉTRICA

Diabesidade é o termo usado para designar a epidemia global em que coexistem o diabetes e a obesidade. Essas duas condições estão ligadas por vários mecanismos fisiopatológicos, girando em torno de resistência à insulina e hiperinsulinemia, com importantes implicações diagnósticas e terapêuticas. Assim, o peso corporal pré-gestacional ganha destaque no preparo

Tabela 35.2 Classes de peso pré-gestacional e ganho de peso materno na gestação.[7-9]

IMC pré-gestacional (kg/m^2)	Ganho de peso (kg) Total < 14ª semana	Ganho de peso (kg) Semanal ≥ 14ª semana	Ganho de peso (kg) Total na gestação
Baixo peso < 18,5	1,0 a 3,0	0,51 (0,44 a 0,58)	12,5 a 18,0
Adequado 18,5 a 24,9	1,0 a 3,0	0,42 (0,35 a 0,50)	11,5 a 16,0
Sobrepeso 25,0 a 29,9	1,0 a 3,0	0,28 (0,23 a 0,33)	7,0 a 11,5
Obesidade ≥ 30,0	0,2 a 2,0	0,22 (0,17 a 0,27)	5,0 a 9,0

IMC: índice de massa corporal.

preconcepcional de mulheres com diabetes. O peso (kg) pré-gestacional associado à estatura (m) define o índice de massa corporal (IMC) – IMC = peso pré-gestacional/estatura^2 (kg/m^2) – e o ganho de peso ideal durante a gestação[7-9] (Tabela 35.2).

LESÕES DE ÓRGÃOS-ALVO

Em recente edição, a American Diabetes Association (ADA) destaca os principais cuidados e respectivos níveis de evidência para as mulheres com DM1 ou DM2 na preconcepção e/ou no início da gestação.[1]

- Especial atenção deve ser direcionada para a avaliação de possíveis lesões em órgãos-alvo, decorrentes de DM preexistente, por acompanhamento multidisciplinar, incluindo endocrinologista, especialista em medicina materno-fetal, nutricionista e educador em diabetes (nível B de evidência).

- As mulheres com DM1 ou DM2, que estão planejando engravidar ou que já engravidaram, devem ser aconselhadas sobre o risco de desenvolvimento e/ou progressão da retinopatia diabética. Um exame de fundo de olho (fundoscopia) deve ser realizado idealmente antes da gravidez ou, no máximo, no primeiro trimestre, com reavaliação a cada trimestre da gestação até um ano após o parto, conforme o grau da retinopatia e de acordo com as indicações do oftalmologista. A laserterapia, quando necessária, deve ser realizada no período pré-gestacional, e o controle da glicemia deve ser alcançado de forma gradual, pelo risco de evolução da retinopatia (nível B de evidência).

- A avaliação da função cardíaca inclui a realização de um ecocardiograma e de exames laboratoriais do perfil lipídico. Idealmente, a mulher com DM deve engravidar com níveis de triglicérides (TG) inferiores a 150 mg/dL e de LDL-colesterol inferiores a 100 mg/dL Nas mulheres diabéticas com hipertensão arterial crônica, os limites recomendados de pressão arterial sistólica de 120 a 160 mmHg e de pressão arterial diastólica de 80 a 105 mmHg devem otimizar a saúde materna a longo prazo e minimizar o risco de restrição do crescimento fetal (nível E de evidência).

Nefropatia é caracterizada por excreção urinária de albumina de 24 horas acima de 300 mg, hipertensão arterial e declínio progressivo na taxa de filtração glomerular (TFG). A microalbuminúria é a primeira manifestação da nefropatia diabética, sendo definida como excreção repetida de albumina de 30 a 299 mg/24 horas após exclusão de outras causas de proteinúria, como infecções do trato urinário. Em geral, creatinina sérica < 1,4 mg/dL, proteinúria < 1 g/24 horas e pressão arterial em níveis normais são critérios favoráveis ao prognóstico da gestação. Por outro lado, creatinina sérica > 2,0 mg/dL, proteinúria > 3,0 g/24 horas e hipertensão arterial grave são critérios de mau prognóstico materno e fetal. A gravidez em mulheres com nefropatia diabética está associada a prognóstico ruim para a mãe e o feto. As complicações maternas incluem risco aumentado de pré-eclâmpsia, doença renal terminal (DRT) e parto prematuro. Para o feto, os riscos são: crescimento fetal restrito (CFR), prematuridade e altas taxas de mortalidade perinatal. A nefropatia diabética foi também associada a risco de malformações congênitas, mas não se conseguiu descartar a influência do mau controle glicêmico durante as primeiras semanas de gravidez, frequentemente observado nesses casos.[10]

A Sociedade Brasileira de Diabetes (SBD) recomenda limites de proteinúria ≥ 14,0 mg/L, índice albumina/creatinina ≥ 30,0 mg/g, em amostra casual de urina, e índice albumina/creatinina ≥ 30,0 mg/24 horas, em urina de 24 horas, para o diagnóstico de doença renal diabética (DRD).[11]

De acordo com a literatura, o controle da função renal e o tratamento das complicações retinianas devem ser feitos antes, no decorrer e depois da gravidez, pois a retinopatia, o aumento da excreção urinária de albumina e a insuficiência renal podem agravar-se com a gestação. O risco de piora da retinopatia proliferativa é extremamente elevado naquelas mulheres que não fizeram tratamento específico prévio à gestação; a cardiopatia isquêmica, quando não tratada, está associada a altos índices de mortalidade e pode ser indicativa de interrupção da gestação. A presença de doença renal diabética aumenta de maneira significativa os riscos de complicações perinatais, como pré-eclâmpsia, RCF e prematuridade (nível B de evidência).[11-14]

Outros cuidados específicos na preconcepção de mulheres com DM devem incluir:

- Avaliação da função tireoidiana, pela dosagem plasmática do hormônio estimulante da tireoide (TSH): essa investigação deve ser feita em todas as mulheres com DM1 ou desordens prévias, tanto hipo como hipertireoidismo, em mulheres com mais de 30 anos ou com IMC superior a 40 kg/m^2 (obesidade mórbida). O ideal é que os níveis de TSH sejam mantidos entre 2,5 e 3,0 mUI/L.

- Prevenção de malformações relacionadas a defeitos do fechamento do tubo neural, com administração de 5 mg de ácido fólico, via oral, da preconcepção até a 14ª semana de gestação.

- Adequação das drogas de uso rotineiro: medicamentos potencialmente teratogênicos ou de uso contraindicado na gravidez, comumente utilizados para o controle da hipertensão arterial e da dislipidemia, como inibidores da enzima de conversão de angiotensina (ECA), bloqueadores dos receptores da angiotensina e estatinas, devem ser evitados. Recomenda-se a suspensão ou a substituição por outras drogas de uso possível na gravidez (nível B de evidência). Destaca-se a recomendação de descontinuidade do uso de metformina na gestação em mulheres com síndrome do ovário policístico (SOP), bem como a administração de ácido acetilsalicílico (AAS) para mulheres com DM preexistente antes da 16ª semana de gestação, a fim de prevenir pré-eclâmpsia (nível A de evidência).[1,5,11]

O PARTO – TIPO E MOMENTO

O fato de ter DM não é indicação de cesárea; nas gestações complicadas pelo DM, a indicação da via de parto é obstétrica.[1]

Preferencialmente, o parto nas gestações complicadas por hiperglicemia deve ocorrer no termo (idade gestacional ≥ 37 semanas) e, sempre que possível, a partir de 38 semanas completas (idade gestacional ≥ 39 semanas).

A indução do parto pode ser considerada, pelo risco aumentado de morte intrauterina e outros resultados adversos, mas o momento em que isso deve ocorrer ainda é controverso.[1] As principais orientações sugerem que, em gestações com bom controle glicêmico e peso fetal adequado, a gravidez deve continuar até 40 a 41 semanas; o parto por cesárea eletiva pode ser considerado quando a melhor estimativa do peso fetal exceder 4.000 a 4.500 g[1,5,12] (Figura 35.1). No entanto, os

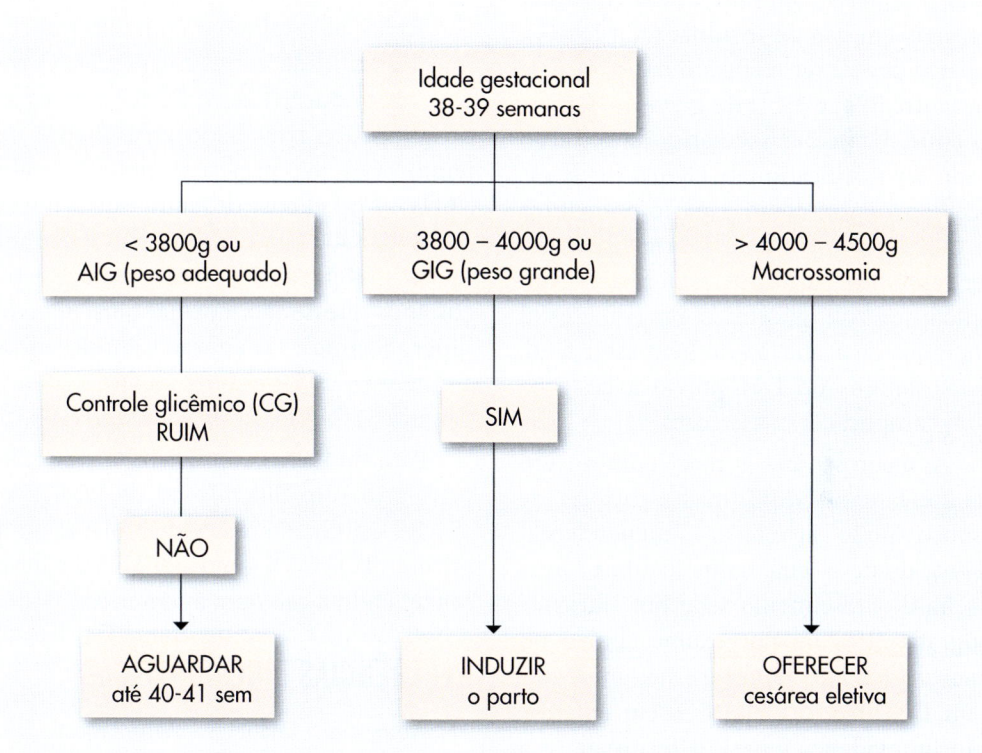

NOTA: Os resultados da avaliação do bem estar fetal devem ser sempre considerados na tomada de decisão sobre o momento e o tipo de parto.
AIG: adequado para a idade gestacional; GIG: grande para a idade gestacional.

FIGURA 35.1 Fluxograma para a tomada de decisão sobre o momento e o tipo de parto em gestações complicadas por DM.[5,12]
Adaptada de Kapur *et al.*; 2019 e Committee on Practice Bulletins – Obstetrics; 2018.

resultados da avaliação do bem-estar fetal devem ser sempre considerados na tomada de decisão quanto ao parto – momento e tipo de parto.

Na opinião de especialistas (nível E de evidência), os casos devem ser individualizados e devem ser balanceados os riscos da prematuridade e da natimortalidade. Em mulheres com DMG, controladas apenas com dieta e exercício (classe A1; DMG), o parto não deve acontecer antes das 39 semanas de gestação, sendo indicada a vigilância constante do bem estar fetal. Naquelas com DMG bem controlado, mas em uso de insulina (A2; DMG), o parto deverá ser realizado na 39ª. semana (entre $39^{0/7}$ e $39^{6/7}$) de gestação. O parto entre $37^{0/7}$ e $38^{6/7}$ semanas de gestação pode ser justificado em alguns casos específicos, assim como o parto prematuro tardio, entre $34^{0/7}$ e $36^{6/7}$ semanas, deve ser reservado para aquelas mulheres com difícil controle glicêmico ou com testes alterados de avaliação do bem estar fetal, mais comuns no DM prévio à gestação com complicações vasculares.[5,12]

A macrossomia é mais comum em mulheres com DMG, mas a distocia de ombro pode acontecer independentemente do peso fetal, o que justifica a avaliação do crescimento fetal por ultrassonografia (US) ou por exame clínico no final do terceiro trimestre nas mulheres com DM prévio ou DMG. No entanto, não há evidências para determinar se a cesariana seria a melhor opção para reduzir o risco de tocotraumatismo. Alguns estudos evicenciaram que, entre os casos com diagnóstico ultrassonográfico de fetos GIG (grandes para a idade gestacional), apenas 22% confirmaram o diag-nóstico ao nascimento. Ainda, em mulheres cujos fetos receberam diagnóstico ultrassonográfico de GIG, o risco de parto cesáreo aumenta independentemente do peso ao nascer, sendo necessárias 588 cesáreas para evitar um único caso de paralisia permanente do plexo braquial quando o peso fetal estimado (PFE) é de 4.500 g, e até 962 cesáreas para um PFE de 4.000 g.[5,15-18]

AVALIAÇÃO DO ESTADO GLICÊMICO NO PÓS-PARTO

Todas as mulheres com hiperglicemia identificada na gestação (DMG ou DM na gestação) deverão ter seu estado glicêmico reavaliado pela glicose de jejum (GJ) ou, preferencialmente, pelo TOTG-75g (glicose de jejum e duas horas pós-sobrecarga), no período de 6 a 12 semanas pós-parto. Os possíveis diagnósticos após o teste são: normal (ausência de hiperglicemia); GJ alterada; intolerância à glicose; e DM, geralmente DM2[1,5,6,9,11,12] (Figura 35.2).

Para mulheres com DMG e avaliação pós-parto sem diagnóstico de DM pós--DMG **ou** GJ alterada **ou** intolerância à glicose (TOTG 75 g normal), o teste deve ser repetido a cada um a três anos.[1,5,6,9,11,12]

REFERÊNCIAS BIBLIOGRÁFICAS

1. American Diabetes Association. 14. Management of diabetes in pregnancy: Standards of Medical Care in Diabetes 2019. Diabetes Care. 2019;42(Suppl 1):S165-72.

2. Metzger BE, Gabbe SG, Persson B, Buchanan TA, Catalano PA, Damm P et al. International association of diabetes and

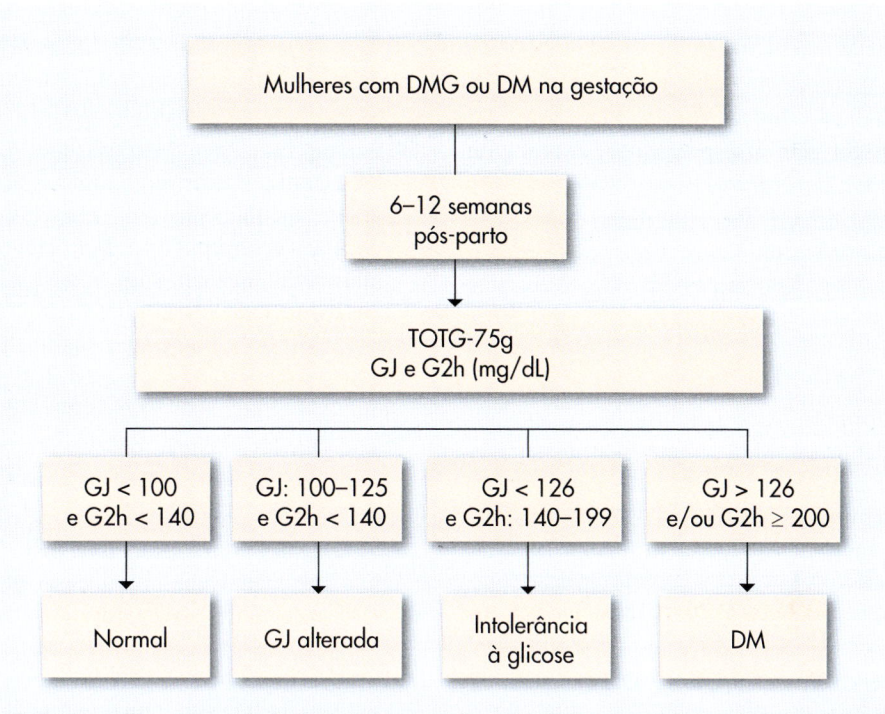

DMG: diabetes *mellitus* gestacional; DM: diabetes *mellitus*; TOTG: teste oral de tolerância à glicose; GJ: glicose de jejum; G2h: glicose de duas horas.
Adaptado de American Diabetes Association; 2019, Kapur; 2019, Metzger; 2007, Organização Pan-Americana da Saúde *et al*.; 2019, De Oliveira; 2017, Committee on Practice Bulletins—Obstetrics; 2018.

FIGURA 35.2 Reavaliação pós-parto de mulheres com DMG. Possíveis diagnósticos após o TOTG com 75 g de glicose.[1,5,6,9,11,12]

pregnancy study groups recommendations on the diagnosis and classification of hyperglycemia in pregnancy. Diabetes Care. 2010;33:676-82.

3. Confidential Enquiry into Maternal and Child Health. Diabetes in pregnancy: are we providing the best care? Findings of a national enquiry: England, Wales and Northern Ireland. London: CEMACH; 2007.

4. Wahabi H, Fayed A, Esmaeil S, Mamdouh H, Kotb R. Prevalence and complications of pregestational and gestational diabetes in Saudi women: analysis from Riyadh mother and baby cohort study (RAH-

MA). Biomed Res Int 2017;2017:6878263.

5. Kapur A, McIntyre HD, Hod M. Type 2 diabetes in pregnancy. Endocrinol Metab Clin North Am. 2019;48(3):511-31.

6. Metzger BE, Buchanan TA, Coustan DR, de Leiva A, Dunger DB, Hadden DR et al. Summary and recommendations of the Fifth International Workshop: Conference on Gestational Diabetes Mellitus. Diabetes Care. 2007;30(Suppl 2):S251-60.

7. Institute of Medicine. National Research Council. Committee to Reexamine IOM Pregnancy Weight Guidelines. Weight gain during pregnancy: reexamining the

guidelines. Washington (DC): The National Academies Press; 2009.

8. Institute of Medicine. National Research Council. Implementing guidelines on weight gain and pregnancy. Washington (DC): The National Academies Press; 2013.

9. Organização Pan-Americana da Saúde, Ministério da Saúde, Federação Brasileira das Associações de Ginecologia e Obstetrícia, Sociedade Brasileira de Diabetes. Tratamento do diabetes mellitus gestacional no Brasil. Brasília, DF: OPAS; 2019.

10. Damm JA, Asbjornsdottir B, Callesen NF, Mathiesen JM, Ringholm L, Pedersen BW et al. Diabetic nephropathy and microalbuminuria in pregnant women with type 1 and type 2 diabetes: prevalence, antihypertensive strategy, and pregnancy outcome. Diabetes Care. 2013;36:3489-94.

11. De Oliveira JEP, Montenegro Junior RM, Vencio S, organizadores. Diretrizes da Sociedade Brasileira de Diabetes 2017-2018. São Paulo: Clannad; 2017.

12. Committee on Practice Bulletins—Obstetrics. ACOG Practice Bulletin nº 190: gestational diabetes mellitus. Obstet Gynecol. 2018;131:e49-64.

13. National Institute for Health and Care Excellence. Diabetes in pregnancy: management of diabetes and its complications from preconception to the postnatal period [Internet]. Feb 2015. [accessed 2020 Feb 1]. Available from: https://www.nice.org.uk/guidance/ng3.

14. Young EC, Pires ML, Marques LP, de Oliveira JE, Zajdenverg L. Effects of pregnancy on the onset and progression of diabetic nephropathy and of diabetic nephropathy on pregnancy outcomes. Diabetes Metab Syndr. 2011;5(3):137-42.

15. Scifres CM, Feghali M, Dumont T, Althouse AD, Speer P, Caritis SN et al. Large-for-gestational-age ultrasound diagnosis and risk for cesarean delivery in women with gestational diabetes mellitus. Obstet Gynecol. 2015;126:978-86.

16. Rouse DJ, Owen J, Goldenberg RL, Cliver SP. The effectiveness and costs of elective cesarean delivery for fetal macrosomia diagnosed by ultrasound. JAMA 1996;276:1480-6.

17. Garabedian C, Deruelle P. Delivery (timing, route, peripartum glycemic control) in women with gestational diabetes mellitus. Diabetes Metab. 2010;36:515-21.

18. American College of Obstetricians and Gynecologists' Committee on Practice Bulletins—Obstetrics. Practice Bulletin nº 173: fetal macrosomia. Obstet Gynecol. 2016;128:e195-209.

capítulo 36

Investigação de Malformações Fetais: o Que, Para Quem e Quando?

▶ Conrado Sávio Ragazini   ▶ Fabrício da Silva Costa

INTRODUÇÃO

Há muito já se sabe da associação entre diabetes *mellitus* (DM) na gestação e malformações fetais – uma primeira descrição foi feita por Le-Corché em 1885.[1] Atualmente, estima-se que a incidência de anomalias fetais seja de até 10% em gestações de mulheres diabéticas.[2,3] O diabetes *mellitus* gestacional (DMG) também está associado a maiores taxas de anomalias fetais quando em comparação com a população geral, mas em menores proporções em relação ao diabetes pré-gestacional.[4] Esse risco parece dever-se à proporção de mulheres com DM tipo 2 que são diagnosticadas apenas durante a gestação e, dessa forma, classificadas como pacientes com DMG;[4] e parece ser mais frequente com glicemia de jejum (especialmente no primeiro trimestre) de 120 mg/dL ou mais.[5]

A adequada detecção de malformações permite maior planejamento do parto e dos cuidados neonatais, bem como orientação adequada ao casal sobre prognóstico gestacional e perinatal – as anomalias congênitas podem representar até 50% dos óbitos perinatais em filhos de mães diabéticas.[3]

ANEUPLOIDIAS

O risco de aneuploidias não se altera com o diagnóstico materno de diabetes, bem como os marcadores sorológicos e ultrassonográficos de primeiro trimestre. Dessa maneira, o cálculo de risco para aneuploidias no primeiro trimestre deve ser feito de modo semelhante àquele para mulheres não diabéticas.[6] Presume-se, ainda, que o teste não invasivo pré-natal (NIPT, *non-invasive prenatal testing*) por DNA fetal livre de células (cffDNA) também não seja alterado, mas faltam estudos que comprovem essa teoria.

Para a triagem de segundo trimestre (teste quádruplo), algum cuidado deve ser tomado: os níveis séricos maternos de alfafetoproteína, estriol não conjugado e inibina A são reduzidos em mulheres diabéticas, o que pode simular alterações compatíveis com trissomia do cromossomo 21. Dessa forma, tais valores precisam ser ajustados para mulheres diabéticas.[6]

MALFORMAÇÕES

Entre as malformações mais comumente associadas ao diabetes materno, notam-se os defeitos do tubo neural e as malformações cardíacas.[7] Nestas, as mais frequentes são defeitos do septo atrioventricular, síndrome do coração esquerdo hipoplásico e persistência de *truncus arteriosus*.[7] Vale ressaltar que os defeitos cardíacos podem corresponder a até 50% de todos os defeitos encontrados em fetos de mães diabéticas,[8,9] ao passo que os do tubo neural podem chegar a 30%.[3]

Não se deve, contudo, limitar-se aos defeitos do coração e do sistema nervoso central. Todos os sistemas embrionários (e fetais) podem sofrer alterações decorrentes do diabetes materno, em especial os sistemas geniturinário, esquelético e gastrointestinal. Associações de defeitos são também mais comuns em fetos de mães diabéticas.[2]

Alfafetoproteína

Para os defeitos do tubo neural, além da avaliação ultrassonográfica, a dosagem de alfafetoproteína (AFP) sérica materna pode ser utilizada na triagem. No entanto, conforme discutido anteriormente para as aneuploidias, os níveis séricos de AFP em gestantes diabéticas são menores que os da população geral, e valores de corte diferenciados devem ser utilizados.[6]

Hemoglobina glicada

Já está demonstrado que as taxas de malformação e abortamento espontâneo são mais altas quanto maiores os valores de hemoglobina glicada no primeiro trimestre.[10] Ou seja, a incidência dessas complicações é proporcional ao grau de descontrole glicêmico.

Os valores de hemoglobina glicada de diferentes metodologias e laboratórios podem variar, o que dificulta o estabelecimento de pontos de corte absolutos para classificar mulheres diabéticas em risco aumentado ou habitual de malformações. Sabe-se, contudo, que 1 ponto percentual acima do limite superior da normalidade (de qualquer metodologia utilizada) parece estar associado a risco aumentado de malformações fetais.[6]

Para as malformações cardíacas, alguns autores[11] sugerem nível de 8,5% ou mais no primeiro trimestre como corte para risco aumentado de malformações cardíacas decorrentes do diabetes.

Ultrassonografia

A ultrassonografia é o método de escolha para identificação de malformações fetais, por sua reprodutibilidade, pela ampla difusão e pelo relativo baixo custo. As taxas de detecção, porém, variam conforme o estudo.

Em um estudo[12] incluindo 432 gestantes com diabetes pré-gestacional, avaliadas entre 12 e 23 semanas + 6 dias, a sensibilidade, a especificidade, o valor preditivo positivo (VPP) e o negativo (VPN) foram, respectivamente, 56%, 99,5%, 90% e 97%. As anomalias mais comumente não diagnosticadas foram: defeito de septo interventricular, anormalidades em mão ou pé, alteração renal unilateral e fenda palatina sem fenda labial. Esse estudo ainda concluiu que o uso da dosagem de AFP materna na triagem de malformações não foi útil.

Outro estudo,[9] que combinou hemoglobina glicada, AFP, ultrassonografia morfológica e ecocardiografia fetal para casos selecionados na triagem de malformações, resultou em taxas de sensibilidade, especificidade, VPP e VPN semelhantes às do estudo anterior: respectivamente 59%, 100%, 100% e 98%. Esse estudo também concluiu que a *performance* do corte de quatro câmaras para detecção de malformações cardíacas, em termos de sensibilidade, especificidade, VPP e VPN, foi de 33%, 100%, 100% e 97%, sendo a maior parte dos defeitos não diagnosticados os do septo cardíaco e os das vias de saída. O uso de ecocardiografia detalhada, com ampliação dos cortes avaliados, elevou os valores para 92%, 99%, 92% e 99%, respectivamente.

Por sua vez, um estudo de 2002,[3] que comparou as taxas de detecção de anomalias fetais em gestantes diabéticas e não diabéticas, resultou em 30% de detecção no primeiro grupo contra 73% no segundo, considerando-se defeitos não detectáveis em ultrassonografia (por exemplo: agenesia da hipófise, ânus imperfurado). Quando excluídas as alterações fetais não detectáveis, as taxas de detecção melhoraram, mas o grupo de não diabéticas continuou com melhor desempenho: 86% contra 42% nas diabéticas. Uma notável diferença entre os grupos também chama a atenção nesse estudo: o índice de massa corporal (IMC) médio do grupo de mães não diabéticas era de 23 kg/m^2 *versus* 29 kg/m^2 no de mães diabéticas. Neste último, os autores subdividiram as pacientes em termos de qualidade de imagem obtida (classificada pelos ultrassonografistas no momento do exame): a taxa de detecção no grupo de imagens consideradas satisfatórias foi de 100% contra 12,5% no grupo de imagens de baixa qualidade. Mais uma vez, o IMC materno foi significativamente diferente entre grupos: 26,3 kg/m^2 nas imagens de boa qualidade contra 33,2 kg/m^2.

Esses dados demonstram alguns pontos cruciais quando da utilização de ultrassonografia morfológica na pesquisa de malformações fetais:

- nem todas as malformações fetais são detectáveis em ultrassonografia;
- a obesidade materna, fator de risco para diabetes na gestação, prejudica a detecção de malformações fetais;
- ultrassonografistas experientes devem avaliar mulheres sob alto risco de malformações fetais;
- o conhecimento da doença de base auxilia na suspeição de malformações e, por conseguinte, favorece sua maior detecção.

Assim sendo, algumas recomendações podem ser colocadas em prática (Figura 36.1).

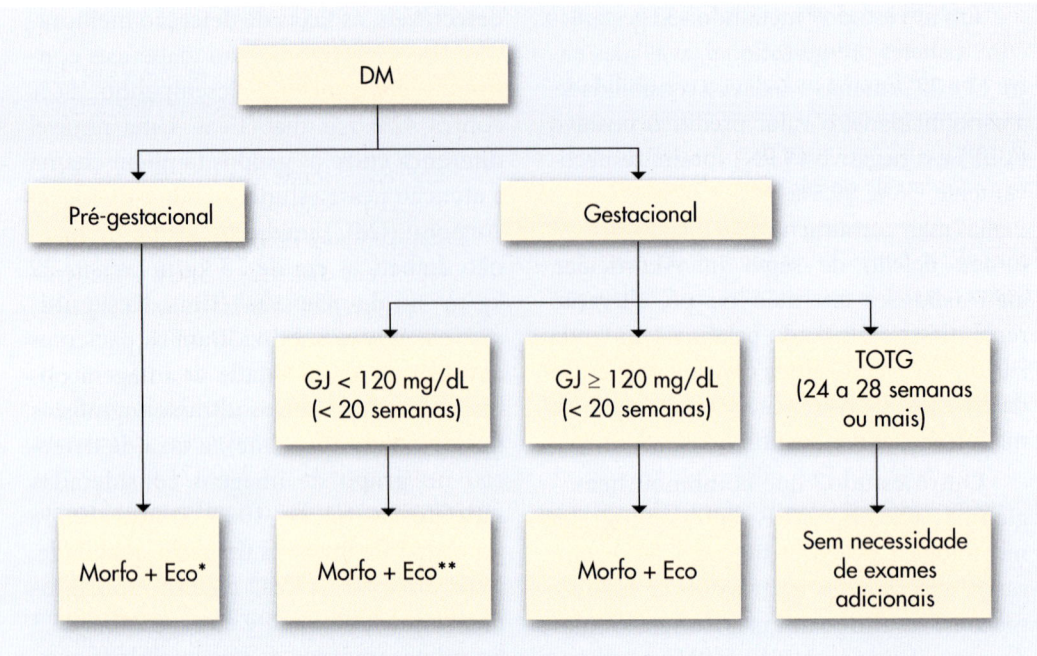

* Em cenários com poucos recursos para ecocardiografia fetal, pode-se restringir o exame para gestantes com HbA1C de primeira metade da gestação ≥ 8,5%.

** Em cenários com poucos recursos para ecocardiografia fetal, pode-se considerar não solicitar esse exame nesse grupo de pacientes. Nesses dois cenários, referenciar para ecocardiografia fetal se achados confirmados ou suspeitos de malformações e/ou visualização incompleta das estruturas cardíacas normais.

DM: diabetes *mellitus*; GJ: glicemia de jejum; TOTG: teste oral de tolerância à glicose; Morfo = ultrassonografia morfológica de segundo trimestre (20 a 24 semanas); Eco = ecocardiografia fetal (20 a 24 semanas).

FIGURA 36.1 Esquema proposto para conduta de investigação de malformações fetais em mulheres diabéticas conforme modo de diagnóstico da doença.

Toda gestante, independentemente de seu *status* glicêmico, deve realizar ultrassonografia precoce, preferencialmente de primeiro trimestre, para datação da gestação. Ainda que não abordadas neste capítulo, a macrossomia fetal e, em menor grau, a restrição do crescimento intrauterino são alterações que podem estar presentes nas gestações diabéticas, e elas requerem a correta datação para melhor diagnóstico.

A triagem de primeiro trimestre para aneuploidias pode e deve ser oferecida a gestantes diabéticas, não sendo necessários cuidados extras em sua realização.

Todas as gestantes diabéticas (diabetes gestacional ou pré-gestacional) devem ser submetidas a exame morfológico de segundo trimestre para rastreio de malformações fetais, entre 20 e 24 semanas. Avaliação mais precoce (entre 18 e 20 semanas) é possível, mas devem-se levar em conta fatores que reduzem o desempenho do exame: o tamanho fetal (em especial do coração fetal) e as características físicas da mãe (obesidade, presença de cicatrizes abdominais, presença de lipodistrofia por uso crônico de insulina no abdome).

Quando possível, todas as gestantes com diabetes pré-gestacional ou diabetes gestacional diagnosticado no primeiro trimestre devem realizar também ecocardiografia fetal (por volta da 22ª semana de gestação) para maior detecção de defeitos cardíacos congênitos.

Em cenários nos quais não é possível realizar ecocardiografia fetal para todas as gestantes diabéticas, uma abordagem racional seria reservar a possibilidade de sua realização para gestantes previamente diabéticas com mau controle glicêmico e/ou hemoglobina glicada (de primeiro trimestre) de 8,5% ou mais e para mulheres com DMG diagnosticado por glicemia de jejum na primeira metade da gestação de 120 mg/dL ou mais.

Nos cenários com baixa disponibilidade de recursos, a suspeita ou a visualização de alguma malformação cardíaca e/ou a incompleta visualização das estruturas cardíacas normais ao exame morfológico tornam mandatória a realização de ecocardiografia fetal.[13]

Se o diagnóstico de DMG for realizado após a 24ª semana de gestação (usualmente após o teste oral de tolerância à glicose), havendo valores normais documentados de glicemia de jejum prévios a essa idade gestacional, deve-se tranquilizar a mãe sobre o baixo risco de malformações no concepto, uma vez que, durante a organogênese, a glicemia era normal; essas gestantes não precisam ser referenciadas para ecocardiografia fetal.

REFERÊNCIAS BIBLIOGRÁFICAS

1. Mills JL. Malformations in infants of diabetic mothers. Teratology. 1982;25:385-94.

2. Nasri HZ, Houde Ng K, Westgate MN, Hunt AT, Holmes LB. Malformations among infants of mothers with insulin-dependent diabetes: is there a recognizable pattern of abnormalities? Birth Defects Research. 2018;110:108-13.

3. Wong SF, Chan FY, Cincotta RB, Oats JJ, McIntyre HD. Routine ultrasound screening in diabetic pregnancies. Ultrasound Obstet Gynecol. 2002;19:171-6.

4. Mitanchez D. Foetal and neonatal complications in gestational diabetes: perinatal mortality, congenital malformations, macrosomia, shoulder dystocia, birth injuries, neonatal complications. Diabetes Metabol. 2010;36:617-27.

5. Metzger BE, Buchanan TA, Coustan DR, de Leiva A, Dunger DB, Hadden DR et al. Summary and recommendations of the Fifth International Workshop-Conference on Gestational Diabetes Mellitus. Diabetes Care. 2007;30(Suppl 2):S251-60.

6. Ecker JL. Pregestational diabetes mellitus: obstetrical issues and management. UpToDate; 2019.

7. Ornoy A, Reece EA, Pavlinkova G, Kappen C, Miller RK. Effect of maternal diabetes on the embryo, fetus, and children: congenital anomalies, genetic and epigenetic changes and developmental outcomes. Birth Defects Res C Embryo Today. 2015;105:53-72.

8. Callec R, Perdriolle-Galet E, Sery GA, Morel O. Type 2 diabetes in pregnancy: rates of fetal malformations and level of preconception care. J Obstet Gynaecol. 2014;34(7):648-9.

9. Albert TJ, Landon MB, Wheller JJ, Samuels P, Cheng RF, Gabbe S. Prenatal

detection of fetal anomalies in pregnancies complicated by insulin-dependent diabetes mellitus. Am J Obstet Gynecol. 1996;174:1424-8.

10. Greene MF, Hare JW, Cloherty JP, Benacerraf BR, Soeldner JS. First-trimester hemoglobin A1 and risk for major malformation and spontaneous abortion in diabetic pregnancy. Teratology. 1989;39:225-31.

11. Starikov R, Bohrer J, Goh W, Kuwahara M, Chien EK, Lopes V et al. Hemoglobin A1c in pregestational diabetic gravidas and the risk of congenital heart disease in the fetus. Pediatr Cardiol. 2013;34(7):1716-22.

12. Greene MF, Benacerraf BR. Prenatal diagnosis in diabetic gravidas: utility of ultrasound and maternal serum alpha-fetoprotein screening. Obstet Gynecol. 1991 Apr;77(4):520-4.

13. The American College of Obstetricians and Gynecologists. Practice Bulletin nº 201: pregestational diabetes mellitus. Obstet Gynecol. 2018;132(6):e228-48.

capítulo 37

Manejo de Urgência:
Desvios Graves do Controle Glicêmico

▶ Cristiane de Freitas Paganoti   ▶ Elaine Christine Dantas Moisés

INTRODUÇÃO

Cetoacidose diabética (CAD) é uma complicação metabólica aguda grave, caracterizada pela tríade hiperglicemia não controlada, acidose metabólica e aumento de corpos cetônicos (Figura 37.1). Acomete indivíduos com diabetes, sobretudo aqueles com diabetes *mellitus* tipo 1 (DM1), agregando alta taxa de morbidade e mortalidade, além de custos elevados em cuidados e tratamento da afecção, com valor anual de até US$ 2,4 bilhões.[1-3]

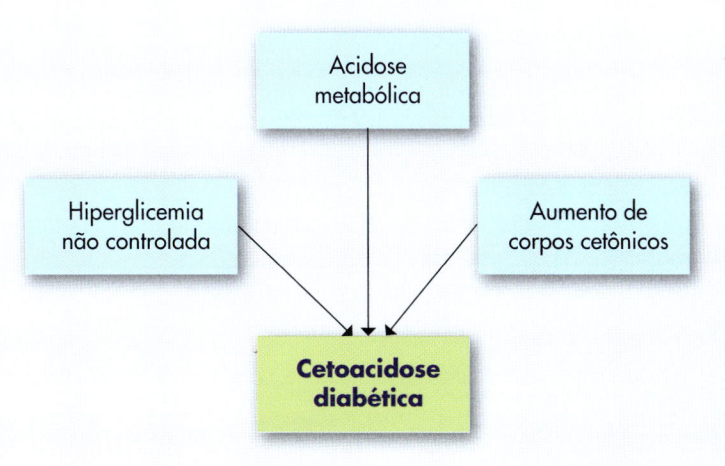

FIGURA 37.1 Tríade da cetoacidose diabética.

Na gestação, a incidência de CAD é baixa, podendo acometer de 0,5 a 3% das gestantes, sendo mais frequente nas gestantes com DM1 (1 a 10%).[4,5] Entretanto, é uma complicação considerada grave, com óbito fetal ocorrendo em torno de 9 a 35% dos casos,[1] quando o manejo não é adequado.

O período gestacional requer vigilância constante para a identificação dos sinais e sintomas clínicos associados ao diagnóstico desse distúrbio metabólico, uma vez que determinadas modificações fisiológicas gravídicas podem predispor ao surgimento de CAD,[1-3,5] como exemplifica a Tabela 37.1.

Além disso, entre 10 e 30%[1] dos casos de CAD na gestação ocorrem em níveis glicêmicos inferiores ao ponto de corte utilizado para o diagnóstico ou até mesmo em níveis glicêmicos normais, situação denominada CAD euglicêmica.[2,5-7] Os prováveis mecanismos fisiopatológicos[2,5] da CAD euglicêmica na gestação estão descritos na Tabela 37.2.

Tabela 37.1 Modificações fisiológicas gravídicas que podem favorecer a ocorrência de CAD.

- Estado de alcalose respiratória e perda compensatória de HCO_3^-

- Estado de resistência insulínica relativa associado a aumento da lipólise e de ácidos graxos livres

- Aumento dos hormônios lactogênio placentário, progesterona e cortisol, os quais determinam diminuição da sensibilidade periférica à insulina

- Estado cetogênico que favorece a CAD em níveis glicêmicos inferiores ao estado não gravídico

HCO_3^-: bicarbonato ; CAD: cetoacidose diabética.

Tabela 37.2 Mecanismos prováveis para a ocorrência de CAD euglicêmica na gestação.

- Maior captação de glicose pela unidade fetoplacentária
- ↑ da ação do GLUT-1 em cinco vezes; necessidade acima de 150 g/d no terceiro trimestre
- ↓ da glicogenólise e da glicogênese materna
- ↑ do fluxo sanguíneo renal determina ↑ da TFG e, consequentemente, ↑ da perda renal de glicose sem ↑ da reabsorção tubular de glicose
- ↑ de estrógeno/progesterona gera ↑ da utilização materna de glicose
- Efeito dilucional pelo ↑ do volume plasmático
- Estado cetogênico determina ↓ da ingesta alimentar e, consequentemente, consumo glicogênico

↑: aumento; GLUT-1: transportador de glicose tipo 1; g/d: gramas/dia; ↓: redução; TFG: taxa de filtração glomerular.

FISIOPATOLOGIA

A CAD é decorrente de desequilíbrio metabólico por deficiência absoluta ou relativa de insulina em contraposição ao aumento de hormônios contrarregulatórios, sobretudo glucagon, cortisol, catecolaminas e hormônio do crescimento (GH, *growth hormone*). Isso leva a alterações no metabolismo de carboidratos, lipídeos e proteínas, além de interferir nos principais locais responsáveis pelo armazenamento de energia e pela atividade metabólica (fígado, músculo e tecido adiposo).[3,5,8]

No tecido adiposo, a deficiência de insulina leva ao aumento da lipólise, com consequente liberação de glicerol e ácidos graxos livres (AGL), ambos captados pelo fígado. No fígado, o glicerol serve de substrato para o aumento da gliconeogênese, enquanto os AGL são oxidados em acetilcoenzima A (acetilCoA), com consequente aumento da cetogênese e liberação de corpos cetônicos na corrente sanguínea, sobretudo beta-hidroxibutirato, acetoacetato e acetona (cetoacidose).[5,8,9]

Como resultado do aumento da glicogenólise (pela ação dos hormônios contrarreguladores) e gliconeogênese hepáticas, tem-se hiperglicemia, com consequentes hiperosmolaridade e glicosúria, esta última acarretando aumento da diurese osmótica e desidratação. A desidratação, por sua vez, reduz a filtração glomerular, o que piora o estado de hiperglicemia.[5,8,9]

No tecido muscular, ocorre aumento da proteólise com aumento da liberação de aminoácidos que, assim como o glicerol, vão servir de substrato para a gliconeogênse hepática.[5,8,9]

O esquema fisiopatológico da CAD está representado na Figura 37.2.

Fatores precipitantes

Os principais fatores desencadeantes[1-3,5,8-10] da CAD estão exemplificados na Figura 37.3.

DIAGNÓSTICO

O diagnóstico de CAD é feito mediante avaliação de história clínica, principalmente no que diz respeito à identificação de fatores precipitantes, sinais e sintomas, exame físico e exames laboratoriais.

História clínica

Na anamnese, é preciso avaliar com atenção as queixas da paciente, bem como o tempo de início dos sintomas e, em especial, buscar ativamente algum fator que possa ter desencadeado a afecção, conforme demonstrado na Figura 37.3.

Sinais e sintomas

Os principais sinais e sintomas da CAD[1-3,5,8-10] estão listados a seguir:

- poliúria, polidipsia;
- perda de peso;
- náuseas e vômitos;
- desidratação;
- dor abdominal difusa;
- fraqueza, cansaço;
- sonolência;
- alteração do estado mental.

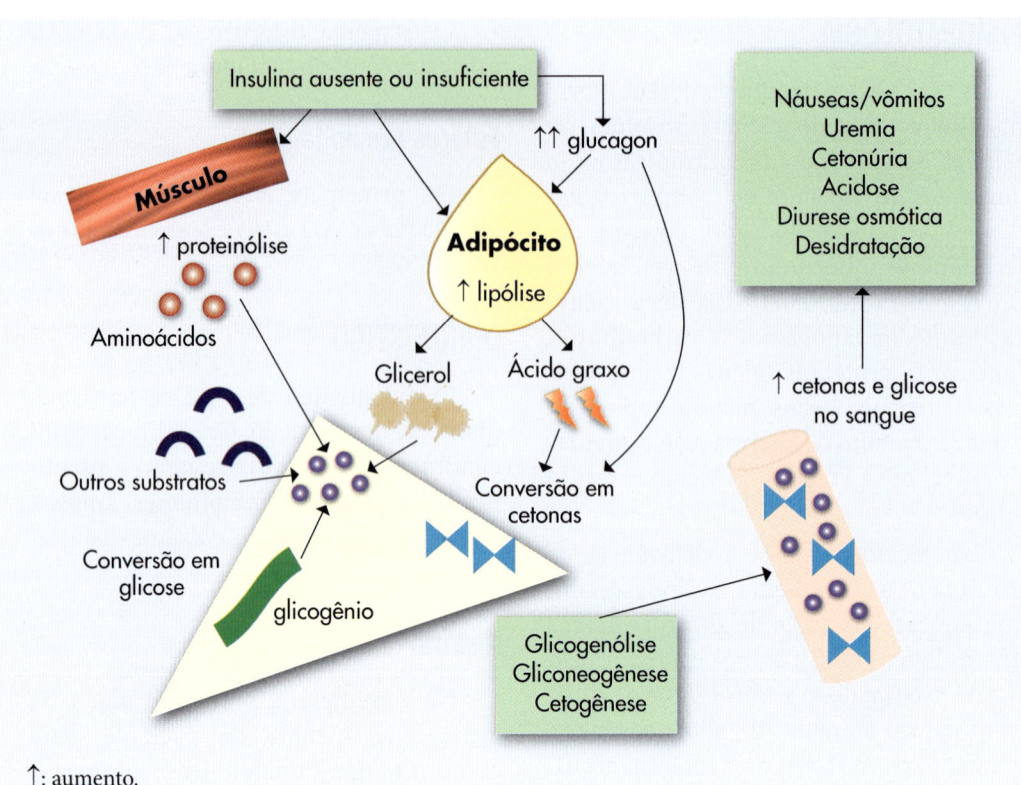

↑: aumento.

FIGURA 37.2 Fisiopatologia da CAD.

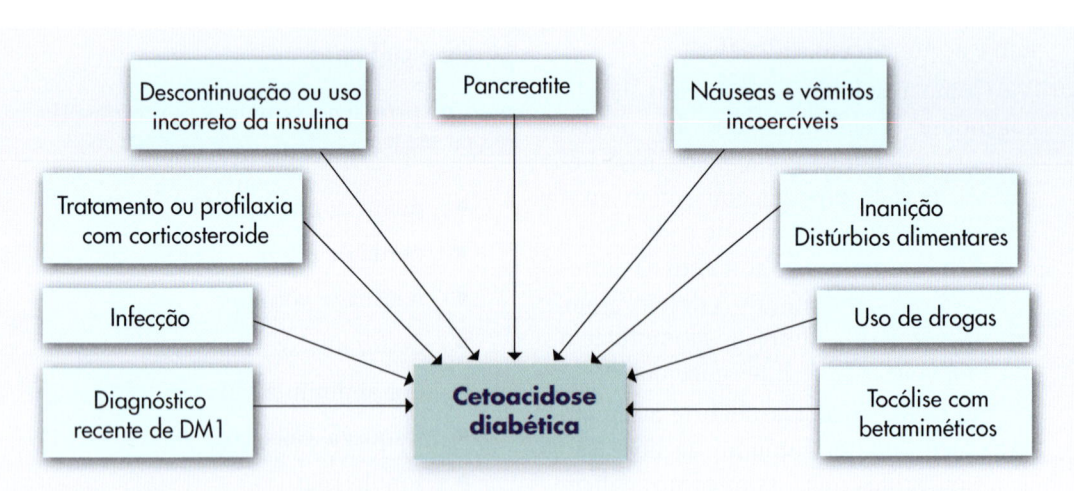

DM1: diabetes *mellitus* tipo 1.

FIGURA 37.3 Fatores precipitantes de CAD.

Exame físico

Os principais achados do exame físico de pacientes com CAD[1-3,5,8-10] são:

- diminuição do turgor da pele;
- aumento da frequência cardíaca;
- redução da pressão arterial;
- respiração de Kussmaul;
- hálito cetônico;
- náuseas e vômitos;
- dor abdominal difusa;
- estado de alerta/letargia;
- estados neurológicos focais (hemianopsia, hemiparesia);
- convulsão (focal ou generalizada).

A respiração de Kussmaul[11] consiste num padrão respiratório associado a quadros de acidose metabólica, sobretudo CAD, decorrente da depressão do centro respiratório pelo acúmulo de gás carbônico. Caracteriza-se por quatro padrões (Figura 37.4): inspiração lenta e profunda; apneia; expiração rápida e breve; e apneia.

As alterações no estado de consciência de pacientes com CAD – estado de alerta/letargia, estados neurológicos focais, convulsão – podem ser decorrentes, por sua vez, dos seguintes mecanismos fisiopatológicos:[1-3]

1. depressão do sistema nervoso central por acidose em associação a efeito direto do acetoacetato, resultando em redução do consumo de oxigênio;
2. aumento da osmolaridade pela hiperglicemia;
3. propriedade do tecido cerebral de ser mais dependente das variações glicêmicas e mais sensível a elas.

Achados laboratoriais

A CAD caracteriza-se, laboratorialmente, pelos seguintes achados:[1-3,8]

- acidose metabólica → pH abaixo de 7,3;
- bicarbonato abaixo de 18 mmol/L;
- corpos cetônicos presentes na urina (+++);
- ânion *gap* (AG) maior que 12.

Embora a referência do pH para o diagnóstico de acidose metabólica seja inferior a 7,3, deve-se ter cuidado ao analisar e interpretar os resultados da gasometria, uma vez que o pH pode encontrar-se dentro da faixa normal em razão de acidose metabólica compensada por alcalose respiratória. Dessa forma, é preciso analisar, também, os valores de bicarbonato e pressão parcial

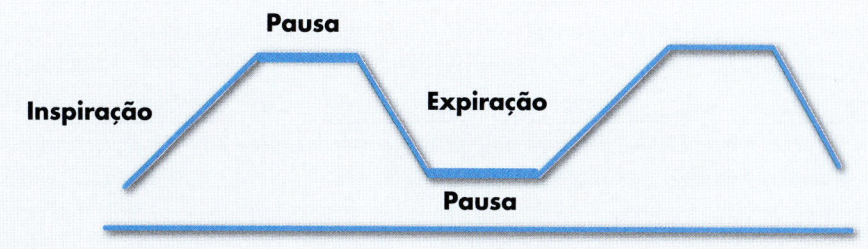

FIGURA 37.4 Representação esquemática da respiração de Kussmaul.

de gás carbônico (pCO_2) para adequada interpretação do exame e posterior diagnóstico da condição metabólica.

O AG corresponde à diferença entre cátions e ânions não mensuráveis e é calculado pela seguinte fórmula:

$$AG = Na^+ - (HCO_3^- + Cl^-)$$

Na^+: sódio; HCO_3^-: bicarbonato ; Cl^-: cloreto.
Valor de referência = 7 – 9 mEq/L.

Seu cálculo é fundamental para o estudo dos diferentes tipos de acidose metabólica. Independentemente do pH, para que o equilíbrio eletrolítico seja mantido, o total de cátions deve ser igual ao de ânions. O principal cátion é o sódio, e os principais ânions são o bicarbonato e o cloreto; os demais íons são ditos não mensuráveis por sua baixa concentração plasmática.

Logo, o AG aumenta quando houver aumento de ânions não mensuráveis ou redução de cátions não mensuráveis e vice-versa. O principal ânion não mensurável é a albumina, sendo também importantes o fosfato, o sulfato, o lactato e os cetoânions. A hipoalbuminemia é uma importante causa de AG reduzido; seu valor, portanto, deve ser sempre corrigido para albumina. Os principais cátions não mensuráveis são cálcio, magnésio, potássio e gamaglobulinas. Assim, o aumento desses íons é causa clássica de AG reduzido.

A gravidade do quadro depende do resultado dos exames laboratoriais demonstrados na Tabela 37.3, podendo a CAD ser classificada em leve, moderada ou grave.[3]

Tabela 37.3 Classificação da gravidade da CAD.

Exame laboratorial	Leve	Moderada	Grave
Glicemia (mg/dL)	> 250	> 250	> 250
pH$	7,25 a 7,3	7 a 7,24	< 7
HCO_3^-	15 a 18	10 a 14	< 10
Corpos cetônicos#	(+)	(+)	(+)
Cetonas séricas – reação de nitroprussiato)	(+)	(+)	(+)
Cetonas séricas – β-HOB (N < 0,6 mmol/L)	3 a 4	4 a 8	> 8
Ânion *gap**	> 10	> 12	> 12
Ureia e creatinina séricas	Variáveis	Elevadas	Elevadas
Estado mental	Alerta	Alerta/sonolência	Estupor/coma

>: maior que; HCO_3^-: bicarbonato ; (+): presente; β-HOB: beta-hidroxibutirato; N: normal; <: menor que.

$O pH da gasometria arterial é 0,03 unidade maior que o pH da gasometria venosa.

Estimativa semiquantitativa de acetoacetato e acetona. Se possível, dosar β-hidroxibutirato (principal produto metabólico na CAD).

*AG = $Na^+ - (Cl + HCO_3^-)$ – mEq/L. Referência = 7 – 9 mEq/L.

Adaptada de Kitabchi *et al.*; 2009.

Outros achados laboratoriais

Além dos achados clássicos descritos anteriormente, outras alterações laboratoriais[1-3,8] podem ser encontradas na CAD, tais como:

1. **Leucocitose:** os valores de leucócitos podem chegar a 24.000/mm^3, e os mecanismos responsáveis por esse aumento são:
   - estado pró-inflamatório: aumento do fator de necrose tumoral alfa (TNF-α, *tumor necrosis factor alpha*), das interleucinas 6, 8 e beta, bem como da proteína C reativa (PCR);
   - aumento de cortisol e norepinefrina;
   - atuação secundária à desidratação.
2. **Hiponatremia (redução dos valores de sódio):** o mecanismo responsável é o fluxo osmótico de água do meio intracelular para o extracelular.
3. **Potássio:** os valores podem estar dentro da normalidade, aumentados ou reduzidos:
   - aumento: transferência do meio intracelular para o extracelular por ausência de insulina, hiperosmolaridade e acidemia;
   - redução: perda renal (hiperaldosteronismo secundário + cetoácidos de carga negativa no lúmen tubular renal).
4. **Redução de bicarbonato de sódio:** consumo a fim de neutralizar cetoácidos, levando a aumento do AG.

TRATAMENTO

O tratamento da CAD na gestação tem por objetivos:[1-3,5]

- vigilância materna e fetal;
- identificação e tratamento dos fatores precipitantes;
- reposição de fluidos e correção da osmolaridade; insulinoterapia e correção da glicemia;
- balanço hidroeletrolítico e acido-básico.

Considerando-se que a CAD é uma condição aguda grave, sua abordagem deve ser multidisciplinar.[12,13] Dessa forma, diante do diagnóstico, é necessário mobilizar e ativar a equipe de emergência, chamar ajuda qualificada e comunicar paciente e familiares a respeito do diagnóstico e dos cuidados a serem tomados a partir de então.

Vigilância materna e fetal

Durante o tratamento da CAD, e até sua resolução, deve-se ter intensa vigilância do bem-estar materno e fetal, uma vez que a condição impõe aumento da morbimortalidade ao binômio. Os cuidados maternos e fetais são descritos a seguir.

Cuidados maternos

- **Cuidados gerais:**[1-3,5,12,13]
- posicionamento da paciente em decúbito elevado a 45º;
- jejum;
- monitoração da glicemia capilar;
- monitoração de padrões hemodinâmicos, como frequência cardíaca, pressão arterial e saturação de oxigênio;
- obtenção de acesso venoso de grande calibre (Jelco 14 ou 16);

- oxigenação com máscara facial (oito a dez litros por minuto); sondagem vesical de demora para quantificação de diurese.

  - Exames laboratoriais para avaliação de repercussões sistêmicas: dosagem de eletrólitos (sódio e potássio), ureia, creatinina e gasometria.

  - Investigação de quadros infecciosos: hemograma, urina do tipo I, urocultura e radiografia de tórax.

  - Outros exames complementares, como eletrocardiograma.

Cuidados fetais

Considerando as altas taxas de mortalidade fetal durante o evento agudo, quando a idade gestacional estiver no período de viabilidade fetal, recomenda-se manter cardiotocografia contínua para vigilância fetal até a resolução do quadro.

Os principais efeitos fetais da CAD[1-3,5] são:

- os estados maternos de desidratação e de acidemia levam à redução da perfusão uteroplacentária;

- os distúrbios de potássio podem ocasionar arritmia cardíaca fetal;

- a redução do fosfato leva a uma diminuição da enzima 2,3-difosfoglicerato, com consequente dissociação entre o oxigênio e a hemoglobina e posterior hipoxemia;

- acidose materna determina acidose fetal, que se manifesta no traçado cardiotocográfico como desacelerações de repetição. A normalização do traçado ocorre após quatro a oito horas da correção da CAD.

Maior morbidade fetal da CAD pode ocorrer pelos seguintes mecanismos[1-3,5]: (a) aumento de 3β-hidroxibutirato e de lactato, o que acarreta redução da captação de glicose pelo cérebro fetal, com consequente lesão cerebral, podendo levar a efeitos em longo prazo no desenvolvimento; (b) acúmulo de 3β-hidroxibutirato nos gânglios da base gera ambiente cerebral acidótico que proporciona pior mielinização e conectividade cortical, além de alterações em neurônios do hipocampo.

Identificação e tratamento dos fatores precipitantes

Conforme mencionado anteriormente, deve-se realizar anamnese cuidadosa a fim de identificar algum fator que possa ter desencadeado o quadro, de modo a realizar tratamento dirigido à causa (Figura 37.3). Além disso, é preciso realizar exame físico completo para identificação dos sinais e sintomas associados ao quadro.

Reposição de fluidos e correção da osmolaridade

A reposição hídrica no tratamento da CAD tem por objetivos:[1-3,5,13]

- expandir volumes intravascular, intersticial e intracelular;

- restaurar perfusão renal;

- controlar glicemia;

- facilitar a eliminação de corpos cetônicos;

- reduzir a concentração dos hormônios contrarreguladores;

- melhorar a sensibilidade à insulina.

O déficit de fluidos é de aproximadamente 100 mL/kg, e a reposição deve ser individualizada, com atenção maior a gestantes cardiopatas e nefropatas. Ademais, deve-se evitar a hidratação excessiva pelo risco de associação com acidose metabólica hiperclorêmica com AG normal, o que pode levar a uma redução ainda maior dos níveis de bicarbonato.

O tipo de reposição volêmica depende dos valores de sódio corrigido, uma vez que seu valor pode estar subestimado pelo aumento da osmolaridade, e a reposição deve ser feita como demonstrado na Figura 37.5.[1-3]

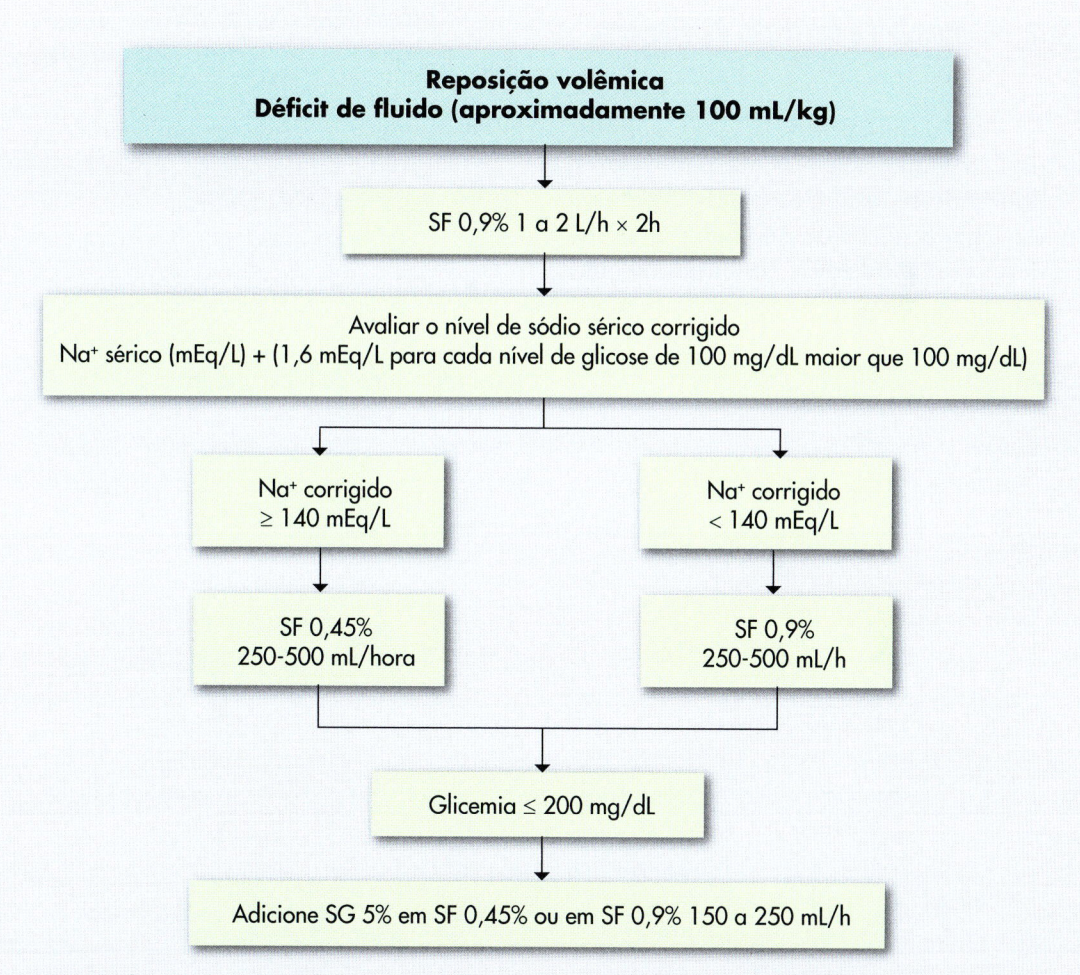

SF: soro fisiológico; L: litros; h: hora; Na⁺: sódio; ≥: maior ou igual; <: menor que; SG: soro glicosado.

FIGURA 37.5 Fluxograma para reposição volêmica baseada nos valores de sódio.

Adaptada de Sibai *et al.*; 2014, Mohan *et al.*; 2017 e Kitabchi *et al.*; 2009.

Reposição de potássio

Antes de iniciar o tratamento, devem-se avaliar os níveis de potássio e iniciar insulinoterapia somente com valores de potássio acima de 3,3m Eq/L.[1-3,13] Caso seja necessária a reposição desse eletrólito, é necessário seguir o esquema proposto na Figura 37.6.

Insulinoterapia e correção da glicemia

Para o tratamento da CAD, a insulina é administrada pela via endovenosa, utilizando-se insulinas de ação rápida no esquema *bolus* e infusão contínua, o que deve ser mantido até a resolução do quadro.[1-3]

A insulinoterapia na CAD[1-3] é demonstrada na Figura 37.7.

Balanço hidroeletrolítico e acidobásico

A reposição de bicarbonato deve ser feita somente se o pH apresentar valor menor ou igual a 6,9.[1-3] A reposição inadvertida de bicarbonato pode acarretar alguns potenciais malefícios, tais como:

- inibe hiperventilação compensatória, acarretando aumento da pressão parcial de gás carbônico (pCO_2) e posterior redução da oferta de oxigênio para o feto;
- implica acidose cerebral paradoxal por difusão de CO_2 pela barreira hematoencefálica;
- reduz a eliminação de cetoácidos;
- promove piora da hipocalemia.

A Figura 37.8 exemplifica o esquema para reposição de bicarbonato.[3]

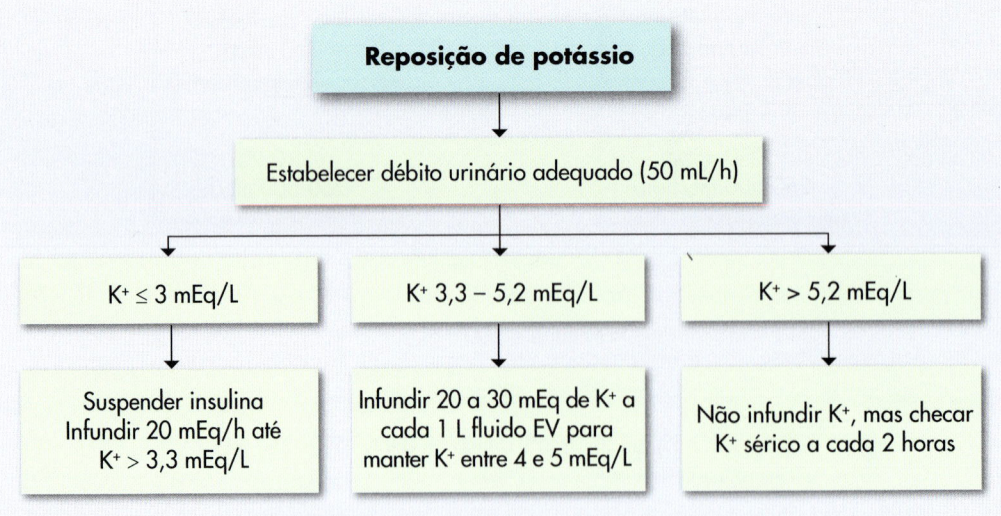

K+: potássio; L: litro; EV: endovenoso.
*Quatro ampolas de KCl (cloreto de potássio) 19,1% + 500 mL SF 0,9% a 60 mL/h = 13 mEq/h.

FIGURA 37.6 Esquema para reposição de potássio.
Adaptada de Kitabchi *et al.*; 2009 e Dhatariya *et al.*; 2013.

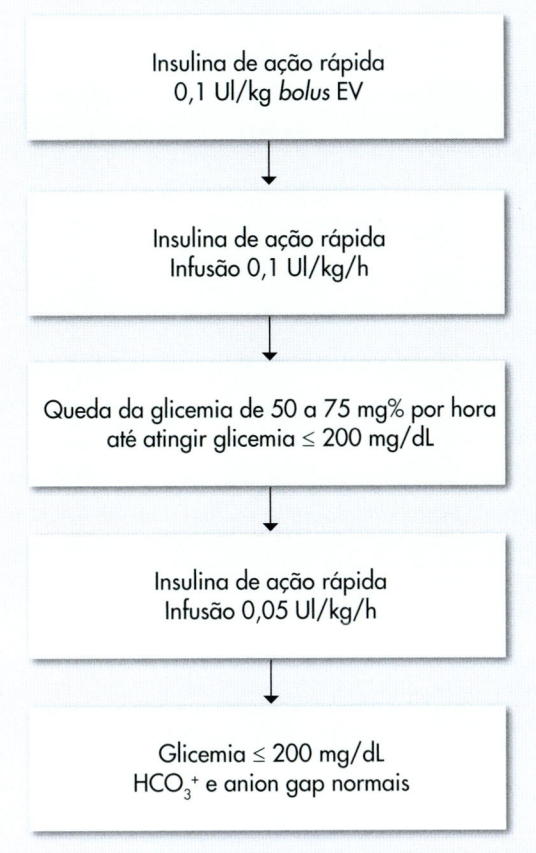

UI: unidades internacionais; kg: quilograma; EV: endovenoso; ≤: menor ou igual; HCO$_3^-$: bicarbonato.

FIGURA 37.7 Esquema terapêutico de insulina na CAD.
Adaptada de Sibai *et al.*; 2014, Mohan *et al.*; 2017 e Kitabchi *et al.*; 2009.

O esquema completo para tratamento da CAD é demonstrado na Figura 37.9.

- Verificar eletrólitos, gasometria com AG, ureia e creatina a cada uma a três horas até a resolução da CAD.
- Manter diurese maior ou igual a 0,5 mL/kg/h.
- Verificar sinais vitais maternos a cada 15 minutos.
- Fazer vigilância fetal contínua na viabilidade fetal.

Critérios de resolução da cetoacidose diabética

A CAD será considerada revertida quando atingir os seguintes critérios laboratoriais:[1-3,5,13]

- Glicemia inferior a 200 mg/dL;

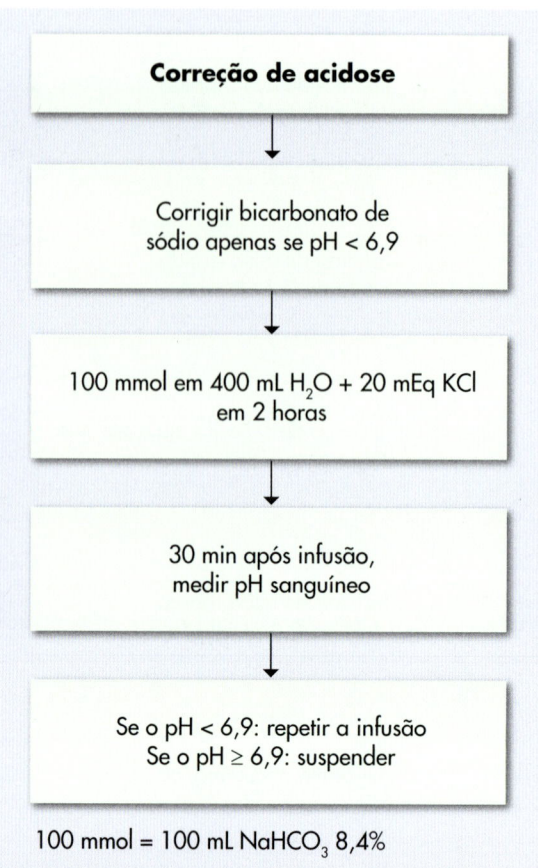

100 mmol = 100 mL NaHCO$_3$ 8,4%

<: menor que; H$_2$O: água destilada; KCl: cloreto de potássio; ≥: maior ou igual; NaHCO$_3$: bicarbonato de sódio.

FIGURA 37.8 Representação esquemática da reposição de bicarbonato.
Adaptada de Kitabchi *et al.*; 2009.

- pH acima de 7,3;
- bicarbonato em níveis de 18 mEq/L ou mais;
- AG de 12 mEq/L ou menos.

Vale lembrar que a avaliação de sinais e sintomas também tem sua importância para a resolução da CAD, assim como o registro cardiotocográfico do bem-estar fetal.

Após a resolução do quadro, alguns cuidados são necessários:[1-3] iniciar dieta, quando a paciente tolerar, e monitorização glicêmica a cada duas a quatro horas; administrar insulina subcutânea conforme glicemia capilar nas primeiras 12 a 24 horas; manter insulina endovenosa por duas horas após o início da insulina subcutânea; após 12 a 24 horas, iniciar esquema basal-*bolus* (dose prévia ao episódio).

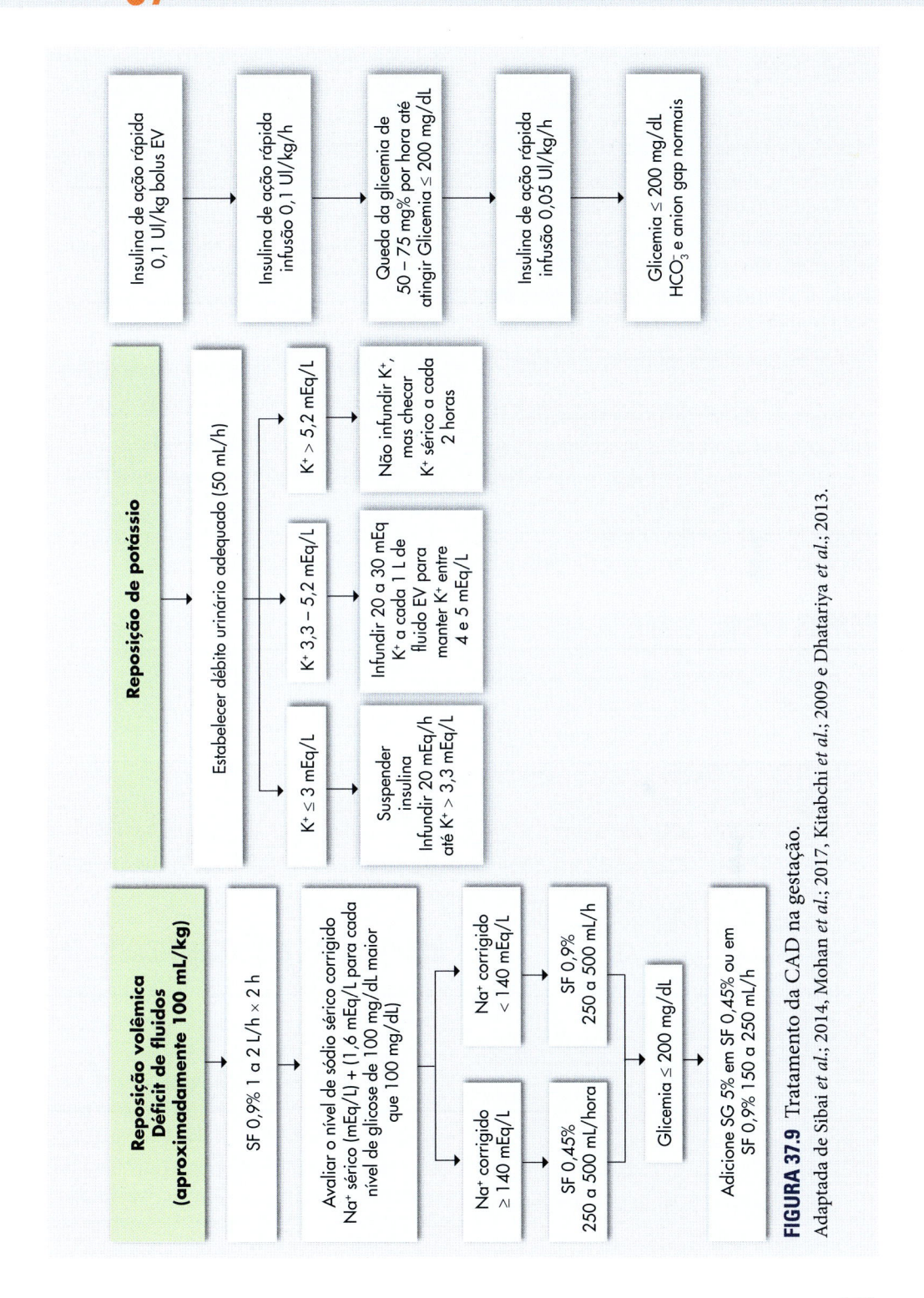

FIGURA 37.9 Tratamento da CAD na gestação.
Adaptada de Sibai *et al.*; 2014, Mohan *et al.*; 2017, Kitabchi *et al.*; 2009 e Dhatariya *et al.*; 2013.

CONCLUSÃO

A CAD é condição aguda grave que impõe altas taxas de morbimortalidade ao binômio mãe-feto, devendo ser rapidamente identificada e adequadamente tratada. A pesquisa de fatores precipitantes, sobretudo em gestantes diabéticas com sinais e sintomas clássicos, é etapa fundamental do cuidado, e, assim que feito o diagnóstico, a abordagem deve ser multidisciplinar.

Equipes de saúde bem treinadas no manejo e em protocolos de conduta bem definidos favorecem o desfecho positivo, com reversão do quadro. É necessário sempre manter intensa vigilância materna e fetal.

PONTOS-CHAVE

- A CAD é uma complicação metabólica aguda grave, caracterizada pela tríade hiperglicemia não controlada, acidose metabólica e aumento de corpos cetônicos.
- Apresenta alta taxa de morbidade e mortalidade, além de custos elevados em cuidados.
- Modificações fisiológicas gravídicas podem predispor à CAD.
- Deve-se atentar para risco de CAD euglicêmica na gestação.
- A CAD é decorrente do desequilíbrio metabólico por deficiência absoluta ou relativa de insulina em contraposição ao aumento de hormônios contrarregulatórios, sobretudo glucagon, cortisol, catecolaminas e hormônio do crescimento.

- Na história clínica, sempre se deve buscar por fatores precipitantes do quadro agudo.
- É preciso avaliar sinais e sintomas clássicos da CAD.
- Achados laboratoriais da CAD: pH abaixo de 7,3; bicarbonato abaixo de 18 mmol/L; corpos cetônicos presentes na urina (+++) e ânion *gap* maior que 12.
- O tratamento da CAD tem por objetivos:
  - Vigilância materna e fetal;
  - Identificação e tratamento dos fatores precipitantes;
  - Reposição de fluidos e correção da osmolaridade;
  - Insulinoterapia e correção da glicemia;
  - Balanço hidroeletrolítico e acidobásico – e a abordagem deve ser multidisciplinar.
- Protocolos de conduta bem definidos para o manejo são necessários.
- O tratamento deve ser mantido até que os critérios de resolução sejam atingidos.

REFERÊNCIAS BIBLIOGRÁFICAS

1. Sibai BM, Viteri OA. Diabetic ketoacidosis in pregnancy. Obstet Gynecol. 2014;123(1):167-78.
2. Mohan M, Baagar KAM, Lindow S. Management of diabetic ketoacidosis in pregnancy. Obstet Gynecol. 2017;19:55-62.
3. Kitabchi AE, Umpierrez GE, Miles JM, Fisher JN. Hyperglycemic crises in adult patients with diabetes. Diabetes Care. 2009;32(7):1335-43.

4. Morton-Eggleston EB, Seely EW. Pregestational (preexisting) diabetes: preconception counseling, evaluation and management [Internet]. UpToDate; 2019. [accessed 2020 Feb 3]. Available from: https://www.uptodate.com/contents/pregestational-preexisting-diabetes-preconception-counseling-evaluation-and--management.

5. Dalfra MG, Burlina S, Sartore G, Lapolla A. Ketoacidosis in diabectic pregnancy. J Matern Fetal Neonatal Med. 2016;29(17):2889-95.

6. Guo RX, Yang LZ, Li LX, Zhao XP. Diabetic ketoacidosis in pregnancy tends to occur at lower blood glucose levels: case-control study and a case report of euglycemic diabetic ketoacidosis in pregnancy. J Obstet Gynaecol Res. 2008;34(3):324-30.

7. Chico M, Levine SN, Lewis DF. Normoglyccmic diabectic ketoacidosis in pregnancy. J Perinatol. 2008;28(4):310-12.

8. Barone B, Rodacki M, Cenci MCP, Zajdenverg L, Milech A, de Oliveira JEP. Cetoacidose diabética em adultos: atualização de uma complicação antiga. Arq Bras Endocrinol Metab. 2007;51(9):1434-47.

9. Hamdy O. Diabetic ketoacidosis [Internet]. Medscape; updated 2018 Feb 8. [accessed 2019 Mar 5]. Available from: https://emedicine.medscape.com/article/118361-print.

10. Hirsch IB, Emmett M. Diabetic ketoacidosis and hyperosmolar hyperglycemic state in adults: clinical features, evaluation, and diagnosis [Internet]. UpToDate; 2019. [accessed 2020 Feb 3]. Available from: https://www.uptodate.com/contents/diabetic-ketoacidosis-and-hyperosmolar-hyperglycemic-state-in-adults-clinical-features-evaluation-and-diagnosis.

11. Gallo de Moraes A, Surani S. Effects of diabetic ketoacidosis in the respiratory system. World J Diabetes. 2019;10(1):16-22.

12. Pollock F, Funk DC. Acute diabetes management: adult patients with hyperglycemic crises and hypoglycemia. AACN Adv Crit Care. 2013;24(3):314-24.

13. Dhatariya K, Savage M. The management of diabetic ketoacidosis in adults [Internet]. Joint British Diabetes Societies for Inpatient Care Group guidelines. 2nd ed. Updated Sept 2013. [accessed 2019 Mar 8]. Available from: http://www.diabetologists-abcd.org.uk/JBDS/JBDS.htm.

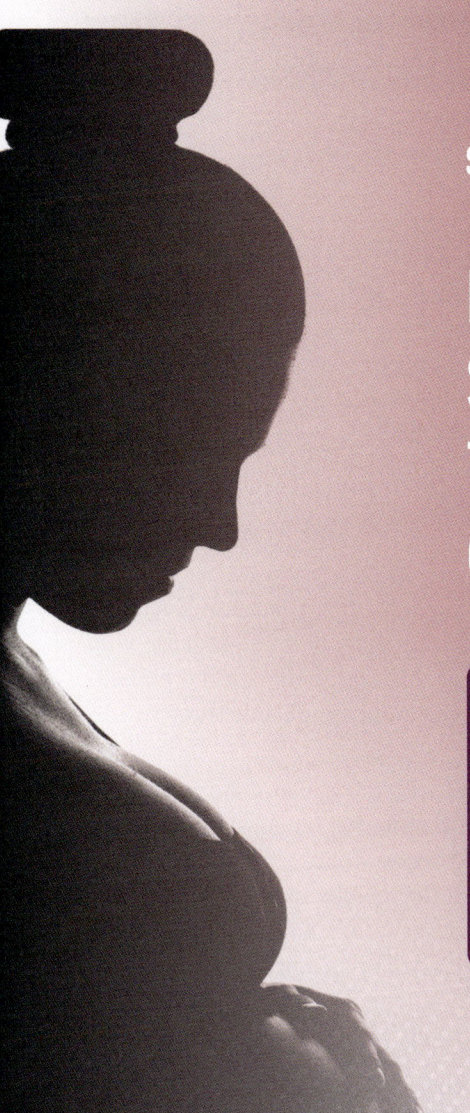

Seção **8**

MANEJO DAS INFECÇÕES SEXUALMENTE TRANSMISSÍVEIS NA GRAVIDEZ

MANEJO DAS INFECÇÕES SEXUALMENTE TRANSMISSÍVEIS NA GRAVIDEZ

▶ Silvana Maria Quintana

Um grande número de infecções pode estar presente durante o ciclo gravídico puerperal, seja porque a mulher que engravida está contaminada por um agente infeccioso, seja porque adquiriu o agente nesse período. Além da preocupação com o estado de saúde da mulher e com o risco de transmissão para o parceiro, o adequado manejo dessas infecções é fundamental para impedir ou reduzir o risco de transmissão do agente infeccioso da mãe para o filho, denominada transmissão vertical, podendo ocorrer durante a gestação pela via transplacentária, durante a passagem do feto no canal de parto ou durante a amamentação. Dentre as principais etiologias dos agentes de transmissão vertical destacam-se as bactérias, os vírus e os protozoários, que podem ter transmissão sexual ou não.

As infecções sexualmente transmissíveis (IST) acometem um grande número de pessoas, têm diferentes apresentações clínicas e causam impacto na qualidade de vida dos acometidos. O rastreio e o tratamento das IST assintomáticas, bem como o manejo das IST sintomáticas da gestante e de seu parceiro, interrompem a cadeia de transmissão e previnem outras infecções e possíveis complicações.

Para que seja possível implementar medidas de redução da transmissão vertical, é fundamental que seja feito o rastreio dessas infecções. Idealmente, o rastreio deve ocorrer no período pré-gestacional, ou seja, todo casal que deseje engravidar deve realizar uma série de exames, como as sorologias para pesquisa de agentes infecciosos na consulta preconcepcional. Esta não é, entretanto, a realidade nacional; a maioria das gestações não é planejada, e a atenção pré-natal costuma iniciar-se após o primeiro trimestre gestacional.

O objetivo, aqui, é abordar as principais IST durante o ciclo gravídico puerperal, descrevendo medidas para a manutenção do estado de saúde materno e para a prevenção das transmissões horizontal e vertical.

capítulo 38

Sífilis na Gestação: Manifestações Clínicas e Manejo Adequado

▶ Silvana Maria Quintana

INTRODUÇÃO

Sífilis é uma infecção sexualmente transmissível (IST) causada por uma bactéria Gram-negativa do grupo das espiroquetas, denominada *Treponema pallidum*. Essa infecção é exclusiva do ser humano e permanece um desafio à saúde pública mundial, pois, embora o agente etiológico seja bem conhecido, as formas de transmissão estejam bem definidas, os testes diagnósticos disponíveis sejam sensíveis e baratos e o tratamento seja eficaz e de baixo custo, o número de casos tem aumentado assustadoramente na última década. A sífilis é doença de notificação compulsória desde 2005.* Caracteriza-se por períodos sintomáticos intercalados com total ausência de sinais e sintomas, dificultando o diagnóstico.

O objetivo deste capítulo é orientar ginecologistas e obstetras a identificar as manifestações clínicas e classificar os estágios da sífilis, interpretar os resultados dos testes para rastreio/diagnóstico, bem como indicar o tratamento adequado (droga, dose e intervalo) e o monitoramento da resposta terapêutica.

---

* A ficha de notificação/investigação está disponível em: http://portalsinan.saude.gov.br/sifilis-em--gestante [acesso em 4 fev 2020].

CLASSIFICAÇÃO DA SÍFILIS

As principais formas de aquisição do *Treponema* são atividade sexual com parceiro(a) contaminado(a) e transmissão vertical (TV). O risco de transmissão do agente varia de acordo com a fase da infecção sendo maior nas fases primária e secundária da sífilis recente definida como até um ano (ou até dois anos) de evolução. A maior transmissibilidade se deve à presença de lesões cutâneo-mucosas e à carga de bactérias na circulação. A TV ocorre em 70 a 100% dos casos de gestantes nessas fases da doença. Felizmente, a maioria das gestantes infectadas pelo *Treponema* se encontram na fase tardia, ou seja, a infecção tem mais de 1 ou 2 anos de evolução. Esta fase se caracteriza pela ausência de sinais e sintomas, sendo denominada sífilis latente e a realização de exames sorológicas para detectar as gestantes infectadas é fundamental. O diagnóstico de sífilis terciária em gestante é improvável devido ao longo tempo de evolução e aparecimento em pacientes mais velhos. A ocorrência de sífilis congênita aponta importante falha de prevenção na assistência pré-natal e pode ter consequências como aborto, natimorto, parto pré-termo, morte neonatal e manifestações congênitas precoces ou tardias. Infecção prévia por *Treponema* não confere imunidade protetora, portanto a reinfecção pode ocorrer toda vez que houver exposição, e isso justifica a necessidade de rastreio mais frequente durante a gestação. Esses dados estão esquematizados na Figura 38.1.

HISTÓRIA NATURAL DA SÍFILIS

Na Figura 38.2 temos um esquema da história natural da sífilis sem diagnóstico e tratamento. Observa-se que após o contato sexual com parceiro(a) contaminado(a), 1/3 dos indivíduos se infecta iniciando um processo caracte-

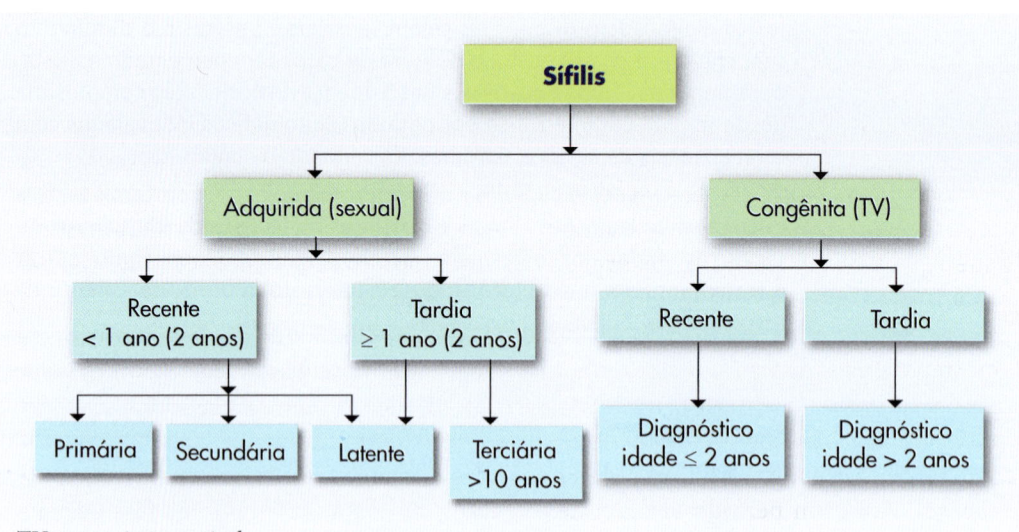

TV: transmissão vertical.

FIGURA 38.1 Classificação da sífilis.

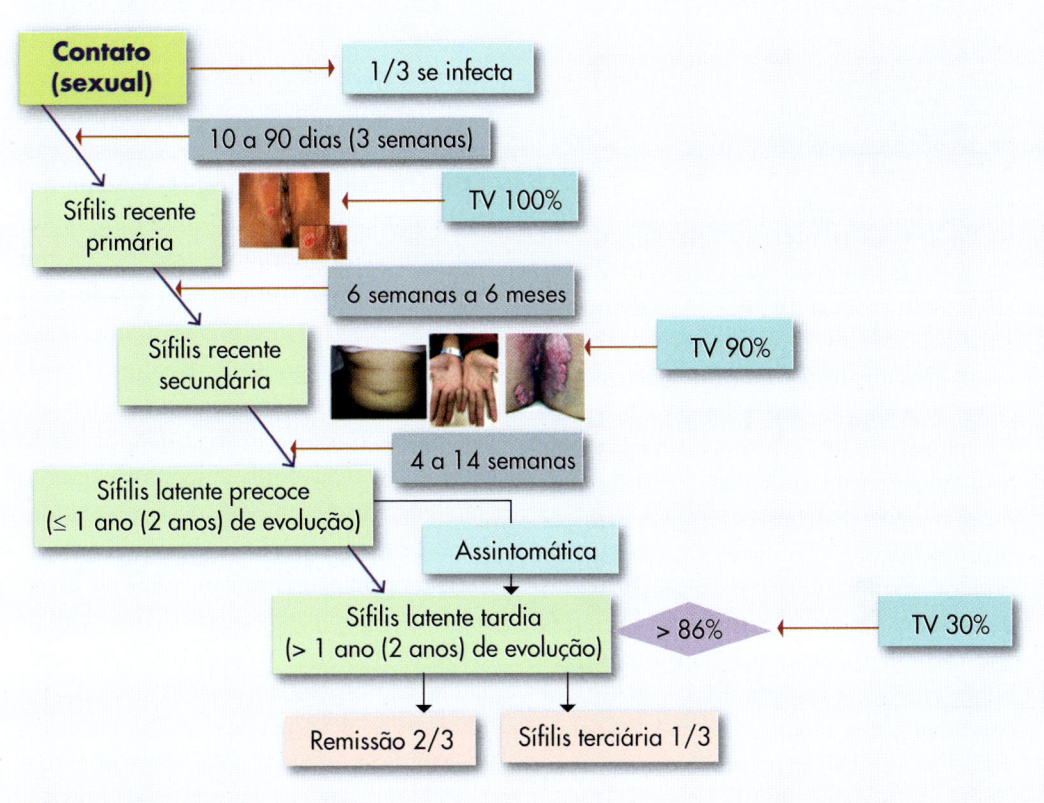

TV: transmissão vertical.

FIGURA 38.2 História natural da sífilis.

Fonte: Fitzpatrik; 2011 e Brasil; 2016.

rizado por períodos assintomáticos intercalados com sinais e/ou sintomas. Em média 21 dias após o contato sexual, por onde o treponema penetrar no organismo aparecerá uma lesão ulcerada única, indolor com bordos endurecidos e rica em treponemas denominada de cancro duro. Esta lesão caracteriza a sífilis recente primária e independente de receber tratamento ou não, em 4 a 8 semanas cicatrizará. Após um período variável de 6 semanas a 6 meses sem qualquer sinal ou sintoma o paciente desenvolverá quadro

de lesões cutâneo mucosas características da sífilis recente secundária. Estas lesões se caracterizam por manchas palmoplantares, por exantema morbiliforme chamado de roséola sifilítica e podem aparecer, também, placas nas regiões de dobra ou atrito nos genitais que são denominadas de condiloma plano. Estas lesões também desaparecem, mesmo se não diagnosticadas e tratadas. Ao término de 2 anos de evolução o paciente entra na fase tardia e não apresenta qualquer sinal ou sintoma. Após 10 a 20 anos de evolução, o paciente não tratado poderá apresentar quadro de sífilis terciária com lesões destrutivas na pele chamadas de goma, aneurisma dissecante de aorta na sífilis cardíaca ou sinais de demência na neurossífilis.

Diagnóstico de sífilis na gestação

É fundamental a associação de dados clínicos (histórico de infecções anteriores e investigação de exposição recente) com resultados de testes laboratoriais para a correta avaliação diagnóstica e o tratamento adequado. Os testes utilizados para o diagnóstico da sífilis são divididos em duas categorias: **exames diretos** e **testes imunológicos**. Os testes imunológicos podem ser divididos em treponêmicos e não treponêmicos (Figura 38.3). Os testes não treponêmicos apresentam boa sensibilidade e baixa específicidade. A luz dos conhecimentos atuais, os testes treponêmicos se caracterizam por elevada especificidade e sensibilidade superior a dos testes não treponêmicos.

A escolha entre teste treponêmico ou não treponêmico para iniciar o rastreio e o diagnóstico laboratorial da sífilis vai depender do serviço de saúde, mas sabe-se que o teste treponêmico é mais sensível e, obviamente, mais específico que o não treponêmico. Na Figura 38.4, observam-se a sensibilidade e a especificidade dos testes para sífilis de acordo com a evolução natural da infecção.

Na Quadro 38.1 estão expostos três cenários para a interpretação dos testes para rastreio/diagnóstico da sífilis (Classicamente o rastreio sorológico da sífilis tem inicio com o teste não treponêmico sendo o VDRL o mais conhecido Rastreamento clássico). Entretanto, devido a sensibilidade inadequada do VDRL especialmente na sífilis recente primária e na sífilis tardia latente, tem sido orientado iniciar o rastreamento com o teste treponêmico que além da elevada especifidade apresenta sensibilidade mais elevada que o VDRL em qualquer fase da infecção. Este rastreamento é denominado de inverso ou invertido):

- **Cenário 1:** seja o teste treponêmico, seja não treponêmico, o resultado do teste é **não reagente**.

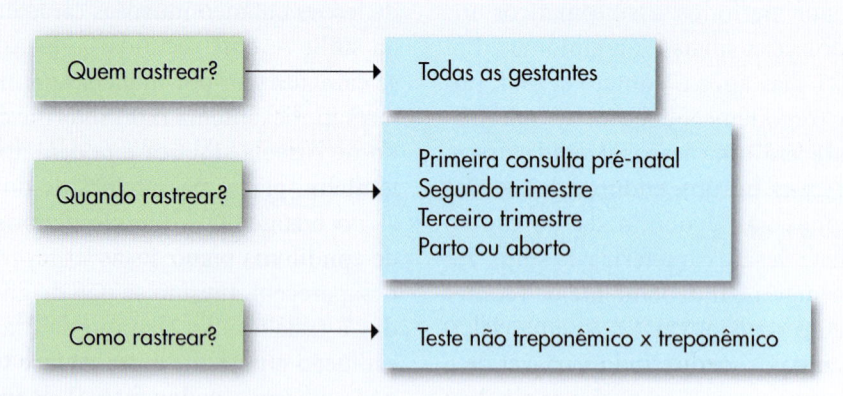

FIGURA 38.3 Regras para rastreamento da sífilis durante a gestação.

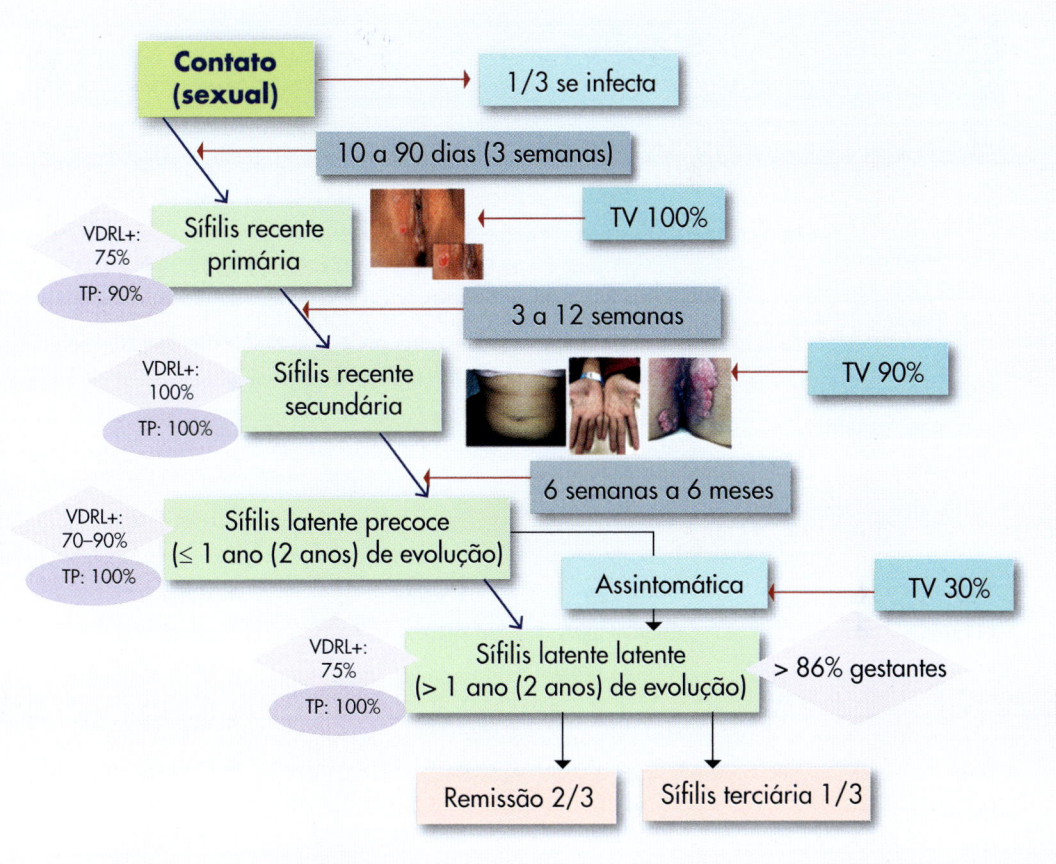

VDRL: pesquisa laboratorial de doenças venéreas (*venereal disease research laboratory*); TP: *Treponema pallidum*.

FIGURA 38.4 História natural da sífilis e sensibilidade dos testes treponêmicos e não treponêmicos em cada fase da infecção.

Fonte: Fitzpatrik; 2011 e Brasil; 2016.

- **Cenário 2:** início pelo teste treponêmico.
- **Cenário 3:** início pelo teste não treponêmico.

Realizado o diagnóstico, deve-se instituir o mais brevemente possível o tratamento. O medicamento-padrão, especialmente na gestação, é a penicilina benzatina, mas a dose varia de acordo com a fase da infecção. Na Figura 38.5 estão expostos os esquemas terapêuticos para o tratamento da gestante.

O tratamento da sífilis é considerado adequado nas seguintes condições:

- droga utilizada: penicilina;
- a dose correta é estabelecida de acordo com a fase da doença (Figura 38.5);

Quadro 38.1 Interpretação dos testes sorológicos para sífilis no rastreamento clássico e no rastreamento invertido.

Primeiro teste		Segundo teste	Interpretações	Condutas
Teste treponêmico **não reagente** (TR, RPR, ELISA, FTA ABS, TPHA) Teste não treponêmico **não reagente** (titulação) (VDRL, RPR, TRUST)	+	Não realizar	Ausência de sífilis Ou PI (10 a 90 dias)	1. Repetir a sorologia ■ 30 dias ■ 1º, 2º e 3º trimestre de gestação ■ Resolução gravidez Ou 2. Tratamento
Teste treponêmico **reagente**	+	Teste **não** treponêmico (VDRL) **reagente**	**É sífilis** Classificação a ser definida conforme a fase da doença	■ Tratamento com penicilina ■ VDRL mensal ■ Notificação VE ■ Parceiro
		Teste **não** treponêmico (VDRL) **não reagente**	Solicitar terceiro teste (treponêmico, técnica diferente do primeiro teste) Resultado: ■ Negativo: falso positivo primeiro TTP (não é sífilis) ■ Positivo: sífilis recente ou sífilis tratada (documentação)	Se negativo: repetir sorologias em segundo e terceiro trimestres e no parto Se positivo: ■ Tratamento com penicilina ■ Notificação VE ■ Parceiro

(*Continua*)

Quadro 38.1 Interpretação dos testes sorológicos para sífilis no rastreamento clássico e no rastreamento invertido. (*Continuação*)

Primeiro teste		Segundo teste	Interpretações	Condutas
Teste **não** treponêmico (VDRL) **reagente** (titulação)	+	Teste treponêmico **reagente**	**É sífilis** Classificação a ser definida conforme a fase da doença I	■ Tratamento com penicilina ■ VDRL mensal ■ Notificação VE ■ Parceiro
		Teste treponêmico **não reagente**	Provável falso positivo ($< 1/4 - 1/8$)	Repetir em segundo e terceiro trimestres e no parto
			Se $\geq 1/4$, solicitar outro teste treponêmico	Se novo teste for reagente, tratar

TR: testes rápidos; RPR: teste de reaginina plasmática rápida (*rapid plasmatic reagin*); ELISA: ensaio de imunoabsorção ligado à enzima (*enzyme-linked immunosorbent assay*), FTA ABS: teste de anticorpos treponêmicos com absorção (*fluorescent treponemal antibody absorption test*), TPHA: ensaio de hemoaglutinação para *Treponema pallidum* (*T. pallidum haemagglutination test*); VDRL: pesquisa laboratorial de doenças venéreas (*venereal disease research laboratory*); TRUST: prova de toluidina vermelha em soro não aquecido (*toluidine red unheated serum test*); VE: vigilância epidemiológica; TTP: teste treponêmico.

- intervalo máximo de duas semanas entre as doses;
- gestantes alérgicas: recomendada dessensibilização;
- início do tratamento até 30 dias antes do parto.

É fundamental destacar que a gestante tratada com qualquer outra droga que não a penicilina será considerada inadequadamente tratada.

O parceiro sexual da gestante diagnosticada com sífilis deve ter a sorologia coletada (treponêmica ou não treponêmica, de acordo com o fluxograma adotado no serviço) e receber, de imediato, a dose de penicilina benzatina de 2.400.000 UI, intramuscular, sem aguardar o resultado da sorologia, mesmo que ela seja não reagente, pois o parceiro pode estar no período de incubação. Se o teste sorológico for reagente para sífilis, deve-se seguir a recomendação da Figura 38.5.

SEGUIMENTO DA GESTANTE APÓS O TRATAMENTO

O seguimento será realizado por pesquisa laboratorial de doenças venéreas (VDRL, *venereal disease research laboratory*) mensal até o nascimento, pois o importante é avaliar a queda dos títulos.

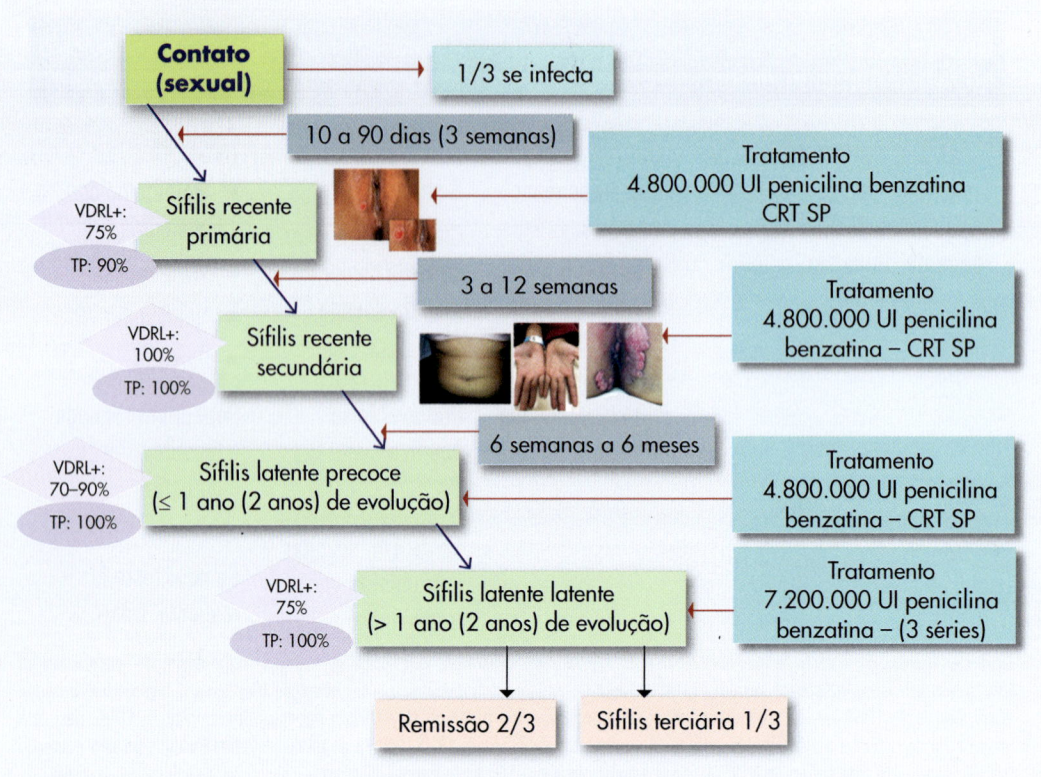

VDRL: pesquisa laboratorial de doenças venéreas (*venereal disease research laboratory*); TP: *Treponema pallidum*.

FIGURA 38.5 História natural da sífilis, sensibilidade dos testes treponêmicos e não treponêmicos e dose de penicilina benzatina em cada fase da infecção.

Fonte: Fitzpatrik; 2011 e Brasil; 2016.

- Resposta adequada ao tratamento: queda da titulação na VDRL em pelo menos duas diluições em até três meses após a conclusão do tratamento.

- Resposta inadequada com necessidade de investigar reinfecção ou sinais/sintomas neurológicos e/ou oftalmológicos:
  - aumento da titulação em pelo menos duas diluições; **ou**
  - persistência; **ou**
  - recorrência dos sinais/sintomas; **ou**
  - ausência de queda esperada do título.

REFERÊNCIAS CONSULTADAS

1. Brasil. Ministério da Saúde. Secretaria de Vigilância em Saúde. Departamento de Doenças de Condições Crônicas e Infecções Sexuais Transmissíveis. Protocolo clínico e diretrizes terapêuticas para prevenção da transmissão vertical de HIV, sífilis e hepatites virais. Brasília, DF: Ministério da Saúde; 2018.

2. Fitzpatrick, TB. Tratado de dermatologia. 7a ed. 2011. 302 p.

3. Gomez GB, Kamb ML, Newman LM, Mark J, Broutet N, Hawkes SJ. Untreated

maternal syphilis and adverse outcomes of pregnancy: a systematic review and meta-analyses. Bull World Health Organ. 2013 Mar 1;91(3):217-26.

4. Brasil. Ministério da Saúde. Secretaria de Vigilância em Saúde. Departamento de Vigilância, Prevenção e Controle das Doenças Sexualmente Transmissíveis, Aids e Hepatites Virais. Manual técnico para diagnóstico da sífilis [Internet]. Brasília, DF: Ministério da Saúde; 2016. [accessed 2020 Feb 4]. Disponível em: http://www.aids.gov.br/pt-br/pub/2016/manual-tecnico-para-diagnostico-da-sifilis.

capítulo 39

Hepatites B e C: Praticamos Tudo o Que Sabemos?

▶ Évelyn Traina

INTRODUÇÃO

HEPATITE B

O vírus da hepatite B (HBV, *hepatitis B virus*) é um vírus DNA cuja infecção representa um problema mundial de saúde. Embora a epidemiologia da doença esteja mudando graças à vacinação em larga escala e às políticas de testagem em bancos de sangue, estima-se que haja, ainda, mais de 250 milhões de indivíduos assintomáticos e mais de 600.000 mortes anuais decorrentes de complicações da doença.[1]

O HBV pode ser transmitido pelas vias percutânea, sexual e vertical. É um vírus muito resistente e sobrevive fora do organismo por longo período de tempo. A transmissão, portanto, pode ocorrer através de fômites ou pequenos ferimentos.

A prevalência da doença varia bastante de acordo com a região. Regiões consideradas de alta prevalência são aquelas com mais de 8% de casos; intermediárias, entre 2 e 7%; e de baixa prevalência, com menos de 2%, estando o Brasil numa situação de prevalência intermediária.[2] Essa ampla variação na prevalência deve-se principalmente à idade em que ocorreu a contaminação, uma vez que a cronificação é tanto mais provável quanto mais precoce ela for; chega a 90% para as transmissões perinatais, 20 a 50% quando adquirida entre um e cinco anos de idade e apenas 5% se ocorrer após os seis anos e na idade adulta.[3] A infecção crônica também é mais provável em indivíduos imunocomprometidos.

O espectro clínico da doença varia conforme a infecção, se aguda ou crônica. Na infecção aguda, aproximadamente 70% dos indivíduos têm uma infecção subclínica ou anictérica. A forma fulminante é rara, acometendo apenas 0,1 a 0,5% dos indivíduos infectados, e se deve, provavelmente, a uma resposta imunológica exacerbada. Quando sintomática, aparecem sintomas prodrômicos seguidos por náuseas, fadiga, icterícia, dor em abdome superior e elevação importante de enzimas hepáticas. O tratamento geralmente se limita a medidas de suporte e prevenção da transmissão aos contactantes. A normalização das enzimas hepáticas acontece em um a quatro meses, e a persistência de alanina aminotransferase (ALT) alta por mais de seis meses é indicativa de progressão para doença crônica. Na doença crônica, a maioria dos indivíduos é assintomática, e alguns têm sintomas inespecíficos, como fadiga. A história natural da hepatite B crônica é determinada por uma interação entre a replicação viral e a resposta imunológica do hospedeiro. As sequelas da doença crônica variam desde ausência de sintomas até cirrose, insuficiência hepática, carcinoma hepatocelular e óbito.

O manejo da hepatite B na gravidez deve abordar os efeitos do vírus na saúde materna e fetal, o efeito da gestação no curso da doença, o tratamento durante a gestação e, fundamentalmente, a prevenção da transmissão vertical.

A hepatite viral aguda é a causa mais comum de icterícia na gestação, e a hepatite B costuma ser leve e não está associada a maior mortalidade ou teratogenicidade. Alguns autores reportam risco um pouco maior de prematuridade ou baixo peso ao nascer.[4] O tratamento se resume a medidas de suporte, com monitorização de enzimas hepáticas e do tempo de protrombina . O risco de transmissão vertical é de cerca de 10% quando a infecção acontece no início na gravidez, mas aumenta quanto mais tardia a idade gestacional, podendo chegar a 60% quando se dá no segundo ou terceiro trimestres. Essas pacientes devem ser monitoradas quanto à positividade do HBsAg e à carga viral (CV).

Os efeitos da hepatite crônica na gestação não são bem definidos, mas a doença avançada e com cirrose tem sido associada a uma piora da morbidade materno-fetal, com maior risco de prematuridade, restrição do crescimento intrauterino, óbito fetal, hipertensão gestacional e hemorragia puerperal.[5] A gestação também não costuma alterar o curso da infecção, mas pode haver reativação viral após o parto.

A maioria das mulheres infectadas encontra-se na fase de imunotolerância da infecção, caracterizada por replicação viral, porém com enzimas hepáticas normais e histologia hepática com alterações mínimas ou ausentes.

O objetivo do pré-natal é identificar as pacientes com hepatite B crônica, de forma a oferecer a profilaxia adequada para mãe e recém-nascido e impedir a transmissão vertical.

Diagnóstico

Todas as gestantes devem realizar pesquisa de HBsAg no primeiro trimestre ou assim que iniciarem o pré-natal. Pacientes sem histórico de vacinação ou com esquema vacinal incompleto devem receber o esquema vacinal para hepatite B. Mulheres não imunes expostas ao vírus em qualquer trimestre, por relação sexual ou acidente com material biológico, devem receber associação de vacina e imunoglobulina específica anti-hepatite B.

Se o HBsAG for reagente, devem-se solicitar HBeAg, carga viral (CV-HBV-DNA) e ALT. Os fatores de risco mais importantes para transmissão vertical são a positividade do HBeAg e a CV elevada, podendo chegar a 90% na ausência de profilaxia. Quando a CV é menor que 10^5, a transmissão vertical é rara.[6,7] Sugere-se também complementar propedêutica materna com ultrassonografia abdominal, repetição de enzimas hepáticas trimestralmente e seguimento conjunto com infectologista ou gastroenterologista.

Quando o HBeAg for negativo e a CV < 200.000U/mL, é preciso repetir os exames no início do terceiro trimestre. Caso permaneçam da mesma forma, manter apenas o seguimento pré-natal de rotina.

Se o HBeAg for positivo, considere-se iniciar a profilaxia entre 28 e 32 semanas de gestação, independentemente da CV. Se o HBeAg for negativo ou desconhecido, repetir CV e ALT com 28 semanas. A profilaxia está indicada se CV > 200.000U/mL ou ALT > 2 vezes normal.[8] O esquema de seguimento e conduta está sumarizado na Figura 39.1.

Para pacientes com diagnóstico de hepatite B que engravidam, é preciso solicitar enzimas hepáticas a cada três meses durante gestação e puerpério, até o sexto mês pós-parto. Solicitar CV entre 26 e 28 semanas ou em qualquer momento se houver elevação de transaminases. O manejo de pacientes com cirrose hepática segue as mesmas recomendações da não gestante. Se necessário, a endoscopia digestiva alta (EDA) é segura e pode ser realizada na gestação.

Tratamento e profilaxia da transmissão vertical

A abordagem da gestante infectada pela hepatite B deve ter como uma das principais metas a prevenção da transmissão vertical.

Quando indicado o tratamento na gravidez, a droga de escolha é o tenofovir (TDF, *tenofovir disoproxil fumarate*), pois é uma medicação sabidamente segura na gestação e está associada a pouca resistência viral, fator importante quando necessária a continuidade ou a manutenção do tratamento pós-parto. A dose é de 300 mg, via oral, uma vez ao dia.

A profilaxia com TDF deve ser iniciada cerca de seis a oito semanas antes do parto e está indicada nas seguintes situações:

- HBsAg reagente e HBeAg reagente;
- HBsAG reagente, HBeAg não reagente ou desconhecido com CV-HBV DNA > 200.000U/mL **e/ou** ALT > 2 vezes normal;
- pacientes sabidamente com HBsAg reagente e início do pré-natal tardiamente: considerar profilaxia sem aguardar resultado da carga viral;
- pacientes coinfectadas pelo HIV.

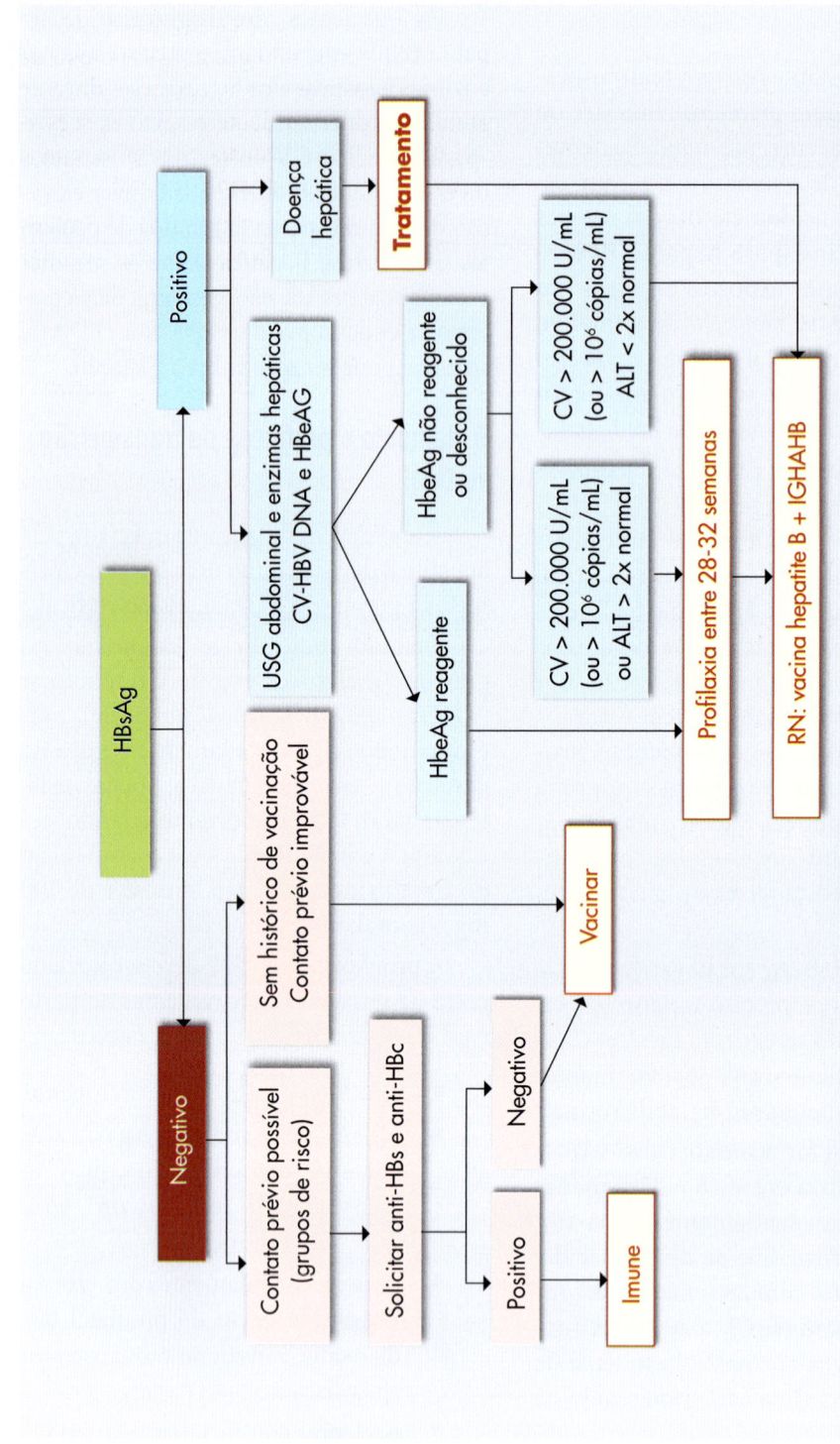

USG: ultrassonografia; CV: carga viral; HBV: vírus da hepatite B; ALT: alanina aminotransferase; RN: recém-nascido; IGHAHB: imunoglobulina humana anti-hepatite B.

FIGURA 39.1 Organograma para diagnóstico e conduta.

Para mulheres com diagnóstico de hepatite B crônica que engravidam, o tratamento deve levar em consideração a gravidade da doença e a relação risco/benefício para o feto. As situações mais prováveis são:

- pacientes com fibrose ou cirrose hepática em tratamento: manter terapia antiviral oral, de preferência com TDF;
- mulheres que engravidam em uso de TDF e lamivudina (3TC): manter medicação;
- mulheres que engravidam em uso de entecavir: trocar por TDF;
- interferon: contraindicado; avaliar substituição por TDF.

Pacientes com doença hepática avançada e varizes de esôfago: as indicações de EDA e escleroterapia são as mesmas consideradas para a não gestante. Se o uso de betabloqueadores for necessário, deve-se atentar para risco de restrição do crescimento fetal, bradicardia, hipoglicemia e desconforto respiratório neonatal.

Todos os recém-nascidos de mães com hepatite B (HBsAg+) devem receber imunoglobulina humana anti-hepatite B (IGHAHB) e a primeira dose do esquema vacinal de hepatite B, idealmente nas primeiras 12 horas de vida. O esquema vacinal será completado com dois, quatro e seis meses. A vacina deve ser aplicada no vasto lateral da coxa (dose: 0,5 mL). A IGHAHB deve ser aplicada também no vasto lateral, mas **contralateralmente** ao da aplicação da vacina.

O manejo do tratamento e a profilaxia estão resumidos na Tabela 39.1.

Tabela 39.1 Manejo do tratamento e profilaxia da hepatite B na mãe e no recém-nascido.

Marcador	Interpretação	Exames complementares	Conduta na gestante	Conduta no RN
HBsAg – Anti–HBs –	Não imune	Pré-natal de rotina	Vacinar gestante	Vacinar RN (calendário de rotina)
HBsAg – Anti–HBs +	Imune		Sem recomendação específica	
HBsAg + Anti–HBs – Anti–HBc IgM +	Infecção aguda	Enzimas hepáticas HBeAg Carga viral USG de abdome Pré-natal em serviço de referência	HBeAg – CV < 200.000U/mL normal	Seguimento Repetir no terceiro trimestre
HBsAG + Anti–HBs – Anti–HBc IgG +	Infecção crônica		HBeAG + HBeAG – CV > 200.000 U/mL (ou > 10^6 cópias/mL) ou ALT > 2x nl	TDF	Vacinação RN + Imunoglobulina anti-hepatite B

USG: ultrassonografia; CV: carga viral; ALT: alanina aminotransferase; RN: recém-nascido.

Apesar de a maioria das transmissões verticais de hepatite B ser perinatal e de ainda haver alguma controvérsia quanto à via de parto, não há, até o momento, evidência para a indicação de cesariana rotineira nessas pacientes, de tal forma que a via de parto segue recomendação obstétrica. O aleitamento materno também não está contraindicado, mesmo para as pacientes que estão em uso de TDF.

A redução de transmissão vertical com a profilaxia adequada é de mais de 95%.

A decisão entre suspender ou manter a medicação após o parto deve ser tomada com o especialista, uma vez que há casos descritos de reativação viral após a retirada da droga. Quando se opta pela suspensão, deve-se solicitar dosagem de enzimas hepáticas mensalmente durante seis meses.

HEPATITE C

Introdução

A hepatite C é causada pelo vírus C (HCV, *hepatitis C virus*), transmitido principalmente por meio da exposição a pequenas quantidades de sangue contaminado. O vírus C pode causar doença hepática aguda ou crônica, variando desde uma doença leve e autolimitada até crônica e grave, potencialmente fatal.

Estima-se, atualmente, cerca de 71 milhões de pessoas com hepatite C crônica no mundo, acarretando quase 400.000 mortes anualmente, a maioria decorrente de cirrose e carcinoma hepatocelular. A prevalência da doença varia de 0,5 a 2,5% de acordo com a região e a população estudadas.[9]

O período de incubação varia de duas semanas a seis meses, e os sintomas mais comuns da infecção aguda são anorexia, febre, fadiga, dor abdominal, dor articular e icterícia. No entanto, a maioria dos indivíduos permanece assintomática, e menos de 25% dos indivíduos têm sintomas clínicos aparentes. Cerca de 50 a 85% dos infectados evoluem para a forma crônica, mas a infecção pode não se tornar clinicamente aparente por anos, até advirem os efeitos da doença hepática avançada. Nessa fase de transição, os sintomas costumam ser brandos e inespecíficos. Os sintomas mais comumente relatados são fadiga, distúrbios do sono, sintomas gastrointestinais (como dor, diarreia e vômito), anorexia, dor muscular e articular, perda de peso e, eventualmente, sintomas psiquiátricos (como depressão e ansiedade).[10,11] A hepatite crônica acarreta fibrose e cirrose hepática, mas o grau de lesão é variável. Muitos pacientes que desenvolvem cirrose podem permanecer estáveis por anos; apesar disso, esses indivíduos têm um risco adicional de evolução com carcinoma hepatocelular, varizes de esôfago e encefalopatia hepática.

Há evidências de que mulheres com HCV têm maior risco de desfecho materno-fetal adverso, como diabetes gestacional, pré-eclâmpsia, restrição do crescimento intrauterino e hemorragia pós-parto.[12] A história natural da hepatite C não costuma ser afetada pela gestação, mas há maior risco de colestase intra-hepática, devendo o clínico ficar atento para o surgimento de icterícia e prurido nessas pacientes.

Ao lado da hepatite B, a hepatite C é a causa mais comum de hepatite crônica viral em adultos e crianças, sendo a transmissão vertical a principal forma de contágio na população infantil. Os mecanismos da transmissão vertical não são totalmente conhecidos. Embora a maior parte das transmissões verticais ocorra provavelmente no período perinatal, a transmissão intrauterina também é possível. A taxa de transmissão vertical fica em torno de 5%, sendo maior a probabilidade em gestantes com CV alta e coinfecção pelo HIV.[13]

A história natural da infecção pelo HCV em crianças não é totalmente conhecida, mas em pelo menos 25% dos nascidos infectados a infecção resolve-se espontaneamente até o terceiro ano de vida.[14] Nos demais, a evolução da doença é lenta e assintomática, e raramente há doença hepática avançada com menos de 30 anos de evolução.

O objetivo de identificar pacientes com HCV no pré-natal é o encaminhamento para serviço de referência, com oferta de tratamento para a paciente e seguimento do recém-nascido após o parto.

Diagnóstico

Recomenda-se sorologia de hepatite C no pré-natal para todas as gestantes com fatores de risco, como: infecção pelo HIV, uso de drogas ilícitas, transfusão de sangue ou transplante de órgãos antes de 1993, hemodiálise, elevação de enzimas hepáticas sem causa aparente, acidente com material biológico e parceria sexual infectada pelo HCV. Ainda que o rastreamento apenas em grupos de risco seja recomendado por muitas sociedades, a pesquisa universal já tem sido proposta.

Os argumentos a favor da sorologia para todas as gestantes são: o aumento do número de infectados entre a população jovem; a possibilidade de evitar fatores de risco adicionais na transmissão vertical; e a possibilidade de referenciar paciente e recém-nascido para seguimento após o parto.[13] O teste habitualmente realizado no pré-natal é a sorologia anti-HCV por ensaio de imunoabsorção ligado à enzima (ELISA, *enzyme-linked immunosorbent assay*).

Para pacientes com sorologia positiva, devem-se solicitar CV e enzimas hepáticas. A CV do HCV pode flutuar durante a gestação. O padrão mais comum é ocorrer aumento durante a gravidez, com queda após o parto. Algumas mulheres evoluem com negativação espontânea, sendo recomendada a repetição da CV-HCV após a gestação.

As pacientes devem receber cuidados adequados aos seus riscos obstétricos, uma vez que não há intervenção eficaz para diminuir o risco de transmissão vertical.

Pacientes com prurido ou icterícia têm grandes chances de colestase intra-hepática. Nesses casos, deve-se solicitar dosagem de transaminases e de bilirrubinas.

Tratamento e profilaxia da transmissão vertical

As drogas utilizadas para tratamento da hepatite C são contraindicadas na gestação em razão do seu potencial teratogênico. Não há estudos sobre segurança e efetividade do tratamento na prevenção da transmissão vertical. Desse modo, o uso de antivirais para hepatite C deve ser suspenso na gravidez.

A transmissão vertical do vírus C acontece em cerca de 5 a 15% dos casos, e não há fator de risco preditor do risco de transmissão. Também não há medidas que previnam a transmissão vertical da hepatite C, exceto o tratamento e a supressão do HIV em mulheres coinfectadas pelo HIV. No entanto, devem-se evitar fatores de risco adicionais: procedimentos invasivos (biópsia de vilo corial, amniocentese, cordocentese), amniorrexe por mais de seis horas no trabalho de parto e monitorização fetal invasiva intraparto. Na necessidade de procedimento invasivo, prefere-se a amniocentese à cordocentese.[15]

A via de parto segue recomendação obstétrica. O aleitamento materno não está contraindicado, a menos que haja mamilos escoriados ou fissurados ou coinfecção pelo HIV.

Para pacientes sabidamente portadoras do vírus C, a recomendação é o tratamento antes da gravidez. Assim, a prevenção da transmissão vertical da hepatite C consiste na identificação e no tratamento de mulheres em idade fértil portadoras do vírus e com potencial reprodutivo. Essas pacientes devem ser aconselhadas sobre o benefício da terapia antiviral antes da gravidez, no sentido de eliminar o pequeno risco de transmissão materno-fetal. A ribavirina é uma das medicações possíveis, mas os efeitos teratogênicos permanecem por até seis meses após a suspensão da droga, e isso se aplica tanto às mulheres usuárias como às mulheres cujos parceiros fazem uso da medicação.

CONCLUSÕES

O pré-natal representa uma janela de oportunidade para a promoção da saúde.

A identificação de mulheres com hepatites virais crônicas na gestação propicia não apenas o seguimento adequado dessas gestantes, mas, principalmente, a prevenção de transmissão vertical da hepatite B. É uma oportunidade também para pesquisa e orientação de contactantes.

É fundamental que o pré-natalista atue no sentido de promover a melhor assistência à saúde possível, reconhecendo as principais situações clínicas e a conduta em cada situação.

PONTOS-CHAVE

- Todas as mulheres devem realizar HBsAg no início do pré-natal.
- Pacientes com HBsAg negativo, sem fator de risco ou histórico de vacinação, devem receber esquema vacinal completo.
- Para pacientes com HBsAg negativo e fator de risco, podem-se solicitar anti-HBs e anti-HBc, a fim de identificar o estado sorológico e de definir necessidade de vacinação.
- Para pacientes com HBsAg positivo: solicitar HBeAg, CV-HBV-DNA e enzimas hepáticas.
- A medicação está indicada nas seguintes situações:
  - doença hepática;
  - pacientes com HBeAg positivo: iniciar profilaxia entre 28 e 32 semanas de gravidez;
  - pacientes com HBeAg negativo ou desconhecido e CV > 200.000U/mL e/ou enzimas hepáticas > 2 vezes normal: iniciar profilaxia entre 28 e 32 semanas de gravidez;

- mulheres sabidamente com HBsAg positivo, com início tardio do pré-natal.

- A droga de escolha para tratamento da hepatite B na gestação é o tenofovir, na dose de 300 mg, via oral, uma vez ao dia.

- Todos os recém-nascidos de mães com HBsAg positivo devem receber vacina para hepatite B e imunoglobulina humana anti-hepatite B nas primeiras 12 horas de vida.

- Nas pacientes com HBsAg positivo, a via de parto segue recomendação obstétrica e o aleitamento materno não está contraindicado, mesmo na utilização de tenofovir.

- Deve-se solicitar sorologia anti-HCV para mulheres de grupos de risco: infecção pelo HIV, uso de drogas ilícitas, transfusão de sangue ou transplante de órgãos antes de 1993, hemodiálise, elevação de enzimas hepáticas sem causa aparente, acidente com material biológico e parceria sexual infectada pelo HCV.

- Pacientes com sorologia positiva de hepatite C devem realizar dosagem de enzimas hepáticas e quantificação da CV.

- O tratamento da hepatite C não é indicado na gestação devido à teratogenicidade das medicações.

- Em pacientes com coinfecção por HIV/HCV, a principal medida para prevenção da transmissão vertical consiste no tratamento e na supressão da CV-HIV.

- Pacientes com HCV têm maior risco de colestase intra-hepática, havendo recomendação de dosagem de transaminases se houver icterícia ou prurido.

- Em pacientes com hepatite C, a via de parto segue recomendação obstétrica e o aleitamento materno não está contraindicado, exceto nos casos de lesões mamilares importantes com potencial de sangramento ou coinfecção pelo HIV.

REFERÊNCIAS BIBLIOGRÁFICAS

1. Schweitzer A, Horn J, Mikolajczyk RT, Krause G, Ott JJ. Estimations of worldwide prevalence of chronic hepatitis B virus infection: a systematic review of data published between 1965 and 2013. Lancet. 2015 Oct 17;386(10003):1546-55.

2. Nelson NP, Easterbrook PJ, McMahon BJ. Epidemiology of hepatitis B virus infection and impact of vaccination on disease. Clin Liver Dis. 2016 Nov;20(4):607-28.

3. McMahon BJ, Alward WL, Hall DB, Heyward WL, Bender TR, Francis DP et al. Acute hepatitis B virus infection: relation of age to the clinical expression of disease and subsequent development of the carrier state. J Infect Dis. 1985 Apr;151(4):599-603.

4. Jonas MM. Hepatitis B and pregnancy: an underestimated issue. Liver Int. 2009 Jan;29 Suppl 1:133-9.

5. Reddick KL, Jhaveri R, Gandhi M, James AH, Swamy GK. Pregnancy outcomes associated with viral hepatitis. J Viral Hepat. 2011 Jul;18(7):e394-8.

6. Chen HL, Lin LH, Hu FC, Lee JT, Lin WT, Yang YJ et al. Effects of maternal screening and universal immunization to prevent mother-to-infant transmission of HBV. Gastroenterology. 2012 Apr;142(4):773-81.e2.

7. Wen WH, Chang MH, Zhao LL, Ni YH, Hsu HY, Wu JF et al. Mother-to-infant transmission of hepatitis B virus infection: significance of maternal viral load and strategies for intervention. J Hepatol. 2013 Jul;59(1):24-30.

8. Brasil. Ministério da Saúde. Secretaria de Vigilância em Saúde. Departamento de Doenças de Condições Crônicas e Infecções Sexualmente Transmissíveis. Protocolo clínico e diretrizes terapêuticas para prevenção da transmissão vertical de HIV, sífilis e hepatites virais [Internet]. Brasília, DF: Ministério da Saúde; 2018. [acesso em 4 fev 2020]. Disponível em: http://www.aids.gov.br/pt-br/pub/2015/protocolo-clinico-e-diretrizes-terapeuticas-para-prevencao-da-transmissao-vertical-de-hiv.

9. World Health Organization. Hepatitis C [Internet]. 2018 [accessed 2019 Jun 28]. Available from: https://www.who.int/en/news-room/fact-sheets/detail/hepatitis-c.

10. Evon DM, Stewart PW, Amador J, Serper M, Lok AS, Sterling RK et al. A comprehensive assessment of patient reported symptom burden, medical comorbidities, and functional well being in patients initiating direct acting antiviral therapy for chronic hepatitis C: results from a large US multi-center observational study. PLoS One. 2018;13(8):e0196908.

11. Hilsabeck RC, Perry W, Hassanein TI. Neuropsychological impairment in patients with chronic hepatitis C. Hepatology. 2002 Feb;35(2):440-6.

12. Safir A, Levy A, Sikuler E, Sheiner E. Maternal hepatitis B virus or hepatitis C virus carrier status as an independent risk factor for adverse perinatal outcome. Liver Int. 2010 May;30(5):765-70.

13. American Association for the Study of Liver Diseases. HCV guidance: recommendations for testing, managing, and treating hepatitis C. 2019 [accessed 2019 Jun 29]. Available from: https://www.hcvguidelines.org/unique-populations.

14. Mast EE, Hwang LY, Seto DS, Nolte FS, Nainan OV, Wurtzel H et al. Risk factors for perinatal transmission of hepatitis C virus (HCV) and the natural history of HCV infection acquired in infancy. J Infect Dis. 2005 Dec 1;192(11):1880-9.

15. Society for Maternal-Fetal Medicine, Hughes BL, Page CM, Kuller JA. Hepatitis C in pregnancy: screening, treatment, and management. Am J Obstet Gynecol. 2017 Nov;217(5):B2-B12.

capítulo 40

HIV e Gravidez: Ainda um Desafio?

► Geraldo Duarte
► Silvana Maria Quintana

► Patrícia Pereira dos Santos Melli

INTRODUÇÃO

Em uma perspectiva histórica, nos últimos 35 anos houve um notável progresso na abordagem de gestantes infectadas pelo vírus da imunodeficiência humana (HIV, *human immunodeficiency virus*). Da falta de perspectivas no início da epidemia até o acesso à possibilidade atual de escolha do esquema antirretroviral mais adequado para atender às demandas maternas e fetais configura avanço indiscutível! Mais recentemente, a profilaxia pré-exposição (PrEP) juntou-se aos recursos com os quais a humanidade pode enfrentar e combater a disseminação da infecção pelo HIV. No entanto, ainda existem vários desafios a serem enfrentados, os quais vão desde a identificação das gestantes infectadas pelo HIV até à implementação de estratégias para aumentar a adesão ao uso dos antirretrovirais (ARV).

ETIOLOGIA

O vírus da imunodeficiência humana (HIV) pertence à família *Retroviridae* e ao gênero *Lentivirus*, cujo isolamento se deu na França, em 1983.[1] Esse vírus é o responsável etiológico pela síndrome da imunodeficiência adquirida (AIDS), cujo espectro mutacional e fisiopatológico é complexo e amplo, causando inúmeros agravos à saúde.[2-4]

FONTES DE DISSEMINAÇÃO

Na atualidade, a principal forma de disseminação da infecção pelo HIV é o relacionamento sexual não protegido (nas suas várias formas de expressão). Em segundo lugar está o uso compartilhado de agulhas e seringas para aplicação percutânea de drogas ilícitas.[5] Felizmente, a disseminação por transfusão de sangue e derivados é rara atualmente, mas a vigilância constante em termos da qualidade desses produtos continua sendo um desafio. Neste capítulo, a maior ênfase está na transmissão vertical (TV), uma categoria de exposição ao HIV peculiarmente perversa.[6]

TRANSMISSÃO VERTICAL DO HIV

Considerando a evolução natural das taxas de TV do HIV, sabe-se que ela pode ocorrer em três momentos distintos, com diferentes taxas médias de ocorrência. Segundo Magder *et al.* (2005)[7], para gestantes cronicamente infectadas pelo HIV os percentuais médios de TV do HIV se distribuem da seguinte forma: (i) Durante a gravidez (infecção transplacentária): 29 a 31% dos casos; (ii) Durante o trabalho de parto/ parto: 60 a 72% dos casos e; (iii) Aleitamento natural: 11 a 14% dos casos de TV se for amamentação natural exclusiva, chegando a 22% se for amamentação e alimentos sólidos (mista).[8] Para todos os três momentos da TV do HIV, a infecção aguda materna é uma grande preocupação. Se a infecção pelo HIV ocorre durante a gravidez, o risco de TV aumenta em 4,7 vezes;[9] e, se ocorre durante o período de lactação, aumenta em 2,1 vezes.[10] Por isso, é necessário cuidado especial para que a mulher não se infecte nesses períodos, pois, na fase aguda da infecção, observa-se elevada carga viral, principal marcador laboratorial de risco para a TV do HIV.[11]

Modernamente, um dos principais objetivos assistenciais para gestantes infectadas pelo HIV é baixar a carga vi-ral, deixando-a indetectável,[12] visto que, quanto mais elevada, maiores as taxas de TV.[13] Além da infecção aguda pelo HIV, existem outros fatores que aumentam a carga viral em gestantes infectadas cronicamente. Entre eles, merecem destaque: presença de outras infecções (incluídas as genitais), tabagismo, alcoolismo, uso de drogas ilícitas, parceria sexual múltipla, sexo sem proteção e uso inconsistente de ARV.[6] Existem também situações que não aumentam a carga viral, mas aumentam a exposição fetal a sangue/secreções/excreções maternas; por exemplo, procedimentos invasivos sobre cavidade amniótica/feto, corioamniorrexe prolongada, via de parto inadequada para casos específicos, uso inadequado de ARV profilático no parto e para o recém-nascido, além do aleitamento natural. Como primeira mensagem, esses resultados indicam que as medidas de profilaxia devem considerar todas as possibilidades de transmissão materno-fetal desse vírus, com vigilância comportamental, clínica e sorológica durante todo o ciclo gravídico e o período de amamentação.[14]

Assimilar todo o conhecimento profilático e terapêutico que a ciência proporcionou nestes últimos 30 anos, incorporando-o à prática obstétrica/neonatal, tornou possível reduzir as taxas de TV do HIV de 35% para menos de 1%.[15]

RASTREAMENTO E DIAGNÓSTICO SOROLÓGICO DA INFECÇÃO PELO HIV NO PRÉ-NATAL

De acordo com orientação do Ministério da Saúde,[15] a gestante deve submeter-se a exame de triagem para infecção pelo HIV em três momentos distintos. O primeiro será na primeira consulta pré-natal, de preferência no primeiro trimestre gestacional; o segundo, na 28ª semana de gravidez; e o terceiro, na ocasião do parto. Alguns serviços orientam a triagem trimestral entre gestantes soronegativas, como é feito no Hospital das Clínicas da Faculdade de Medicina de Ribeirão Preto da Universidade de São Paulo (HC-FMRP-USP).[16]

Para o rastreamento sorológico da infecção pelo HIV, o ideal é começar na atenção básica, utilizando-se inicialmente um ensaio imunoenzimático (ELISA) de elevada sensibilidade, preferencialmente aqueles de quarta geração, os quais apresentam também boa especificidade. Caso o exame de rastreio apresente resultado positivo, esse diagnóstico provisório precisa ser confirmado em outra amostra sanguínea. Se a segunda amostra também for positiva, será necessário confirmar a infecção nessa segunda amostra utilizando uma técnica de maior especificidade (Western blot, Imunoblot ou imunofluorescência indireta). As dúvidas diagnósticas serão resolvidas por técnicas de biologia molecular, reação em cadeia da polimerase (PCR, *polymerase chain reaction*) ou carga viral.[17]

Em situações que demandam diagnóstico ágil da infecção pelo HIV, o teste rápido pode ser considerado um grande avanço. Foi idealizado para ser utilizado em populações com difícil acesso a outros recursos e em gestantes que não tivessem realizado nenhum exame de triagem durante a gravidez. Atualmente, o teste rápido se estende a todas as gestantes em trabalho de parto, possibilitando indicar

uso de ARV profilático durante o trabalho de parto e maior segurança assistencial.[15]

Para a realização de testes com fins de triagem e/ou diagnóstico do HIV, é preciso lembrar a necessidade de aconselhamento e anuência da gestante, com registro desses procedimentos no prontuário.[15] Da mesma forma, a recusa de realização do teste após o aconselhamento também deve ser registrada no prontuário.

Tendo em vista a história do rastreio de infecção pelo HIV em gestantes no Brasil, também é possível observar um notável avanço – da "quase proibição" atávica, ao se solicitar a sorologia no final da década de 1980,[18] para a noção de que as falhas existentes no rastreamento dessa infecção constituem "perda de oportunidades" ou "inadequada rede de cuidados".[19-21]

Seja como for, o fato de, mesmo nas comunidades com mais infraestrutura em assistência pré-natal, a cobertura da triagem de infecção pelo HIV não ultrapassar os 95% serve para sinalizar que ainda há muito a ser feito.[22]

ASSISTÊNCIA PRÉ-NATAL NO PRIMEIRO TRIMESTRE (OU CONSULTA INICIAL)

Uma vez confirmado o diagnóstico de infecção pelo HIV, a paciente deve ser atendida em serviço especializado como gestante de alto risco, assistida por profissionais treinados nesse tipo de atendimento. Equipe multidisciplinar tem importância fundamental, e o ideal é que o atendimento por todos os profissionais (obstetra, infectologista, psicólogo, nutricionista, assistente social, fisioterapeuta e pessoal de enfermagem) seja feito em um mesmo ambiente. Essa estratégia favorece a adesão da gestante e evita informações assimétricas, fator significativo para gerar insegurança nas pacientes.[23]

A inclusão do parceiro sexual na assistência pré-natal também é medida de elevado impacto na saúde materna, paterna e perinatal, propondo-se os exames laboratoriais constantes no escopo dessa estratégia (sorologias para diagnóstico de HIV, sífilis e hepatites B e C; glicemia de jejum e lipidograma). Essa medida tem grande potencial para evitar infecções agudas em gestantes suscetíveis a algumas infecções sexualmente transmissíveis que podem ser diagnosticadas nessa estratégia.[24,25]

Necessário lembrar que entre os principais objetivos da assistência pré-natal para gestantes vivendo com HIV estão a humanização do atendimento, o controle da TV do HIV, a redução de agravos maternos/paternos e o controle de situações/fatores que aumentam a TV.[23]

Anamnese

Na anamnese, a paciente deve ser questionada sobre os riscos da exposição ao HIV, visando caracterizá-los e promover o afastamento deles (hábitos sexuais da paciente e do parceiro; utilização de drogas ilícitas pela paciente e pelo parceiro, detalhando quais as drogas). Verificar a soropositividade anti-HIV do parceiro atual, e a história ou a presença de outras infecções sexualmente transmissíveis.

Nessa etapa, tenta-se avaliar sinais e sintomas que caracterizam a AIDS, situação que agrava o prognóstico materno e perinatal, demandando ações específicas com profissional de infectologia. Atenção especial deve ser dada à história ou à presença de diarreia, febre, tosse, perda de peso e linfoadenomegalia. Tosse (na paciente ou em pessoas de convivência próxima) pode sinalizar hipótese diagnóstica de tuberculose.[15]

Exame físico geral e exames especial e tocoginecológico

Além do exame físico geral e dos exames especial e tocoginecológico rotineiros (avaliar estado geral e mucosas, medir/palpar o útero e aferir pressão arterial, entre outros parâmetros), deve-se atentar a peso (importante para o seguimento futuro), pesquisa das cadeias ganglionares (adenomegalia), sinais de venopunção e exame genital (subsidiado por genitoscopia).[16]

Exames de primeiro trimestre (ou consulta inicial)

A seguir, estão relacionados os exames que ajudam na condução do pré-natal de acordo com a idade gestacional, apontando-se que as sorologias negativas serão repetidas trimestralmente:[16]

- glicemia de jejum;
- exame parasitológico de fezes;
- urina tipo 1 e urocultura;
- sorologias (sífilis; hepatites A, B e C; toxoplasmose; rubéola; vírus T-linfotrópico humano [HTLV] I/II);
- hemograma com contagem de plaquetas;
- provas de função hepática;
- ureia e creatinina;
- lipidograma (colesterol, triglicérides, HDL e LDL);

- genitoscopia;
- cultura endocervical para *Neisseria gonorrhoeae* (meio de Thayer-Martin);
- pesquisa endocervical de *Chlamydia trachomatis* (PCR ou anticorpos monoclonais), se disponível;
- pesquisa de vaginose bacteriana utilizando-se o método disponível;
- citologia cervicovaginal oncótica (dupla);
- contagem de CD4/CD8: essa avaliação deve ocorrer na primeira consulta de pré-natal e pelo menos a cada três meses durante a gravidez para gestantes em início de tratamento. Para gestantes em seguimento clínico em uso de ARV, com carga viral indetectável, deve-se solicitar essa contagem na primeira consulta e entre 34 e 36 semanas de gravidez;
- carga viral: solicitar na primeira consulta, repetir entre duas e quatro semanas após o início do uso de ARV e entre 34 e 36 semanas de gestação (toda vez que mudar o esquema de ARV, essa rotina deve ser repetida; também deve ser repetida nos casos de dúvidas sobre a adesão);
- genotipagem: solicitar na primeira consulta e em casos de suspeita de falha do esquema ARV utilizado;
- outros exames laboratoriais dependerão de avaliação clínica e disponibilidade, a exemplo do *Purified Protein Derivative* (PPD);
- no primeiro trimestre gestacional solicita-se exame ultrassonográfico morfológico de primeiro trimestre, preferencialmente entre a 11ª e 14ª semanas.

Conduta

- Verificar condições familiares para participação no diagnóstico. Oferecer apoio no momento de transmitir essa informação;
- Explicar as indicações de parto vaginal e cesárea eletiva;
- Iniciar sulfato ferroso, 300 mg, via oral, nas refeições;
- Iniciar ácido fólico 0,4 mg/dia, via oral.
- Quando do uso de drogas lícitas ou ilícitas, orientar o cessar de sua utilização;
- Indicar o uso de meias elásticas e profilaxia para evitar estrias e cloasma;
- Orientar sobre "não amamentação natural" e planejamento familiar;
- Instruir sobre profilaxia da infecção por arbovírus;
- Orientar sobre dieta, higiene, vestes e exercícios físicos;
- Recomendar afastamento/controle de situações que aumentam a TV do HIV e/ou que pioram a saúde materna, a exemplo do sexo desprotegido;
- Orientar sobre o uso de preservativo e fornecê-lo;
- Oferecer seguimento psicológico, de enfermagem, de nutrição, de fisioterapia e de assistência social;
- Se a paciente não for vacinada contra hepatite do tipo B e sua sorologia for negativa, deve-se começar o esquema vacinal contra esse vírus;
- Indicar vacina contra *influenza*;
- Se a paciente for assintomática, sem uso prévio de ARV, informar que as medicações ARV serão iniciadas após a 14ª

semana. No entanto, se a gestante vinha utilizando essas medicações com bons resultados, ela deve continuar o tratamento e o esquema ARV (exceto se for dolutegravir). Iniciar as medicações ARV de acordo com o tópico a seguir.

Esquemas antirretrovirais para uso no pré-natal

Duas questões dominam as eventuais limitações do uso de ARV durante a gravidez. A primeira delas é o risco potencial de causarem malformações, e a segunda é ligada aos efeitos adversos. No entanto, o benefício que promovem reduzindo drasticamente a TV do HIV justifica o investimento na pesquisa de medicamentos, de modo a reduzir o temor associado ao seu uso. Dos ARV disponibilizados para uso em gestantes no momento atual, apenas o dolutegravir não se inclui, aguardando mais estudos para definir com clareza sua possível associação com defeitos de fechamento do tubo neural (DFTN). Por isso, se a gestante já vem tomando determinado esquema ARV e mantendo sua carga viral indetectável, a conduta é não modifica-lo, a não ser que o dolutegravir faça parte do esquema.[12,15]

Atualmente, o esquema preferencial de ARV para uso em gestantes é composto por três medicamentos: dois inibidores nucleosídicos da transcriptase reversa (InNTR) e um inibidor da integrase (InI). Os InNTR são o tenofovir (300 mg/dia, via oral, dose única) e a lamivudina (300 mg/dia, via oral, dose única), associados em comprimido de tomada única diária. O InI atualmente utilizado nesse esquema é o raltegravir (400 mg de 12/12 horas, via oral). No caso de intolerância ao raltegravir, ou quando se quer uma supressão viral mais rápida, ele pode ser substituído pela combinação de dois inibidores da protease (InP): o atazanavir e o ritonavir (300/100 mg/dia, via oral, dose única diária), associados em comprimido de tomada única diária. Deve-se lembrar que a dose do ritonavir é apenas para potencializar a ação do outro InP (atazanavir).

Havendo problemas de adesão ao uso dos ARV, uma alternativa válida é a associação de tenofovir, lamivudina e efavirenz (300/300/600 mg/dia, via oral), em um comprimido único, demandando apenas uma tomada diária. O efavirenz é um inibidor não nucleosídico da transcriptase reversa (INNTR). Embora a genotipagem tenha indicação de anteceder o início de todo esquema ARV em gestantes, no caso do efavirenz essa conduta é mandatória.[15] Na Tabela 40.1, um resumo dos esquemas de ARV mais utilizados em gestantes.

Tabela 40.1 Esquemas de ARV mais utilizados em gestantes.

#InNTR	InI*/InP×/INNTR ^
Tenofovir + lamivudina	Raltegravir*
Tenofovir + lamivudina	Atazanavir/ritonavir×
Tenofovir + lamivudina	Efavirenz ^

ARV: antirretrovirais; #InNTR: inibidor nucleosídico da transcriptase reversa; *InI: inibidor da integrase; ×InP: inibidor da protease; ^ INNTR: inibidor não nucleosídico da transcriptase reversa.

Com base nas orientações atuais, o raltegravir, após o parto, deve ser substituído por outro InI, o dolutegravir (50 mg/dia, via oral, dose única diária), conduta adotada pela maioria dos protocolos vigentes.[12,15]

Por questões de custo, existem gestões do Ministério da Saúde no sentido de substituir o raltegravir – como alternativa inicial no esquema de ARV para gestantes – por atazanavir/ritonavir no primeiro trimestre, adotando-se o dolutegravir após o primeiro trimestre. A associação entre o uso de dolutegravir nas fases iniciais da gravidez e o risco de DFTN baseia-se em uma avaliação secundária dos resultados do Tsepamo Study, realizado em Botsuana.[26]

A profilaxia medicamentosa para a infecção pelo HIV em gestantes é outro tema ainda controverso, mas que demanda urgente definição. Hoje, para uso fora da gravidez, existem medicações injetáveis, implantes, anéis vaginais, cremes e fármacos de via oral (rilpivirina, cabotegravir, tenofovir e entricitabina). Alguns desses medicamentos estão em fase de experimentação clínica, portanto ainda não são comercializados.[27] Fora da gravidez, a associação mais comum é de tenofovir/entricitabina (300 mg/200 mg), em comprimidos de uso único diário.

Para uso durante a gravidez, apesar das controvérsias, a associação tenofovir/entricitabina é a que encontra maior número de adeptos, com indicação lógica em casais sorodiferentes nos quais a gestante é soronegativa e com baixa adesão ao uso de preservativo.[28,29] De forma geral, até que se comprovem a segurança e o potencial de adesão à profilaxia medicamentosa da infecção pelo HIV entre gestantes, a orientação é reforçar estratégias que favoreçam o uso correto e consistente do preservativo.[15]

Nota especial: exames invasivos da placenta, da cavidade amniótica e do feto estão contraindicados para essas gestantes durante toda a gravidez e no parto. Em situações imperativas, biópsia de vilo corial, biópsia fetal, amniocentese e cordocentese podem ser realizadas se precedidas de profilaxia com zidovudina injetável, em uma dose de ataque de 2 mg/kg e dois repiques de 1 mg/kg com intervalo de uma hora entre eles.[30] É importante que a amniocentese ou a cordocentese sejam precedidas de avaliação criteriosa do risco/benefício do procedimento, principalmente se a carga viral materna for elevada.

ASSISTÊNCIA PRÉ-NATAL NOS RETORNOS

Não há uma regra fixa sobre intervalos de retorno, a depender do estado de saúde materno, mas existem parâmetros mínimos. O primeiro retorno deve ser com intervalo curto, possibilitando avaliar os exames e tomar as decisões necessárias para correção dos desvios. A partir do primeiro retorno até a 28ª semana, os retornos deverão ser de quatro semanas, quinzenais até a 36ª semana e, então, semanais até o termo. Toda vez que se introduzir algum medicamento novo, a exemplo dos ARV, é preciso avaliar a possibilidade de ver a gestante dentro de uma semana. Correções de distúrbios próprios da gravidez e orientações para controle de efeitos adversos dos medicamentos também demandam retornos com intervalos curtos.[23]

Nos retornos, o profissional deve estar sempre disponível, de modo empático, para aferir queixas e responder às perguntas que surgirem. Conferir o afastamento das situações que aumentam a TV do HIV e/ou pioram a saúde materna em todos os retornos é regra básica nesses atendimentos. Cuidado especial deve ser dispensado às infecção de transmissão sexual, as quais devem ser prontamente diagnosticadas e tratadas.[31] Além disso, é importante verificar os resultados dos exames complementares e discuti-los com a gestante, implementando medidas para controle de eventuais desvios que os exames indicarem. Por fim, é preciso verificar se a paciente necessita de suporte psicológico e ajuda para comunicação do diagnóstico ao parceiro/à família.

Se possível, na mesma consulta a paciente deve passar por todos os profissionais que participam do seu seguimento (infectologista, psicólogo, nutricionista, fisioterapeuta, assistente social e pessoal de enfermagem) – ou pelo menos ter seu caso discutido entre eles.[16]

No exame físico geral, devem-se avaliar sinais de uso endovenoso de drogas ilícitas, pressão arterial, coloração de mucosas e edema. No exame físico especial, entre outros parâmetros, realizam-se ausculta pulmonar e cardíaca, além de palpação abdominal e das principais cadeias ganglionares. Completa-se essa etapa do exame clínico com o exame físico obstétrico, aferindo-se ganho de peso, medida da altura uterina e frequência cardíaca fetal. A avaliação perineal e o exame especular deverão ser repetidos trimestralmente.

Atenção especial deve ser dispensada à contagem de CD4, pois, quando CD4 < 200 células/mL, a paciente precisa fazer profilaxia da pneumonia por *Pneumocystis jiroveci* e toxoplasmose. Para isso, deve-se utilizar sulfametoxazol (800 mg/dia, via oral) associado a trimetoprim (160 mg/dia, via oral). Nesse caso, a dose de ácido fólico deve ser de 4,0 mg/dia, via oral.[6]

Imunização de gestante com HIV

Para uma abordagem segura dos aspectos profiláticos relacionados à imunização da gestante vivendo com HIV/AIDS, é necessário considerar, além dos aspectos gestacionais, suas condições imunológicas. Na infecção pelo HIV, quanto mais acentuada for a imunossupressão, menor será a possibilidade de resposta imune consistente ao processo vacinal.[32]

Nos casos em que a gestante se apresenta com sinais/sintomas de AIDS, infecções oportunistas ou imunossupressão com contagem de CD4 inferior a 200 células/mm³, preferencialmente se deve adiar a administração de vacinas e então iniciar o uso de ARV. O processo vacinal estará liberado até que um grau satisfatório de reconstituição imune seja obtido com o uso de ARV. Essa estratégia melhora potencialmente a resposta vacinal e reduz o risco de complicações vacinais.[15]

De forma geral, o esquema vacinal da gestante vivendo com HIV/AIDS contempla tanto as vacinas básicas indicadas para todas as gestantes (hepatite B, *influenza*, difteria, tétano e coqueluche) quanto outras que são indicadas ou sugeridas apenas para gestantes com HIV. No esquema de vacinação básico, incluem-se quatro doses da vacina contra hepatite do tipo B em dose dupla (o esquema pode ser iniciado ou concluído em qualquer período da gravidez), uma dose da vacina contra *influenza* (pode ser administrada em qualquer período da gravidez) e a associação de vacina contra difteria/tétano e vacina contra coqueluche (pertússis acelular) – essa vacina é conhecida pelas iniciais DTPa –, devendo ser administrada após a 20ª semana de gravidez. Além desse esquema básico de vacinação, estão indicadas também, na gestante vivendo com HIV/AIDS, as vacinas contra o *Streptococcus pneumoniae*, contra o *Haemophilus influenzae* tipo b, meningocócica conjugada (MncC) e contra o vírus da hepatite A (duas doses).[15]

A vacina contra febre amarela deve ser evitada em mulheres vivendo com HIV/AIDS por conter vírus vivos; em regiões de risco elevado ou em situações de surto, entretanto, poderá ser administrada, avaliando-se o risco e o benefício, dada a elevada morbimortalidade da doença a partir do terceiro trimestre de gravidez.[33] Nessas situações, será prudente buscar a ajuda de um especialista da área, e a correlação com a contagem de CD4 é mandatória.[15]

As imunizações passivas (administração de anticorpos) podem ser feitas em gestantes infectadas pelo HIV, sempre avaliando o custo/benefício dessa estratégia de profilaxia pós-exposição. Havendo indicação, podem ser administradas a imunoglobulina humana anti-hepatite B (até 14 dias após a exposição) e a imunoglobulina antivírus da varicela-zóster.[34]

Exames de segundo trimestre

- Sorologias que foram negativas na primeira avaliação serão repetidas trimestralmente (sífilis; hepatites A, B e C; toxoplasmose; rubéola; HTLV I/II);
- Hemograma com contagem de plaquetas;
- Provas de função hepática;
- Ureia e creatinina;
- Lipidograma (colesterol, triglicérides, HDL e LDL);
- Genitoscopia;
- Teste oral de tolerância à glicose com 75 g (entre 24 e 28 semanas);
- Contagem de CD4/CD8;
- Carga viral;
- Preferencialmente em torno de 22/24 semanas de gravidez, solicita-se exame ultrassonográfico morfológico de segundo trimestre.

Exames de terceiro trimestre

- Cultura para *Streptococcus agalactiae* (*swab* de material obtido do terço distal da vagina e do ânus) em meio de Todd-Hewitt. Deve ser realizada entre 35/37 semanas de gravidez;
- Sorologias que foram negativas na segunda avaliação serão repetidas no terceiro trimestre (sífilis; hepatites A, B e C; toxoplasmose; rubéola; HTLV I/II);
- Se ainda não foi realizado teste oral de tolerância à glicose com 75 g, ele deve ser feito até a 28ª semana;
- Hemograma com contagem de plaquetas;

- Provas de função hepática;
- Ureia e creatinina;
- Lipidograma (colesterol, triglicérides, HDL e LDL);
- Genitoscopia (ânus, períneo, vulva, vagina e colo);
- Contagem de CD4/CD8;
- Em torno de 34/36 semanas de gravidez, solicita-se exame ultrassonográfico para avaliação do crescimento fetal;
- Cardiotocografia semanal a partir de 32 semanas (ou antes, se necessário);
- Aferir carga viral (imprescindível que seja realizada entre 34/36 semanas de gravidez, a fim de se definir e programar a via de parto) – ver próximo tópico.

PARÂMETROS QUE ORIENTAM A VIA DE PARTO EM GESTANTES COM HIV

De forma geral, a via de parto em gestantes com HIV começa a ser definida conforme o resultado da carga viral entre 35/36 semanas de gestação. Na Suíça, o ponto de corte para a indicação de cesárea é carga viral acima de 150 cópias/mL.[35] No Reino Unido, esse limite é de 400 cópias/mL. Para a maior parte dos países, no entanto, a exemplo de Brasil,[15] Canadá[36,37] e Estados Unidos da América,[12,38] esse limite é de 1.000 cópias/mL, com excelentes resultados sobre a TV do HIV.

Na decisão da via de parto, também é preciso levar em conta que a taxa de complicações pós-cirúrgicas é maior após a cesárea quando em comparação com o parto por via vaginal.[39-41] Devido ao potencial risco de solução de continuidade da pele fetal e do contato com sangue materno e conteúdo vaginal, a princípio os partos instrumentalizados estão contraindicados para gestantes com HIV.[6,38] No entanto, alguns autores consideram que, para gestantes com carga viral indetectável, o parto instrumentalizado parece ser uma alternativa segura.[12,41]

Para gestantes vivendo com HIV, uma cesárea eletiva será considerada se a situação global contemplar todas estas variáveis:

- carga viral > 1.000 cópias/mL (obtida após a 34ª semana de gravidez);
- gravidez com mais de 38 semanas, comprovada por ecografia;
- membranas corioamnióticas íntegras;
- fora de trabalho de parto (atualmente, aceita-se que a cesárea em parturientes no início do trabalho de parto, com dilatação cervical até 2 a 3 cm, ainda oferece proteção contra a TV do HIV).

ORIENTAÇÕES PARA O PRÉ-PARTO

- Cuidados usuais de internação pré-parto;
- A parturiente portadora de *Streptococcus agalactiae* com indicação de parto vaginal deve receber penicilina cristalina (5.000.000 UI, via endovenosa, em dose de ataque e, depois, 2.500.000 UI de 4/4 horas até o parto). Se a paciente for submetida à cesárea eletiva, não há necessidade de uso profilático da penicilina cristalina;
- Independentemente do esquema ARV vigente, se a carga viral for detectável (não importa o valor), a gestante deve receber zidovudina na dose de 2 mg/kg,

via endovenosa (primeira dose), diluída em 10 mL de soro fisiológico 0,9% (gestantes diabéticas) ou glicosado 5% (gestantes sem distúrbios glicêmicos). As doses de manutenção da zidovudina são de 1 mg/kg, via endovenosa, diluídas da mesma forma, a cada hora de trabalho de parto. Começar a contar a partir do horário de administração da primeira dose. Havendo condições de infusão contínua, utilizar o esquema da Tabela 40.2;

- Pacientes que vão para a cesárea eletiva devem fazer a dose inicial de zidovudina (2 mg/kg, via endovenosa) duas a três horas antes da cirurgia, com repiques horários de 1 mg/kg, via endovenosa, até a clampagem do cordão. Preferindo a infusão contínua, utilizar esquema da Tabela 40.2.[15] Se for cesárea de urgência, fazer apenas a dose de ataque, o mais precocemente possível;

- A equipe deve tomar todos os cuidados em procedimentos que envolvam

Tabela 40.2 Preparo da solução de zidovudina para infusão endovenosa durante o trabalho de parto.

Considerando que cada mililitro da ampola de zidovudina tem 10 mg da medicação, diluir 100 mL de soro glicosado/fisiológico de acordo com o peso da gestante e a concentração desejada para a solução endovenosa de zidovudina.

		Peso da gestante					
		40 kg	50 kg	60 kg	70 kg	80 kg	90 kg
Primeira dose (2 mg/kg EV) Correr primeira hora	Quantidade (em mL) de zidovudina	8 mL	10 mL	12 mL	14 mL	16 mL	18 mL
Velocidade de infusão (número de gotas/minuto)		36 gotas/ minuto	37 gotas/ minuto	37 gotas/ minuto	38 gotas/ minuto	39 gotas/ minuto	39 gotas/ minuto
Manutenção (1 mg/kg EV) Contínua	Quantidade (em mL) de zidovudina	4 mL	5 mL	6 mL	7 mL	8 mL	9 mL
Velocidade de infusão (número de gotas/minuto)		35 gotas/ minuto	35 gotas/ minuto	35 gotas/ minuto	36 gotas/ minuto	36 gotas/ minuto	36 gotas/ minuto

EV: endovenosa.

risco potencial de contato com sangue ou secreções, os quais devem ser realizados com medidas de biossegurança;

- Retardar a rotura das membranas o máximo possível.

ORIENTAÇÕES PARA O PARTO

- Avaliar se a paciente preenche os requisitos de cesárea eletiva, conforme os parâmetros do tópico *Parâmetros que orientam a via de parto em gestantes com HIV*;
- Além da paramentação normal da equipe cirúrgica para parto/cesárea, devem-se acrescentar aventais plásticos e enluvamento duplo;
- Se a opção for parto vaginal, evitar parto instrumentalizado. Se for cesárea, tentar a retirada do feto sem romper as membranas. Se não for possível cumprir estas premissas, deve-se evitar o contato do feto com o sangue materno;
- A analgesia/anestesia não tem nenhuma particularidade em relação a parturientes não infectadas pelo HIV;
- Se possível, evitar episiotomia. Não sendo possível, proteger o leito da episiotomia com compressa embebida em degermante aquoso;
- Clampar rapidamente o cordão umbilical;
- A antibioticoprofilaxia com cefazolina (2,0 g, via endovenosa, dose única) após parto vaginal normal está indicada somente para parturientes que desenvolveram AIDS;
- Quando de fórceps, curagem ou cesárea, a antibioticoprofilaxia deve

considerar cefazolina (2,0 g, via endovenosa, em dose única). Se a cirurgia durar mais de três horas, fazer repique com cefazolina (1,0 g, via endovenosa, após a primeira dose);

- A prescrição pós-parto do esquema de ARV deve considerar o esquema utilizado durante a gravidez. O raltegravir deve ser substituído pelo dolutegravir (50 mg/dia, via oral, dose única diária). Se a paciente estiver utilizando outros esquemas ARV com bons resultados, a tendência é pela manutenção.

CUIDADOS PÓS-NATAIS COM O RECÉM-NASCIDO

- Verificar se há necessidade de aspiração das vias aéreas superiores do recém-nascido. Se houver, a aspiração deve ser atraumática, realizada por profissional experiente;
- Contato pele a pele do recém-nascido com a mãe: lembrar que a amamentação é contraindicada;
- Limpeza e banho imediatos do recém--nascido;
- Estão liberadas as profilaxias e imunizações protocolares pela neonatologia;
- Iniciar zidovudina em xarope (quatro semanas), segundo orientação da neonatologia (dose/idade gestacional);
- Se a mãe não utilizou ARV durante a gravidez, ou usou de forma inconsistente, ou apresenta carga viral > 1.000 cópias/mL, está indicado o uso de nevirapina (três doses) de modo concomitante ao uso de zidovudina,

segundo orientação da neonatologia (dose/peso ou dose/idade gestacional e intervalos das doses).

PUERPÉRIO

Uma das modificações recomendadas pela Organização Mundial da Saúde[42] – com maior impacto sobre o controle da disseminação do HIV – foi a **Opção B+**, que propõe o uso contínuo de ARV, inclusive no puerpério. Após o parto, modifica-se o esquema ARV, introduzindo o dolutegravir (50 mg/dia, via oral, dose única diária), mas mantendo o tenofovir e a lamivudina. No caso de puérperas que já estavam utilizando dolutegravir, não será necessária nenhuma modificação. A seguir, algumas orientações específicas para a puérpera:

- promover alojamento conjunto da mãe e do recém-nascido;
- viabilizar aleitamento artificial;
- bloquear aleitamento materno com cabergolina (dois comprimidos de 0,5 mg, via oral, dose única) logo após o parto. A bromoergocriptina (2,5 mg, via oral, de 12 em 12 horas, por 15 dias) é alternativa de exceção;
- enfaixamento mamário só é tentado quando não há condições de inibir farmacologicamente a lactação. Os resultados do enfaixamento são duvidosos e de baixa adesão, principalmente em comunidades de clima quente;
- se a infecção é diagnosticada no parto, a segunda amostra do ELISA deve ser solicitada imediatamente;
- orientar anticoncepção segura de acordo com as preferências da paciente;

- orientar retorno com duas semanas para detecção precoce e correção de possíveis dificuldades;
- garantir seguimento com infectologista em serviço de referência;
- estimular contato social, principalmente familiar;
- se não for possível o retorno com intervalo curto, garantir que a paciente retorne ao serviço em 40 dias.

INTERCORRÊNCIAS CLÍNICAS E OBSTÉTRICAS EM GESTANTES COM HIV

Atendimento conjunto do obstetra e do infectologista é de fundamental importância para o manejo da gestante com HIV/AIDS. Isso possibilita que tanto as complicações clínicas como as obstétricas possam ser diagnosticadas em tempo oportuno, procedendo-se ao manejo adequado.

Complicações clínicas associadas à gestação, como hipertensão e diabetes gestacional, são manejadas da mesma forma em gestantes infectadas e não infectadas pelo HIV, independentemente da condição imunológica da gestante. Por sua vez, pré-eclâmpsia, síndrome HELLP, colestase hepática e insuficiência hepática aguda são distúrbios associados à gestação e podem ser confundidos com os efeitos adversos dos ARV.[6,23] Portanto, é imperativo fazer o diagnóstico diferencial dessas doenças e dos possíveis efeitos adversos associados ao uso de ARV.[15]

Gestantes em uso de InP apresentam maior taxa de diabetes gestacional e de distúrbios hiperlipidêmicos, agravando potencialmente as alterações metabólicas glicídicas e lipídicas preexistentes.

Dados consistentes da literatura indicam estreita associação entre a infecção pelo HIV e a infecção puerperal, uma complicação diretamente ligada ao aumento das taxas de mortalidade materna. Deve-se lembrar que a infecção puerperal é multifatorial e depende objetivamente das condições imunológicas maternas ao término da gravidez. Por isso, além dos cuidados pré/intra e pós-operatórios, o uso de ARV e os cuidados pré-natais também são de extrema valia.[43,44]

Trabalho de parto pré-termo

De forma geral, a abordagem de gestantes infectadas pelo HIV em trabalho de parto pré-termo (TPPT) é muito similar à de gestantes não infectadas. Os fatores associados ou predisponentes são os mesmos, destacando-se infecções (de trato urinário, genitais e sistêmicas) e doenças intercorrentes (história de TPPT prévio, prematuridade prévia, anemia, síndromes hipertensivas, diabetes *mellitus,* malformações uterinas, entre outras). Dentre as causas fetais destacam-se malformações, restrição do crescimento intrauterino, infecção fetal e doenças genéticas.

Para a abordagem de gestantes com HIV e em TPPT, a única diferença em relação a gestantes não infectadas pelo HIV em trabalho de parto é o uso de zidovudina injetável (doses preconizadas na Tabela 40.2) durante todo o período de inibição medicamentosa desse trabalho de parto, e seu uso deverá ser suspenso assim que o TPPT for inibido. Esse cuidado é fundamental, visto que a prematuridade é uma das causas de aumento das taxas de TV do HIV.[15]

Para a inibição do TPPT, não existem diferenças de abordagem medicamentosa. Preferencialmente, utiliza-se o atosiban, mas podem ser usados betamiméticos, inibidores de prostaglandinas, nifedipina ou sulfato de magnésio, na dependência de protocolos locais para essa finalidade. De forma geral, se o TPPT ocorrer antes da 34ª semana de gravidez, deve-se atentar para o uso de corticoprofilaxia (visando reduzir as taxas de hemorragia fetal parenquimatosa e o desconforto respiratório neonatal) e de sulfato de magnésio (visando proteger o encéfalo fetal). O corticosteroide está indicado até a 34ª semana de gravidez, e o sulfato de magnésio, até a 32ª semana de gravidez.[45]

Como em todo protocolo assistencial para o cuidado de gestantes em TPPT, devem-se considerar o bem-estar fetal e a idade gestacional. Havendo comprometimento do bem-estar fetal, as condutas serão pautadas na resolução da gravidez, questionando-se se a urgência das condições fetais permitiria o uso do corticosteroide e do sulfato de magnésio. No entanto, em condições de urgência, é preciso tentar fazer pelo menos a dose de ataque da zidovudina. Não havendo comprometimento do bem-estar fetal, todas as condutas aqui citadas devem ser realizadas, inclusive pesquisa (vaginal e endoanal do estreptococo do grupo B).[15]

Nos casos de falha da inibição do TPPT, a escolha da via de parto deve levar em conta a carga viral materna, as condições obstétricas e a colonização pelo estreptococo do grupo B. Ressalte-se que, se a carga viral for maior que 1.000 cópias/mL e as condições obstétricas permitirem, o ideal é que o nascimento seja por cesárea. No entanto, deve-se ponderar que o trabalho de parto em fase avançada e/ou a rotura das membranas corioamnióticas diminuem efetivamente o benefício da cesárea na redução da TV do HIV. Caso a gestante não tenha aferido sua condição de portadora do estreptococo do grupo B, indica-se profilaxia com penicilina cristalina endovenosa no seguinte esquema: dose de ataque com 5 milhões de UI e repiques de 2,5 milhões de UI a cada quatro horas de trabalho de parto até o nascimento.

Com base na maioria das orientações vigentes, independentemente de a gestante ter ou não infecção pelo HIV,[15,45] a inibição do TPPT está indicada até a 34ª semana de gravidez. No HC-FMRP-USP, por sua vez, por condições ligadas a recursos de infraestrutura, a inibição é indicada até a 36ª semana.

Hiperêmese gravídica

Náuseas e vômitos gestacionais (NVG) acometem cerca de 70% das gestantes, e esses percentuais são verdadeiros também para gestantes infectadas pelo HIV. Na presença de NVG, é melhor adiar o início da terapia ARV até que o quadro emético seja controlado. Sem o controle dessas alterações, tanto a adesão aos ARV (piora do quadro clínico) como sua absorção pelo tubo digestivo serão prejudicadas.[36] É válido lembrar que NVG podem ser responsáveis por até 5,6% dos casos de não adesão aos ARV.[46]

Para evitar que o quadro de NVG evolua para hiperêmese gravídica, é fundamental que o diagnóstico e o controle dessas alterações sejam prontamente assumidos. Além da abordagem geral (fra-cionar dieta, evitar alimentos mornos e incluir suplementação de vitaminas do complexo B, entre outras estratégias), é fundamental que estratégias farmacológicas sejam adotadas precocemente. Considerando efetividade, comodidade posológica e taxa de efeitos adversos dos antieméticos, prefere-se a ondansetrona. Deve-se lembrar que a metoclopramida apresenta risco de liberação de sistema extrapiramidal e não deve ser indicada para manejo de hiperêmese gravídica.[16]

Gestantes com quadro emético refratário ao manejo farmacológico inicial devem ser internadas em ambiente hospitalar para melhor manejo clínico, o que inclui o uso endovenoso de antieméticos. Nesses casos, deve-se considerar a suspensão dos ARV durante o período de limitação da via oral para uso regular dessas medicações, as quais devem ser prontamente reiniciadas após a resolução do quadro emético. Essa medida busca impedir a piora do quadro clínico e evitar a possibilidade de resistência viral.[15]

ROTURA PREMATURA DAS MEMBRANAS CORIOAMNIÓTICAS

Em relação à gestante não infectada, a única diferença na assistência à gestante infectada pelo HIV com complicação por rotura prematura das membranas corioamnióticas é a utilização de zidovudina endovenosa em caso de resolução da gravidez. Como uma das principais complicações da rotura prematura das membranas é a prematuridade, consideram-se aqui cuidados próximos daqueles dispensados às gestantes com TPPT, levando-se em conta idade gestacional, presença de infecção intrauterina e vitalidade fetal.

Em gestações com menos de 34 semanas, sem sinais de infecção, fora de trabalho de parto e com vitalidade fetal preservada, recomenda-se a conduta expectante controlada.[6,16] Nesses casos, indicam-se hidratação oral e uso de corticosteroides para redução de hemorragias parenquimatosas e angústia respiratória neonatal. Se a gestante apresentar sinais e sintomas de trabalho de parto ou de infecção intrauterina, deve-se instituir sulfato de magnésio para proteção encefálica do feto, visto que, nessa situação, a conduta deve ser resolutiva. Inicia-se também a utilização de zidovudina endovenosa se a carga viral for detectável.[15] Como a gestação tem menos de 34 semanas, é provável que não se conheça a condição da gestante como portadora ou não do estreptococo do grupo B. Desse modo, tendo em vista o risco de prematuridade e septicemia de início precoce, indica-se profilaxia com penicilina cristalina endovenosa no seguinte esquema: dose de ataque com 5 milhões de UI e repiques de 2,5 milhões de UI a cada quatro horas de trabalho de parto até o nascimento. Para definir a via de parto, é preciso considerar se a carga viral é maior que 1.000 cópias/mL. Nesse caso, se a dilatação cervical não estiver avançada, estará indicada a resolução da gravidez por cesárea, mesmo sabendo que a proteção da cesárea contra a TV do HIV nessa situação é limitada. O uso profilático de outros antibimicrobianos não está indicado. No entanto, confirmando-se o quadro clínico e/ou laboratorial de corioamnionite, estará indicado o uso imediato de clindamicina endovenosa (900 mg, três vezes/dia) e de gentamicina endovenosa (60 mg, três vezes/dia), iniciando-se logo após o clampeamento do cordão umbilical. É preciso lembrar-se do uso de ocitocina para profilaxia do sangramento pós-parto. Alguns serviços associam eritromicina ou azitromicina ao esquema, buscando o controle do micoplasma e da clamídia, mas os resultados ainda não permitem sua inclusão em protocolos assistenciais.

Para gestantes com HIV, mais de 34 semanas de gestação e em complicação por rotura prematura das membranas, a resolução da gravidez deve entrar na agenda. Nesses casos, também se consideram a presença de trabalho de parto, o valor da carga viral e a presença de infecção intrauterina. Carga viral acima de 1.000/mL indicará a via de parto, e a presença de infecção intrauterina sustentará a indicação de antimicrobianos para tratar a corioamnionite (para esquema de medicamentos e doses, ver *parágrafo anterior*). Caso não haja infecção e a gestante seja portadora do estreptococo do grupo B, ou não conheça sua condição de portadora, estará indicada a profilaxia da septicemia de início precoce com penicilina cristalina nas doses referidas previamente. Independentemente da vida de parto, estará indicado o uso de zidovudina se a carga viral for detectável.[15]

Decidindo-se pela resolução da gravidez, e se a opção for o parto pela via vaginal, está liberado o uso de ocitocina e de misoprostol para induzir ou estimular o trabalho de parto.[6]

Hemorragia pós-parto

Na vigência de hemorragia pós-parto decorrente de hipotonia/atonia uterina, devem ser evitados os derivados do *ergot* quando do uso prévio de medicamentos inibidores da enzima citocrômica P (CYP) 450 3A4, a exemplo dos InP e dos antibióticos do grupo dos macrolídeos. Nesses casos, cresce o risco de respostas vasoconstritoras exacerbadas, predispondo a isquemias e necroses periféricas e centrais graves.[38] Havendo condições clínicas, deve-se preferir o uso de ocitocina ou misoprostol. Por sua vez, em puérperas com uso prévio de indutores da CYP3A4 (nevirapina, efavirenz ou etravirina), não é rara a necessidade de medicações uterotônicas para corrigir eventual hipotonia/atonia uterina puerperal.[15]

REFERÊNCIAS BIBLIOGRÁFICAS

1. Barré-Sinoussi F, Chermann JC, Rey A, Nugeyre MT, Chamaret S, Gruest J et al. Isolation of a T-lymphotropic retrovirus from a patient at risk for AIDS. Science. 1983;220:868-71.

2. Wells KH, Poiesz BJ. Biology of retroviruses: detection, molecular biology, and treatment of retroviral infection. Obstet Gynecol Clin North Am. 1990;17:489-521.

3. Levy JA. HIV pathogenesis: knowledge gained after two decades of research. Adv Dent Res. 2006;119:10-6.

4. German Advisory Committee Blood, Subgroup 'Assessment of Pathogens Transmissible by Blood'. Human immunodeficiency virus (HIV). Transfus Med Hemother. 2016;43:203-22.

5. Brasil. Ministério da Saúde. Departamento de Vigilância, Prevenção e Controle das Infecções Sexualmente Transmissíveis, do HIV/Aids e das Hepatites Virais. Boletim epidemiológico do HIV-AIDS 2018. Brasília, DF: Ministério da Saúde; 2018.

6. Duarte G, Quintana SM, Coutinho CM, Melli PPS. HIV/aids e gravidez. In: Urbanetz AA. Ginecologia e obstetrícia para o médico residente. São Paulo: Manole; 2016. p. 963-1012.

7. Magder LS, Mofenson L, Paul ME, Zorrilla CD, Blattner WA, Tuomala RE et al. Risk factors for in utero and intrapartum transmission of HIV. J Acquir Immune Defic Syndr. 2005;38:87-95.

8. Coutsoudis A, Pillay K, Spooner E, Kuhn L, Coovadia HM. Influence of infant feeding patterns on early mother-to-child transmission of HIV-1 in Durban, South Africa: a prospective cohort study. South African Vitamin A Study Group. Lancet. 1999;354:471-6.

9. Drake AL, Wagner A, Richardson B, John-Stewart G. Incident HIV during pregnancy and postpartum and risk of mother-to-child HIV transmission: a systematic review and meta-analysis. PLoS Med. 2014;11:e1001608.

10. Dunn DT, Newell ML, Ades AE, Peckham CS. Risk of human immunodeficiency virus type 1 transmission through breastfeeding. Lancet. 1992;340(8819):585-8.

11. Liu JF, Liu G, Li ZG. Factors responsible for mother to child transmission (MTCT) of HIV-1: a review. Eur Rev Med Pharmacol Sci. 2017;21(4 Suppl):74-8.

12. AIDSInfo. Panel on Treatment of HIV-Infected Pregnant Women and Prevention of Perinatal Transmission. Recommendations for the use of antiretroviral drugs in pregnant women with HIV infection and interventions to reduce perinatal HIV transmission in the United States [Internet]. [accessed 2019 Jun 28]. Available from: https://aidsinfo.nih.gov/guidelines/html/3/perinatal/0.

13. Garcia PM, Kalish LA, Pitt J, Minkoff H, Quinn TC, Burchett SK et al. Maternal levels of plasma human immunodeficiency virus type 1 RNA and the risk of peri-

natal transmission. Women and Infants Transmission Study Group. N Engl J Med. 1999;341:394-402.

14. Duarte D, Quintana SM, El Beitune P. Fatores que influenciam a transmissão vertical do vírus da imunodeficiência humana tipo 1. Rev Bras Ginecol Obstet. 2005;27:698-705.

15. Brasil. Ministério da Saúde. Departamento de Vigilância, Prevenção e Controle das Infecções Sexualmente Transmissíveis, do HIV/Aids e das Hepatites Virais. Protocolo clínico e diretrizes terapêuticas para prevenção da transmissão vertical de HIV, sífilis e hepatites virais. Brasília, DF: Ministério da Saúde; 2018.

16. Duarte G. Diagnóstico e conduta nas infecções ginecológicas e obstétricas. Ribeirão Preto, SP: FUNPEC; 2004.

17. Brasil. Ministério da Saúde. Departamento de Vigilância, Prevenção e Controle das Infecções Sexualmente Transmissíveis, do HIV/Aids e das Hepatites Virais. Manual técnico para o diagnóstico da infecção pelo HIV em adultos e crianças. Brasília, DF: Ministério da Saúde; 2018.

18. Duarte G, Mussi-Pinhata MM, Del Lama J, Takeda E, Pasti MJ, Costa JC. Valor de questionário específico na identificação de parturientes de risco para infecção pelo vírus da imunodeficiência humana (HIV). J Bras Ginecol. 1991;101:169-74.

19. Miranda AE, Pereira GFM, Araujo MAL, Silveira MF, Tavares L de L, Silva LC et al. Avaliação da cascata de cuidado na prevenção da transmissão vertical do HIV no Brasil. Cad Saude Publica. 2016;32:e00118215.

20. Domingues RM, Szwarcwald CL, Souza PR Jr, Leal MC. Prenatal testing and prevalence of HIV infection during pregnancy: data from the "Birth in Brazil" study, a national hospital-based study. BMC Infect Dis. 2015;15:1-14.

21. Domingues RM, Saraceni V, Leal MDC. Reporting of HIV-infected pregnant women: estimates from a Brazilian study. Rev Saude Publica. 2018;52:43.

22. Pereira GF, Sabidó M, Caruso A, Oliveira SB, Mesquita F, Benzaken AS. HIV prevalence among pregnant women in Brazil: a national survey. Rev Bras Ginecol Obstet. 2016;38:391-8.

23. Duarte G. HIV/AIDS. In: Montenegro CA, Rezende Filho J. Obstetrícia. São Paulo: Guanabara Koogan; 2017. p. 644-58.

24. Duarte G. Extensão da assistência pré--natal ao parceiro como estratégia de aumento da adesão ao pré-natal e redução da transmissão vertical de infecções. Rev Bras Ginecol Obstet. 2007;29:171-4.

25. Fábio SV. Pré-natal do parceiro como estratégia de redução da transmissão vertical das infeções sexualmente transmissíveis e melhora dos indicadores de saúde perinatal [dissertação de mestrado]. Faculdade de Medicina de Ribeirão Preto da Universidade de São Paulo; 2015.

26. Zash R, Makhema J, Shapiro RL. Neural--tube defects with dolutegravir treatment from the time of conception. N Engl J Med. 2018;379:979-81.

27. Beymer MR, Holloway IW, Pulsipher C, Landovitz RJ. Current and future PrEP medications and modalities: on-demand, injectables, and topicals. Curr HIV/AIDS Rep. 2019;16(4):349-58.

28. Pintye J, Beima-Sofie KM, Kimemia G, Ngure K, Trinidad SB, Heffron RA et al. "I did not want to give birth to a child who has HIV": experiences using PrEP during pregnancy among HIV-uninfected Kenyan women in HIV-serodiscordant couples. J Acquir Immune Defic Syndr. 2017;76:259-65.

29. Seidman DL, Weber S, Cohan D. Offering pre-exposure prophylaxis for HIV pre-

vention to pregnant and postpartum women: a clinical approach. J Int AIDS Soc. 2017;20(Suppl 1):21295.

30. Duarte G, Figueiró-Filho EA, El Beitune P, Quintana SM, Marcolin AC, Yano RK et al. Controle de polidrâmnio recorrente em gestante portadora do HIV-1: relato de caso. Rev Bras Ginecol Obstet. 2004;26:241-5.

31. Brasil. Ministério da Saúde. Departamento de Doenças de Condições Crônicas e Infecções Sexualmente Transmissíveis. Protocolo clínico e diretrizes terapêuticas para atenção integral às pessoas com infecções sexualmente transmissíveis (IST). Brasília, DF: Ministério da Saúde; 2019.

32. Dangor Z, Nunes MC, Kwatra G, Lala SG, Madhi SA. Vaccination of HIV-infected pregnant women: implications for protection of their young infants. Trop Dis Travel Med Vaccines. 2017;3:1-8.

33. Staples JE, Gershman M, Fischer M; Centers for Disease Control and Prevention (CDC). Yellow fever vaccine: recommendations of the Advisory Committee on Immunization Practices (ACIP). MMWR Recomm Rep. 2010;59(RR-7):1-27.

34. Centers for Disease Control and Prevention (CDC). Updated recommendations for use of VariZIG: United States, 2013. MMWR Morb Mortal Wkly Rep. 2013;62:574-6.

35. Navér L, Albert J, Carlander C, Flamholc L, Gisslén M, Kariström O et al. Prophylaxis and treatment of HIV-1 infection in pregnancy: Swedish Recommendations 2017. Infect Dis (Lond). 2018;50:495-506.

36. Money D, Tulloch K, Boucoiran I, Caddy S, Infectious Diseases Committee; Special Contributors. Guidelines for the care of pregnant women living with HIV and interventions to reduce perinatal transmission: executive summary. J Obstet Gynaecol Can. 2014;36:721-34.

37. Loutfy M, Kennedy VL, Poliquin V, Dzineku F, Dean NL, Margolese S et al. No 354-Canadian HIV Pregnancy Planning Guidelines. J Obstet Gynaecol Can. 2018;40:94-114.

38. American College of Obstetricians and Gynecologists' Committee Opinion no 751: labor and delivery management of women with human immunodeficiency virus infection. Obstet Gynecol. 2018;132:805-6.

39. Duarte G, Read JS, Gonin R, Freimanis L, Ivalo S, Melo VH et al. Mode of delivery and postpartum morbidity in Latin American and Caribbean countries among women who are infected with human immunodeficiency virus-1: the NICHD International Site Development Initiative (NISDI) Perinatal Study. Am J Obstet Gynecol. 2006;195:215-29.

40. Briand N, Jasseron C, Sibiude J, Azria E, Pollet J, Hammou Y et al. Cesarean section for HIV-infected women in the combination antiretroviral therapies era, 2000-2010. Am J Obstet Gynecol. 2013;209:335.e1-335.e12.

41. Peters H, Francis K, Harding K, Tookey PA, Thorne C. Operative vaginal delivery and invasive procedures in pregnancy among women living with HIV. Eur J Obstet Gynecol Reprod Biol. 2017;210:295-9.

42. World Health Organization (WHO). Consolidated guidelines on the use of antiretroviral drugs for treating and preventing HIV Infection. Recommendations for a public health approach. World Health Organization: Geneva; 2016.

43. Calvert C, Ronsmans C. HIV and the risk of direct obstetric complications: a systematic review and meta-analysis. PLoS One. 2013;8:e74848.

44. Majangara R, Chirenje ZM, Gidiri MF. The association of puerperal sepsis with HIV infection at two tertiary hospitals

in Zimbabwe. Int J Gynaecol Obstet. 2019;144:67-72.

45. American College of Obstetricians and Gynecologists' Committee on Practice Bulletins – Obstetrics. Practice Bulletin no 171: management of preterm labor. Obstet Gynecol. 2016;128:e155-64.

46. Kadima N, Baldeh T, Thin K, Thabane L, Mbuagbaw L. Evaluation of non-adherence to anti-retroviral therapy, the associated factors and infant outcomes among HIV-positive pregnant women: a prospective cohort study in Lesotho. Pan Afr Med J. 2018;30:239.

capítulo 41

Clamídia: Como Trazer o Tema Para a Prática?

▶ Patrícia Pereira dos Santos Melli
▶ Silvana Maria Quintana
▶ Geraldo Duarte

MICROBIOLOGIA E EPIDEMIOLOGIA

Chlamydia trachomatis (CT) é uma bactéria Gram-negativa, imóvel, medindo entre 0,2 e 1,4 m, com comportamento intracelular obrigatório, especialmente nas células cilíndricas do epitélio humano,[1] a qual pertence ao gênero *Chlamydia*. Recentemente, à luz de dados genômicos, e no contexto das propriedades biológicas únicas desses microrganismos, foi proposto classificar todas as 11 espécies de *Chlamydiaceae* atualmente reconhecidas em um único gênero de *Chlamydia*. Há três biotipos de CT que abrangem todas as espécies e 15 sorotipos clássicos – e vários sorotipos e genótipos adicionais são reconhecidos dentro das espécies CT: o biotipo do tracoma (sorotipos A, B e C), o biotipo urogenital (sorotipos D, E, F, G, H, I, J e K) e o biotipo do linfogranuloma venéreo (sorotipos L1, L2 e L3).

A CT apresenta ciclo de desenvolvimento bifásico e replicação dentro de vacúolos na célula hospedeira, formando inclusões citoplasmáticas características. As características do ciclo de desenvolvimento da *Chlamydia* consistem na alternância de duas formas celulares distintas: corpúsculos elementares (CE) e corpúsculos reticulados (CR). Os CE são as formas infectantes e resistentes ao meio extracelular, os quais aderem a sítios específicos da membrana celular e são fagocitados. Uma vez dentro da célula hospedeira, os CE tornam-se maiores, formando os corpúsculos de inclusão e transformando-se em CR. Após uma sucessão de divisões celulares, os CR sofrem um processo de condensação, dando origem a outros CE. Quando esses vacúolos substituem quase todo o citoplasma, a célula hospedeira é lisada, liberando CE para o meio extracelular a fim de infectar as células adjacentes e perpetuar o ciclo infeccioso[2] (Figura 41.1).

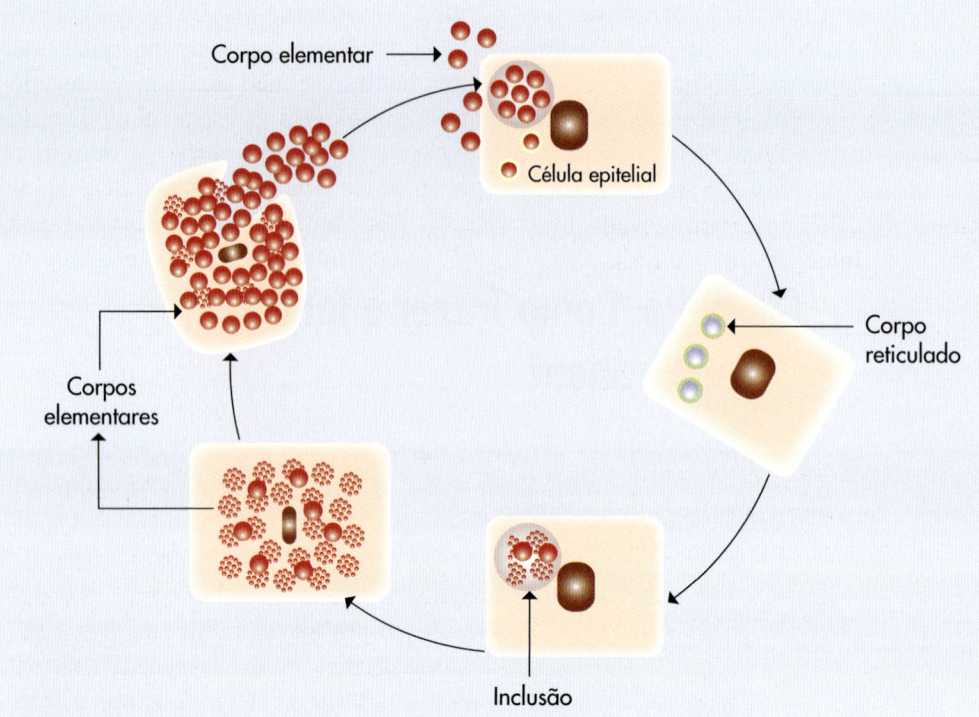

FIGURA 41.1 Ciclo de desenvolvimento da Clamídia.
Fonte: www.121doc.com[1]

A Organização Mundial da Saúde (OMS) estima que a cada ano ocorram no mundo 498,9 milhões de novos casos de infecções sexualmente transmissíveis (IST) curáveis.[2] A infecção por CT está entre uma das IST curáveis e é considerada a mais prevalente IST bacteriana em todo o mundo, com 105,7 milhões de casos novos/ano (incidência de 3%). As demais IST curáveis, além da CT, são a tricomoníase (*Trichomonas vaginalis*), que apresenta 276,4 milhões de casos novos/ano (incidência de 7,8%), a gonorreia (*Neisseria gonorrhoeae*), com 106,1 milhões de casos novos/ano (incidência de 3,0%), e a sífilis (*Treponema pallidum*),

com 10,6 milhões de casos novos/ano (incidência de 0,3%).[3]

A comparação da prevalência de infecção pela CT entre países é desafiada por diferenças na vigilância de cada região, como sistemas ou métodos diagnósticos utilizados, programas de rastreio ou testes oportunistas para infecção por CT e proporção de subnotificação de cada comunidade. Além disso, a caracterização da população interfere nessas taxas; idade (menos de 25 anos de idade ou não), comportamento sexual desse grupo, uso consistente ou não de preservativos e multiplicidade de parceiros sexuais por ano são os principais fatores de risco para a aquisição de infecção por CT.

No Brasil, a infecção por CT não se inclui entre as IST de notificação compulsória, portanto se desconhece a real situação dessa infecção, mas estima-se que ocorram cerca de 1.967.200 novos casos anualmente.[1] Um estudo multicêntrico nacional de 2015 observou elevada prevalência de infecção por clamídia especificamente em parturientes jovens entre 15 e 24 anos de idade[5] (9,8%; intervalo de confiança [IC] de 95%, 8,5 a 11,1), com diferenças regionais. Luppi *et al.* (2011) observaram que, das 781 mulheres em um serviço de atenção primária em São Paulo, houve prevalência de 8,5% de positividade em mulheres sexualmente ativas.[6] Machado *et al.* (2012) relataram que, na cidade de Salvador, em estudo com 100 adolescentes entre 10 e 19 anos de idade, houve prevalência de 31% de positividade para CT.[7] Jalil *et al.* (2008) encontraram, em estudo realizado em seis capitais brasileiras (Manaus, Fortaleza, Goiânia, Rio de Janeiro, São Paulo e Porto Alegre), com uma amostra de 3.303 gestantes, prevalência de 9,4% de CT.[8]

A prevalência de infecção por clamídia pode variar também de acordo com a raça, pois a taxa de casos notificados entre negros foi de 5,9 vezes a taxa entre brancos. A prevalência de infecção por clamídia entre meninas negras não hispânicas sexualmente ativas e em mulheres de 14 a 24 anos foi de 13,5%, em comparação com 1,8% entre meninas brancas não hispânicas.[8,9]

Embora o impacto global das IST, incluindo a CT, seja sentido de forma mais aguda por mulheres de países em desenvolvimento, as consequências podem ser ampliadas para gestantes, com riscos potenciais à saúde materna e infantil. Em todo o mundo, estudos da prevalência de CT em mulheres grávidas sugerem taxas semelhantes, se não mais elevadas, do que em mulheres não grávidas.[10] Estudo de coorte prospectivo realizado durante o pré-natal afirmou que a prevalência de infecção por clamídia na gravidez varia de 2 a 30%, dependendo das características da amostra estudada, como idade da paciente e fatores de risco comportamentais.[11,12]

MANIFESTAÇÕES CLÍNICAS

No trato genital, a CT pode infectar o colo do útero ou a uretra, e as mulheres podem ter corrimento vaginal anormal, sangramento intermenstrual, dispareunia e disúria. A maioria das infecções por clamídia urogenital em mulheres, 70 a 80%, é assintomática. Pode haver manifestações clínicas como cervicite mucopurulenta, sangramento facilmente induzido durante as coletas do exame ginecológico ou uretrite. Entretanto, esses achados físicos são infrequentes, difíceis de serem avaliados e inespecíficos. A uretrite por clamídia é sugerida pela combinação de disúria e/ou polaciúria com presença de leucócitos no sedimento urinário, porém com urocultura negativa.[4]

A CT é também uma causa importante de doença inflamatória pélvica (DIP), infecção ascendente do útero, das trompas ou de estruturas pélvicas vizinhas, podendo variar em apresentação como endometrite assintomática, salpingite, abscesso tubo-ovariano, peritonite pélvica, peri-hepatite ou periapendicite.[10] Até 30% das mulheres com infecções por CT não tratadas desenvolverão DIP com consequências graves: 20% terão infertilidade, 18 a 42% sofrerão dor pélvica crônica

(DPC) e 1 a 9% terão uma gravidez tubária com risco de vida.[8]

Infecções extragenitais também podem ocorrer. Há relatos de infecções retais em 8,6% de mulheres que referiram sexo anal receptivo, e a infecção faríngea foi identificada em 2,6% de mulheres com contato sexual oral.[13]

Na gravidez, a infecção por CT pode representar riscos especiais de resultados adversos, como aborto espontâneo,[14] trabalho de parto pré-termo,[15] baixo peso ao nascer[16] e aumento da mortalidade perinatal.[17] Também pode haver associação com corioamnionite, rotura prematura de membranas[18] e endomiometrite pós-parto.[10]

Se a gestante não for tratada, 20 a 50% dos recém-nascidos (RN) podem desenvolver conjuntivite[19] e outros 10 a 20% podem desenvolver pneumonia por CT.[15] O parto vaginal está associado a maior risco de transmissão da CT, no entanto há um pequeno risco de infecção mesmo em RN por parto cesáreo com rotura prematura de membranas ou até mesmo com membranas intactas.[20]

O mecanismo pelo qual a infecção por clamídia pode levar a resultados adversos na gravidez não é bem compreendido. Acredita-se que a CT pode infectar o feto, desencadeando uma resposta inflamatória prejudicial com a liberação de citocinas, levando a aborto espontâneo, rotura prematura de membranas ou trabalho de parto pré-termo.

Outra hipótese sugere que a infecção por CT gere uma resposta inflamatória materna, mesmo que a bactéria não esteja mais presente. Essa resposta inflamatória

induziria rejeição embrionária por homologia da clamídia e das proteínas humanas de choque térmico (HSP-60, *heat shock protein* 60). O mecanismo mais conhecido está associado à capacidade de confusão do sistema imunológico por meio da HSP-60. Essa proteína também existe em células humanas que podem ser atacadas pelos anticorpos formados para combater a HSP-60 da CT. Acredita-se que este seja o mecanismo associado ao aborto de repetição.[10]

A resposta inflamatória à proteína de choque térmico da clamídia (HSP-60) também pode ser responsável por danos às trompas, o que acarreta infertilidade tubária e gravidez ectópica.[10] Aproximadamente 10% das primeiras gestações após uma DIP são ectópicas.[14] A gravidez ectópica, presente em 1 a 3% das gestações, é uma condição ameaçadora da vida e continua sendo importante causa global de morbidade e mortalidade materna devido a complicações associadas, como rotura tubária e hemorragia. Alguns estudos da África Subsaariana (mulheres de Camarões, Gana e Moçambique) relataram que a gravidez ectópica pode responder por 3,6 a 12,5% dos casos de morte materna naquela região.[13]

A prematuridade foi identificada como causa mais importante de morbimortalidade perinatal no mundo, representando 27% dos quase quatro milhões de mortes neonatais anuais notificadas, tornando-se um fator de risco para diversas comorbidades neonatais, como doença pulmonar crônica, infecções e deficiências neurológicas, incluindo hemorragia intracraniana, dano à substância branca cerebral fetal e paralisia cerebral.[11]

Estudos mundiais estimaram que 14,9 milhões de RN são pré-termo. As estimativas de taxas de prematuridade variam de 5% na Europa a 18% em países africanos. Índia, China, Nigéria, Paquistão e Indonésia têm os maiores índices de nascimento pré-termo no mundo.[22]

A maioria dos partos pré-termo ocorre secundariamente a um trabalho de parto pré-termo espontâneo, produto final de inúmeros fatores causais. As infecções do trato genital inferior (TGI) podem contribuir para até 40% desses nascimentos prematuros.[11,23]

Metanálise de 12 estudos com 1.500 gestantes relatou que a infecção por clamídia durante a gravidez estava associada a um aumento do risco relativo (RR) para trabalho de parto pré-termo (RR de 1,35; IC de 95%, 1,11 a 1,63), baixo peso ao nascer (RR de 1,52; IC de 95%, 1,24 a 1,87) e mortalidade perinatal (RR de 1,84; IC de 95%, 1,15 a 2,94).[18] Estudos prospectivos mostraram que a inflamação placentária (*odds ratio* [OR] de 2,1; IC de 95%, 1,2 a 3,5) e o DNA da clamídia foram mais frequentemente isolados em placentas de gestantes que tiveram parto até 32 semanas. Outros estudos sugeriram que a infecção por CT aumentou o risco de parto pré-termo (RR de 1,46; IC de 95%, 1,08 a 1,99) e de rotura prematura de membranas (RR de 1,50; IC de 95%, 1,03 a 2,17).[11] Estudo prospectivo com 4.055 gestantes relatou que a infecção por CT estava associada a um risco cerca de quatro vezes maior de parto pré-termo (RR de 4,35; IC de 95%, 1,3 a 15,2).[16]

DIAGNÓSTICO

Pode-se considerar suspeita clínica de infecção por CT baseando-se em alguns fatores de risco comportamentais identificados durante a anamnese e o seguimento da paciente.

A idade é um forte preditor de risco para infecções por clamídia, com as maiores taxas de infecção ocorrendo em mulheres de 20 a 24 anos, seguidas por mulheres de 15 a 19 anos. Há outros fatores de risco para aquisição da CT:[10]

- história pessoal de uma IST anterior;
- novo parceiro sexual nos últimos 60 dias;
- mais de um parceiro sexual ou parceiro sexual que tenha múltiplos parceiros;
- parceiro sexual diagnosticado com alguma IST;
- troca de sexo por dinheiro ou drogas;
- contato sexual com profissionais do sexo;
- reunião de parceiros anônimos na internet;
- estado civil solteiro;
- baixa condição socioeconômica e cultural, com ensino médio ou menor grau de instrução;
- admissão em estabelecimento correcional ou centro de detenção juvenil;
- uso de drogas ilícitas;
- vida em comunidade com alta prevalência de IST.

A seleção de mulheres jovens e sexualmente ativas para rastreio de clamídia é geralmente considerada com boa relação custo/efetividade porque pode prevenir a DIP e suas sequelas, além de reduzir a prevalência da doença, como resultado de detecção e tratamento precoces. A maioria das análises concentrou-se em mulheres com menos de 25 anos e em triagem com o uso de amostras cervicais. A extensão da idade para o rastreamento até 29 anos e a realização de exames mais frequentes em mulheres com infecções prévias também podem ser viáveis em custo/efetividade.[24] A coleta de amostra de urina ou vaginal pela própria paciente tem sido estimulada e pode ser mais prática do que a coleta realizada por um clínico.[14]

Pose-se fazer o diagnóstico laboratorial por meio das técnicas[25] apresentadas a seguir (Tabela 41.1).

Cultura

É considerado o teste-padrão no diagnóstico. O meio de crescimento mais utilizado para o cultivo é o de McCoy. A presença de inclusões citoplasmáticas de corpos elementares e reticulares, após o tecido ter sido corado com anticorpo monoclonal fluorescente, indica positividade do teste. Possui sensibilidade de 70 a 85%

Tabela 41.1 Acurácia diagnóstica dos testes de amplificação do ácido nucleico para clamídia por tipo de amostra.[26]

Tipo Espécie	Sensibilidade	Valor preditivo positivo
Endocervice		
Teste Amplificação do Ácido Nucleico (NAAT)	89-97,1%	89,4-100%
Polymerase Chain Reaction (PCR)	86,4-95,8%	88,5-100%
Swab vaginal		
Teste Amplificação do Ácido Nucleico (NAAT)	89,9%	92,2%
Polymerase Chain Reaction (PCR)	93,3%	92,1-100%
Colhido pela paciente		
Teste Amplificação do Ácido Nucleico (NAAT)	93,3-97%	94,9-99,4%
Polymerase Chain Reaction (PCR)	90,7-98%	87,3-99,4%
Urina		
Teste Amplificação do Ácido Nucleico (NAAT)	72-98,2%	92,5-96,5%
Polymerase Chain Reaction (PCR)	84-96,1%	92,7-99,0%

Adaptado de Nelson *et al.*, 2014

e especificidade de 100%. As desvantagens do método são o custo elevado, a demora no resultado (48 a 72 horas após a inoculação) e os cuidados para manter os microrganismos viáveis.

Imunofluorescência direta

Consiste na identificação de corpúsculos elementares com o uso de anticorpos monoclonais fluorescentes contra o antígeno do lipopolissacarídeo (LPS) ou o antígeno da proteína principal da membrana externa (MOMP, *major outer membrane protein*). Possui sensibilidade em torno de 85% e especificidade de 98%, quando comparado com a cultura. A técnica e a interpretação dos resultados exigem treinamento adequado, uma vez que as ligações inespecíficas dos anticorpos podem levar a resultados falsamente positivos.

Ensaio imunoenzimático

O ensaio imunoenzimático (EIA, *enzyme immunoassay*) detecta o antígeno do LPS ou da MOMP por meio de anticorpos mono ou policlonais marcados com enzimas. O resultado final é visualizado por fotometria, fluorescência ou quimiofluorescência. De forma semelhante à imunofluorescência, quando utilizados anticorpos anti-LPS, o teste fica sujeito a reações cruzadas com o LPS de outros microrganismos, como algumas bactérias Gram-negativas (*Acinetobacter sp.*, *Gardnerella*, *Neisseria*, *Salmonella* e algumas enterobactérias), revelando resultados falsamente positivos. A sensibilidade gira em torno de 62 a 75%, e a especificidade fica próxima a 98%. Pode ser realizado em equipamento automatizado, usando-se um anticorpo bloqueador, o que aumenta a especificidade do teste.

Pesquisa de anticorpos

Apesar da alta resposta imunológica às infecções por CT, a sorologia não é o melhor método para o seu diagnóstico. Não deve ser utilizada para rastreio, uma vez que infecções prévias podem deixar os níveis séricos de anticorpos elevados, tornando difícil a distinção temporal de um processo infeccioso; além disso, podem ocorrer reações cruzadas com outras espécies de clamídias. Detecta anticorpos contra o antígeno do LPS de corpos elementares ou reticulares.

Pesquisa de ácidos nucleicos

A pesquisa de ácidos nucleicos é o exame mais promissor para o diagnóstico de infecções por clamídia. Pode ser feita por meio de sondas de DNA ou amplificação de ácidos nucleicos.

Sondas de DNA com sequência complementar ao RNA ribossomal 16S do genoma da clamídia e marcadas com éster de acridina, ao hibridizar-se com o DNA da CT, são absorvidas por magnetismo, e a reação é quantificada com uso de luminômetro. Sua sensibilidade gira em torno de 75%, e a especificidade fica entre 95 e 99%. É um teste que, a partir da década de 1980, ganhou cada vez mais espaço, especialmente pela rapidez na obtenção dos resultados (duas a três horas) e pela pequena amostra de material requerida.

O **teste de amplificação de ácidos nucleicos** (NAAT, *nucleic acid amplification* *test*) consiste na amplificação de sequências de ácidos nucleicos específicos do microrganismo pesquisado, pela obtenção de milhares de cópias de um segmento de DNA por meio de *primers* (iniciadores) de uma sequência de DNA-alvo. Os *primers* definem as regiões de DNA a serem amplificadas e a especificidade da técnica. É capaz de detectar pequenas quantidades de ácidos nucleicos nas amostras utilizadas. Os NAAT comercialmente disponíveis são muito sensíveis para detecção de CT, tendo substituído métodos menos sensíveis, tanto aqueles que usam culturas como aqueles que não usam.[14] Além do *swab* endocervical e uretral, possibilita a utilização de amostras de urina (Tabela 41.2).

Os testes de amplificação de DNA aprovados pela agência Food and Drug Administration (FDA) e licenciados atualmente diferem na técnica empregada, sendo os principais (com seus respectivos nomes comerciais):[26]

- reação em cadeia da polimerase (PCR, *polymerase chain reaction*): Amplicor *Chlamydia trachomatis* Assay – Roche Molecular Systems®;
- reação em cadeia da ligase (LCR, *ligase chain reaction*): LCX *Chlamydia trachomatis* Assay – Abbott Laboratories®;

Tabela 41.2 Sumário comparativo das principais características de detecção direta da CT.[25]

	Detecção de antígeno			Detecção de ácidos nucléicos			
	Cultura	DFA	EIA	Sonda	PCR	LCR	TMA
Prevalência	70-85	75	62-71	75	90	87	ND
Especificidade	100	99,8	99,5	99,9	96-100	99-100	>99
Material biológico	Qualquer	END, URE, OC	END, URE, OC, URIm	END, URE, OC	END, URE, OC, URI	END, URE, OC, URI	END, URE, OC, URI
Viabilidade	S	N	N	N	N	N	N
Tempo de execução	48-72h	40 min	2-3h	2-3h	2-3h	4-5h	4-5h
Teste confirmatório	N	N	S	S	N	N	N
Reação cruzada	N	S	S	N	N	N	N
Equipamento	N	N	S	S	S	S	S
Contaminação	N	N	N	Inibição	Inibição	Inibição	Inibição

S = sim; N = não; ND = não-disponível; END = secreção endocervical; OC = secreção ocular; URE = secreção uretral; URI = urina; URIm = urina de pcte do sexo masculino.

- amplificação mediada por transcrição (TMA, *transcription-mediated amplification assay*): Gen-Probe Amplified *Chlamydia trachomatis* (AMP-CT) Assay®.

A PCR e a LCR amplificam uma sequência de nucleotídeos do plasmídeo, enquanto a última é dirigida à porção 23s do RNA ribossomal da clamídia. Os testes de amplificação têm sensibilidade de 77 a 93%, ou seja, cerca de 20% mais do que a cultura.

A desvantagem desses testes relaciona-se ao custo, pois são mais dispendiosos que outros métodos não culturais, porém de menor custo que a cultura. Há consenso de que os NAAT são mais efetivos para detectar infecção genital por CT que testes convencionais, além de demonstrar especificidade e sensibilidade superiores, podendo, assim, substituir a cultura.[25-27]

A triagem para clamídia pode ser realizada com o uso de amostras endocervicais, vaginais ou espécimes de primeira coleta de urina (a porção inicial do fluxo urinário). Os Centros de Controle e Prevenção de Doenças (CDC, *Centers for Disease Control and Prevention*) consideram *swabs* vaginais o tipo de amostra ideal, porque os NAAT em esfregaços vaginais são tão bons quanto em *swabs* cervicais. A coleta vaginal é fácil para a maioria das mulheres e não requer exame ginecológico por profissional de saúde. Uma amostra de urina de primeira captura também é aceitável, mas pode falhar na detecção de até 10% das infecções.[10]

As indicações para solicitação dos testes laboratoriais baseiam-se nos fatores de risco para a paciente com CT e no aparecimento de sinais clínicos sugestivos da infecção[9] (nível de evidência IV; grau de recomendação C). Outro importante ponto no diagnóstico da infecção por CT é a sinergia com o vírus HIV. A CT aumenta tanto a suscetibilidade quanto a infectividade pelo HIV.[6]

RECOMENDAÇÕES DO RASTREIO DE *CHLAMYDIA TRACHOMATIS* NA GESTAÇÃO

Um grande avanço na abordagem da infecção pré-natal por CT seria uma política nacional para rastrear todas as gestantes, independentemente dos sintomas. A detecção precoce da CT pode prevenir efeitos adversos significativos ginecológicos e obstétricos, além de reduzir a morbidade neonatal e a mortalidade perinatal.

Para crianças, a causa mais comum de morbidade é a conjuntivite neonatal, que vem sendo manejada, historicamente, por meio de profilaxia ocular neonatal universal com nitrato de prata. A Sociedade Canadense de Pediatria não mais recomenda profilaxia ocular para a prevenção de conjuntivite gonocócica e por CT, pois o foco dessa profilaxia voltou-se para o rastreio dessas duas infecções durante o pré-natal, permitindo o tratamento da gestante antes do parto.[28]

Vários países têm políticas atuais de triagem da infecção por CT e *Neisseria gonorrhoeae* (NG) no pré-natal: Austrália, Bahamas, Bulgária, Canadá, Estônia, Japão, Alemanha, Letônia, Nova Zelândia, Coreia, Romênia, Suécia e Estados Unidos, além do Reino Unido. Austrália, Nova Zelândia, Letônia e Estados Unidos restringiram a triagem pré-natal de mulheres com idade ≤ 25 anos e naquelas de maior risco comportamental. A OMS e alguns países recomendam tratar apenas gestantes sintomáticas. Essa postura não é o mesmo que o rastreio universal. Políticas de âmbito nacional para apoiar a triagem de rotina para infecção por CT e NG seriam fundamentais para evitar resultados adversos gestacionais e perinatais.[29]

Diretrizes clínicas em muitos países recomendam a triagem anual de CT para todas as mulheres jovens sexualmente ativas (< 25 anos de idade), e elas se estendem a homens jovens em alguns países.[9] As diretrizes do Programa Nacional de Rastreio da Chlamydia (NCSP, National Chlamydia Screening Programme) recomendam repetir o teste anualmente ou na mudança de parceiro sexual para todos os sexualmente ativos < 25 anos; e, em 2013, elas passaram a incluir recomendações de novo NAAT cerca de três meses após o tratamento de paciente com um teste positivo.

Existem várias diretrizes de triagem para o rastreamento de CT e NG durante a gravidez. Elas diferem em função da população-alvo – se o rastreio abrange universalmente todas as gestantes ou apenas aquelas com fator de risco elevado para infecção por CT.

Os CDC[30] (Figura 41.2), a Força-Tarefa de Serviços Preventivos dos Estados Unidos (USPSTF, U.S. Preventive Services Task Force)[31] e o Colégio Americano de Obstetras e Ginecologistas (ACOG, Ame-

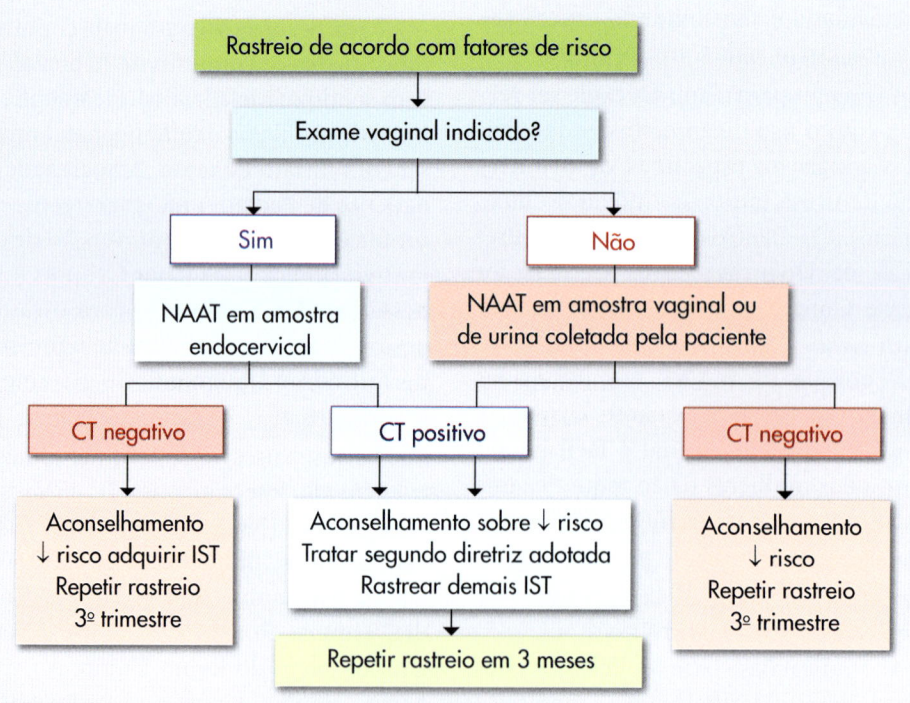

FIGURA 41.2 Algoritmo para rastreio da CT na gestação. Wiesenfeld HC, 2017.[14]

rican College of Obstetricians and Gynecologists)[32] recomendam triagem para CT na primeira consulta pré-natal, com repetição no terceiro trimestre para todas as gestantes com menos de 25 anos de idade e também para aquelas com mais de 25 anos e fatores de risco para IST.[12]

A Sociedade Canadense de Ginecologistas e Obstetras, nas diretrizes de 2015 sobre cuidado pré-natal de adolescentes, recomenda a triagem de rotina para CT e NG (*N. gonorrhoeae*) na primeira visita pré-natal, no terceiro trimestre, no pós-parto e em qualquer outro momento durante a gravidez se houver riscos de aquisição de IST.[28]

A Sociedade Canadense de Pediatria recomenda rastreio universal na primeira consulta de pré-natal e a repetição do exame após três meses de tratamento para aquelas cujo exame foi inicialmente positivo. A repetição do teste também deve ser feita para as gestantes com teste inicialmente negativo e que correm alto risco de adquirir a infecção ao longo da gestação. Se a repetição da triagem for necessária, as diretrizes recomendam que seja realizada por volta da 28ª semana de gestação e no momento do parto.[28]

O Department of Veterans Affairs e o Department of Defense[33] americanos recomendam triagem de CT para todas as mulheres grávidas no exame físico inicial, pois a detecção precoce e o tratamento adequado de infecção por CT em gestantes assintomáticas previnem futuras complicações da infecção, as quais elevariam a morbidade neonatal e puerperal. Assim, após rastreio e diagnóstico, define-se que:

- gestantes com culturas positivas para CT devem usar antibioticoterapia (ní-

vel de evidência e força de recomendação IIB);

- gestantes com exames positivos para CT devem ser rastreadas para outras IST (IIB);

- teste de cura microbiológica deve ser realizado três a quatro semanas após o término do tratamento (IIIC);

- aconselhamento é necessário para reduzir as taxas de reinfecção (IIC);

- parceiro sexual deve ser testado e tratado adequadamente (IIC).

No Brasil, o Ministério da Saúde (MS), a partir de 1999, passou a sugerir o rastreio para sífilis, gonorreia e clamídia em gestantes e adolescentes em serviços específicos de saúde, como nos serviços de planejamento familiar, atendimento pré-natal e prevenção do câncer cervical.[5] No entanto, nos serviços públicos brasileiros, são raros os locais que oferecem a pesquisa de CT. Nos serviços privados, geralmente só se faz a pesquisa em casos sintomáticos ou quando um dos parceiros sexuais está acometido.[34]

O teste de CT continua a ser um desafio em situações de poucos recursos devido ao custo, e o tratamento da infecção genital ainda é baseado em uma abordagem sindrômica, endossada pelo MS e pela OMS.[5,35] Infelizmente, a abordagem sindrômica tem baixa sensibilidade (30 a 80%), apresentando um desempenho particularmente ruim para detecção e eliminação de CT, que é tipicamente assintomática.[11]

TRATAMENTO

A erradicação da infecção por CT durante a gravidez com medicamentos antibacterianos tem objetivos primários e secundários.[20] Destaca-se como objetivo primário o tratamento de sintomas e de consequências da infecção, como corrimento, cervicite e doença tubária.

Os objetivos secundários podem subdividir-se em maternos e fetais/neonatais. Entre os objetivos maternos consta principalmente a redução das complicações obstétricas, como trabalho de parto pré-termo, perda precoce da gestação, rotura prematura de membranas e corioamnionite. Também faz parte dos objetivos secundários maternos a redução do risco de infecção puerperal, como endomiometrite, e do risco de sepse e internação prolongada da puérpera como consequência de infecção não tratada. Entre os objetivos fetais/neonatais está a redução da mortalidade perinatal, do baixo peso ao nascer, do nascimento prematuro e dos riscos de conjuntivite e pneumonia neonatais.[20]

Para o alcance dos objetivos primários e secundários, é fundamental que haja cura microbiológica; para tanto, deve-se realizar um novo teste diagnóstico para CT pelo menos três semanas após o tratamento da gestante.

As diretrizes dos CDC para tratamento da CT na gestação,[30] endossadas pela OMS,[3] incluem o uso de azitromicina, com base na prática clínica, por ser segura e eficaz. As alternativas à azitromicina, recomendadas e sugeridas pelo documento, são amoxicilina e eritromicina, já que doxiciclina e ofloxacina são contraindicadas durante a gravidez. Um teste de cura é recomendado em gestantes três a quatro semanas após o tratamento e, novamente, três meses depois. Regimes recomendados[3,20] com nível de evidência I e grau de recomendação A:

- azitromicina 1 g em dose única; ou
- eritromicina 500 mg quatro vezes por dia durante sete dias; ou
- amoxicilina 500 mg três vezes ao dia durante sete dias.

A eritromicina, esquema alternativo à azitromicina, tem um perfil significativo de efeitos colaterais, com eficácia terapêutica inferior a 95%. Estudo randomizado não cego, comparando azitromicina com eritromicina em gestantes, mostrou que a azitromicina foi muito mais bem tolerada, com descontinuação do tratamento de 2% contra 19% das mulheres usando eritromicina. A amoxicilina teve uma taxa de cura semelhante à da eritromicina, com perfil de efeitos colaterais também mais tolerável.[36]

CONSIDERAÇÕES FINAIS

As IST não tratadas na gravidez, particularmente a CT, continuam a impactar negativamente a saúde de mulheres e RN em todo o mundo, em razão de políticas inadequadas de rastreio e combate na maioria dos países.

A evidência coletiva dos estudos parece apoiar a possibilidade de benefícios no rastreio universal e no tratamento pré-natal da CT. Ensaios clínicos randomizados em larga escala, para investigar o verdadeiro impacto e a relação custo/efetividade das iniciativas de triagem e tratamento, de modo a melhorar os desfechos obstétricos e neonatais, são urgentemente necessários.

Espera-se que a evolução contínua de estudos, com melhores evidências, e o aumento da disponibilidade de ensaios para detecção da CT acabem por persuadir os formuladores de políticas públicas a abordar a triagem e o tratamento de qualquer IST na gravidez. O investimento em saúde sexual e reprodutiva protege mulheres, crianças e adolescentes e não pode ser negligenciado.

REFERÊNCIAS BIBLIOGRÁFICAS

1. Stamm WE, Jones R, Batteiger B. Chlamydia trachomatis (trachoma, perinatal infections, lymphogranuloma venereum, and other genital infections). In: Mandell G, Bennett J, Dolin R. Principles and practice of infectious diseases. Philadelphia: Elsevier Churchill Livingstone; 2005. p. 2239-55.

2. Brasil. Ministério da Saúde. Manual de vigilância do tracoma e sua eliminação como causa de cegueira. 2a ed. Brasília, DF; 2014.

3. World Health Organization, Department of Reproductive Health Research. Geneva: Switzerland; 2012.

4. Chesson HW, Mayaud P, Aral SO. Sexually transmitted infections: impact and cost-effectiveness of prevention. In: Holmes KK, Bertozzi S, Bloom BR, Jha P, editors. Major infectious diseases [Internet]. 3rd ed. Washington (DC): The International Bank for Reconstruction and Development/The World Bank; 2017 [accessed 2019 Jun 18]. Available from: http://www.ncbi.nlm.nih.gov/books/NBK525195/.

5. Brasil. Ministério da Saúde. Protocolo clínico e diretrizes terapêuticas para atenção integral às pessoas com infecções sexualmente transmissíveis. Brasília, DF; 2015.

6. Luppi CG, de Oliveira RLS, Veras MA, Lippman SA, Jones H, de Jesus CH et al. Early diagnosis and correlations of sexually transmitted infections among women in primary care health services. Rev Bras Epidemiol. 2011 Sep;14(3):467-77.

7. Machado MSC, Costa e Silva BFB da, Gomes ILC, Santana IU, Grassi MFR. Prevalence of cervical Chlamydia trachomatis infection in sexually active adolescents from Salvador, Brazil. Braz J Infect Dis. 2012 Apr;16(2):188-91.

8. Jalil EM, Pinto VM, Benzaken AS, Ribeiro D, Oliveira EC de, Garcia EG et al. Prevalence of Chlamydia and Neisseria gonorrhoeae infections in pregnant women in six Brazilian cities. Rev Bras Ginecol. 2008 Dec;30(12):614-9.

9. Lanjouw E, Ouburg S, de Vries HJ, Stary A, Radcliffe K, Unemo M. 2015 European guideline on the management of Chlamydia trachomatis infections. Int J STD AIDS. 2016 Apr;27(5):333-48.

10. Centers for Disease Control and Prevention, Department of Health and Human Services, Centers for Disease Control and Prevention. 2012 sexually transmitted disease surveillance. Atlanta; 2014.

11. Adachi K, Nielsen-Saines K, Klausner JD. Chlamydia trachomatis infection in pregnancy: the global challenge of preventing adverse pregnancy and infant outcomes in Sub-Saharan Africa and Asia. Biomed Res Int. 2016;2016:9315757.

12. Berggren EK, Patchen L. Prevalence of Chlamydia trachomatis and Neisseria gonorrhoeae and repeat infection among pregnant urban adolescents. Sex Transm Dis. 2011 Mar;38(3):172-4.

13. Walker J, Tabrizi SN, Fairley CK, Chen MY, Bradshaw CS, Twin J et al. Chlamydia trachomatis incidence and re-infection among young women: behavioural and microbiological characteristics. PLoS One. 2012;7(5):e37778.

14. Wiesenfeld HC. Screening for Chlamydia trachomatis infections in women. N Engl J Med. 2017 Jun;376(22):2198.

15. Nigro G, Mazzocco M, Mattia E, Di Renzo GC, Carta G, Anceschi MM. Role of

the infections in recurrent spontaneous abortion. J Matern Fetal Neonatal Med. 2011 Aug;24(8):983-9.

16. Rours GIJG, Duijts L, Moll HA, Arends LR, de Groot R, Jaddoe VW et al. Chlamydia trachomatis infection during pregnancy associated with preterm delivery: a population-based prospective cohort study. Eur J Epidemiol. 2011 Jun;26(6):493-502.

17. Attenburrow AA, Barker CM. Chlamydial pneumonia in the low birthweight neonate. Arch Dis Child. 1985 Dec;60(12):1169-72.

18. Silva MJPM de A, Florêncio GLD, Gabiatti JRE, Amaral RL do, Eleutério Júnior J, Gonçalves AK da S. Perinatal morbidity and mortality associated with chlamydial infection: a meta-analysis study. Braz J Infect Dis. 2011 Dec;15(6):533-9.

19. Blas MM, Canchihuaman FA, Alva IE, Hawes SE. Pregnancy outcomes in women infected with Chlamydia trachomatis: a population-based cohort study in Washington State. Sex Transm Infect. 2007 Jul;83(4):314-8.

20. Cluver C, Novikova N, Eriksson DO, Bengtsson K, Lingman GK. Interventions for treating genital Chlamydia trachomatis infection in pregnancy. Cochrane Database Syst Rev. 2017;9:CD010485.

21. Pammi M, Hammerschlag MR. Chlamydia trachomatis infections in the newborn [Internet]. UpToDate; 2012 [accessed 2020 Feb 6]. Available from: http://www. uptodate.com/contents/chlamydia-trachomatis-infections-in-the-newborn.

22. Blencowe H, Cousens S, Oestergaard MZ, Chou D, Moller AB, Narwal R et al. National, regional, and worldwide estimates of preterm birth rates in the year 2010 with time trends since 1990 for selected countries: a systematic analysis and implications. Lancet Lond Engl. 2012 Jun 9;379(9832):2162-72.

23. Pararas MV, Skevaki CL, Kafetzis DA. Preterm birth due to maternal infection: Causative pathogens and modes of prevention. Eur J Clin Microbiol. 2006 Sep;25(9):562-9.

24. Andersen B, Gundgaard J, Kretzschmar M, Olsen J, Welte R, Oster-Gaard L. Prediction of costs, effectiveness, and disease control of a population-based program using home sampling for diagnosis of urogenital Chlamydia trachomatis Infections. Sex Transm Dis. 2006 Jul;33(7):407-15.

25. Michelon J, Boeno A, Cunha Filho EV, Berg C, Torrens MCT. D iagnóstico da infecção urogenital por Chlamydia trachomatis. Scientia Medica [on-line]. 2005;15(2):97-102. [accessed 2020 Feb 6]. Available from: revistaseletronicas.pucrs. br/ojs/index.php/scientiamedica/article/viewFile/1556/7972.

26. Nelson HD, Zakher B, Cantor A, Deagas M, Pappas M. Screening for Gonorrhea and Chlamydia: systematic review to update the U.S. Preventive Services Task Force Recommendations [Internet]. Rockville (MD): Agency for Healthcare Research and Quality (US); 2014 [accessed 2019 Jun 18]. Available from: http://www.ncbi.nlm.nih.gov/books/NBK248299/.

27. Jespersen DJ, Flatten KS, Jones MF, Smith TF. Prospective comparison of cell cultures and nucleic acid amplification tests for laboratory diagnosis of Chlamydia trachomatis Infections. J Clin Microbiol. 2005 Oct;43(10):5324-6.

28. Screening for Chlamydia and gonorrhea during pregnancy: a health technology assessment. In: CADTH Report/Project in Briefs [Internet]. Ottawa (ON): Canadian Agency for Drugs and Technologies in Health; 2011 [accessed 2019 Jun 19]. Available from: http://www.ncbi.nlm.nih. gov/books/NBK538784/.

29. Medline A, Joseph Davey D, Klausner JD. Lost opportunity to save newborn lives: variable national antenatal screening policies for Neisseria gonorrhoeae and Chlamydia trachomatis. Int J STD AIDS. 2017;28(7):660-6.

30. Workowski KA, Bolan GA, Centers for Disease Control and Prevention. Sexually transmitted diseases treatment guidelines, 2015. MMWR Recomm Rep. 2015 Jun 5;64(RR-03):1-137.

31. LeFevre ML, U.S. Preventive Services Task Force. Screening for Chlamydia and gonorrhea: U.S. Preventive Services Task Force recommendation statement. Ann Intern Med. 2014 Dec 16;161(12):902-10.

32. Kaiser Foudation Health Plan of Washington. Prenatal care screening and testing guideline. Kaiser Permanente; 2018. 20 p.

33. The Pregnancy Management Working Group. VA/DoD clinical practice guideline for pregnancy management. Department of Veterans Affairs, Department of Defense; 2009.

34. de Codes JS, Cohen DA, de Melo NA, Teixeira GG, Leal A dos S, Silva T de J et al. Screening of sexually transmitted diseases in clinical and non-clinical settings in Salvador, Bahia, Brazil. Cad Saude Publica. 2006 Feb;22(2):325-34.

35. van der Eem L, Dubbink JH, Struthers HE, McIntyre JA, Ouburg S, Morré SA et al. Evaluation of syndromic management guidelines for treatment of sexually transmitted infections in South African women. Trop Med Int Health. 2016;21(9):1138-46.

36. Dukers-Muijrers NHTM, Morré SA, Speksnijder A, van der Sande MAB, Hoebe CJPA. Chlamydia trachomatis test-of-cure cannot be based on a single highly sensitive laboratory test taken at least 3 weeks after treatment. PLoS One. 2012;7(3):e34108.

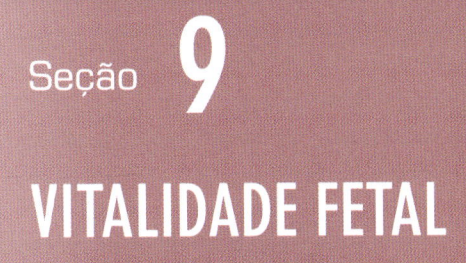

Seção 9

VITALIDADE FETAL

VITALIDADE FETAL

▷ Luciano Marcondes Machado Nardozza
▷ Ana Carolina Rabachini Caetano

Um dos principais objetivos da obstetrícia é propiciar o nascimento de conceptos nas melhores condições de vitalidade, o mais próximo do termo, visando minimizar a morbidade e a mortalidade perinatais. No passado, apenas era possível aferir se o feto estava vivo ou morto pela ausculta dos batimentos cardíacos fetais. Há 50 anos, por meio da cardiotocografia, já era possível identificar os fetos que estavam ou não em sofrimento. Atualmente, por meio da ultrassonografia e da Dopplervelocimetria, diagnosticam-se os fetos que apresentarão deterioração da oxigenação e do crescimento, permitindo isolar a população de alto risco antes que haja hipoxia , para antecipação do parto em condições de boa oxigenação dos tecidos fetais, evitando, assim, sequelas tardias, principalmente as neurológicas. Em contrapartida, há o problema da prematuridade eletiva, às vezes muito precoce, que por si só traz graves sequelas para o neonato. Há, portanto, necessidade de se otimizar a avaliação da vitalidade fetal, em busca de parâmetro que indique o exato momento em que o bem-estar fetal compensado está prestes a se deteriorar.[1]

A avaliação da vitalidade fetal pode ser realizada por meio de métodos clínicos (mobilograma e ausculta dos batimentos cardíacos fetais), bioquímicos (medida do pH do sangue do couro cabeludo fetal durante o trabalho de parto) e biofísicos (cardiotocografia, perfil biofísico fetal, avaliação do líquido amniótico e Dopplervelocimetria). A escolha do método de avaliação do bem-estar fetal depende de múltiplos fatores, como idade gestacional, disponibilidade e condições materno-fetais.[2]

Em geral, a avaliação da vitalidade fetal está indicada em gestações nas quais o risco de morte fetal anteparto é aumentado. É importante ressaltar que, quando a condição clínica que motivou o teste persistir, o teste deve ser repetido periodicamente para monitorar o bem-estar fetal até o parto, e, se a condição clínica materno-fetal piorar, a vigilância fetal deve ser intensificada.[2]

REFERÊNCIAS BIBLIOGRÁFICAS

1. Nardozza LMM, Caetano ACR. Avaliação do bem-estar fetal. In: Sato EI, Colombo AP, Borges DR, Ramos LR, Ferreira LM, Guinsbrurg R, organizadores. Atualização terapêutica: diagnóstico e tratamento. 26a ed. São Paulo: Artes Médicas; 2018. p. 582-6. v. 1.
2. Practice Bulletin nº 145: antepartum fetal surveillance. Obstet Gynecol. 2014;124(1):182-92.

capítulo 42

Avaliação Clínica da Vitalidade Fetal: Tem Valor?

▶ Octávio de Oliveira Santos Filho   ▶ Antonio Henrique Soares Telini

INTRODUÇÃO

O objetivo da avaliação da vitalidade fetal é buscar a sobrevida conceptual livre de sequelas, postergando a interrupção da gestação ou indicando o melhor momento para sua realização quando há sofrimento fetal. Quando o parto é realizado precocemente, podem advir consequências negativas da prematuridade, como síndrome do desconforto respiratório, hemorragia periventricular e enterocolite necrotizante. Por outro lado, se a parturição for tardia, na vigência de um quadro de sofrimento fetal grave, aumenta-se o risco de acidose metabólica e consequentes encefalopatia hipoxêmica, paralisia cerebral e óbito perinatal.

Patologias como colagenoses, síndromes hipertensivas, endocrinopatias, infecções congênitas, anemia materna e hábitos nocivos – como uso de substâncias psicoativas, tabagismo e etilismo – podem levar à insuficiência placentária, com diminuição da oferta fetal de oxigênio e nutrientes. Diante desse cenário, são ativados mecanismos fetais que culminam na diminuição da velocidade de crescimento, na redução da atividade biofísica e na redistribuição circulatória, a fim de priorizar o fluxo sanguíneo para órgãos nobres, como cérebro, coração e adrenais.

Os mecanismos de adaptação fetal supracitados podem ser diagnosticados e monitorados por meio de avaliação clínica ou de exames subsidiários, como a cardiotocografia, a ultrassonografia obstétrica (que permite a avaliação biométrica do crescimento), a avaliação biofísica fetal e a Dopplervelocimetria. Neste capítulo, serão discutidos mais profundamente somente os parâmetros clínicos de avaliação da vitalidade fetal.

A clínica obstétrica é a base da assistência pré-natal, solidificada por meio de uma anamnese adequada, de uma história obstétrica pregressa e de uma semiologia cuidadosa. As novas tecnologias tornaram possível e acessível a avaliação das atividades biofísicas fetais e da circulação fetoplacentária com maior acuracidade, sensibilidade e especificidade, melhorando os resultados perinatais, sobretudo nas gestações de alto risco. Entretanto, esses exames devem ser indicados após avaliação clínica precisa, uma vez que não mudam o prognóstico nas gestações de baixo risco e ocasionalmente podem precipitar a interrupção de gestações saudáveis, aumentando os índices de cesárea. Um dos efeitos negativos das novas tecnologias é que os grupos que mais entusiasticamente as têm adotado sem rigor correspondem justamente às escolas de medicina. Destarte, há o abandono progressivo de técnicas clínicas simples, que se viram substituídas pela complexidade dos exames complementares; consequentemente, as novas gerações médicas estão perdendo a prática do exame físico e encontrando dificuldades para avaliar eficientemente o bem-estar fetal, quando não há tecnologia disponível.[1]

A avaliação clínica da vitalidade fetal pode ser feita usando-se alguns métodos, tais como: mensuração da altura uterina (AU) e sua respectiva curva de crescimento, percepção materna dos movimentos fetais (mobilograma ou controle da movimentação fetal), monitorização dos batimentos cardíacos fetais e a visualização do líquido amniótico (LA).

MEDIDA DA ALTURA UTERINA

A medida seriada da AU a partir da 20ª semana de gestação, confrontada com a idade gestacional, traz subsídios para a avaliação do crescimento fetal. Se estiver abaixo do percentil 10 na curva de crescimento uterino, existe a possibilidade de o feto ser pequeno para a idade gestacional (PIG) e/ou de haver diminuição da quantidade de LA; por outro lado, se estiver acima do percentil 90, pode corresponder a um feto grande para a idade gestacional (GIG) e/ou a um aumento da quantidade de LA. A palpação abdominal (pelas manobras de Leopold) complementa a avaliação e traz melhor estimativa da quantidade de LA, auxiliando no diagnóstico de oligo ou polidrâmnio. Nas gestações a termo ou próximas dele, da mesma maneira, é possível a estimativa do peso fetal pela palpação abdominal e uterina, qualificando a assistência obstétrica.

Os achados clínicos relacionados à gestação gemelar incluem volume uterino maior do que o esperado para a idade gestacional, sendo, geralmente, a altura uterina 5 cm maior que a esperada para gestações únicas, entre a 20ª e a 30ª semana de idade gestacional. Dessa maneira, o diagnóstico de restrição do crescimento fetal (RCF) por meio da mensuração da AU, na gemelaridade, é inadequado. Devido a essa dificuldade, a confirmação dos desvios de crescimento fetal em gemelares deve ser feita pela estimativa dos pesos fetais em ultrassonografia. Além da gestação gemelar, outros fatores, como plenitude vesical, obesidade acentuada, situação fetal e miomatose uterina de grande volume, podem interferir na relação entre a AU e a idade gestacional.

Nas gestações complicadas por diabetes gestacional, tanto os fetos GIG quanto a presença de polidrâmnio são situações preocupantes em relação à vitalidade fetal, devendo ser confrontadas com o perfil glicêmico ambulatorial que, se alterado, pode corroborar um mau prognóstico. Em relação às patologias que levam à insuficiência placentária, como consequência os fetos PIG podem não atingir seu potencial genético de crescimento, caracterizando a restrição do crescimento fetal (RCF). A RCF pode associar-se à redução do LA, deixando a AU abaixo do esperado para a idade gestacional e demandando a realização de propedêutica complementar para confirmação do diagnóstico e de avaliação precisa da vitalidade fetal.

Estudos demonstram que a AU permite identificar a RCF em até 86% dos casos.[1] Nota-se que grande parte dos estudos que avaliam a acuracidade diagnóstica da AU é prospectiva e preocupada com a padronização da técnica, a fim de validar a reprodutibilidade do método por meio de variabilidade pessoal e interexaminador da medida. Quando as medidas são realizadas pelo mesmo examinador, estão menos sujeitas a erros; porém, o atendimento personalizado durante todo o pré-natal não condiz com a realidade da maioria das unidades de atendimento pré-natal do Sistema Único de Saúde (SUS) do Brasil. O poder de detecção de recém-nascidos PIG com base na AU, relatado na literatura, segundo diferentes autores, pode ser observado na Tabela 42.1.

Tabela 42.1 Valor diagnóstico da curva de AU na detecção de recém-nascidos PIG, segundo diversos autores.

Autor	Sensibilidade	Especificidade (%)	VPP (%)	Índice de Youden
Belizán (1978)	86,0	90,0	48,8	0,760
Rogers & Needham (1985)	73,4	91,9	50,1	0,653
Cnatingius & cols. (1984)	86,0	79,0	31,2	0,650
Westin (1977)	72,0	89,2	42,5	0,612
Quaranta & cols. (1981)	73,1	79,4	28,2	0,525
Fescina & cols. (1988)	52,0	92,0	41,9	0,440
Calvert & cols. (1982)	64,4	78,8	25,2	0,432
Rosemberg & cols. (1982)	56,0	85,0	29,3	0,410
Barini (1989) (peso normal)	68,8	81,2	28,9	0,5
Barini (1989) (hipertensas)	66,0	83,3	30,5	0,493
Barini (1989) (total)	63,5	82,1	28,2	0,456

AU: altura uterina; VPP: valor preditivo positivo.

A AU é, portanto, uma das principais aplicações práticas da avaliação clínica de vitalidade fetal na assistência pré-natal de gestações únicas, como método de rastreamento para desvios de crescimento fetal e variações no LA, devendo ser complementada pela ultrassonografia para a confirmação diagnóstica, quando necessário.

No Hospital da Pontifícia Universidade Católica de Campinas (PUC-Campinas), utiliza-se a técnica de Fescina *et al.*,[2] demonstrada na Figura 42.1, com valor plotado na curva de crescimento da AU de mesma autoria (Figura 42.2), preconizada pelo Ministério da Saúde em 2000.[3]

Observa-se, finalmente, que as medidas para construção das diversas curvas de AU variam nos estudos publicados, conforme observado na Tabela 42.2. As diferenças podem ser justificadas pelas metodologias desiguais nos estudos, além de outros fatores de interferência, tais como: etnias e especificidades populacionais diversas, vieses de aferição, obesidade, variações da posição fetal, plenitude vesical materna, malformações uterinas, miomatose uterina volumosa etc.

PERCEPÇÃO MATERNA DOS MOVIMENTOS FETAIS – MOBILOGRAMA

Os movimentos fetais (MF) tornam-se geralmente perceptíveis pelas primigestas entre a 18ª e a 20ª semana de idade gestacional, podendo, nas multíparas, iniciar-se um pouco mais precocemente – por volta da 16ª semana. Comparando a movimentação fetal evidenciada na ultrassonografia com o mobilograma feito pela gestante, percebe-se que a mulher é capaz de notar 33 a 88% dos

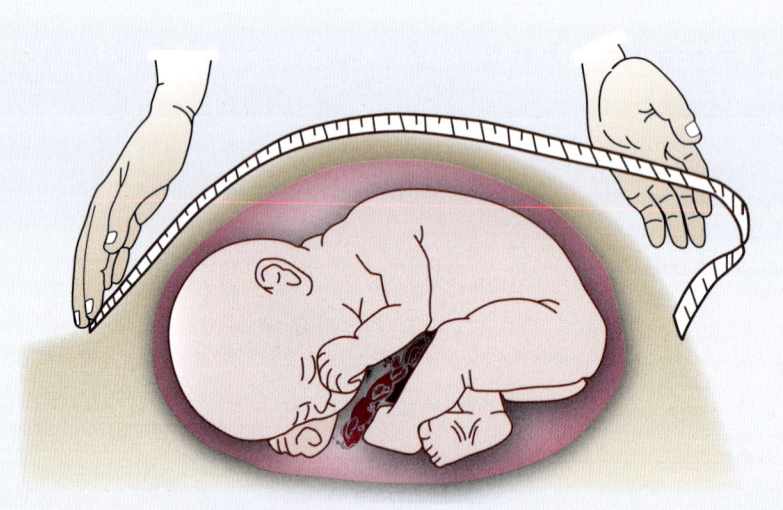

FIGURA 42.1 Técnica para obtenção da medida da altura uterina. A técnica de Fescina *et al.* indica que a leitura deve ser realizada com a fita entre os dedos médio e indicador da mão sobre o fundo uterino.[2]
Fonte: Brasil; 2000. p. 55.

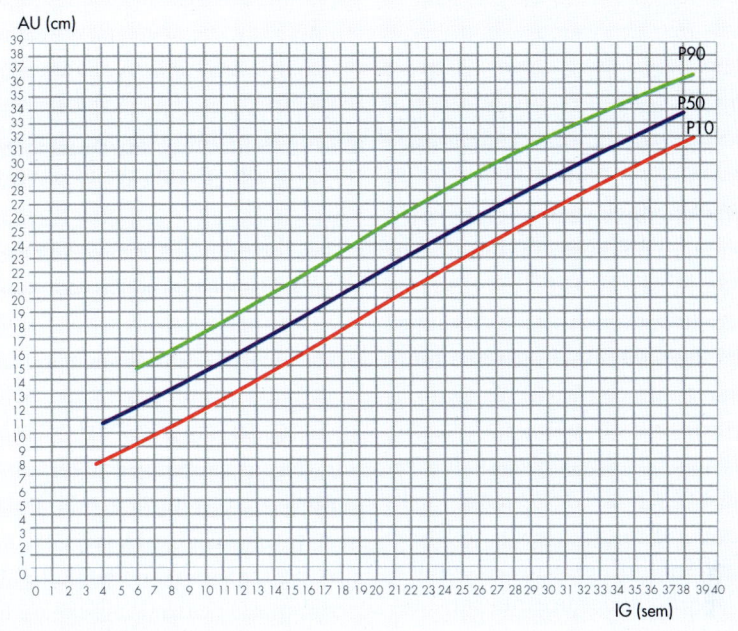

AU: altura uterina; IG: idade gestacional.

FIGURA 42.2 Curva de crescimento da altura uterina em função da idade gestacional entre a 13ª e a 39ª semana, para os percentis 10, 50 e 90.[2]

Tabela 42.2 Comparação entre valores correspondentes ao percentil 50 de medidas de altura uterina em vários estudos.

	Medidas de altura uterina (cm)					
Estudos	Idade gestacional (semanas)					
	20	24	28	32	36	40
Belizán et al., 1978 (Argentina)	18,5	22,5	26,5	30,5	33,5	34,5
Quaranta et al., 1981 (Inglaterra)	20,2	24,1	28,1	31,8	34,7	36,3
Carvert et al., 1982 (Inglaterra)	18,8	22,9	26,8	30,2	33,7	36,2
Taylor et al., 1984 (Austrália)	18,0	23,0	28,0	31,0	34,0	36,5
Mathai et al., 1987 (Índia)		21,5	24,5	27,5	31,5	33,5
Azziz et al., 1988 (EUA)	20,5	24,6	28,3	32,8	36,5	39,8
Steingrimsdóttir et al., 1995 (Suécia)	19,0	23,1	27,1	30,1	33,6	35,8
Silva et al., 1988 (Brasil)	19,0	23,0	26,0	30,0	32,5	34,0
Barini, 1989 (Brasil)	18,5	22,2	25,9	29,3	32,2	34,2
Presente estudo, 2000 (Brasil)	20,7	24,2	27,5	30,4	32,9	35,2
Fescina et al., 1984	18,0	21,5	24,0	27,5	30,5	39,0

MF, independentemente do seu grau de instrução, da paridade e da idade gestacional, além de outros aspectos descritos como redutores da percepção materna, como a obesidade e a implantação anterior da placenta.[4] Mesmo sabendo que os MF podem não ser percebidos com precisão pela gestante, a referência de ausência ou mesmo a diminuição deles deve sempre ser seguida de indicação para realização de outro método de avaliação da vitalidade fetal. O mobilograma, também conhecido como contagem ou controle dos movimentos fetais (CMF), é vantajoso como método de avaliação da vitalidade fetal por não ter custos e poder ser realizado pela própria gestante, após orientação profissional. Pode ser feito em ambiente tranquilo, sem necessidade de deslocamento para serviços de saúde nem de uso de equipamentos. Como desvantagens, o mobilograma pode gerar ansiedade, principalmente se as gestantes estiverem mal orientadas, acarretando um maior número de cardiotocografias e intervenções médicas desnecessárias.[5]

Entre os principais métodos de contagem dos MF estão os de Cardiff (1976) e Sadovsky (1981) . No primeiro, a paciente deve contar os MF em 12 horas, e o feto é considerado acometido se apresentar menos de dez movimentos nesse período. O método de Sadovsky, em contrapartida, orienta contar os MF três vezes ao dia na hora seguinte às refeições, considerando o exame alterado quando há menos de quatro MF por hora. O exame alterado deve ser repetido na hora seguinte e, persistindo a redução de movimentação fetal, a gestante deve procurar um pronto atendimento obstétrico.[5]

No Hospital da PUC-Campinas, orienta-se que as gestantes realizem o exame 30 minutos após almoço e jantar. Devem deitar-se em decúbito lateral esquerdo ou ficar na posição semissentada, com a mão sobre o abdome, e contar pelo menos sete MF em uma hora, aumentando sua sensibilidade em comparação com o método de Sadovsky. É orientado que procurem o pronto atendimento para avaliação complementar da vitalidade fetal em caso de redução da movimentação. O modelo utilizado no serviço para registro do mobilograma pode ser visto na Tabela 42.3.

Tabela 42.3 Modelo para registro do mobilograma.

Data	Horário início	1	2	3	4	5	6	7	Horário final

Esse exame deve ser indicado principalmente nas gestações de alto risco, já que tem sido demonstrada redução significativa do número de MF quando há insuficiência uteroplacentária grave, como nos casos de RCF acentuada, aloimunização Rh com fetos severamente acometidos e malformações congênitas, como hidrocefalia, hidropsia fetal e agenesia renal bilateral. A movimentação fetal reduzida pode, ainda, estar relacionada com anomalias do sistema nervoso central (SNC), disfunção muscular, restrição mecânica de movimentos na extremidade inferior ou artrogripose congênita.

O uso de sedativos que cruzam a barreira placentária, como barbitúricos, álcool, benzodiazepínicos e narcóticos, também pode levar à redução dos MF. O hábito de fumar reduz temporariamente os movimentos, pelo efeito depressor da nicotina sobre o SNC e o aumento dos níveis plasmáticos maternos de carboxi-hemoglobina. O estímulo sonoro, em contrapartida, provoca aumento da atividade motora em fetos normais, podendo ser utilizado como ferramenta complementar para estimular fetos com vitalidade fetal duvidosa ou inconclusiva, por exemplo.

A literatura demonstra grande variabilidade na acurácia do método, apresentando baixa sensibilidade, mas uma boa especificidade na predição de maus resultados perinatais, conforme observado na Tabela 42.4.[6]

Mulheres com diminuição dos MF devem ser avaliadas o mais rápido possível, preferencialmente dentro de duas horas. O objetivo é descartar fatores de risco iminentes para morte perinatal e tentar determinar a causa da diminuição dos movimentos. Medida da AU e cardiotocografia devem ser realizadas de imediato para identificar um possível sofrimento fetal agudo. Na ausência de rastreamento da frequência cardíaca fetal que exija parto de emergência, procede-se com a investigação complementar ultrassonográfica para avaliar a biometria fetal e a morfologia fetal (sobretudo se não foi feita anteriormente), além da quantificação do LA, idealmente dentro de 24 horas. Dessa maneira, inclui-se o perfil biofísico fetal (PBF) simplificado ou completo, se necessário, na avaliação complementar diagnóstica. Nos casos de insuficiência placentária, a Dopplervelocimetria também é um exame importante na definição da conduta. Assim, o manejo das pacientes com diminuição dos MF depende da idade gestacional, da etiologia e dos resultados dos demais exames complementares, uma vez que o mobilograma presta-se apenas para o rastreamento inicial de sinais de comprometimento da vitalidade fetal.

MONITORIZAÇÃO CLÍNICA DOS BATIMENTOS CARDÍACOS FETAIS

A ausculta dos batimentos cardíacos fetais (BCF) é uma avaliação clínica realizada na rotina de consultas de pré-natal, internações obstétricas e no momento do trabalho de parto. Os BCF permitem avaliar a vitalidade fetal porque a frequência cardíaca é um marcador indireto da resposta do SNC diante de possíveis alterações pressóricas e metabólicas fetais, sobretudo da concentração dos gases sanguíneos e do equilíbrio ácido-base. Além dessa questão da vitalidade fetal, uma frequência cardíaca fetal (FCF) normal e rítmica também prediz indiretamente um coração com nó sinoatrial e dromotropismo preservados, apresentando controle adequado pelo sistema nervoso autônomo, metabolismo e homeostase fetais.

Tabela 42.4 Acurácia diagnóstica do registro de movimentos fetais anteparto na predição de morbimortalidade perinatal.

Manifestações	nº	Falso positivo	Falso negativo	Sensibilidade	Especificidade
Morbidade/sofrimento fetal intraparto					
Schifrim	134	30	42	23	92
Liston	150	67	3	40	96
Rayburn	1.161	77	9	9	97
Platt	286	75	5	7	99
Faúndes	86	86	8	37	76
Apgar 5º minuto < 7					
Pearson	122	44	18	21	96
Ehrstrom	240	35	8	62	93
Leader	247	88	1	50	91
Rayburn	1.161	92	6	25	98
Schifrin	158	81	2	71	86
Platt	286	100	1	0	99
Mortalidade perinatal					
Pearson	122	57	1	69	87
Manning	50	25	11	38	98
Schifrin	158	81	2	71	86
Liston	150	82	0	100	94
Platt	286	50	1	50	95

Os BCF podem ser identificados na avaliação clínico-obstétrica a partir da 12ª semana de idade gestacional, utilizando-se o sonar Doppler (alguns modelos de equipamentos identificam até um pouco antes), ou após a 20ª semana, quando utilizado um estetoscópio de Pinard, conforme observado na Figura 42.3. A vantagem do uso do sonar Doppler, além da identificação mais precoce dos BCF, é que a gestante e os acompanhantes também podem ouvir os BCF durante a avaliação e ficar seguros do bem-estar fetal; como desvantagem, podemos destacar o custo do equipamento de sonar Doppler, muito maior que um Pinard, além de manutenções por vezes necessárias.[7]

Durante a ausculta dos BCF, são avaliados ao longo de um minuto o ritmo, a frequência basal e a presença ou não de episódios de aceleração ou desaceleração. A frequência basal dos BCF deve estar compreendida entre 110 e 160 batimentos por minuto.[8] Quando há estímulo acústico ou mecânico uterino, movimentação fetal ou contração uterina, ocorre normalmente uma aceleração da FCF, o que prediz uma boa vitalidade. Em contrapartida, a presença de desacelerações ou a identificação de frequência basal sustentada bradicárdica ou taquicárdica requerem avaliação complementar urgente da vitalidade fetal ou até uma resolução imediata da gestação, em alguns casos. Sempre que identificada alguma anormalidade na ausculta dos BCF, palpar o pulso materno para diferenciar seus batimentos dos fetais pode ser uma medida auxiliar válida.

A monitorização intermitente dos BCF durante o trabalho de parto espontâneo de pacientes de baixo risco é uma importante estratégia para assegurar o bem-estar fetal ao longo do processo, rastreando e permitindo identificar precocemente possíveis sinais de comprometimento da vitalidade. Os BCF devem ser verificados continuamente antes, no decorrer e depois de pelo menos uma contração uterina, já que, sobretudo no final das contrações, há uma redução transitória da oxigenação fetal. O tempo mínimo total de ausculta deve ser de um minuto, sendo ideal que se ausculte pelo menos 30 segundos após o término da contração. Se

algum desvio da normalidade for suspeitado, recomenda-se que se reavalie o comportamento dos BCF continuamente ao longo de pelo menos três contrações consecutivas. Identificando-se alterações ou persistindo alguma suspeita de anormalidade dos BCF, métodos complementares de avaliação da vitalidade fetal devem ser recomendados, como a cardiotocografia.[8]

Não é recomendada a realização de cardiotocografia rotineira na avaliação inicial do trabalho de parto nem de monitorização contínua para o grupo de pacientes supracitado, uma vez que pode aumentar em até 20% a indicação de cesáreas desnecessárias e de outras intervenções, sem melhorar os resultados perinatais. Dessa forma, a cardiotocografia ficaria reservada para gestações de alto risco, partos induzidos ou situações ao longo do trabalho de parto que predigam risco obstétrico iminente ou deterioração de vitalidade fetal.[9]

No primeiro período do trabalho de parto, durante a fase de cervicodilatação, é recomendada a ausculta intermitente dos BCF com intervalos de 15 a 30 minutos. Já no segundo período (período expulsivo), os BCF devem ser verificados mais frequentemente: a cada cinco minutos, a fim de assegurar uma boa vitalidade até a ultimação do parto.[8] Tanto no primeiro quanto no segundo período do parto, sempre que for utilizada analgesia peridural ou combinada (após administração de dose inicial ou após cada complementação), os BCF devem ser avaliados a cada cinco minutos ao longo dos 30 minutos seguintes à administração das drogas analgésicas.[10]

Por fim, a evidência disponível aponta que a ausculta intermitente com estetoscópio de Pinard ou sonar Doppler é tão segura quanto a cardiotocografia contínua para avaliação do bem-estar fetal em parturientes de baixo risco, evitando hipoxia e morbimortalidade perinatal, sem agregar intervenções desnecessárias.

AMNIOSCOPIA

A amnioscopia é um exame endoscópico cervical que permite a visualização do polo inferior do ovo, isto é, as membranas, o LA e a apresentação. A visualização do LA ocorre indiretamente com as membranas íntegras, objetivando avaliar a vitalidade fetal e podendo também prover informações sobre a maturidade fetal, por meio da presença e das características dos grumos. Esse procedimento antigamente era realizado com um amnioscópio metálico, atualmente substituído pelo amnioscópio de acrílico auxiliado por uma fonte luminosa, como

observado na Figura 42.4, permitindo uma melhor visualização da coloração do líquido e a detecção de anormalidades, como hemorragia e mecônio.

A presença de líquido meconial configura um sinal de alerta para parturição, pois se correlaciona com sofrimento fetal crônico e mau prognóstico perinatal, já que estresse intrauterino e situações de hipoxia desencadeiam mecanismos que culminam no aumento da peristalse e no relaxamento do tônus esfincteriano anal fetal, podendo levar à eliminação do mecônio. A presença de mecônio fora do trabalho de parto indica formalmente a resolução da gestação por cesariana, pela menor chance de hipoxia e acidose metabólica fetal quando comparada com a indução de parto. Em contrapartida, durante as fases finais do trabalho de parto, pode ser apenas uma resposta à hipoxia transitória decorrente das contrações, per-

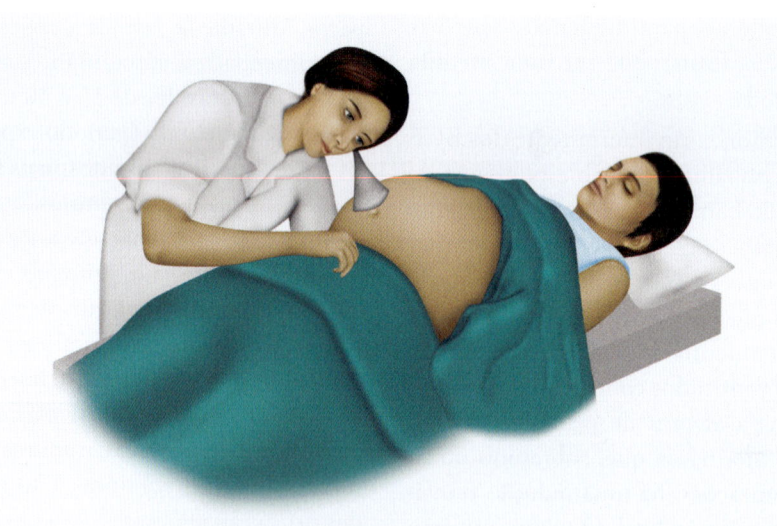

FIGURA 42.3 Técnica de ausculta dos batimentos cardíacos fetais com estetoscópio de Pinard, após identificação do dorso fetal pela manobra de Leopold.
Fonte: Brasil; 2005.[11]

mitindo prosseguir pela via obstétrica desde que se mantenha eutócico e que os demais exames de vitalidade se mantenham satisfatórios.

A passagem de mecônio para o LA ocorre em 8 a 25% das gestações, tendo relação direta com o risco obstétrico e a idade gestacional da população estudada. A aspiração desse líquido pode determinar a síndrome de aspiração de mecônio, com incidência entre 1,8 e 18% dos partos que a apresentam. Essa síndrome acarreta efeitos danosos neonatais, como hipoxia e hipertensão pulmonar, resultantes do efeito obstrutivo do mecônio nas vias aéreas. A aspiração, seja intrauterina ou ao nascimento, também é capaz de levar a outras complicações pulmonares, como pneumotórax, pneumonia química e bacteriana, síndrome da membrana hialina e síndrome da deficiência respiratória do recém-nascido. Essas

complicações aumentam significativamente a morbimortalidade perinatal, sendo fatais em 40% dos casos.[12]

Quanto mais avançada a idade gestacional, maior é a possibilidade de ocorrer a passagem de mecônio para o líquido amniótico (1,37 vez mais a cada semana) a partir de 37 semanas de gestação, chegando a 21% e a 25% com 40 e 41 semanas, respectivamente.[13] Assim, quando factível, a amnioscopia pode ser realizada de rotina na avaliação complementar da vitalidade fetal, sobretudo no pós-datismo.

CONCLUSÃO

Apesar de toda a tecnologia disponível atualmente para avaliação da vitalidade fetal, por meio de cardiotocografia convencional ou computadorizada, ultrassonografia com perfil biofísico fetal e Dopplerveloci-

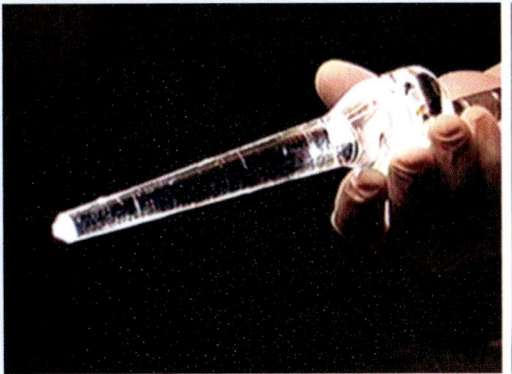

FIGURA 42.4 À esquerda, amnioscópio de acrílico utilizado para realização da amnioscopia; à direita, visualização de líquido claro com presença de grumos.
Fonte: Acervo do autor.

metria, não devemos menosprezar o valor e os benefícios dos métodos consagrados de avaliação clínica, principalmente em serviços de ensino e onde recursos tecnológicos são escassos ou indisponíveis.

REFERÊNCIAS BIBLIOGRÁFICAS

1. Neme B, Faúndes A. Avaliação clínica fetal. In: Neme B, editor. Obstetrícia básica. 2a ed. São Paulo: Sarvier; 2000. p. 103-11.

2. Fescina RH, Quevedo C, Martell M, Nieto F, Schwarcz R. Uterine height as a method of predicting fetal growth. Bol Oficina Sanit Panam. 1984;96(5):377-86.

3. Brasil. Ministério da Saúde. Assistência pré-natal: manual técnico. Brasília, DF; 2000.

4. Hijazi ZR, East CE. Factors affecting maternal perception of fetal movement. Obstet Gynecol Surv. 2009;64(7):489-97; quiz 99.

5. Mangesi L, Hofmeyr GJ. Fetal movement counting for assessment of fetal wellbeing. Cochrane Database Syst Rev. 2007(1):CD004909.

6. Thacker SB, Berkelman RL. Assessing the diagnostic accuracy and efficacy of selected antepartum fetal surveillance techniques. Obstet Gynecol Surv. 1986;41(3):121-41.

7. Lewis D, Downe S, Panel FIFMEC. FIGO consensus guidelines on intrapartum fetal monitoring: intermittent auscultation. Int J Gynaecol Obstet. 2015;131(1):9-12.

8. World Health Organization. WHO recommendations: intrapartum care for a positive childbirth experience. Geneva; 2018.

9. Devane D, Lalor JG, Daly S, McGuire W, Cuthbert A, Smith V. Cardiotocography versus intermittent auscultation of fetal heart on admission to labour ward for assessment of fetal wellbeing. Cochrane Database Syst Rev. 2017;1:CD005122.

10. Brasil. Ministério da Saúde. Secretaria de Ciência, Tecnologia e Insumos Estratégicos. Departamento de Gestão e Incorporação de Tecnologias em Saúde. Diretrizes nacionais de assistência ao parto normal: versão resumida [recurso eletrônico]. Brasília, DF: Ministério da Saúde; 2017.

11. Brasil. Ministério da Saúde. Pré-natal e puerpério: atenção qualificada e humanizada. Brasília, DF; 2006.

12. Cleary GM, Wiswell TE. Meconium-stained amniotic fluid and the meconium aspiration syndrome: an update. Pediat Clin North Am. 1998;45(3):511-29.

13. Santos Filho OO. Estudo de alguns fatores de risco para presença de mecônio no líquido amniótico. Rev Bras Ginecol Obstet. 2000;22(8):530-1.

capítulo 43

Indicações de Cardiotocografia em Gestações de Baixo Risco

▶ Marcos Masaru Okido
▶ Alessandra Cristina Marcolin

INTRODUÇÃO

Os métodos de avaliação do bem-estar fetal têm sido úteis na redução da morbimortalidade perinatal. Em que pese a escassez de evidências científicas, elas vêm tornando menos árdua a decisão pelo momento mais oportuno do parto.

A cardiotocografia (CTG) foi cercada de grande expectativa na ocasião do seu advento, pois reunia atributos interessantes: era acessível, não invasiva e tinha custo baixo. No entanto, o entusiasmo inicial transformou-se, nas décadas seguintes, em ceticismo, principalmente quando a técnica é empregada em gestações de baixo risco.

MÉTODOS

Recorreu-se à base de dados MEDLINE® por meio do PubMed®, priorizando-se revisões sistematizadas e metanálises recentes, estudos randomizados e observacionais com grande casuística, além de *guidelines* das principais instituições internacionais de ginecologia e obstetrícia.

RESULTADOS

Controvérsias sobre a cardiotocografia

A CTG tornou-se alvo de algumas controvérsias que devem ser mencionadas antes da leitura de suas indicações, pois elas podem interferir no julgamento clínico acerca de seu uso. Por exemplo, qual grupo de gestantes pode ser beneficiado? O que fazer com os resultados positivos? Qual o impacto da sua inclusão no processo assistencial? Para tanto, veja-se a Tabela 43.1.

Tabela 43.1 Controvérsias relacionadas ao uso de CTG.

	Controvérsias	Significado clínico
Qualidade dos estudos	■ Nível de evidência baixo. ■ Os estudos randomizados controlados são escassos. ■ Poucos estudos avaliaram a CTG em gestações de baixo risco.	■ O conjunto das evidências não adquiriu, até o momento, força suficiente para impor condutas rígidas. ■ A melhor assistência tanto individual quanto coletiva deve ser pautada pela adoção das diretrizes mais aceitas da literatura, modeladas à luz das particularidades de gestão local (como a disponibilidade de recursos humanos e de equipamentos).
Características metodológicas da CTG[1]	■ VPP baixo (menor que 50%). ■ O VPP é influenciado pela prevalência da doença na população.	■ Se o resultado for suspeito, existe probabilidade alta de se estar diante de um falso positivo. Isso pressupõe que a vitalidade fetal deva ser mais bem avaliada antes de submeter a gestante a uma intervenção desnecessária. ■ O desempenho da CTG é questionável, pois se destina a prever condições pouco prevalentes (morte perinatal e paralisia cerebral).
Qualidade da interpretação dos resultados da CTG[2,3]	■ Um total de 10% apresenta problemas técnicos, como perda do sinal. ■ Um terço das anormalidades de FCF não são identificadas. ■ Apenas 25% das análises são adequadas. ■ Verifica-se grande variação intra e interobservador.	■ Problemas técnicos da CTG impedem uma leitura correta e comprometem ainda mais o impacto positivo que se poderia esperar. ■ As falhas de interpretação podem ocorrer não só com os resultados falsamente positivos, mas também com os verdadeiramente positivos, ou seja, ocorrem falhas no reconhecimento dos traçados verdadeiramente anormais, impedindo-se a adequada tomada de ação.

CTG: cardiotocografia; VPP: valor preditivo positivo; VPN: valor preditivo negativo; FCF: frequência cardíaca fetal.

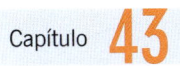
INDICAÇÕES DA CARDIOTOCOGRAFIA EM GESTAÇÕES DE BAIXO RISCO

A Tabela 43.2 mostra uma relação dos principais cenários da prática obstétrica nos quais a CTG é frequentemente utilizada, as evidências científicas encontradas e os comentários a cerca do tópico.

Tabela 43.2 Indicações da CTG em gestações de baixo risco.

Cenário	Evidências científicas	Comentários
Pré-natal	■ Metanálise Cochrane de 2015, que incluiu seis estudos randomizados com 2.105 mulheres, não mostrou benefício da CTG nos resultados perinatais. Limitações dos estudos incluídos: qualidade baixa ou muito baixa; todos os estudos avaliados incluíram gravidezes de risco.[4]	■ Benefício não demonstrado até o momento.
Redução da movimentação fetal	■ Baixo nível de evidência científica dessa prática; 40% das gestantes relatam essa preocupação, e 4 a 15% procuram atendimento médico. O risco de óbito fetal pode ser 4,5 vezes maior. A condição mais associada a esses óbitos provavelmente é a restrição do crescimento fetal (45% dos casos). ■ Não há consenso quanto ao modo de avaliação, diagnóstico e manejo dessa condição. Um estudo prospectivo sugere como programa de triagem o mínimo de dez movimentos em duas horas. Os autores citam como vantagens desse programa a boa aceitação e a consequente maior adesão. Nesse estudo, obteve-se redução em quatro vezes da mortalidade fetal às custas de um aumento de 13% da necessidade de provas de vitalidade fetal e de um incremento de três vezes nas intervenções.[5]	■ A CTG pode ser útil nessa situação, pois, apesar de aumentar as taxas de cesárea, o número de casos que são encaminhados para complementação da vitalidade fetal é pequeno. Em mais de 90% dos casos ela será reativa, tranquilizadora para o casal e para a equipe de saúde. Além disso, em locais de recursos limitados, provavelmente o VPP da CTG será superior devido a uma prevalência maior de casos de restrição do crescimento fetal sem diagnóstico.

(Continua)

Tabela 43.2 Indicações da CTG em gestações de baixo risco. *(Continuação)*

Cenário	Evidências científicas	Comentários
Pós-datismo	■ Bochner *et al.*,[6] em estudo retrospectivo, compararam resultados neonatais de gestantes de baixo risco submetidas à CTG (n = 1260) ou não (n = 1807) a partir de 41 semanas. O grupo não monitorizado apresentou mais convulsões, apneia, pneumonia, aspiração de mecônio e infecção. ■ O único estudo controlado randomizado incluiu apenas 145 gestantes. Ele comparou duas modalidades de vitalidade: CTG computadorizada associada ao índice de líquido amniótico *versus* CTG padrão associada à medida do maior bolsão de líquido amniótico. Os resultados não mostraram diferenças nos resultados gestacionais ou perinatais.[7] ■ Não existem evidências sobre o melhor manejo. O ACOG recomenda iniciar a vigilância fetal a partir da 41ª semana (nível C, baseada em consenso ou em opinião de especialista).[8]	■ A CTG pode ser útil devido à elevação progressiva do risco de óbito fetal e de outras complicações perinatais após 40 semanas.
Fase latente do trabalho de parto	■ Smith *et al.*,[9] em um estudo randomizado multicêntrico europeu com 3.034 gestantes, publicado em 2018 (ADCAR *trial*), concluíram que o emprego da CTG não ofereceu vantagens aos desfechos neonatais se comparada à ausculta intermitente da FCF em gestantes de baixo risco. ■ Mires *et al.*,[10] em estudo randomizado e controlado, publicado em 2001, com mais de 3.700 gestações de baixo risco, mostraram que a CTG aumentou em 49% o uso de monitorização contínua da FCF e em 36% as taxas de partos operatórios. O autores comentam, ainda, que o aumento das intervenções provavelmente foi desnecessário, pois não se obteve melhora dos desfechos perinatais.	■ Não recomendada. ■ Potenciais riscos maternos e perinatais pelo aumento das intervenções (partos vaginais operatórios e cesáreas).

(Continua)

Tabela 43.2 Indicações da CTG em gestações de baixo risco.		*(Continuação)*
Cenário	Evidências científicas	Comentários
Intraparto	▪ O maior estudo controlado randomizado concebido para avaliar os benefícios da monitorização contínua intraparto incluiu quase 13.000 gestações. Não houve diferenças em óbitos fetais ou neonatais, baixos escores de Apgar, necessidade de ressuscitação ou transferência para unidade de cuidados intensivos entre o grupo que foi submetido a ausculta intermitente e o grupo com monitorização contínua da FCF.[11] ▪ Metanálise de 13 estudos com 37.000 mulheres mostrou que a CTG durante o trabalho de parto está associada a taxas reduzidas de convulsões neonatais, mas não houve diferenças em paralisia cerebral, mortalidade infantil ou outros desfechos neonatais. No entanto, a CTG contínua foi associada a um aumento das cesarianas e dos partos vaginais instrumentais.[12]	▪ Não recomendada. ▪ Potenciais riscos maternos e perinatais pelo aumento das intervenções (partos vaginais operatórios e cesáreas).

CTG: cardiotocografia; VPP: valor preditivo positivo; ACOG: American College of Obstetricians and Gynecologists; FCF: frequência cardíaca fetal.

OUTRAS PERSPECTIVAS DA CARDIOTOCOGRAFIA

O papel da cardiotocografia como instrumento de proteção legal

Nos últimos anos, tem crescido a preocupação de ginecologistas-obstetras em relação a potenciais envolvimentos em litígios. A reação da classe médica tem-se revelado em virtude do aumento das intervenções e da obsessão de se comprovar o bem-estar fetal a todo instante. Nessa perspectiva, a CTG despontou como um recurso conveniente em razão de seu fácil acesso e do manuseio simples, além de fornecer documento gráfico que pode ser arquivado em prontuário. Ademais, o valor preditivo negativo (VPN) elevado confere ao exame o poder de garantir defesa ao profissional, já que a probabilidade de um feto saudável, com um teste reativo, é muito elevada. Entretanto, é importante salientar que nenhum estudo demonstrou que a CTG é capaz de reduzir o risco de litígio. Além disso, o resultado suspeito ou insatisfatório pode ser usado como prova de condenação caso ocorra resultado gestacional desfavorável, mesmo que não haja nenhuma relação de causa e consequência entre as condições fetais no momento do exame e o desfecho.

A leitura computadorizada pode ajudar?

A análise computadorizada da CTG por meio de *softwares* específicos foi proposta para reduzir os erros de interpretação humana. Para verificar o impacto da interpretação computadorizada nos desfechos neonatais, estudo europeu randomizado e controlado, de grande porte, multicêntrico, foi realizado.[13] Nesse estudo, que incluiu mais de 46.000 casos, não foi demonstrado benefício da análise computadorizada em desfechos como óbito fetal ou neonatal, encefalopatia neonatal, admissão em unidade neonatal e avaliação neurológica aos dois anos de idade.

CONCLUSÃO

A velocidade de expansão da CTG foi desproporcional à aquisição de conhecimentos que pudessem comprovar o seu benefício em diferentes contextos. Devido a suas limitações, como o baixo valor preditivo positivo (VPP), seu uso em gestações de baixo risco aumenta demasiadamente as taxas de falsos positivos, conferindo riscos adicionais à parturiente e nenhum ganho ao recém-nascido.

Cerca de 50% dos óbitos fetais são evitáveis, mas os sinais que os predizem nem sempre se encontram no traçado da CTG. Na maioria dos casos, várias instâncias do cuidado obstétrico estão envolvidas, como a inércia diante de padrões anormais da frequência cardíaca fetal (FCF), o uso excessivo de uterotônicos e a omissão diante de distócias de trabalho de parto. A falta de reconhecimento desses fatores de risco, a falha no seguimento das diretrizes e a incapacidade de intervir prontamente, quando indicado, são as principais causas de resultados adversos evitáveis.

PONTOS-CHAVE

- A CTG não está indicada em gestações de baixo risco (pré-natal, fase latente ou trabalho de parto sem complicações).
- A CTG pode ser útil diante da queixa de redução da movimentação fetal e no seguimento de pós-datismo.
- Uma CTG suspeita (não reativa ou com baixa variabilidade) possui alta probabilidade de ser um falso positivo.
- Os desfechos adversos não podem ser evitados exclusivamente pela CTG. O impacto positivo será muito superior se forem seguidos os preceitos da assistência obstétrica baseada em evidências científicas.

REFERÊNCIAS BIBLIOGRÁFICAS

1. American College of Obstetricians and Gynecologists. Practice Bulletin no 145: antepartum fetal surveillance. Obstet Gynecol. 2014;124(1):182-92.

2. Ayres-de-Campos D, Bernardes J, Costa-Pereira A, Pereira-Leite L. Inconsistencies in classification by experts of cardiotocograms and subsequent clinical decision. Br J Obstet Gynaecol. 1999;106(12):1307-10.

3. Blackwell SC, Grobman WA, Antoniewicz L, Hutchinson M, Bannerman CG. Interobserver and intraobserver reliability of the NICHD 3-tier fetal heart rate interpretation system. Am J Obst Gynecol. 2011;205(4):378-e1.

4. Grivell RM, Alfirevic Z, Gyte GM, Devane D. Antenatal cardiotocography for fetal assessment. Cochrane Database Syst Rev. 2015;CD007863.

5. Moore TR, Piacquadio K. A prospective evaluation of fetal movement screening to reduce the incidence of antepartum fetal death. Am J Obstet Gynecol 1989; 160:1075.

6. Bochner CJ, Williams III J, Castro L, Medearis A, Hobel CJ, Wade M. The efficacy of starting postterm antenatal testing at 41 weeks as compared with 42 weeks of gestational age. Am J Obstet Gynecol. 1988;159(3):550-4.

7. Alfirevic Z, Walkinshaw SA. A randomised controlled trial of simple compared with complex antenatal fetal monitoring after 42 weeks of gestation. Br J Obstet Gynaecol. 1995;102(8):638-43.

8. American College of Obstetricians and Gynecologists. Practice Bulletin no 146: management of late-term and postterm pregnancies. Obstet Gynecol. 2014;124(2 Pt 1):390-6.

9. Smith V, Begley C, Newell J, Higgins S, Murphy DJ, White MJ et al. Admission cardiotocography versus intermittent auscultation of the fetal heart in low-risk pregnancy during evaluation for possible labour admissiona multicentre randomised trial: the ADCAR trial. BJOG. 2019;126(1):114-21.

10. Mires G, Goldbeck-Wood S, Murray GD, Nesheim BI, Williams F, Howie P. Randomised controlled trial of cardiotocography versus Doppler auscultation of fetal heart at admission in labour in low risk obstetric population. BMJ. 2001;322(7300):1457-62.

11. MacDonald D, Grant A, Sheridan-Pereira M, Boylan P, Chalmers I. The Dublin randomized controlled trial of intrapartum fetal heart rate monitoring. Am J Obstet Gynecol. 1985;152(5):524-39.

12. Alfirevic Z, Devane D, Gyte GM, Cuthbert A. Continuous cardiotocography (CTG) as a form of electronic fetal monitoring (EFM) for fetal assessment during labour. Cochrane Database Syst Rev. 2017;CD006066.

13. Brocklehurst P, Field D, Greene K, Juszczak E, Keith R, Kenyon S et al. Computerised interpretation of fetal heart rate during labour (INFANT): a randomised controlled trial. Lancet. 2017;389(10080):1719-29.

capítulo 44

Como Conduzir o Oligoâmnio Isolado

▶ Ana Cristina Perez Zamarian   ▶ Edward Araujo Júnior

INTRODUÇÃO

O líquido amniótico (LA) é composto predominantemente por água e elementos sólidos orgânicos e inorgânicos. Tem efeito protetor ao feto e atinge seu ápice de produção entre 31 e 33 semanas. A avaliação ultrassonográfica é o método mais utilizado na prática clínica. Preferencialmente, a medida do LA pela ultrassonografia pode ser realizada de duas maneiras: índice de líquido amniótico (ILA), que consiste na soma das medidas ultrassonográficas dos maiores bolsões do líquido em cada quadrante, ou medida do maior bolsão vertical (MBV). A medida do MBV tem sido a mais recomendada pelas sociedades de ginecologia e obstetrícia.

O oligoâmnio é definido por volume de LA inferior a 5% do valor para idade gestacional, ILA menor do que 5 cm ou, ainda, bolsão menor que 2 cm. Normalmente, está associado a comorbidades maternas e resultados perinatais adversos, mas essa associação ainda não é bem estabelecida quando da avaliação isolada do oligoâmnio. Quanto ao tratamento, sabe-se que a hidratação materna é bem tolerada e segura e pode apresentar bons resultados se utilizada por determinado espaço de tempo, pela via oral e com soluções hipotônicas. A amnioinfusão pode auxiliar no diagnóstico de malformações, na versão cefálica e na prevenção das sequelas pela baixa quantidade de LA, mas deve ser utilizada somente em casos selecionados e com indicações precisas. Nas gestações a termo com oligoâmnio isolado, o parto normalmente é realizado em torno de 37 semanas ou no momento do diagnóstico, mas existem alguns estudos defendendo a conduta expectante até 39 semanas, desde que não haja nenhum sinal de sofrimento fetal. A indução pode ser feita por métodos farmacológicos ou mecânicos. Nas gestações pré-termo também não existem protocolos estabelecidos, e alguns estudos demonstram o benefício de uma indução em gestações acima de 34 semanas, porém temos sempre de pesar os efeitos que a prematuridade pode ter sobre o recém-nascido.

INTRODUÇÃO

O líquido amniótico (LA) é composto por água (98%) e elementos sólidos orgânicos e inorgânicos (2%), sendo mantido por meio do equilíbrio entre a produção (urina fetal e fluido pulmonar) e a reabsorção (deglutição e absorção intramembranosa).[1] O LA promove ambiente protetor para o feto, evitando traumas, infecções e permitindo o desenvolvimento do sistema musculoesquelético, prevenindo compressão do cordão umbilical, além de ter papel fundamental no desenvolvimento e na expansão dos pulmões fetais.[2] A quantidade de LA varia durante a gestação, com aumento progressivo no primeiro trimestre até aproximadamente 31 a 33

semanas; daí em diante, tem um declínio importante. A partir de 40 semanas, o volume de LA cai em média 8% por semana, como demonstrado na Figura 44.1.[3]

A análise da quantidade de LA é parte importante da avaliação do bem-estar fetal e deve ser realizada em todas as ultrassonografias, providenciando informações adicionais sobre a função fetoplacentária e sobre a integridade da anatomia fetal.[3] Alterações do LA, polidrâmnio e oligoâmnio estão relacionados a aumento da morbidade e mortalidade fetais.[3]

DIAGNÓSTICO

Com base na palpação obstétrica e na medida da altura uterina podemos suspei-

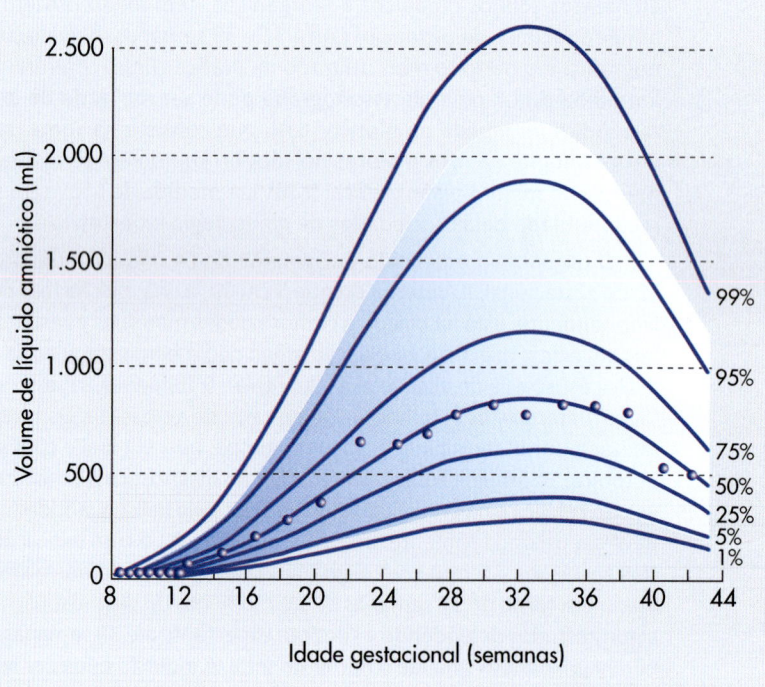

FIGURA 44.1 Volume de líquido amniótico (mL) por idade gestacional.

tar de oligoâmnio.[4] Os métodos mais acurados para avaliação do volume de LA são: mensuração direta no momento da cesárea (mas esse método não serve como parâmetro de avaliação do bem-estar fetal anteparto) e técnica de *dye*-diluição (método padrão-ouro, porém invasivo e, portanto, não utilizado na prática clínica).[5] Com o advento da ultrassonografia, métodos não invasivos foram validados e são aplicados rotineiramente, e ela pode ser realizada de maneira subjetiva (volume de LA aparentemente normal, diminuído ou aumentado), em que a experiência do examinador é essencial para resultados confiáveis, e/ou semiquantitativa, por meio de medidas es-

pecíficas. Com a ultrassonografia, pode-se avaliar o volume de LA por meio do índice de líquido amniótico (ILA), que consiste na soma das medidas ecográficas dos diâmetros verticais dos maiores bolsões do LA, dividindo-se o útero em quatro quadrantes e tomando-se como centro a cicatriz umbilical (Figura 44.2). Outra forma de se avaliar o volume de LA é pela técnica de medida do maior bolsão vertical (MBV), que consiste na mensuração dos diâmetros verticais máximos dos bolsões de LA existentes, registrando-se apenas a maior medida encontrada (Figura 44.3).[5] As avaliações do ILA e do MBV são as mais empregadas na literatura.

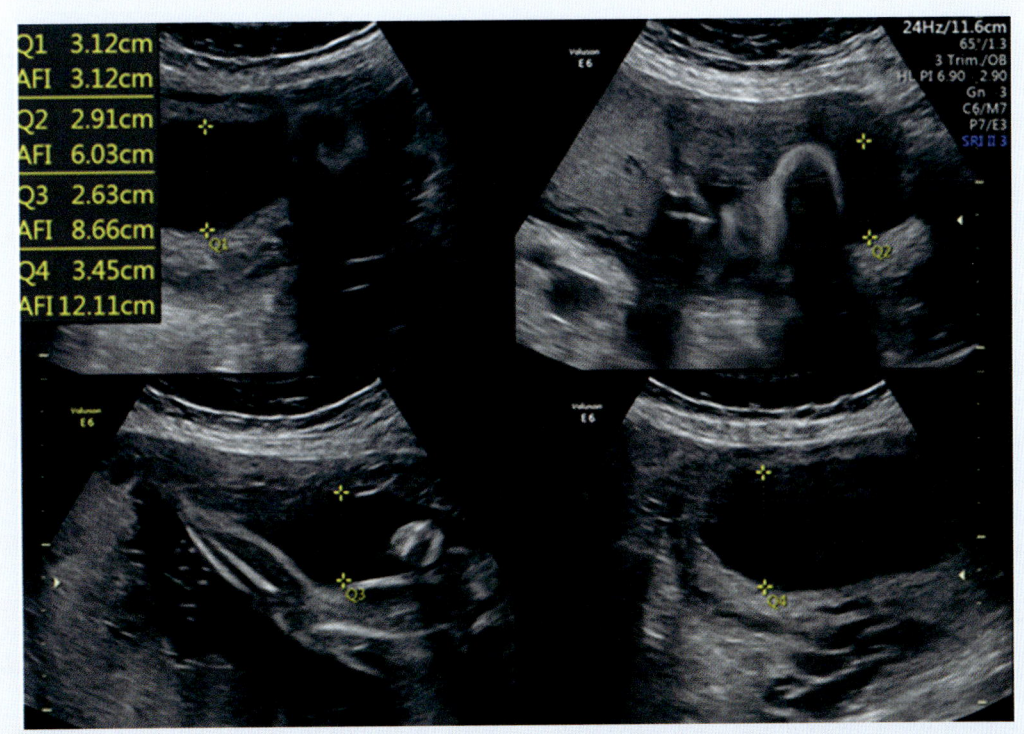

FIGURA 44.2 Avaliação do líquido amniótico por meio da medida do índice de líquido amniótico.

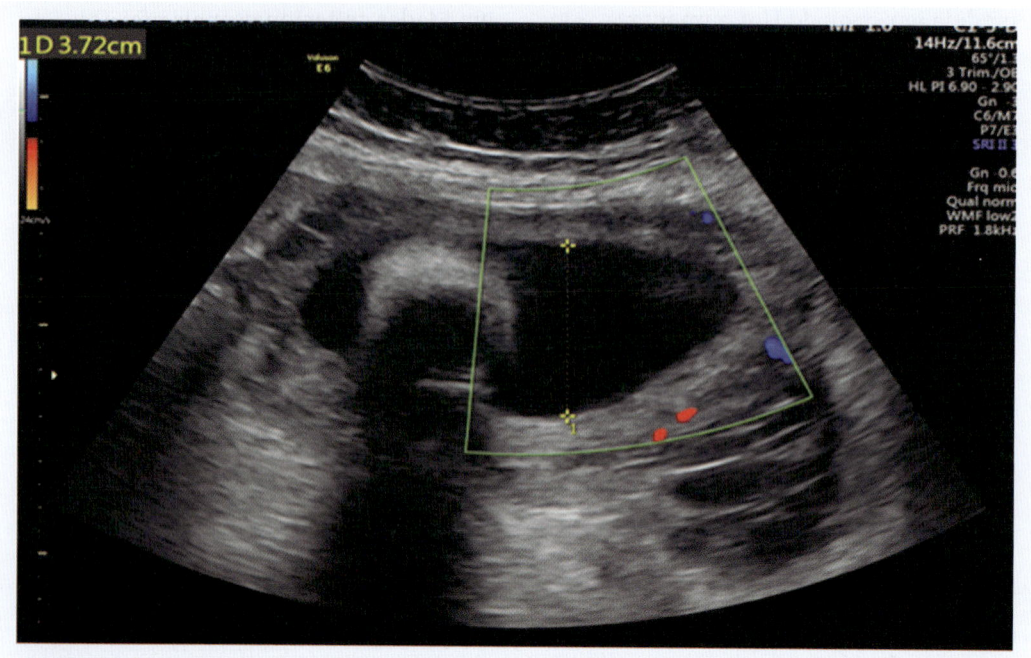

FIGURA 44.3 Avaliação do líquido amniótico por meio da medida do maior bolsão vertical.

O oligoâmnio pode ser definido por volume de LA < 5% para a idade gestacional, ILA < 5 cm (geralmente corresponde a > 2 desvios-padrão abaixo da média) ou MBV < 2 cm.[2] Os dois últimos parâmetros são os mais utilizados.

Vários estudos demonstraram morbidade significativa associada ao oligoâmnio, quando considerado o parâmetro de ILA ≤ 5 cm em vez do percentil para idade gestacional.[4] Como o ILA mantém-se relativamente estável entre 22 e 39 semanas, utilizar como ponto de corte o ILA ≤ 5 cm é clinicamente mais relevante para o diagnóstico e para a identificação das pacientes que necessitarão de acompanhamento e intervenção do que utilizar o percentil 5 para idade gestacional.[4] Consideramos o termo LA limítrofe quando o ILA está entre 5 e 8 cm.[4]

Diversos estudos na literatura compararam os métodos – medida do ILA e do MBV – de modo a saber qual era melhor para predição de efeitos adversos no oligoâmnio. Revisão da Cochrane, publicada em 2008, envolveu cinco ensaios clínicos e concluiu que nenhum dos métodos foi superior na prevenção de prognóstico perinatal adverso. Concluiu, também, que a avaliação do MBV parece ser melhor escolha na análise do LA, já que a medida por meio do ILA aumentava as taxas de diagnóstico de oligoâmnio e de indução de parto, sem melhora do prognóstico perinatal.[6]

Ensaio clínico randomizado e multicêntrico, publicado em 2016, com gestações de termo divididas em alto e baixo risco, obteve resultados parecidos com os da revisão da Cochrane. Concluiu que a medida por meio do ILA aumentava as taxas de diagnóstico de oligoâmnio e indução de parto, sem melhora do prognóstico perinatal, e que a MBV era método melhor para avaliação do LA, especialmente em gestantes de baixo risco.[7]

O oligoâmnio é mais comumente encontrado em associação a outras patologias, como: insuficiência placentária (restrição do crescimento fetal e pré-eclâmpsia), rotura prematura de membranas ovulares, uso de medicamentos (anti-inflamatórios) e malformações fetais (principalmente as urinárias).

Sua forma isolada é definida pela presença de oligoâmnio sem outras alterações maternas ou fetais associadas. Sua incidência varia de 0,5 a 5% das gestações.[8] Em estudo realizado com 3.050 gestantes de baixo risco entre 40 e 41 semanas + 6 dias, a incidência de oligoâmnio foi de 11%.[4]

Após o diagnóstico de oligoâmnio, alguns aspectos devem ser avaliados:[4]

- história clínica (comorbidades, uso de medicações) e exame físico e obstétrico da paciente;
- avaliação ultrassonográfica da anatomia fetal (principalmente rins e trato urinário), do crescimento e da placenta, além de estudo Dopplervelocimétrico do compartimento materno e fetal;
- em casos de dúvidas sobre rotura de membranas após exame físico e ultrassonografia, podemos realizar testes específicos para identificação de bolsa rota.

Em relação ao prognóstico, as pacientes que apresentam oligoâmnio idiopático em idades gestacionais mais precoces têm maior risco de eventos perinatais adversos, quando comparadas às pacientes com oligoâmnio isolado no final da gestação.[4]

TRATAMENTO

Não existe tratamento efetivo em longo prazo para o oligoâmnio. No entanto, algumas medidas podem aumentar o volume de LA em curto prazo e em circunstâncias específicas.[4]

Uma opção terapêutica baseia-se na hidratação materna. Revisão de literatura avaliou como a hidratação endovenosa ou oral poderia atuar no oligoâmnio isolado. Concluiu-se que a hidratação materna é segura, bem tolerada e uma estratégia útil para aumentar o LA em alguns casos de pacientes com oligoâmnio isolado.[9] Assim, nessas pacientes, a hidratação oral foi mais efetiva que a intravenosa, assim como soluções hipotônicas mostraram ser superiores a soluções isotônicas. A melhora no volume de LA parece ser mais dependente do tempo de uso do que da dose diária.[9]

Considerando as estratégias estudadas, os melhores resultados foram observados quando o tratamento foi baseado na combinação de uso intravenoso (por período de 1 dia) e oral (pelo período mínimo de 14 dias) de fluidos hipotônicos em quantidade maior ou igual a 2.000 mL.[9] Além disso, existe a opção de se realizar amnioinfusão transabdominal de 200 mL de solução salina guiada por ultrassom, a qual pode ser utilizada em casos específicos, como para auxiliar no diagnóstico ultrassonográfico de malformações e facilitar a versão cefálica externa.[9]

MANEJO OBSTÉTRICO

As gestantes com oligoâmnio por causas específicas (rotura de membranas, malformações fetais, insuficiência placentária) são conduzidas de acordo com o recomendado para as patologias específicas.

Nos casos de oligoâmnio isolado, uma conduta possível é a internação para investigação das causas, hidratação materna e testes de vitalidade fetal diários (cardiotocografia), quando o diagnóstico ocorreu no começo do terceiro trimestre. Nas pacientes ambulatoriais, os testes de vitalidade devem ser realizados duas vezes na semana até o parto, a depender das condições materno-fetais, com cardiotocografia e avaliação do LA ou perfil biofísico fetal (PBF). Nessas pacientes, o crescimento fetal e a Dopplervelocimetria também devem ser avaliados rotineiramente.[4]

PARTO NO OLIGOÂMNIO ISOLADO

Pacientes com oligoâmnio por causas específicas têm suas indicações de momento de parto segundo protocolo de manejo das patologias de base.[2]

O oligoâmnio normalmente está associado a comorbidades maternas, assim como a resultados perinatais adversos, como síndrome de aspiração meconial e índice de Apgar < 7.[2,8] Entretanto, no oligoâmnio isolado, ainda não há certeza de sua repercussão tanto para a gestante quanto para o recém-nascido, com as pesquisas apresentando resultados conflitantes.[2]

Alguns trabalhos mostram que, em gestações de baixo risco e a termo, o oligoâmnio isolado não seria um marcador de sofrimento fetal e que as mudanças no fluido amniótico podem ser reflexo do aumento da capacidade de reabsorção dos rins fetais que ocorre após a 37ª semana.[2]

Revisão de literatura que avaliou 27.526 gestantes de baixo risco com oligoâmnio isolado obteve maior taxa de parto cesáreo de emergência por sofrimento fetal, assim como maior admissão em unidade de terapia intensiva (UTI) neonatal e maiores índices de recém-nascidos com síndrome de aspiração meconial.[2]

A associação entre oligoâmnio isolado e restrição do crescimento fetal não diagnosticada é bem estabelecida, com alguns trabalhos mostrando que pode haver aumento de quatro vezes na incidência de restrição do crescimento fetal no oligoâmnio isolado, quando em comparação a gestações com LA normal.[2]

Como o oligoâmnio isolado em gestações de baixo risco é um achado anormal, não temos dados suficientes para determinar o melhor momento de realização do parto para reduzir riscos perinatais.[2] Aqueles contrários à indução do parto no termo afirmam que uma conduta mais ativa pode resultar em complicações neonatais, como resultado da própria indução em si, e não pelo oligoâmnio propriamente dito.[10] Alguns estudos mais recentes, porém, demonstraram que não existiu diferença no resultado perinatal quando houve indução com 39 semanas ou nas gestantes de baixo risco que optaram pela conduta expectante.[11] Além disso, a indução eletiva pode diminuir as taxas de parto cesáreo e doenças hipertensivas da gravidez.[11]

Um estudo que avaliou o melhor momento da indução do parto em gestações com oligoâmnio isolado dividiu as pacientes em três grupos: 347 pacientes no termo precoce (entre 37 e 38 semanas + 6 dias), 781 pacientes entre 39 e 40 semanas + 6 dias e 85 pacientes no termo tardio (entre 41 e 41 semanas + 6 dias). Obteve-se maior taxa de parto cesáreo no primeiro grupo, mas isso pode ser explicado pela maior quantidade de pacientes que foram diretamente para esse tipo de parto por já terem um parto cesáreo anterior associado a oligoâmnio. Houve também maior taxa de icterícia neonatal no primeiro e terceiro grupos. Não houve diferenças entre os grupos quanto à incidência de taquipneia transitória do recém-nascido, admissão em UTI neonatal, Apgar de cinco minutos < 7, pH da artéria umbilical < 7,1 ou necessidade de ventilação mecânica neonatal.[10]

O mesmo estudo concluiu que a intervenção no início do termo não teve resultados perinatais melhores, quando comparada com a conduta expectante até 39 semanas. A intervenção precoce foi associada a maiores taxas de mortalidade neonatal, pós-natal e infantil, quando em comparação com gestações resolvidas com 39 semanas.[10]

Nos casos em que o oligoâmnio foi diagnosticado no pré-termo, ou seja, antes da 37ª semana, os resultados dos estudos sobre a melhor conduta a ser adotada também foram conflitantes, ainda que uma indução nessa fase da gestação pudesse acrescer os efeitos da prematuridade.

Estudo retrospectivo de 2011 avaliou durante 11 anos pacientes de baixo risco entre 24 e 36 semanas + 6 dias separadas em dois grupos: oligoâmnio isolado e LA normal. Não houve diferenças entre o aparecimento de pré-eclâmpsia ou restrição do crescimento fetal entre os grupos.[12] O grupo com oligoâmnio isolado apresentou maior taxa de parto pré-termo, sendo 89,7% iatrogênico, e nenhum parto ocorreu antes da 34ª semana. Também, nesse grupo, houve maior taxa de parto cesáreo, e as principais indicações foram: apresentação pélvica, falha de indução e sofrimento fetal.[12] Na avaliação neonatal, o grupo com oligoâmnio apresentou maiores taxas de taquipneia transitória do recém-nascido e hipoglicemia, assim como admissão em UTI neonatal.[12] Concluiu-se que os piores resultados perinatais no grupo com oligoâmnio isolado tiveram maior relação com a grande incidência de intervenções, do que com o próprio oligoâmnio, e que os resultados seriam semelhantes aos de pacientes com LA se considerarmos somente as pacientes com oligoâmnio que foram submetidas à conduta expectante.[12]

Outro estudo restrospectivo de 2018 avaliou 10.589 pacientes entre 34 e 36 semanas + 6 dias divididas em três grupos: oligoâmnio isolado com conduta expectante, oligoâmnio isolado com conduta ativa (indução) e controles com LA normal. Como resultado, o grupo que optou pela conduta conservadora teve maiores taxas de parto césareo, infecção materna, corioamnionite e taquipneia transitória do recém-nascido. Concluiu-se que gestantes com oligoâmnio isolado, diagnosticado no pré-termo tardio, poderiam beneficiar-se de indução.[13]

O American College of Obstetricians and Gynecologists (ACOG) recomenda a resolução da gestação de pacientes com oligoâmnio isolado entre 36 e 37 semanas + 6 dias ou no momento do diagnóstico se esse foi mais tardio.[14] Outros autores recomendam resolução entre 37 e 38 semanas + 6 dias, mas reconhecem como possibilidade a resolução entre 36 e 37 semanas + 6 dias. Orientam controle de vitalidade na conduta expectante até o termo ser atingido e que, como não há consenso na literatura, os riscos e benefícios dos vários manejos possíveis sejam discutidos com os pais.[4]

Na presença de oligoâmnio idiopático e cardiotocografia não tranquilizadora, o parto deve ser realizado.[4]

Quanto ao tipo de indução, o método ideal a ser escolhido deveria ser seguro, indolor, barato e efetivo, mas, infelizmente, ainda não temos esse método.[15] Nas pacientes a termo com índice de Bishop desfavorável (≤ 5), existem duas opções mais estudadas: farmacológica, com prostaglandinas por via vaginal; e mecânica, com introdução de sonda de Foley no canal cervical e inflada com 80 mL de solução salina.[16]

A prostaglandina estimula a contração uterina e muda os componentes do cérvix, como a água e o colágeno, diminuindo o comprimento do colo e aumentando a probabilidade de parto vaginal em 24 horas.[16] Já a sonda exerce pressão sobre o colo uterino, fazendo com que haja liberação de prostaglandinas endógenas, promovendo, assim, a dilatação cervical.[16]

Trabalho de 2019 comparou esses dois métodos de indução no oligoâmnio isolado e concluiu que a prostaglandina estava associada a maiores taxas de sucesso, tanto em melhora da condição cervical quanto em porcentagem de parto vaginal. Mas, também, poderia levar à hiperestimulação uterina, que poderia causar sofrimento fetal e, consequentemente, parto cesáreo. Nesse grupo, não houve associação com

baixos valores do índice de Apgar ou pH do cordão umbilical, quando comparado ao outro grupo. No método mecânico, o tempo para dilatação do colo uterino foi menor, mas o tempo para o parto foi maior em comparação com a prostaglandina, apresentando taxas maiores de admissão em UTI neonatal. Não houve diferença nos outros parâmetros entre os grupos.[16]

Devemos ressaltar que, durante o trabalho de parto, o controle da vitalidade fetal, por meio de cardiotocografia, deve ser realizado de forma mais rigorosa nessas pacientes e, a depender do traçado basal, pode ser necessária cardiotocografia contínua.

CONCLUSÃO

A gestação com oligoâmnio isolado pode ser desafiadora por diversos motivos: não existe método diagnóstico padrão-ouro que não seja invasivo; não há tratamento curativo ou protocolos de conduta bem estabelecidos. Acredita-se que a hidratação materna possa ser uma opção para melhorar o volume de LA em casos de oligoâmnio isolado. Os resultados de estudos na literatura são conflitantes quanto ao prognóstico perinatal dessas gestações, alguns demonstrando prognóstico semelhante ao de gestações com LA normal e outros demonstrando piores resultados perinatais. Dessa forma, essas pacientes devem ser acompanhadas com controle mais rigoroso da vitalidade fetal até o termo. Não existe consenso sobre o momento mais adequado para o parto nessas pacientes, com a maioria dos estudos e recomendações sugerindo o parto no intervalo entre 36 e 38 semanas + 6 dias.

PONTOS-CHAVE

- O LA tem efeito protetor ao feto, e sua avaliação é importante na análise do bem-estar fetal.

- Para medida do LA, podem ser utilizados dois métodos principais: ILA e medida do MBV.

- O oligoâmnio é definido por volume de LA < 5% do valor para a idade gestacional, ILA < 5 cm ou, ainda, MBV < 2 cm.

- O oligoâmnio isolado pode estar associado a comorbidades maternas e a um pior prognóstico neonatal.

- A hidratação materna poder ser opção no tratamento, sendo bem segura e bem tolerada.

- Deve haver controle mais rigoroso da vitalidade fetal até o momento do parto nessas pacientes.

- Não existe consenso sobre o melhor momento do parto no oligoâmnio isolado, com a maioria dos estudos e recomendações indicando a resolução entre 36 e 37 semanas + 6 dias.

- Na presença de oligoâmnio idiopático e cardiotocografia não tranquilizadora, o parto deve ser realizado.

- Na gestação pré-termo, a resolução pode ser indicada a partir da 34ª semana, sempre considerando os efeitos da prematuridade no recém-nascido.

- Durante o trabalho de parto, deve haver um controle rigoroso da vitalidade fetal.

REFERÊNCIAS BIBLIOGRÁFICAS

1. Zimmermmann JB, Totti HK, Pereira MP, Oliveira PL, Polisenni F, Drumond DG et al. Oligoidrâmnio isolado em gestação a termo: qual a melhor conduta? Femina. 2010;38:203-9.

2. Rabie N, Magann E, Steelman S, Ounpraseuth S. Oligohydramnios in complicated and uncomplicated pregnancy: a systematic review and meta-analysis. Ultrasound Obstet Gynecol. 2017;49:442-9.

3. Moore TR. The role of amniotic fluid assessment in evaluating fetal well-being. Semin Perinatol. 2011;38:33-46.

4. Beloosesky R, Ross MG. Oligohydramnios [Internet]. UpToDate; 2020 Jan [accessed 2020 Feb 8]. Available from: https://www.uptodate.com/contents/oligohydramnios.

5. Hughes DS, Magann EF. Antenatal fetal surveillance "Assessment of the AFV". Best Pract Res Clin Obstet Gynaecol. 2017;38:12-23.

6. Nabhan AF, Abdelmoula YA. Amniotic fluid index versus single deepest vertical pocket as a screening test for preventing adverse pregnancy outcome. Cochrane Database Syst Rev. 2008;(3):CD006593.

7. Kehl S, Schelkle A, Thomas A, Puhl A, Meqdad K, Tuschy B et al. Single deepest vertical pocket or amniotic fluid index as evaluation test for predicting adverse pregnancy outcome (SAFE trial): a multicenter, open-label, randomized controlled trial. Ultrasound Obstet Gynecol. 2016;47:674-9.

8. Shrem G, Nagawkar SS, Hallak M, Walfisch A. Isolated oligohydramnios at term as an indication for labor induction: a systematic review and meta-analysis. Fetal Diagn Ther. 2016;40:161-73.

9. Gizzo S, Noventa M, Vitagliano A, Dall'Asta A, D'Antona D, Aldrich CJ et al. An update on maternal hydration stra-

tegies for amniotic fluid improvement in isolated oligohydramnios and normohydramnios: evidence from a systematic review of literature and meta-analysis. PLoS One. 2015;10:e0144334.

10. Karahanoglu E, Akpinar F, Demirdag E, Yerebasmaz N, Ensari T, Akyol A et al. Obstetric outcomes of isolated oligohydramnios during early-term, full-term and late-term periods and determination of optimal timing of delivery. J Obstet Gynaecol Res. 2016;42:1119-24.

11. Grobman WA, Rice MM, Reddy UM, Tita AT, Silver RM, Mallett G et al. Labor induction versus expectant management in low-risk nulliparous women. New Engl J Med. 2018;379:513-23.

12. Melamed N, Pardo J, Milstein R, Chen R, Hod M, Yogev Y. Perinatal outcome in pregnancies complicated by isolated oligohydramnios diagnosed before 37 weeks of gestation. Am J Obstet Gynecol. 2011;205:241.e1-6.

13. Noa A. Brzezinski-Sinai, Moshe Stavsky, Tal Rafaeli-Yehudai, Maayan Yitshak-Sade, Isaac Brzezinski-Sinai, Majdi Imterat, Salvatore Andrea Mastrolia & Offer Erez (2018): Induction of labor in cases of late preterm Isolated oligohydramnios – is it justified?, The Journal of Maternal-Fetal & Neonatal Medicine.

14. ACOG Committee Opinion no 764 Summary: medically indicated late-preterm and early-term deliveries. Obstet Gynecol. 2019;133:400-3.

15. Kansu-Celik H, Gun-Eryılmaz O, Dogan NU, Haktankaçmaz S, Cinar M, Yilmaz SS et al. Prostaglandin E2 induction of labor and cervical ripening for term isolated oligohydramnios in pregnant women with Bishop score ≤ 5. J Chin Med Assoc. 2017;80:169-72.

16. Krispin E, Netser T, Wertheimer A, Salman L, Chen R, Wiznitzer A et al. Induction of labor methods in isolated term oligohydramnios. Arch Gynecol Obstet. 2019;299:765-71.

capítulo 45

O Papel da Relação Cerebroplacentária

▶ Renata Lopes Ribeiro

INTRODUÇÃO

O estudo da relação cerebroplacentária (RCP) tem grande relevância na avaliação ultrassonográfica dos fetos com restrição do crescimento. É uma das ferramentas diagnósticas utilizadas para distinguir os fetos que têm maior risco de complicações obstétricas daqueles que são pequenos constitucionais.

A restrição do crescimento fetal (RCF) está associada a aumento da morbimortalidade a curto e longo prazo, assim como a comprometimento neurológico e cognitivo.[1] O diagnóstico de RCF é definido por medidas antropométricas ultrassonográficas fetais abaixo das curvas de referência, e existe uma ampla variação de definições e valores de corte nesse tema. Também não há um consenso em relação ao seguimento da vitalidade fetal nos fetos com RCF (principalmente a RCF tardia).

A Dopplervelocimetria da artéria umbilical (AU) é realizada em todos os casos com suspeita de RCF, pois já está comprovada a associação do aumento dos índices desse vaso com o diagnóstico de insuficiência placentária e a estratificação de fetos com maior incidência de prejuízos perinatais.[2]

O Doppler da artéria cerebral média (ACM) surgiu como método adicional de avaliação dos fetos restritos. O aumento do fluxo diastólico nessa artéria é manifestação da redistribuição da circulação que ocorre diante de hipoxia, processo chamado de centralização fetal.

Para cálculo da RCP, dividem-se os índices Dopplervelocimétricos da ACM pelos índices da AU, e, hipoteticamente, essa relação é superior à avaliação individual desses vasos no manejo dos fetos com restrição do crescimento. A RCP foi inicialmente relatada por Arbeille *et al.*[3] e retrata concomitantemente o *status* placentário e a resposta fetal. E, por isso, a RCP pode ser integrada ao manejo dos fetos restritos, tanto na distinção de fetos com RCF tardia daqueles pequenos constitucionais como no apontamento dos casos com maior risco de complicações perinatais.

RESTRIÇÃO DO CRESCIMENTO FETAL

A depender do limite na curva de crescimento fetal utilizada, 3 a 10% das gestações serão qualificadas como tendo fetos pequenos para a idade gestacional (PIG).[4] Uma fração desses casos corresponde a fetos pequenos constitucionais, abaixo da curva de crescimento, porém com placentação adequada e saudáveis.

Já a outra parcela dessas gestações é definida como fetos com restrição do crescimeto, com a placenta apresentando algum grau de insuficiência. Conforme a gravidade do quadro placentário, os fetos restritos terão duas diferentes formas clínicas e classificações: o restrito precoce e o restrito tardio. A RCP é especialmente importante no seguimento dos fetos com restrição tardia, como veremos a seguir.

Restrição do crescimento fetal precoce

Essa forma clínica apresenta um grau mais acentuado de acometimento da placenta, representado por fluxo anormal e resistente das artérias umbilicais, o que habitualmente acontece quando mais de 30% das vilosidades placentárias estão acometidas. A literatura internacional classifica a RCF precoce quando ela ocorre antes de 32 semanas.

É comum que esse quadro seja acompanhado também de um aumento dos índices Dopplervelocimétricos das artérias uterinas bilateralmente, persistindo após a 26ª semana, o que reflete ondas de invasão trofoblástica deficientes.

A rapidez com que a resistência na AU aumenta e o cenário progride para perda do fluxo diastólico – chamada de diástole zero – é um indicativo da taxa de deterioração fetal. A centralização fetal pode estar presente, e, com a piora da hipoxia/acidemia , os parâmetros cardiovasculares do feto são afetados, representados principalmente pelo aumento do índice de pulsatilidade do ducto venoso (IPV).

Habitualmente, as anormalidades vistas na Dopplervelocimetria precedem um perfil biofísico fetal (PBF) anormal, o qual é visto por meio de cardiotocografia (CTG) com variação de curto prazo (STV, *short term variation*) abaixo de 4 ms ou presença de desacelerações, em associação ou não com ausência de movimentos respiratórios, corpóreos e tônus fetal.

Na RCF precoce, o Doppler da ACM ou o valor da RCP não são indicadores do momento da resolução da gestação. Os maiores indicadores de parto, nesses casos, são o IPV do ducto venoso, o PBF e o quadro clínico materno.

Restrição do crescimento fetal tardia

A RCF tardia tem um acometimento menor das vilosidades placentárias, e a Dopplervelocimetria da AU encontra-se normal (índice de pulsatilidade está abaixo do percentil 95 para a idade gestacional). O diagnóstico acontece em idade gestacional acima de 32 semanas. No entanto, existem, sim, um grau de insuficiência placentária e um ambiente caracterizado pela presença de hipoxia, que é traduzida pelo aumento do fluxo diastólico na ACM (índice de pulsatilidade abaixo do percentil 5 para a idade gestacional), e a anormalidade da RCP pode ser observada.

A RCP anormal é, portanto, uma ferramenta diagnóstica que auxilia na distinção de fetos pequenos constitucionais daqueles restritos tardios, uma vez que o Doppler da AU não consegue diferenciar essas formas clínicas (está normal em ambas).

Além das alterações evidenciadas na ACM, outros sinais de deterioração do quadro, que antecedem o óbito fetal nos fetos com RCF tardia, são a diminuição do líquido amniótico e as anormalidades da CTG.[5]

Pela importância da ACM e da RCP nas gestações com fetos restritos tardios, assim que alguma anormalidade é vista nesses parâmetros, o intervalo de avaliação da vitalidade fetal diminui, e os exames de Dopplervelocimetria e PBF são realizados pelo menos duas vezes por semana. Além disso, alguns autores na literatura internacional utilizam a RCP anormal para indicar o momento do parto nos fetos com RCF tardia em idade gestacional acima de 37 semanas.[6]

COMO CALCULAR A RELAÇÃO CEREBROPLACENTÁRIA

A RCP é calculada dividindo-se os índices de Doppler da ACM pelos índices da AU. Embora a relação sístole/diástole (S/D) e o índice de resistência (IR) de ambas as artérias já tenham sido relatados no cálculo da RCP, é consenso a preferência pela utilização do índice de pulsatilidade (IP).

O IP é o resultado da divisão da velocidade sistólica (S) menos a velocidade diastólica (D) sobre a velocidade média (M) do vaso (S-D/M).

A fim de assegurar a obtenção de sonogramas adequados para o cálculo do IP, o mapeamento a cores do fluxo sanguíneo deve ser acionado na ausência de movimentação corpórea e respiratória fetal em tempo real. O sonograma é considerado adequado quando exibe pelo menos três ondas de velocidade de fluxo consecutivas semelhantes.

O Doppler da AU é realizado em alça livre do cordão umbilical, distando pelo menos 3 cm da borda placentária. Na sequência da obtenção das ondas, o IP é calculado nessa artéria (Figura 45.1). Para a classificação de Dopplervelocimetria anormal, o valor do IP é confrontado com a curva de normalidade da AU em gestantes normais (como a de Arduini e Rizzo[7]); considera-se anormal quando seu valor situa-se acima do percentil 95 para a idade gestacional correspondente.

Para a obtenção do sonograma da ACM, é realizada ultrassonografia do polo cefálico no corte transverso na altura dos tálamos, acionando-se o mapeamento colorido do dispositivo Doppler. Para a visibilidade da ACM em todo o seu tra-

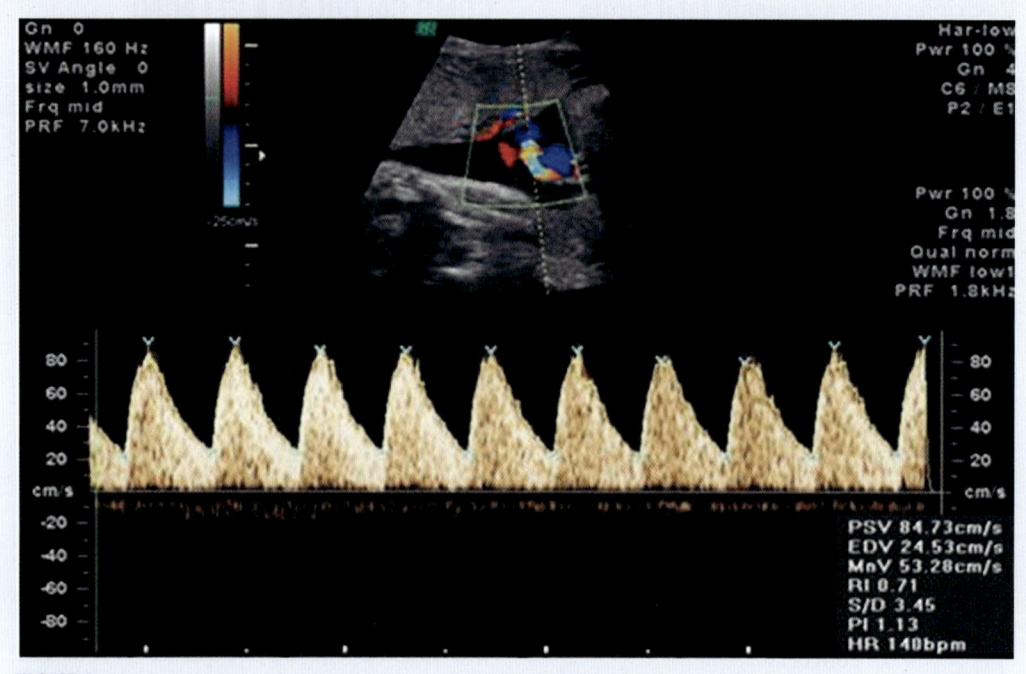

FIGURA 45.1 Dopplervelocimetria da artéria umbilical.

jeto, o transdutor é inclinado no sentido caudal (occipício), permitindo a visualização dessa artéria do polígono de Willis até a fissura de Sylvius (Figura 45.2). A insonação do vaso é realizada preferencialmente no terço inicial e na porção média da ACM. O resultado do IP é classificado como anormal quando seu valor situa-se abaixo do quinto percentil para a idade gestacional correspondente da curva de normalidade.[7]

A RCP anormal pode advir de três padrões:[8]

- AU com IP acima do percentil 95 e ACM abaixo do percentil 5;
- AU com IP normal e ACM abaixo do percentil 5;
- AU e ACM com valores próximos dos limites superior e inferior da normalidade, respectivamente.

QUE VALOR DA RCP É CONSIDERADO ANORMAL?

Existem, na literatura, algumas maneiras de classificar a RCP como anormal. As principais são:

- RCP (IP) menor do que 1,0;
- RCP (IP) menor do que 1,08;
- RCP (IP) abaixo do percentil 5 para a idade gestacional (curva confeccionada por Baschat e Gembruch[9]).

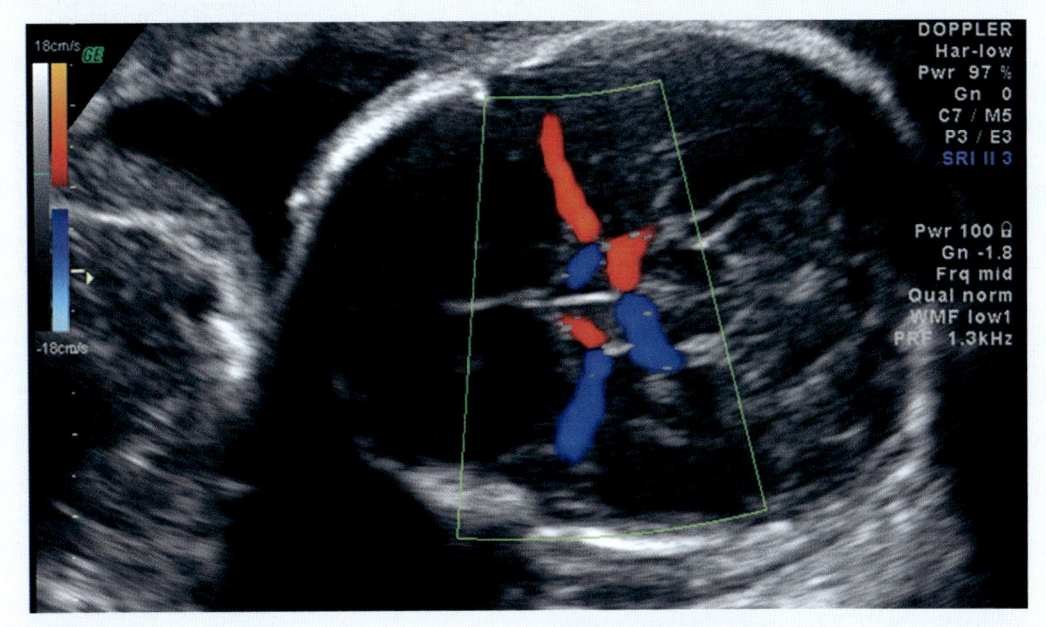

FIGURA 45.2 Polo cefálico fetal e visualização da artéria cerebral média.

O estudo multicêntrico PORTO[10] relatou associação entre RCP e resultados perinatais adversos em fetos restritos, e os dados obtidos estão resumidos na Tabela 45.1. Os autores concluem que os valores de corte de 1,0 ou 1,08 têm maior especificidade e são provavelmente mais simples para a prática clínica do que o valor de corte do IP abaixo do percentil 5, o qual possui maior sensibilidade.

Tabela 45.1 Valores da RCP e associação com resultados perinatais adversos.

Preditor	Resultados perinatais adversos Sensibilidade e especificidade; OR (IC de 95%)		
RCP (IP) < 1,0	66% (27/41)	85% (721/840)	11,7; 6,0 a 22,9
RCP (IR) < 1,0	66% (27/41)	84% (698/831)	11,8; 5,8 a 24,1
RCP (IP) < 1,08	73% (30/41)	80% (675/840)	11,2; 5,5 a 22,7
RCP (IP) abaixo do percentil 5 (Baschat e Gembruch[9])	80% (33/41)	60% (505/840)	6,2; 2,8 a 13,6

OR: *odds ratio*; IC: intervalo de confiança; RCP: relação cerebroplacentária; IP: índice de pulsatilidade; IR: índice de resistência.
Adaptada de Flood *et al.*; 2014.

APLICABILIDADE CLÍNICA

A RCP reflete a função placentária e a resposta fetal ao mesmo tempo, por isso é uma ferramenta valiosa nos exames de vitalidade fetal. Essa relação melhora de forma relevante a sensibilidade da AU e da ACM (quando usadas isoladamente).

Em caso de aumento da resistência da AU e vasodilatação da ACM, a RCP fica abaixo dos valores de referência. Nos fetos com RCF tardia, a RCP está anormal antes do parto em aproximadamente 25% dos casos[11] e associa-se a complicações perinatais.

Um valor anormal e persistente da RCP afasta o diagnóstico de feto pequeno constitucional e reitera tratar-se de feto com RCF. Nos fetos com RCF precoce, a avaliação da RCP faz parte do seguimento do bem-estar fetal, mas os principais indicadores de parto são: IPV do ducto venoso, anormalidades do PBF e deterioração do quadro clínico materno.

As anormalidades da ACM e da RCP precedem sofrimento e óbito nos fetos com RCF tardia, portanto determinam, nesses casos, o intervalo de avaliação da vitalidade fetal. Recomenda-se realizar Dopplervelocimetria e PBF pelo menos duas vezes por semana nos casos de RCF com ACM ou RCP anormais.[12] Não existe consenso na literatura internacional sobre o melhor momento de resolução das gestações em fetos com RCF tardia após o termo. Até a 37ª semana de gestação, todos os esforços são para manter uma conduta conservadora.

Alguns autores questionam se há alguma relevância da realização de RCP em fetos com crescimento acima do percentil 10 para a idade gestacional. Apesar de alguns estudos apontarem que a RCP pode ser um preditor de complicações perinatais também nesses casos, não há embasamento na literatura internacional, até o presente momento, que justifique a inclusão desse exame em caso de fetos com crescimento adequado.

REFERÊNCIAS BIBLIOGRÁFICAS

1. Baschat AA. Neurodevelopment after growth restriction. Fetal Diagn Ther. 2014;36:136-42.

2. Alfirevic Z, Stampalija T, Gyte GM. Fetal and umbilical Doppler ultrasound in high-risk pregnancies. Cochrane Database Syst Rev. 2013;11:CD007529.

3. Arbeille P, Roncin A, Berson M, Patat F, Pourcelot L. Exploration of the fetal cerebral flow by duplex Doppler linear array system in normal and pathological pregnancies. Ultrasound Med Biol. 1987;13;329-37.

4. Gratacós E, Figueras F. Fetal growth restriction as a perinatal and long-term health problem: clinical challenges ans opportunities for future (4P) fetal medicine. Fetal Diagn Ther. 2014;36:85.

5. Baschat AA. Planning management and delivery of the growth-restricted fetus. Best Pract Clin Obstet Gynaecol. 2018;49:53-65.

6. Figueras F, Gratacós E. Update on the diagnosis and classification of fetal growth restriction and proposal of a stage-based management protocol. Fetal Diagn Ther. 2014;36:86-98.

7. Arduini D, Rizzo G. Normal values of pulsatility index from fetal vessels: a cross-sectional study on 1556 healthy fetuses. J Perinat Med. 1990;18(3):165-72.

8. De Vore GR. The importance of the cerebroplacental ratio in the evaluation of fe-

tal well-being in SGA and AGA fetuses. Am J Obstet Gynecol. 2015;213:5-15.

9. Baschat AA, Gembruch U. The cerebroplacental Doppler ratio revisited. Ultrasound Obstet Gynecol. 2003;21:124-7.

10. Flood K, Unterscheider J, Daly S, Geary MP, Kennelly MM, McAuliffe FM et al. The role of brain sparing in the prediction of adverse outcomes in intrauterine growth restriction: results of the multicenter PORTO Study. Am J Obstet Gynecol. 2014;211:288.e1-5.

11. Cruz-Martinez R, Figueras F, Hernandez-Andrade E, Puerto B, Gratacós E. Longitudinal brain perfusion changes in near-term small-for-gestacional-age fetuses as measured by spectral Doppler indices or by fractional moving blood volume. Am J Obest Gynecol. 2010;203(1):42-6.

12. Crimmins S, Desai A, Block-Abraham D, Berg C, Gembruch U, Baschat AA. A comparison of Doppler and biophysical findings between liveborn and stillborn growth-restricted fetuses. Am J Obstet Gynecol. 2014;211:669.e1-10.

Índice Remissivo

D

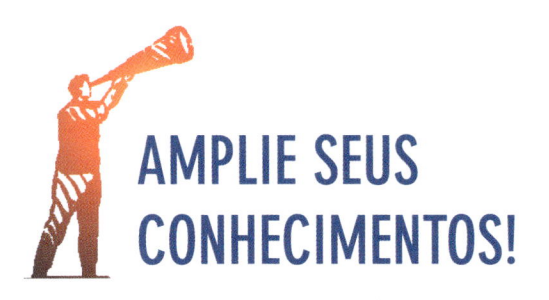

AMPLIE SEUS
CONHECIMENTOS!

Leia também:

Manual de
GINECOLOGIA
da SOGESP